電子書籍のダウンロード方法

電子書籍のご案内
「京都廣川 e-book」アプリより本書の電子版をご利用いただけます
（iOS/Android 対応）

電子書籍のダウンロード方法
※既にアプリをお持ちの方は④へ

① ストアから「京都廣川 e-book」アプリをダウンロード
② アプリ開始時に表示されるアドレス登録画面よりメールアドレスを登録
③ 登録したメールアドレスに届いた 6 ケタの PIN コードを入力
　　→登録完了
④ 下記 QR コードを読み取り，チケットコード認証フォームに
　　アプリへ登録したメールアドレス・下記チケットコードなど必須項目を入力
　　登録したメールアドレスに届いた再認証フォームにチケットコード・メールアドレスを再度入力し
　　認証を行う
⑤ アプリを開き画面下タブ「WEB 書庫」より該当コンテンツをダウンロード
⑥ アプリ内の画面下タブ「本棚」より閲覧可

チケットコード
チケットコード認証フォーム
URL：https://ticket.keyring.net/ZKREQgTnTvt2f1DkvfInoqM5ZQXqlp5U
書籍名：実証 医薬分析科学

チケットコード：　　　　　　　　　　　←スクラッチしてください

注意事項
・チケットコードは再発行できませんので，大切に保管をお願いいたします
・共有可能デバイス：2
・iOS/Android 対応
・チケットコード認証フォームに必須項目を入力してもメールが届かない場合，迷惑メールなどに入って
　いないかご確認ください
・「@keyring.net」のドメインからのメールを受信できるよう設定をお願いいたします
・上記をお試しいただいてもメールが届かない場合は，入力したメールアドレスが間違っている可能性が
　あるため，再度チケットコード認証フォームから正しいメールアドレスでご入力をお願いいたします

実証 医薬分析科学

基礎から臨床への展開を視野に入れて…

編著
京都薬科大学教授　**安井裕之**

共著（50音順）
京都薬科大学准教授　**河嶋秀和**
金沢大学疾患モデル総合研究センター教授　**木村寛之**
武庫川女子大学教授　**黒田幸弘**
神戸女子大学教授　**吉川豊**

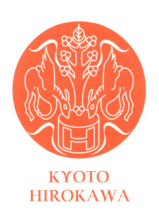

KYOTO
HIROKAWA

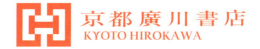

序　　文

　本書「実証 医薬分析科学」は，これから本格的に薬学を学ぶ学生諸君にとって，医薬領域における分析化学，機器分析学，臨床分析学の知識と学問体系を身につけるために書かれた教科書である．医薬という幅広い学問分野の中で，基礎科学である化学分析や機器分析の重要性をより深く理解した上で，臨床現場での計測分析機器や臨床化学の実践に活かせるよう，基礎原理から臨床実践への展開を視野に入れて各章を配置し，全体を執筆している．そこで，本書の書名については，分析学の全体を俯瞰する意味を込めて「分析科学」とさせていただいた．また，図表を多用することで，記述部分を可能な限り読みやすい内容とすることを心がけた．各章のコラムでは，身近なところから分析科学の最新知識の一部を紹介した．

　分析科学は，21世紀の先端分野であるゲノム編集や抗体創薬にみられる華やかさとは好対照の地味な印象を受ける学問である．新規の分析法の開発は，研究者によるこつこつと地道に積み上げられた実験データがその基となっている．しかし，その地味さとは裏はらに分析科学は非常に重要な学問である．自然科学を支える基礎研究のなかでも，その重要度は最上位に位置している．世界中で猛威を振るったCOVID-19の例をとっても，感染（ウイルス陽性）もしくは非感染（ウイルス陰性）かの議論の根底は，確かな信頼性に基づいた分析法による測定値が鍵を握っていた．この信頼性が崩れるとしたら，議論自体が成り立たない．すなわち，今日の生命科学や臨床診断を支える鍵のひとつとなっているのは，間違いなく分析科学である．事実，新しい分析測定法や計測分析機器の開発は，さまざまな分野における学問の発展に起動力的な役割を果たしており，多くのノーベル物理学賞やノーベル化学賞の受賞につながる優れた研究成果を産み出してきた．

　本書では，2021年4月より施行された第十八改正日本薬局方の内容に合わせた対応を図り，全体として日本薬局方も意識し，主な試験法ごとに具体的な医薬品分析への適用例を記載した．そして，2024年度の新入生より新しい薬学教育モデル・コア・カリキュラムが適用されるため，新カリキュラムへの対応も図った．本書が学生諸君にとって，医薬における新時代の分析科学に接する上で，分析科学の原理，理論，方法論，実践例を十分に理解し，基礎力に裏打ちされた応用力の修得に役立つ有益な書物となることを期待してやまない．

　最後に，本書の刊行にあたり，基礎から臨床への展開を視野に入れて丁寧に執筆くださった執筆者の先生方と，多大なご協力をいただいた京都廣川書店 廣川重男社長，田中英知編集・制作部長，長谷尚樹氏，岡田莉奈氏に執筆者を代表して心からお礼を申し上げたい．

2024年8月

著者代表
安　井　裕　之

目　　次

序章　分析科学の基礎概念　　1

0-1　化学と薬学における分析科学の基礎概念 …………………………………… 1
- 0-1-1　化学分野における分析科学の意義と役割　*1*
- 0-1-2　薬学領域における分析科学の意義と役割　*2*

0-2　分析科学各論 ………………………………………………………………………… 3
- 0-2-1　定量分析と定性分析　*3*
- 0-2-2　定量分析とは　*3*
- 0-2-3　定性分析とは　*4*
- 0-2-4　自動分析とは　*4*

0-3　分析科学の方法論と分類 ……………………………………………………………… 4
- 0-3-1　分析方法による分類　*4*
- 0-3-2　分析規模による分類　*5*
- 0-3-3　分析対象による分類　*6*

0-4　これから分析科学を学ぶ人たちへ ……………………………………………………… 6

0-5　21世紀の薬学の発展に果たす分析科学の役割 …………………………………… 8

第1編　基礎原理編

第1章　定量分析序論　　15

1-1　分析科学で使用する単位 ……………………………………………………………… 15
- 1-1-1　国際単位（SI）と非国際単位　*15*

1-2　分析科学で使用する量・濃度の表し方 ……………………………………………… 17
- 1-2-1　必要な知識としての単位，物質量と濃度の関係　*17*

1-3　秤量（天秤の種類・方法・手順） …………………………………………………… 19
- 1-3-1　化学天秤　*19*
- 1-3-2　電子天秤　*20*

1-4　ガラス体積計 ………………………………………………………………………… 22
- 1-4-1　受け用容器　*23*
- 1-4-2　出し用容器　*24*

1-5　実験データの取扱い方と統計手法 ………………………………………………… 25
- 1-5-1　有効数字の意味　*25*

1-5-2　分析誤差の意味　26
　　　1-5-3　測定値の正確さ(真度)と精密さ(精度)　27
　　　1-5-4　分析結果の表示のための基本的統計量(平均値，標準偏差，相対標準偏差)　28
　　　1-5-5　誤差の伝播の式　30
　1-6　異常データの棄却法と検定法 ……………………………………………… 31
　　　1-6-1　数値(異常値)の棄却法と検定法　31
　　　1-6-2　値(測定値)の検定法　32
　1-7　定量分析における検量線とバリデーション ……………………………… 33
　　　1-7-1　線形最小二乗法による一次近似式と相関係数　33
　　　1-7-2　分析法および分析結果(実験データ)のバリデーション　34
　1-8　標準規格 ……………………………………………………………………… 38
　　　1-8-1　標準規格の意義　38
　　　1-8-2　国際標準化　39
　1-9　トレーサビリティー ………………………………………………………… 39
　1-10　実際の操作を想定した分析能評価 ………………………………………… 41

第2章　化学平衡と絶対定量法　43

　2-1　序　論 ………………………………………………………………………… 43
　2-2　活量，イオン強度，化学平衡，ギブズエネルギー，標準液の概念 ……… 43
　　　2-2-1　はじめに　43
　　　2-2-2　活量，活量係数およびイオン強度　43
　　　2-2-3　化学平衡の基本　45
　　　2-2-4　ギブズエネルギーと化学平衡　46
　2-3　酸塩基平衡・中和(非水)滴定 ……………………………………………… 48
　　　2-3-1　はじめに　48
　　　2-3-2　酸と塩基の定義　48
　　　2-3-3　酸と塩基の強さ　50
　　　2-3-4　強酸と弱酸　51
　　　2-3-5　弱酸の化学種とpH分布　52
　　　2-3-6　強塩基と弱塩基　53
　　　2-3-7　塩の加水分解　54
　　　2-3-8　医薬品(塩)の加水分解　57
　　　2-3-9　緩衝液と緩衝作用　59
　　　2-3-10　多塩基酸の多段階解離　63
　　　2-3-11　炭酸の化学種と生体における酸塩基平衡　66
　　　2-3-12　中和滴定　69

  2-3-13 非水溶媒中における酸・塩基反応 76
  2-3-14 中和滴定により定量される日本薬局方収載の医薬品の実例 80

2-4 錯体形成平衡・キレート滴定 ……………………………………………… 84

  2-4-1 はじめに 84
  2-4-2 配位化合物 84
  2-4-3 ウェルナーの配位説 84
  2-4-4 配位結合 84
  2-4-5 硬い酸塩基と軟らかい酸塩基(Hard-Soft 理論) 85
  2-4-6 配位数と錯体の形 85
  2-4-7 配位子 86
  2-4-8 錯体の命名法 88
  2-4-9 錯体の幾何異性体と鏡像異性体 89
  2-4-10 錯体の配位結合に関する理論：結晶場理論と配位子場理論 90
  2-4-11 分光化学系列 92
  2-4-12 錯体の安定度定数 93
  2-4-13 錯体の安定度に与える配位子の構造的要素（キレート効果） 95
  2-4-14 錯体の安定性に影響を及ぼすほかの因子 96
  2-4-15 錯体の反応性 97
  2-4-16 キレート滴定とは 99
  2-4-17 キレート試薬 EDTA の特性 99
  2-4-18 キレート滴定における pH の影響 101
  2-4-19 金属指示薬 102
  2-4-20 マスキング剤 104
  2-4-21 キレート滴定により定量される日本薬局方収載の医薬品の実例 104

2-5 酸化還元平衡および酸化還元（ジアゾ）滴定 ……………………………… 106

  2-5-1 はじめに 106
  2-5-2 酸化と還元 106
  2-5-3 酸化還元滴定 118
  2-5-4 酸化還元滴定により定量される日本薬局方収載の医薬品の実例 121

2-6 沈殿平衡・重量分析 ………………………………………………………… 126

  2-6-1 はじめに 126
  2-6-2 沈殿平衡 126
  2-6-3 溶解度に影響する因子 128
  2-6-4 沈殿滴定 131
  2-6-5 沈殿滴定により定量される日本薬局方収載の医薬品の実例 136
  2-6-6 重量分析 138

2-7 日本薬局方における標準分析法 …… 142
- 2-7-1 日本薬局方における各試験法　142
- 2-7-2 重量分析法とは　142
- 2-7-3 容量分析法とは　143
- 2-7-4 容量分析用標準液　144
- 2-7-5 有機イオンおよび無機陰イオンの定性分析　150
- 2-7-6 無機イオン（陽イオン）の定性分析　152
- 2-7-7 有機物質の確認試験（官能基試験）　152

2-8 分配平衡 …… 153
- 2-8-1 はじめに　153
- 2-8-2 溶解平衡　153
- 2-8-3 分配平衡　156
- 2-8-4 溶媒抽出　158

2-9 電気化学分析 …… 161
- 2-9-1 はじめに　161
- 2-9-2 電位差滴定　161
- 2-9-3 導電率測定　165
- 2-9-4 ボルタンメトリー　167
- 2-9-5 電流分析（アンペロメトリー）　169
- 2-9-6 電量分析（クーロメトリー）　170

第3章　光の吸収・放射を利用する分析法　173

3-1 序論 …… 173
- 3-1-1 電磁波は光子が生み出す　173
- 3-1-2 波長の違いに基づく電磁波の性質の違い　173
- 3-1-3 光速と屈折率　175
- 3-1-4 光の分散と分光法　177
- 3-1-5 電磁波の検出　178

3-2 紫外可視吸光分析法 …… 181
- 3-2-1 はじめに　181
- 3-2-2 原理　181
- 3-2-3 装置と測定法　188
- 3-2-4 日本薬局方における吸光光度法の利用　192
- 3-2-5 臨床分析における吸光光度法の利用例　197

3-3 蛍光分析法 …… 198
- 3-3-1 はじめに　198

3-3-2　装置と測定法　*199*
　　　3-3-3　励起スペクトルと蛍光スペクトル　*199*
　　　3-3-4　有機蛍光分子の化学構造　*200*
　　　3-3-5　蛍光測定の実際　*201*
　　　3-3-6　蛍光消光の現象　*201*
　　　3-3-7　蛍光測定の装置　*202*
　　　3-3-8　医薬品および生体関連物質の分析への応用　*203*
　　　3-3-9　蛍光X線分析法　*205*
　　　3-3-10　蛍光イメージング法への応用　*206*
3-4　発光分析法 …………………………………………………………………… **207**
　　　3-4-1　はじめに　*207*
　　　3-4-2　発光法の原理　*207*
　　　3-4-3　化学発光の強度　*209*
　　　3-4-4　化学発光の測定装置　*209*
　　　3-4-5　蛍光分析法と比較した化学発光分析法の特徴　*209*
　　　3-4-6　化学発光反応　*210*
　　　3-4-7　化学発光の増強反応　*214*
　　　3-4-8　生物発光反応　*214*
　　　3-4-9　発光法の応用分野　*214*
　　　3-4-10　ルミノール反応の実例（科学捜査への利用）　*214*
3-5　赤外吸収・ラマン分光スペクトル分析法 ……………………………… **215**
　　　3-5-1　はじめに　*215*
　　　3-5-2　赤外分光光度計　*215*
　　　3-5-3　ラマン分光法　*222*
3-6　原子吸光光度法 ……………………………………………………………… **224**
　　　3-6-1　はじめに　*224*
　　　3-6-2　原子吸光光度法　*226*
　　　3-6-3　原子発光光度法　*234*
3-7　円偏光二色性分析法 ………………………………………………………… **235**
　　　3-7-1　はじめに　*235*
　　　3-7-2　屈折率測定法　*236*
　　　3-7-3　旋光度測定法　*236*
　　　3-7-4　円偏光二色性分析法　*240*
3-8　X線構造解析法 ……………………………………………………………… **246**
　　　3-8-1　はじめに　*246*
　　　3-8-2　粉末X線回折法と単結晶X線構造解析法　*248*

- 3-9 核磁気共鳴吸収・電子スピン共鳴吸収分析 ……………………………… 252
  - 3-9-1 はじめに　252
  - 3-9-2 核磁気共鳴(NMR)の原理　253
  - 3-9-3 ^{1}H NMR スペクトル　256
  - 3-9-4 ^{13}C NMR スペクトル　260
  - 3-9-5 電子スピン共鳴(ESR)の原理　261
  - 3-9-6 ESR の測定装置　262
  - 3-9-7 ESR スペクトルとその解釈　264
  - 3-9-8 ESR 分析法の有用性 − 適用される化合物や化学種　265

第4章　クロマトグラフィーと分離分析法　269

- 4-1　序　論 ……………………………………………………………………… 269
- 4-2　平面クロマトグラフィー …………………………………………………… 276
  - 4-2-1　はじめに　276
  - 4-2-2　ろ紙クロマトグラフィー　277
  - 4-2-3　薄層クロマトグラフィー　278
- 4-3　カラムクロマトグラフィー ………………………………………………… 280
  - 4-3-1　はじめに　280
  - 4-3-2　吸着クロマトグラフィー　280
  - 4-3-3　分配クロマトグラフィー　281
  - 4-3-4　イオン交換クロマトグラフィー　283
  - 4-3-5　アフィニティークロマトグラフィー　284
  - 4-3-6　サイズ排除クロマトグラフィー　285
- 4-4　高速液体クロマトグラフィー ……………………………………………… 287
  - 4-4-1　はじめに　287
  - 4-4-2　送液ポンプ　288
  - 4-4-3　カラム　288
  - 4-4-4　検出法　290
- 4-5　ガスクロマトグラフ分析法 ………………………………………………… 292
  - 4-5-1　はじめに　292
  - 4-5-2　分離モード　293
  - 4-5-3　装　置　293
  - 4-5-4　検出器　294
- 4-6　電気泳動分析法 ……………………………………………………………… 296
  - 4-6-1　はじめに　296
  - 4-6-2　電気泳動法　298

4-6-3 キャピラリー電気泳動法　*301*
4-6-4 DNA シークエンサーへの応用　*305*

第 5 章　質量分析法　*307*

5-1 序　論 …………………………………………………………………………… *307*
5-2 質量分析装置 …………………………………………………………………… *307*
 5-2-1 はじめに　*307*
 5-2-2 イオン化法　*308*
 5-2-3 質量分離法　*313*
 5-2-4 2 台の質量分離装置を組み合わせた装置—MS/MS　*316*
 5-2-5 マススペクトル　*318*
 5-2-6 同位体比率　*319*
5-3 ハイフネーティッド（hyphenated：複合）質量分析 ………………………… *322*
 5-3-1 はじめに　*322*
 5-3-2 ガスクロマトグラフ / 質量分析法（GC/MS）　*323*
 5-3-3 液体クロマトグラフ / 質量分析法（LC/MS）　*324*
 5-3-4 創薬と LC/MS および GC/MS の利用　*327*
5-4 誘導結合プラズマ質量分析法（ICP/MS） …………………………………… *328*
 5-4-1 はじめに　*328*
 5-4-2 ICP/MS の構成　*329*
 5-4-3 ICP/MS の干渉　*330*
 5-4-4 創薬と ICP/MS 分析　*330*

第 2 編　応用実践編

第 6 章　臨床における分析科学とは？　*333*

6-1 序　論 …………………………………………………………………………… *333*
6-2 統計的手法 ……………………………………………………………………… *336*
 6-2-1 誤差とその種類　*336*
 6-2-2 正確度，精密度に関する事項　*336*
 6-2-3 分布に関する事項　*338*
6-3 測定値に影響を与える要因 …………………………………………………… *343*
6-4 臨床検査における精度管理の方法 …………………………………………… *344*
 6-4-1 臨床分析における精度管理とは　*344*

6-4-2　内部精度管理　*345*
        6-4-3　外部精度管理　*348*
    6-5　**生体試料の扱い方** ……………………………………………………………… *350*
        6-5-1　はじめに　*350*
        6-5-2　血液の採取と保存　*350*
        6-5-3　尿の採取と保存　*353*

第7章　免疫反応（抗原抗体反応）を用いる分析法　*355*

    7-1　**序　論** ………………………………………………………………………… *355*
        7-1-1　免疫測定法（immunoassay）の特長　*355*
        7-1-2　抗体（antibody）と抗原（antigen）　*355*
        7-1-3　免疫測定法の妨害因子とバリデーション　*358*
        7-1-4　免疫測定法の種類と原理　*358*
    7-2　**不均一系免疫測定法（heterogeneous immunoassay）** ………………… *360*
        7-2-1　はじめに　*360*
        7-2-2　競合法に基づいた免疫測定法　*360*
        7-2-3　非競合法による免疫測定法　*362*
        7-2-4　代表的な標識－免疫測定法（RIA，EIA，Two-site IEMA，ELISA）　*363*
    7-3　**均一系免疫測定法（homogeneous immunoassay）** ……………………… *365*
        7-3-1　はじめに　*365*
        7-3-2　ホモジニアスEIA（EMIT）法　*365*
        7-3-3　蛍光偏光イムノアッセイ（FPIA）法　*366*
        7-3-4　非標識免疫測定法　*367*
        7-3-5　ウェスタンブロット法（western blotting）　*368*
    7-4　**免疫測定法の実際例―薬物治療モニタリング（TDM）への適用** ……… *372*
        7-4-1　はじめに　*372*
        7-4-2　TDMの臨床的意義と必要条件　*372*
        7-4-3　TDMに用いられる生体試料　*372*
        7-4-4　TDMに用いられる測定法　*373*
        7-4-5　TDMが行われている薬物と定量法　*373*
        7-4-6　TDxFLxシステムによる血中薬物濃度測定　*374*
        7-4-7　オクタロニー拡散法（二重免疫拡散法）　*375*
        7-4-8　ワッセルマン反応　*376*
        7-4-9　赤血球凝集反応による血液型判定　*377*

第8章 酵素を用いる分析法　379

8-1　序　論 ……………………………………………………………………… *379*
8-2　酵素反応と酵素的分析法 ………………………………………………… *379*
 8-2-1　はじめに　*379*
 8-2-2　酵素反応とその特徴　*379*
 8-2-3　酵素的分析法の実際　*384*
 8-2-4　酵素的分析法の原理　*386*
 8-2-5　酵素的分析法の実例　*388*

第9章 ドライケミストリー　395

9-1　序　論 ……………………………………………………………………… *395*
9-2　ドライケミストリーの実用例 …………………………………………… *397*
 9-2-1　はじめに　*397*
 9-2-2　ドライケミストリーの分析原理と試薬の特徴　*397*
 9-2-3　ドライケミストリー基材の特徴　*399*
 9-2-4　免疫クロマトグラフィー法（イムノクロマト法）　*402*
 9-2-5　臨床現場で使用されているドライケミストリーの例　*406*

第10章 遺伝子分析　409

10-1　代表的な遺伝子分析 ……………………………………………………… *409*
 10-1-1　遺伝情報とは　*409*
 10-1-2　遺伝子を解読する装置　*410*
 10-1-3　染色体検査　*410*
 10-1-4　遺伝子診断（DNA診断）　*414*
 10-1-5　SNP　*418*

第11章 センサー　423

11-1　序　論 ……………………………………………………………………… *423*
11-2　センサー各論 ……………………………………………………………… *426*
 11-2-1　はじめに　*426*
 11-2-2　電子体温計　*427*
 11-2-3　非接触温度計　*428*
 11-2-4　血圧計　*429*

11-2-5　心電計　*430*

11-2-6　パルスオキシメータ　*432*

11-2-7　バイオセンサー　*432*

11-2-8　AIがもたらす新しい医療　*435*

第12章　生体の物理情報を利用した画像診断　*437*

12-1　序論　*437*

12-2　超音波診断(Ultrasonography)　*438*

12-2-1　超音波診断の原理　*438*

12-2-2　画像の取得　*440*

12-2-3　超音波診断用造影剤　*441*

12-3　内視鏡検査　*442*

12-3-1　光ファイバースコープ(optical fiberscope)　*442*

12-3-2　カプセル内視鏡(Capsule endoscopy)　*442*

12-3-3　進化する内視鏡　*442*

12-4　MRI(磁気共鳴画像診断)　*443*

12-4-1　はじめに　*443*

12-4-2　MRIの原理　*443*

12-4-3　画像の取得　*449*

12-4-4　MRI造影剤　*453*

12-4-5　MRIの応用　*456*

12-5　X線画像診断法　*456*

12-5-1　はじめに　*456*

12-5-2　単純X線撮影(X線検査)　*457*

12-5-3　X線造影検査　*459*

12-5-4　インターベンショナルラジオロジー(IVR)　*462*

12-5-5　特殊X線撮影装置　*463*

12-5-6　X線コンピューター断層撮影(X線CT)　*465*

12-6　ガンマカメラ，SPECT(単光子放射型コンピューター断層撮影)，PET(陽電子放射型断層撮影)　*467*

12-6-1　はじめに　*467*

12-6-2　ガンマカメラ　*467*

12-6-3　SPECT(単光子放射型コンピューター断層撮影)　*469*

12-6-4　PET(陽電子放射型断層撮影)　*470*

付録　*473*

索引　*504*

Chapter 0 序章　分析科学の基礎概念

0-1　化学と薬学における分析科学の基礎概念

■ 0-1-1　化学分野における分析科学の意義と役割

　分析科学は，自然界に存在する物質に関する真実・真理を取り出す方法論（メソドロジー）の開拓を目的とする学問体系であり，その方法論開拓の過程で生み出された学術的知識および分析技術は，さらに複雑な，あるいは超微細・超微量物質に関する新たな情報を取得する方法論の開発基盤となる（図0-1）．また，実際に生み出され確立された分析技術は，化学全分野のみならず生命科学，臨床科学，環境科学，材料科学，食品科学，鉱工業などの産業分野にわたる広範な領域で利用され，さらには分析科学の新しい領域を形成し，フロンティアを開拓していくものである．ノーベル賞受賞対象にこれまで多くの分析研究が選ばれてきた歴史的事実もこのことを物語っている．天然物や合成物質があふれている現代社会において，より一層の安全性を保証し，安心できる社会をつくるためにも分析科学は欠くことのできない学問分野であるといえる．

　したがって，分析科学に関する教育法は，その学術的貢献，新しい分析技術の開発につながるものであることが必要となる．信頼に値する化学分析，機器分析，測定技術は分析科学の理論に基づいた学術的裏付けが必須となる．

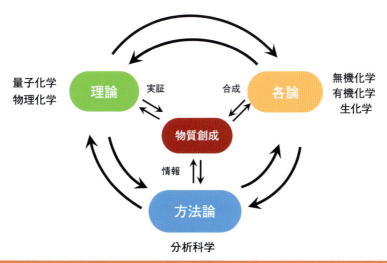

図 0-1　化学分野における分析科学の学術的役割

分析科学は，科学の幅広い分野で基礎科学の重要な分野として今後ともその役割はますます重要になると思われる．科学技術創造立国を目指すわが国では，大学における高等教育は，知識基盤社会を担う優れた人材を育成し，社会の負託に応えられる役割を課せられている．大学教育における限られた時間内で効果的な教育はどのようになされるべきかについて深く考察し，実践していく責務がある．

高等学校の化学では，溶液内の化学反応として酸塩基反応，電離平衡（水のイオン積，pHなど），酸化還元反応，反応速度，化学平衡などを学んでおり，分析科学の中で化学分析の最も基礎に相当する項目の学習は一通り修了している．したがって，大学で学ぶ分析科学は，あらためて分析科学とは何か，何を目的としているのか，そして教育および学習の目的は何かを考えるところから始めることが大切である．次に，分析操作の手順と数値データの統計的処理を学び，そして高校化学の発展領域である水溶液中の化学平衡（溶液化学分析）の全体へとつながっていき，さらに発展した内容として機器分析に受け継がれていくことが円滑な学びの流れである．

0-1-2 薬学領域における分析科学の意義と役割

原始地球における生命の誕生より長い年月をかけて，私たち人類は高度で精密な生体系に進化してきた．この生体系に発生した障害が病気であり，病気の克服を目的として開発された化合物が医薬品である．すなわち，風邪や頭痛などの身近な病気をはじめ，感染症，糖尿病，高血圧，骨粗鬆症，がんなどのさまざまな疾患の克服や予防を目指して，医薬品の開発は行われている．

単なる化合物が薬に，そして人に服用される医薬品となるためには，膨大な情報が必要であり，その後も新たな副作用，ほかの薬物との相互作用など，さらに数多くの情報が追加され，多くの患者さんに服用されるようになる．これらのことから，人に服用される医薬品は，薬の効果に加えて，人体が許容できる「薬らしい特性」も備える必要があることが理解される．具体的な薬らしい特性には，水への溶解性など溶液中での反応といった比較的単純なものから代謝酵素の阻害など生体中での複雑な作用まで多岐にわたる．薬学における分析科学は，この薬らしさを基礎から医療まで多面的に取り扱う学問分野として発展してきた．

分析とは本来，「目に見えないものを見えるようにする学問」といえる．薬学における分析では，薬を見ることおよび病気を診ることが特に重要である．そして，分析した結果の意味についてよく考える行為も不可欠である．薬学は，社会に貢献するという極めて重要な学問領域であるが，その中で，薬学における分析科学は，医薬品分析および臨床分析の分野で重要な役割を果たしている（表0-1）．具体的にいうと，医薬品分析とは次のような分野である．わが国が定めた公定書である第18改正日本薬局方（日局18）に収載されている医薬品は，その品質が保証される必要がある．このために行われる確認試験，純度試験，定量法には，溶液化学分析を含めた化学的分析法，機器分析法を含めた物理学的分析法，バイオアッセイを含めた生物学的分析法が用いられている．一方，臨床分析とは次のような分野である．いろいろな分析技術，分析法に基づいた化学検査を医療の現場に提供することは，患者の薬物療法にとって非常に重要であり，まさに社会から求められていることである．生体成分の分析あるいは臨床診断のための分析，さらには投与計画のための薬物血中濃度の分析など，日常の医療・臨床現場で必要とされている分野である．

表 0-1 薬学領域における分析科学の果たす役割

基礎薬学における分析科学
1. 医薬品・医薬品候補物質の化学分析
2. 医薬品をはじめとする化学物質の物性分析
3. 創薬に貢献する機器分析

医療薬学における分析科学
1. 薬物血中濃度モニタリングと解析
2. 薬物代謝の分析と安全性
3. 医薬品と人体との相互作用

臨床における分析科学
1. 臨床現場で医薬品を取り扱う際の化学分析
2. 病態解析の臨床化学分析
3. 診断のための機器分析
　(画像診断，バイタルサイン，バイオマーカー)

0-2　分析科学各論

　分析科学の基本である定量分析と定性分析の違いについて，それぞれの意味，特徴および測定対象を説明し，さらに，近年になり発展した自動分析について簡潔に述べる．

■ 0-2-1　定量分析と定性分析

　分析科学の基本は"何が（測定対象化学物質）"，"どこに（測定対象の試料）"，"どのくらいあるか（存在量あるいは残留量）"を明らかにすることである．したがって，この分析科学の第一段階では，現象や測定対象をできるだけ細かく分解して調べるための実験操作や実験手法と呼ばれる行為が必要となる．この行為から，測定対象の量（quantity）と質（quality），さらにはどのような化学種を形成（chemical speciation, chemical characterization）しているかなどを明らかにすることができる．ここから，分析法は大きく定量分析と定性分析とに分けることができる．化学物質の量を決める分析科学の領域を定量分析科学，一方，化学物質がどのような性質をもっているかを決める分析科学の領域を定性分析科学と呼んでいる．医薬品の分析でいえば，原薬あるいは製剤中の有効成分や特定成分を量的に把握するために"日本薬局方で規定された定量法"が定量分析であり，一方，測定対象化学物質の同定を目的とした"確認試験"が定性分析である．

■ 0-2-2　定量分析とは

　薬学分野で定量分析が行われる試料としては，医薬品だけではなく，食品，環境試料（大気，河川水，土壌），生体試料（血液，尿，体液，組織の一部）など多岐にわたる．医薬品の定量分析を例にあげても，分析を行う目的はさまざまである．医薬品中の主成分あるいは不純物の量を求める，あるいは血液や尿中の薬物量を求めて薬物動態を評価する場合もあれば，動物用医薬品のように排水中の残留量の解析が環境衛生の側面から必要になる場合もある．

■ 0-2-3 定性分析とは

一方，定性分析が行われる例としては，医薬品では体内で生成する代謝物の化学構造を調べる，あるいは生体試料では微量元素の化学形態や化学形を決定する場合などがある．特に，化学種（chemical species）や化学種形成（chemical speciation）といった分析対象は，分析科学だけに特徴的な化学的概念である．分離分析や高性能機器分析を組み合わせた最先端の計測法が開発されることによって，盛んに研究されるようになってきた．

■ 0-2-4 自動分析とは

近年，分析技術・装置などの進歩に伴い，分析科学の内容は著しく多様化している．分析科学は，既に述べた医薬品の品質管理以外にも，製造・開発・研究分野では医薬品の精製法や血液中の医薬品濃度の決定などに，臨床現場では生化学検査（臨床化学分析）から画像診断などに至るまで幅広く活用されている．このような社会からの幅広い要請に応えるために，個々の分析技術と機器分析を組み合わせた特殊分析装置による自動計測法が開発されてきている．この側面から見れば，分析科学は専門家による科学（サイエンス）の領域を超えて多くの人が使える技術工学（テクノロジー）の領域にまで到達しているといえる．

分析科学の方法論と分類

分析技術の進歩によって分析方法は多岐にわたっているが，これを種々の観点から分類すると，先に述べた定量分析と定性分析の区別のほかに，次のように分類することもできる．

■ 0-3-1 分析方法による分類

化学的分析法とは，主として溶液中の化学反応を用いて行う分析法のことであり，古典的な定性・定量分析がこの範疇に含まれる．古典的とは古くから行われている手法による分析法のことである．しかし，これは時代遅れという意味ではなく，主成分の正確な定量に適しており，また，後述する物理的分析による定量の基準はこの化学的分析によらねばならない．また，分析に特殊な機器や装置を必要とせず，どこでも簡易に分析することができる方法である．機器分析が多用されるようになった日本薬局方の確認・純度試験と定量法においても，化学的分析法が現在でも広く用いられている．

物理的分析法とは，物理化学的手段を用いて分析する方法で，近年になり著しい進歩をとげた．機器を用いて分析することが多いため，機器分析（instrumental analysis）ともいう．近年，分析用機器が比較的安価で市販されるようになったため，第18改正日本薬局方においても，確認・純度試験や定量法にも機器分析が多用されるようになってきている．機器分析の特徴は微量の成分を短時間に分析できることと，分析の自動化が可能なことである．

生物学的分析法とは，生物（動物，植物，微生物など）を用いて行われる分析法であり，バイ

表 0-2 代表的なバイオアッセイ

生理活性物質	使用される実験動物，培養細胞など	生物学的現象
インスリン	雄ウサギ	血糖値の降下
オキシトシン	雄ニワトリ	血圧降下
バソプレッシン	雄シロネズミ	血圧上昇
精腺刺激ホルモン	雌シロネズミ	卵巣重量の増大
ヘパリン	ウシ血液	凝固時間の測定
トロンビン	ヒト血漿	凝固時間の測定
ワクチン	ラット，マウス，培養細胞	抗体の産生，ウイルス量感染阻止，生菌数など
抗菌剤	微生物，培養細胞など	発育阻止など
発がん性物質	微生物，細胞など	突然変異，染色体異常，DNA 変異など

オアッセイ（bioassay）とも呼ばれる（表 0-2）．バイオアッセイは，動物や培養細胞，受容体などの「生物」を用い，これらに対する生理作用を指標にして生理活性物質を測定する方法である．例えば，エストロゲンにより用量依存的に増殖するヒト乳がん由来細胞（MCF-7 細胞）を用い，その増殖を指標にエストロゲン様作用物質を評価する方法などが知られている．また，「生物」の発育や機能を阻害する物質の定量も行われている．例えば，抗菌性物質，抗腫瘍性物質，抗ウイルス物質などは，適当な培養細胞や微生物を用いた効力の検定などから測定が行われている．

■ 0-3-2　分析規模による分類

　分析に用いる試料の量によって分類すると表 0-3 のようになる．ここで使用されるはかりは，ほとんどがデジタル式の電子はかりである．この区分には明白な境界線がある訳ではなく，おおよその見当である．また，微量分析という言葉は，試料の量が僅少である場合と，含量の低いものを分析する場合のいずれにも用いられているため，微量分析に適した分析法という場合には，このいずれであるかを区別して理解しなければならない．

　日本薬局方では"質量を「精密に量る」とは，量るべき最小値（0.1 mg，0.01 mg または 0.001 mg）まで量る"ことを意味しているため，これに対応する"はかり"を用いる必要がある．また，"試料の採取量に「約」を付けたものは，記載された量の ±10%の範囲をいう"と定められている．さらに，液体を「正確に量る」場合は，通常ホールピペットを使用する．

表 0-3 分析規模による分類

分析規模	試料量	使用天秤	ビュレット最小目盛
常量分析	0.1〜数 g	化学はかり（±0.1 mg）	0.1 mL
半微量分析	1〜100 mg	セミミクロ天秤（±0.01 mg）	0.02 mL
微量分析	1〜10 mg	ミクロ天秤（±0.001 mg）	0.01 mL
超微量分析	1 mg 以下	一般に機器分析で行う	

0-3-3 分析対象による分類

　分析科学とは応用されるべき実試料が必ず存在するものであるということを考えると，分析対象の試料の種類によって無機分析・有機分析・工業分析・農芸化学分析・薬品分析・食品分析・環境分析などに分類される．得られた結果は実試料に適した取り扱いをしてこそ，その物質の組成と構造に関する正しい情報を与えることが可能となる．その中で医薬品分析（pharmaceutical analysis）とは，薬学で扱うすべての物質を対象とした分析である．したがって，薬学教育における医薬品分析学は，単に医薬品の同定および品位を決定する医薬品の分析法とそれに必要な基礎理論のみでなく，広く環境・食品などの分析を行う衛生試験の基礎，生体成分および医薬品の体内動態を調べる分析の基礎として役立てるために，幅広い内容を有している．いい換えれば，薬学においては分析を必要としない研究分野はほとんどないといわれるほど重要な学問である．

0-4　これから分析科学を学ぶ人たちへ

　19世紀におけるわが国の薬学は，西洋の医学・薬学と比べて科学的な進歩が大幅に遅れていたため，明治政府による主導の下，薬用天然植物から麻酔薬などの有効成分を単離抽出すること，およびその化学成分を同定すること（定性分析）の研究分野からはじまった．現在では，薬学における分析化学の測定対象は候補物質を含む医薬品などの有機低分子性物質からタンパク質・遺伝子などの生体高分子性物質まで広範，膨大となっている．一方，測定の目的は調査対象の定性的な分析（化合物や物質の同定）と同時に定量的な分析（化合物や物質の量を決定）が重要となり，さらには分析結果に基づいた複合的解析や病態診断なども範疇の一部となっている．

　このように，薬学における分析科学は大きな発展を遂げた訳であるが，これから学びはじめる人たちにとっては，薬学における分析科学が「学問としての本来の目的や目標が何であったのか．そして，どのような社会貢献や成果が求められているのか．」について，今一度，原点に立ち返って見つめなおし，深く理解しておくことが肝要である．そのために，学びはじめる人たちがよく整理して考えることができるように，黎明期からの発展の仕方について知っておいてほしい（図0-2）．

　わが国の薬学における分析科学は，無機イオン分析のSpot Testからはじまり，この技術は微量定性分析化学へと発展していった．その後，「臨床化学分析による病態解析」と「医薬品開発のための分析科学」を大きな柱として発展してきたといえる．臨床化学分析は，「患者の血中薬物濃度を定量，解析する薬物治療モニタリング（TDM）や生体成分の分析化学・分析科学へと発展し，医薬品分析科学はLC-MSなどの分離分析やELISAなどのルーチン分析の開発へと展開していった（図0-2）．

　分析科学の目的（なぜ，Why）とは，一言でいってしまえば「何が（What），どこに（Where），どのような状態で（Which），どれだけあるか（How many）」を「どのようにはかるか（How）」である．

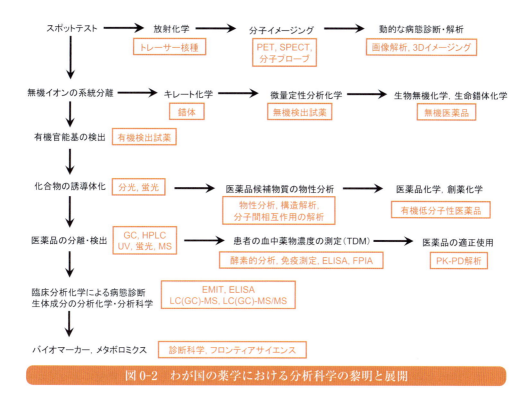

図 0-2　わが国の薬学における分析科学の黎明と展開

ここで，何が（What）は，定性分析でも重要な項目であり，測定対象が含まれる試料の種類が複雑多岐にわたるため，測定する際の分子認識法の高精密化が必要とされる．

どこに存在するか（Where）は，測定対象が含まれる試料の取り扱い方や採取方法について，時間的な要因（いつの時点か，When）を含めて，安定的かつ恒常的なサンプリング方法を具体的に考慮しておく必要がある（自分でサンプリングするのか，共同作業もしくは他人に実行してもらうのか）．

どのような状態で（Which）は，測定対象がどのような化学状態（化学種，speciation ともいう）で存在しているのかを，可能な限り直接的に検出することである．現在では，ダイナミックな直接分析（PETのような dynamic computer tomography など）が必須となってきており，今後はさらに，計量的な生体情報伝達解析や薬物－生体高分子間の相互作用解析が重要視されてくるであろう．

どれだけあるか（How many）は，まさに定量分析を意味しており，測定対象となる分子選別技術の精密化と高感度化が今後はますます必要とされるであろう．

どのようにはかるか（How）は，分析法の基礎原理だけではなく実際の測定作業において工夫すべき実践的な方法がないかを考慮することも必要である．そして，分析科学・サイエンスとして確立された方法論（Methodology）であるならば，それは万人が（だれが，Who）使用可能な科学技術（Technology）にまで進化させる必要がある．その際には，どのくらい（How much）といったコストや検体数に関わる問題についても解決しなければならない．

以上に述べてきたとおり，例えば，分析する最初の目的が，人体中もしくは環境中に存在する「ある化学物質」を定性分析することだったとしても，その結果の蓄積が社会からの重要な関心事となり，社会から要請されるようになれば，定量分析へと改良することが次の目的となり，さらに，万人がどこの施設でも定常的に分析できる科学技術までへと進化発展させねばならない最終の目標が生まれることもある．自然科学や社会科学の発展は，まさに分析化学・分析科学の発展をなくしてはありえなかったわけである．将来，どのような薬学の領域，分野へ進むことになっても分析科学の原理や成果がそれらの根本にあることを忘れないでほしい．そのためにも，今から，しっかりと薬学における医薬品分析学の重要性をしっかりと学んでいただきたいと願う次第である．

0-5　21世紀の薬学の発展に果たす分析科学の役割

既に述べてきたとおり，自然科学そのものが19世紀前半に著しく発展し，次第に分化と専門化が進んだ．この時代に化学の基礎が築かれ，化学分析は大きな発展を遂げた．その後，20世紀に入ると，産業の発展とともに機器分析の開発が進んだ．わが国における計測分析機器の開発の多くは，1945年の第二次大戦終了後にはじまったといえる．そして，21世紀に入ってからの日本における計測分析機器の市場規模は2,000億円を超えている．現在の世界市場シェアの1位は米国であり，2位を日本とドイツが争っている状況で，日本のシェアは全体の10％程度となっている．

科学技術の進歩は計測技術に支えられ，計測技術の進歩は新たな科学技術の発展の基盤となるため，これらは両輪の関係である．新しい計測技術や計測分析機器の開発により，それまで知られていなかった事実が発見される実例は多く，科学技術の進歩を担ってきた．国内で開発された計測分析機器の経緯を年譜として（表0-4）に示す．

また，前述したように，計測分析機器に関連した研究成果から多くのノーベル賞受賞者が輩出しており，ノーベル化学賞と物理学賞のうち15％以上の割合を占めている．計測分析機器に関連するノーベル賞受賞の具体例を表0-5に示すが，約4年に1度は計測分析機器に関連した研究成果がノーベル賞の受賞対象となっている．それぞれの発明や発見が，いかに大きな科学的かつ社会的インパクトを発揮するかが正当に評価されていることがわかる．

21世紀の日進月歩の科学技術により，私たちの身の回りの社会や生活は目まぐるしく変化し，進歩し続けている．情報社会の次に来る第5の新たな未来社会として，"Society 5.0（ソサエティー5.0）"として名付けられたが，デジタル革新やイノベーションを最大限活用して実現するという意味が込められている．Society 5.0では，仮想空間と現実空間を高度に融合させたシステムの構築が目指されるが，ここでの科学の発展を支える基盤技術としても計測分析機器が果たす役割は大きくなるであろう．特に，計測分析機器が使われる場面や状況を想定すると，過去や現在のように大学・研究機関の研究室や企業の研究開発の場だけにはとどまらない．すなわち，計測分析の利用は，屋外（フィールド）を含む「生産現場」「流通現場」「医療現場」「自宅」まで

に広がっていくからである．この広がりにより計測分析機器の新たな必要性や需要が生まれ，新規の分析法の発明や分析機器の開発につながり，実生活の中でさまざまな社会課題の解決に貢献していくであろう．

医療や薬学に関連しては，医薬品の品質管理を担保するための計測分析（レギュラトリーサイエンス）や，病気の診断をより身近にするための計測分析（臨床現場即時検査）が発展していくであろう．

前者については，新薬候補物質として20世紀に全盛であった有機低分子から21世紀では抗体，核酸，細胞などへとパラダイムシフトしたことにより，新たな品質管理の方法が模索されている．抗体は生体高分子（タンパク質分子）であるため，有機低分子とは根本的な測定原理が異なるとはいえ，これまでに構築されてきた複数の分離分析や質量分析の手法を組み合わせることで「分子として定量的に分析する」ことに成功している．一方，iPS細胞（人工多能性幹細胞：induced pluripotent stem cells）を含む，再生医療を実現するための関連試薬や周辺機器，加工過程に関する安全性，有効性，品質管理などの評価手法は，まだほとんど確立されていないのが現状である．原材料から，ウイルス感染や細胞のがん化のようなリスクを取り除くための品質評価には，現有および開発予定の分析技術が重要な意味をもつことになるであろう．

後者については，今後ますます臨床現場即時検査（POCT：point of care testing）が重要になってくる．POCTとは，病院の検査室や外注検査センター以外の場所で実施されるすべての臨床検査を意味しており，患者のすぐ近くでポータブル型分析装置や診断キットを用いて診療に役立つ医療情報を得る検査システムのことである．検体の保存・搬送や前処理などの工程がなく，患者

表 0-4　国内で開発された新規の計測分析機器に関する年譜

年代	機器
1940 年代まで	ポーラログラフ，電子顕微鏡，ガラス電極式 pH メーター，ガス分析装置
1950 年代	ガスクロマトグラフ（熱伝導検出器，水素炎イオン化検出器を含む），単結晶 X 線構造解析装置（写真①）
1960 年代	アミノ酸自動分析装置，示差走査型熱分析装置，60 MHz 核磁気共鳴装置，カールフィッシャー水分測定装置，純水測定用導電率計，自動電位差滴定装置
1970 年代	ゼーマン原子吸光光度計（写真②），赤外分光光度計（写真③），旋光光度計，精密天秤，融点測定装置，200 MHz 核磁気共鳴装置，フューズドシリカキャピラリーカラム
1980 年代	高速液体クロマトグラフ，高速自動施光光度計，蛍光分光光度計，電子天秤，ダブルビーム分光光度計（写真④）
1990 年代	超高速液体クロマトグラフ（写真⑤），電子スピン共鳴装置（写真⑥），表面プラズモン共鳴分析装置，キャピラリーガスクロマトグラフ（写真⑦），マイクロプレートリーダー，イオンクロマトグラフ
2000 年代	930 MHz 核磁気共鳴装置（写真⑧），質量分析装置，フローサイトメーター，落射型蛍光顕微鏡，クライオ電子顕微鏡（写真⑨），高性能電動倒立型顕微鏡，共焦点レーザー顕微鏡（写真⑩）
2010 年代	マルチ型（吸光・蛍光・発光）プレートリーダー（写真⑪），水晶振動子マイクロバランス装置，液中パーティクルカウンター，マイクロ波灰化装置，電子冷熱式恒温セル，高速液体クロマトグラフ-質量分析計（写真⑫），走査型電子顕微鏡（写真⑬）
2020 年代	誘導結合プラズマ-タンデム質量分析計（写真⑭）

表 0-5　分析化学や計測分析機器に関連するノーベル賞受賞

受賞年	受賞対象となった研究内容（受賞者：賞）
1907	干渉計による研究（マイケルソン：物理学）
1914	結晶によるX線回折の発見（ラウエ：物理学）
1915	X線結晶構造解析法の確立（ブラッグ父子：物理学）
1921	光電効果の法則の発見（アインシュタイン：物理学）
1930	ラマン効果の発見（ラマン：物理学）
1936	気体のX線回折（デバイ：化学）
1937	結晶による電子の回折の発見（デヴィッソン：物理学）
1952	原子核磁気能率の測定（ブロッホ，パーセル：物理学）
1952	分配クロマトグラフィーによるアミノ酸分析法の発見（マーティン：化学）
1959	ポーラログラフ分析法の発明（ヘイロフスキー：化学）
1961	ガンマ線の無反跳核共鳴吸収の研究（メスバウアー：物理学）
1962	核酸の二重らせん構造の発見（ワトソン，クリック：生理学・医学）
1962	蛋白質の立体構造の解明（ケンドリュー，ペルーツ：化学）
1964	生化学物質の構造決定（ホジキン：化学）
1964	メーザー，レーザーの発明（タウンズ，バソフ，プロホロフ：物理学）
1971	ホログラフィーの発明（ガボール：物理学）
1977	ラジオイムノアッセイ法の開発（ヤロー：生理学・医学）
1985	結晶構造決定法の開発（ハウプトマン，カール：化学）
1986	電子顕微鏡に関する基礎研究と設計（ルスカ，物理学）
1986	走査型トンネル顕微鏡の開発（ビーニッヒ，ローラー：物理学）
1991	高分解能NMRの開発への貢献（エルンスト：化学）
2002	生体高分子の同定および構造解析のための手法の開発（田中，フェン，ヴュートリッヒ：化学）
2003	核磁気共鳴画像法に関する発見（ラウターバー，マンスフィールド：生理学・医学）
2005	超短光パルスレーザーによる光周波数計測技術の開発（ホール，ヘンシュ：物理学）
2008	緑色蛍光蛋白（GFP）の発見（蛋白観察マーカー）（下村，シャルフィー，チエン：化学）
2014	超高解像度蛍光顕微鏡の開発（ベツィグ，ヘル，モーナー：化学）
2017	クライオ電子顕微鏡の開発（デュボシェ，ヘンダーソン，フランク：化学）
2018	光ピンセット（アシュキン：物理学）
2023	アト秒パルス光の生成法の開発（アゴスティーニ，クラウス，リュイリエ：物理学）

から採取された検査試料をそのまま分析するのが原則であり，検体採取後ただちに分析し，数十分以内に検査データを得ることができる．そのため，国内では緊急検査，感染症迅速検査，診察前至急検査，在宅検査などで活用されており，今後は在宅での診療や診断に大いに活用されていくであろう．現在は，血糖値，血液凝固時間，複数の感染症，薬毒物などの検査項目があり，今後のニーズによっては多様な検査対象に広がっていく可能性がある．検査データが即時に得られ

るとしても，不正確な検査データでは誤った治療につながるため，POCTにおいても計測装置のメンテナンスや分析用試薬の使用法を正確に運用し，得られる検査データの精度保証を担保することが重要となる．

持続可能な社会の実現に向け，2015年に国連サミットにおいて採択されたSDGs（Sustainable Development Goals）は，世界規模で深刻さを増す環境汚染や気候変動，頻発する自然災害への対応，格差の問題，持続可能な消費や生産など，すべての国に適用される普遍的な目標となっている．これを踏まえ，最近の社会活動や産業分野の開発の動向は，SDGsを意識したものに変化してきている．カーボンオフセット，省エネルギー，マイクロプラスチックのような眼前にある大きな課題の解決だけでなく，薬学においてもサステイナブルケミストリー（Sustainable Chemistry）の考え方や取り組みが浸透するようになった．SDGsの概念に基づいた新たな規制の制定や実施に伴って，国内の公定法（日本薬局方，薬機法など）にも大きな変更を要求されることが予測される．これらに迅速に対応できるためにも，21世紀の時代に即応した計測分析機器の開発やそれらが果たす役割は，いまだなお重要な課題となっている．

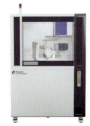

写真①「単結晶X線構造解析装置（XtaLAB Synergy-S）」（リガク）

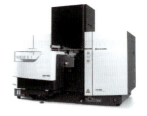

写真②「原子吸光分光光度計（AA-7800シリーズ）」（島津製作所）

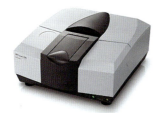

写真③「フーリエ変換赤外分光光度計（IRTracer-100）」（島津製作所）

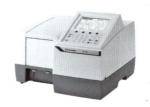

写真④「紫外可視分光光度計（UV-1280）」（島津製作所）

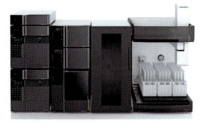

写真⑤「分取精製液体クロマトグラフ（Nexera Prep）」（島津製作所）

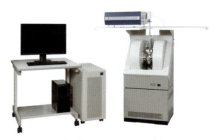

写真⑥「電子スピン共鳴装置（ESR）」（日本電子）

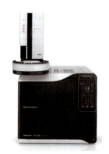

写真⑦「ガスクロマトグラフ（Nexis GC-2030）」（島津製作所）

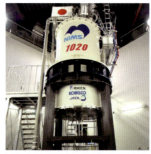

写真⑧「1,020 MHz 高分解能 NMR マグネット（NMR）」（NIMS）

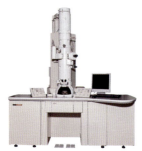

写真⑨「クライオ電子顕微鏡」（日本電子）

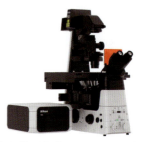

写真⑩「超解像共焦点レーザー顕微鏡システム」（ニコン）

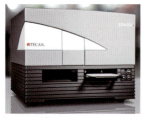

写真⑪「SPARK® マルチ検出モードマイクロプレートリーダー」（テカンジャパン）

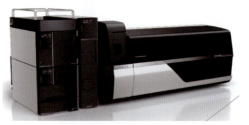

写真⑫「高速液体クロマトグラフ質量分析計（LCMS-8060NX）」（島津製作所）

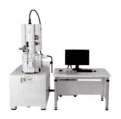

写真⑬「走査電子顕微鏡（SEM）」（日本電子）

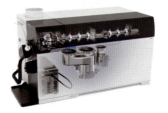

©Agilent Technologies, Inc.
Reproduced with Permission, Courtesy of Agilnt Technologyes, Inc.

写真⑭「トリプル四重極（8900ICP-MS）」（アジレント・テクノロジー）

　すべての計測分析装置の写真は，開発当時の旧式のものではなく，2024 年現在に稼働している最新式のものとなっている．

第1編

基礎原理編

第1章 定量分析序論

1-1 分析科学で使用する単位

1-1-1 国際単位(SI)と非国際単位

　大学の薬学部で本格的に分析科学を学ぶ前に，高校で学習した化学の項目と関連した復習をかねて，大学の化学で使われる単位について知ることがまず大切である．その基礎の上で，モル濃度の計算をはじめとする化学計算ができるようになる．

(1) 国際単位系（SI：international system of units）
　国際単位系は，多くの専門分野で使用されているさまざまな単位を抜本的に統一する目的で，第11回国際度量衡総会（1960年）の決議により導入された．わが国では，当面，従来の単位とSIが併用されているが，将来はSIが優先使用される方針が決まっている．

(2) SIの構成と非SI単位との関係
　SIは，7つの基本単位（表1-1）で構成されている．すべての物理量は，基本単位の組み合わせで表され，SI組立単位と呼ばれる．例えば，速さはメートル毎秒 ms^{-1}（または m/s）のように表される．これらには，特別の名称をもつものもある（表1-2）．SI単位と非SI単位の関係（表1-3）を理解することも重要である．SI単位には，10の累乗倍を表す接頭語（10^3 倍のキロ k，10^{-3} 倍のミリ m など）をつけてもよい（表1-4）．

表1-1　SI基本単位

物理量	SI単位の名称	SI単位の記号
長さ	メートル	m
質量	キログラム	kg
時間	秒	s
電流	アンペア	A
熱力学的温度	ケルビン	K
物質量	モル	mol
光度	カンデラ	cd

表1-2　特別の名称をもつ SI 組立単位の例

物理量	SI 単位の名称	SI 単位の記号	SI 単位の定義
周波数	ヘルツ	Hz	s^{-1}
力	ニュートン	N	$kg \cdot m \cdot s^{-2} = J \cdot m^{-1}$
圧力	パスカル	Pa	$kg \cdot m^{-1} \cdot s^{-2} = N \cdot m^{-2} = J \cdot m^{-3}$
エネルギー	ジュール	J	$kg \cdot m^2 \cdot s^{-2}$
仕事率	ワット	W	$kg \cdot m^2 \cdot s^{-3} = J \cdot s^{-1}$
電気量	クーロン	C	$A \cdot s$
電位差	ボルト	V	$kg \cdot m^2 \cdot s^{-3} \cdot A^{-1} = J \cdot C^{-1}$
電気抵抗	オーム	Ω	$kg \cdot m^2 \cdot s^{-3} \cdot A^{-2} = V \cdot A^{-1} = J \cdot C^{-1} \cdot A^{-1}$

表1-3　非 SI 単位と SI 単位との関係

物理量	非 SI 単位と SI 単位
長さ	1 Å（オングストローム）＝ 10^{-10} m，1 μ（ミクロン）＝ 10^{-6} m
面積	1 a（アール）＝ 10^2 m², 1 ha（ヘクタール）＝ 10^4 m²
体積	1 ℓ（リットル）＝ 1 dm³ ＝ 10^{-3} m³ ＝ 10^3 cm³
質量	1 t（トン）＝ 10^3 kg，1 u（原子質量単位，amu と書くこともある） 　＝ 1.66×10^{-27} kg
時間	1 min（分）＝ 60 s，1 h（時）＝ 3,600 s，1 d（日）＝ 86,400 s
力	1 kgw（キログラム重）＝ 9.8 N
圧力	1 atm ＝ 1.01325×10^5 Pa ＝ 1013.25 hPa ＝ 760 mmHg， 1 bar（バール）＝ 10^5 Pa
エネルギー	1 cal ＝ 4.184 J，1 kgw・m ＝ 9.8 J， 1 kWh ＝ 3.6×10^6 J，1 ℓ・atm ＝ 1.01×10^2 J

表1-4　SI 接頭語

大きさ	記号	名称		大きさ	記号	名称	
10^{18}	E	エクサ	exa	10^{-1}	d	デシ	deci
10^{15}	P	ペタ	peta	10^{-2}	c	センチ	centi
10^{12}	T	テラ	tera	10^{-3}	m	ミリ	milli
10^{9}	G	ギガ	giga	10^{-6}	μ	マイクロ	micro
10^{6}	M	メガ	mega	10^{-9}	n	ナノ	nano
10^{3}	k	キロ	kilo	10^{-12}	p	ピコ	pico
10^{2}	h	ヘクト	hector	10^{-15}	f	フェムト	femto
10^{1}	da	デカ	deca	10^{-18}	a	アト	ato

1-2 分析科学で使用する量・濃度の表し方

■ 1-2-1 必要な知識としての単位，物質量と濃度の関係

　分析対象成分の濃度を表す単位としてよく用いられる質量％濃度やppm（質量濃度）とmol/L（モル濃度）の定義を明確に理解し，その上で，質量濃度とモル濃度の変換ができるようにする．ここでは，ppm（wt/vol）の単位について，薬学でよく用いられるモル濃度（molarity）との関係を学ぶ．

(1) 質量濃度の表し方：質量パーセント濃度とppm濃度
　溶液の質量に対する溶質の質量の割合を百分率で示した濃度を質量パーセント濃度といい，記号に％を用いる．
① 試料が固体の場合は，％（wt/wt）＝（weight/weight）を用いる．
　これは，固体試料100 g中に分析対象成分が何g含まれているかを表す．
② 試料が溶液の場合は，質量百分率として，％（wt/wt）＝（weight/weight）を用いる．
　これは，溶液100 g中に溶質が何g溶けているかを表す．もしくは，質量対容量百分率として，％（wt/vol）＝（weight/volume）を用いる．この場合，溶液100 mL中に溶質が何g溶けているかを表す．
③ 試料が溶液の場合は，体積百分率濃度として，％（vol/vol）＝（volume/volume）も用いる．
　これは，溶液100 mL中に溶質が何mL溶けているかを表す．vol％と表示される．
④ ppm（parts per million）とは，質量百万分率である．
　試料が溶液の場合は，溶液の密度を1.00として計算できる場合，ppm（wt/vol）を用いる．これは溶液1 mL中に溶質が何μg溶けているかを表す（μg/mL＝10^{-6}g/mL＝10^{-3}g/L）．
⑤ ppb（parts per billion）とは，質量十億分率である．
　試料が溶液の場合は，溶液の密度を1.00として計算できる場合，ppb（wt/vol）を用いる．これは溶液1 mL中に溶質が何ng溶けているかを表す（ng/mL＝10^{-9}g/mL＝10^{-6}g/L）．
⑥ ppt（parts per trillion）とは，質量一兆分率である．
　試料が溶液の場合は，溶液の密度を1.00として計算できる場合，ppt（wt/vol）を用いる．これは溶液1 mL中に溶質が何pg溶けているかを表す（pg/mL＝10^{-12}g/mL＝10^{-9}g/L）．

(2) 質量濃度の表し方：モル濃度
　溶液1 Lあたりに溶けている溶質の物質量（mol）で表した濃度をモル濃度といい，単位記号にはmol/Lを用いる．
① 試料が溶液の場合に取り扱う濃度
　溶液1 L中に溶けている溶質の物質量を，モル濃度（mol/L＝M）として表す．

② 溶液のモル濃度と溶液中の物質量

mモル濃度（mol/L）の溶液 v mL 中の溶質の物質量（mol）は，$\dfrac{mv}{1000}$モル（＝mv ミリモル）．

③ 濃い溶液から薄い溶液への希釈

<u>溶液を希釈しても物質量（mol）は不変である</u>．例えば，以下の溶液を作成するとき，m_1 モル濃度（mol/L）の溶液 v_1 mL を希釈して m_2 モル濃度（mol/L）の溶液 v_2 mL を作成する場合，濃度は変わっても物質量は不変である．

$$\frac{m_1 \cdot v_1}{1000} \text{（mol）} = \frac{m_2 \cdot v_2}{1000} \text{（mol）} \tag{1.1}$$

(3) 質量モル濃度

溶媒 1 kg あたりに溶けている溶質の物質量（mol）で表した濃度を質量モル濃度といい，式 1.2 で表される．単位記号には mol/kg を用いる．

$$\text{質量モル濃度} = \frac{n}{W} \text{（mol/kg）} \tag{1.2}$$

n：溶質の物質量（mol），W：溶媒の質量（kg）

質量モル濃度は，温度変化による溶液の体積変化によって影響されないので，温度変化を伴う実験などで用いられる．

(4) 質量濃度（ppm）とモル濃度（M＝mol/L）との変換様式

ppm をモル濃度に変換するには，溶液 1 L 中の濃度を考える．ppm は 1 L 中に溶質が何 mg 溶けているかを表すので，これを 1,000 で割れば 1 L 中の溶液に溶けている溶質の g 数になる．次に，これを溶質の分子量で割れば mol/L となり，すなわちモル濃度に変換される．

逆に，モル濃度を ppm に変換するには，同様に溶液 1 L を考える．mol/L は 1 L 中に溶質が何 mol 溶けているかを表すので，分子量を掛ければ 1 L 中に溶けている溶質の g 数になる．これに 1,000 を掛ければ，1 L 中に溶けている溶質の mg 数となり，mg/L（μg/mL）すなわち ppm に変換される．

(5) 濃度を表す単位のまとめ

g/L および％について以下に示す．

① g/L は，溶液 1 L 中に溶けている物質の質量（g）を表す．例えば，糖質やアミノ酸の濃度は，この単位がよく用いられる．

② ％は，溶液 100 mL 中に溶けている物質の質量（g）を表す．例えば，生理食塩水は，100 mL 中に 0.9 g の NaCl を含むので，0.9％溶液である．また，5％のブドウ糖液は 100 mL 中にブドウ糖を 5 g 含む．この単位も糖質やアミノ酸の濃度を表すのによく用いられる．

③ mol/L は，溶液 1 L 中に溶けている物質のモル（mol）数を表す．

④ Eq/L（mEq/L）は，電解質濃度の単位であり，体液や輸液などに含まれる電解質量を表すのによく用いられる．

> **COLUMN** mol/L（M）と mEq/L について
>
> 　濃度を表す単位のうち，輸液製剤でよく用いられる mol/L（M）と mEq/L について，さらに詳しく述べる．1 mol の食塩を例にとって説明する．
>
> $$NaCl \longrightarrow Na^+ + Cl^-$$
> $$58.5\,g \qquad 23.0\,g \qquad 35.5\,g$$
>
> 　次に，生理食塩液は 1 L 中に 9 g の食塩が溶解しているので，9/58.5 ＝ 0.154 mol/L（M）である．輸液などでは通常この 1/1000 の単位の mM が用いられるので，生理食塩液は 154 mM となる．一方，mEq/L は，電解質の濃度の単位であり，体液や輸液に含まれる電解質量を表すのによく用いられる．Eq は equivalent（イクイバレント）の略で，当量を意味する．
>
> 　イオンは電荷をもっているが，イオンの種類により電荷数は異なる．各イオンは同じ電荷数（当量）で反応するため，食塩は NaCl → Na^+ ＋ Cl^- となり，塩化カルシウム（$CaCl_2$）は，$CaCl_2$→Ca^{2+} ＋ $2Cl^-$ となる．これは，Na^+ と Cl^- の 1 モルは 1 当量で，Ca^{2+} は 2 当量であることを示している．つまり，当量（Eq）という単位は，イオンが反応できる数に比例する．mEq は Eq の 1/1000 の単位であるが，体液や輸液に含まれている電解質の濃度を表すのに都合がよいので，この単位がよく用いられている．上述の生理食塩液は 154 mM であるので，Eq で表すと 154 mEq/L となる．

1-3　秤量（天秤の種類・方法・手順）

　標準液中の物質の量は，定量する際に基準となる非常に大切な測定値である．その標準物質が液体であれば，ホールピペットなどの精度の高い量器（ガラス体積計）で量り取るが，固体であれば，その正確な質量を量る．これを秤量という．そのためには，化学天秤や電子天秤を用いる．

■ 1-3-1　化学天秤

　物質の量（質量）の測定には，天秤が用いられる．この操作を秤量するという．天秤は，はかりの一種で，通常，てこの原理を用い，物体と分銅に作用する重力のつり合う点を求めて質量を測定する装置である．化学実験や調剤で秤量するのに使用される上皿天秤もこの一種であるが，その精度はあまりよくない．重量分析に限らず分析化学においては，標準品や試料の質量を秤量することがすべての基本となるため，物質の量の正確な測定が必要であり，使用する天秤も精密なものでなければならない．この目的に使用される天秤が化学天秤である．化学天秤にはいろいろな種類があり，秤量すべき物質の質量と，どこまで小さい質量を測定しなければならないか，すなわち必要な精密度はどこまでかによって，目的にあった天秤を選ぶ必要がある．ここでいう

感量とは，最大秤量時に指針の位置を0.5目盛り変化させるのに必要な付加重量である．100グラムほどの物を1ミリグラムの精度で0.1ミリグラムの桁（感量）まで測定できる．

　天秤の構造上より等比化学天秤と不等比化学天秤に大別することができる．等比化学天秤は，1つの支点が中央にあり，左右に皿をもつ天秤である（図1-1）．この天秤は図からも明らかなように，2つの腕の長さがまったく同じであり，真の質量を量ることができるので，高い精度で正確に質量を測定することができる．しかし，秤量操作が煩雑で長時間を要し迅速性に乏しいため，現在はこのタイプの天秤は上皿天秤以外ほとんど使用されていないが，等比化学天秤は，天秤の基本型であり，これを通じて天秤の原理をしっかり把握しておく必要がある．等比化学天秤は，荷量によって支点にかかる力が異なるため，感度が異なる．一般に，天秤の感度は，個々の天秤によって異なり，秤量物の質量が大きいほど小さくなるので，秤量のたびに感度を求めるのが普通であるが，あらかじめ感度曲線を作成しておいてもよい．一方，不等比化学天秤は，単一皿をもつ天秤であり，現在汎用されている定感重直示秤や電子天秤がこのタイプの天秤である．

　不等比化学天秤は，2つの腕の長さが異なるため，温度変化に対して鋭敏であるという欠点をもっているが，質量測定においてはいつも同じ荷量が支点にかかっているため，どの荷量においても定感度であり，荷量による感度補正の必要がない．また，操作性や迅速性にすぐれている．

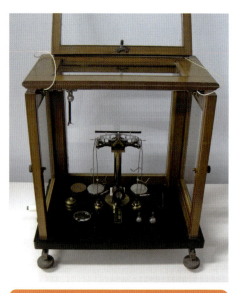

図1-1　化学天秤の写真

1-3-2　電子天秤

　電子天秤は，分析化学での質量測定において現在最も広く使われているものであり，秤量物の質量を電気信号に変換して測定を行う天秤である（図1-2）．電気信号に変換する方法に電磁力平衡式，電気抵抗様式，振動式などがある．このうち，最も精度が高いのは電磁力平衡式であり，電磁力，電流および磁界に関するフレミングの左手の法則が基本原理である．現在使用されているほとんどの電子天秤はこの方式が用いられている．

作動原理は以下のとおりである．天秤内のコイルに電流を流すと，フレミングの左手の法則により明らかなように電磁力が発生する．いま，皿に秤量物を乗せた状態すなわち質量（W）が加わった状態でコイルに電流（I）を流していくと，電磁力（F）が発生してコイルは持ち上がる．コイルに発生する電磁力（F）と質量（W）が一致した時点がつり合った状態になる．このときの質量（W）は次に示すように電流（I）に変換することができる．

$$W = F = 2\pi rnBI$$

W：重量，F：電磁力，r：コイル半径，n：コイルの巻数，B：磁束密度，I：電流

この電流をアナログ信号よりデジタル信号に変え（A/D 変換），質量を数字でデジタル表示することができる．また，プリンターに連動させ，マルチコントロール，統計演算処理機能をもち，そのデータが印字できるものもある．電子天秤は，平均化機能と自動安定検出機能を内蔵し，数秒以内に質量の平均化が行われ，振動による誤差が著しく小さい．操作性もすぐれており，風袋消去もボタンを押すだけで簡単に行え，多数の試料の質量を短時間で測定するのに最も適した"はかり"といえる．

電子天秤は，化学天秤の精度を超える質量測定の際に使用される．電子天秤は雑多な操作を必要とせず，測定する物体を乗せるだけですぐに重さの数値が得られるなど，その操作性のよさから従来の上皿天秤や直示天秤に取って代わっていった．ただし，使用する際には，あらかじめ標準分銅を測定して，正確な質量値を示すように校正しておく必要がある．地球上で測定場所が変われば重力加速度が変わるため，標準分銅の測定や校正表による校正（キャリブレーション）が必要となる．

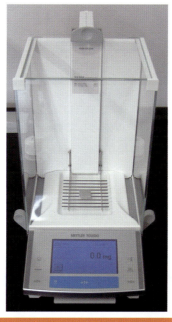

図 1-2　電子天秤の写真

1-4 ガラス体積計

固体の質量測定と同様に，精密な液体の体積測定は分析化学の実験あるいは溶液調製のために重要である．そのために必要な器具が，ガラス体積計である．液体の体積を精密に測定するのに用いるガラス器具にはメスシリンダー，メスフラスコ，ピペット，ビュレットがある．特に，メスフラスコ，ピペット，ビュレットは，測定精度の高い器具であり，容量容器とも呼ばれる．

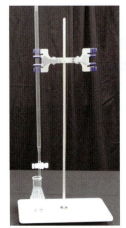
ビュレット

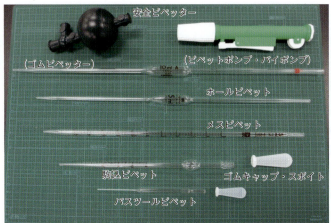

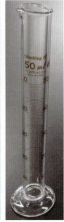
メスシリンダー

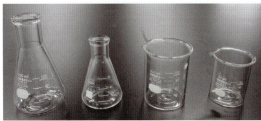
三角フラスコ　　ビーカー　　メスフラスコ

体積計に記されている表示目盛りは，原則として標準温度20℃の液体を測定したときに正しく目盛られており，さらに，この際の体積許容差（測定値のばらつきの許容される限界）が決められている（表1-5）．すなわち，20℃以外の温度の液体を測定した場合には目盛りは体積と一致しない．

取り扱う際の注意点として，1) 熱をかけて乾燥させないこと，2) 使用する際にはあらかじめ共洗い（測定すべき溶液で内部を2～3回洗う）をすること，3) 水平にたてて操作することである．

分析化学の実験では，ガラス体積計を使う機会が多い．ガラス体積計を用いて，精度よく液体の体積を測るためには，分析目的に応じた正確さをもつ体積計を用いて，正しい方法で使用しなければならない．器具の特徴および正しい取り扱い方を知り，きれいに洗浄された器具を用いて，精度よく液体の体積を測定しなければならない．以下に，具体的なガラス体積計について記述する．

表 1-5 体積計の体積許容差

メスシリンダー

容量（mL）	10	20	25	50	100	200	250	500	1000	2000
許容差（mL）	±0.02	±0.2	±0.25	±0.5	±0.5	±1.0	±1.5	±2.5	±5.0	±10.0

メスフラスコ

容量（mL）	10	20	50	100	200	250	500	1000	2000
許容差（mL）	±0.025	±0.04	±0.06	±0.1	±0.15	±0.15	±0.25	±0.4	±0.6

ホールピペット

容量（mL）	0.5以下	2以下	5以下	10以下	20以下	25以下	50以下	100以下
許容差（mL）	±0.005	±0.01	±0.015	±0.02	±0.03	±0.03	±0.05	±0.08

メスピペット

容量（mL）	1	2	5	10	20	25	50
許容差（mL）	±0.01	±0.015	±0.03	±0.05	±0.1	±0.1	±0.2

ビュレット

容量（mL）	5	10	25	50	100
許容差（mL）	±0.01	±0.02	±0.03	±0.05	±0.10

1-4-1　受け用容器

(1) メスシリンダー

　液体を目盛り線まで入れたとき，入れた状態での液体の体積が目的の量になる容器である．水平な場所において液面と水平な位置から目盛りを読むことが大切である．メスシリンダー，メスフラスコ，ピペット，ビュレットの中では最も精度が悪い．

(2) メスフラスコ

　一定体積の標準溶液を調整するのに用いる．また，試料溶液を一定容積に希釈するときに用いる．標線（首のまわりの細い線）まで液体を満たしたときに，表示された所定の体積となる．固体が溶解するとき発熱や吸熱を伴い容量が変わる場合があるので，直接メスフラスコ内では溶かさず，まずビーカーで溶かす．ビーカーに溶液が付着して残るため，少量の水で何度か洗い洗液もメスフラスコに移す（図1-3）．メスフラスコを使用する際は，共洗いは行わない．

　使用時の注意点は以下である．

　① 用いる溶媒が水の場合，洗浄されたメスフラスコを使用前に純水でよく洗ってから内部を乾燥させずに用いることができる．

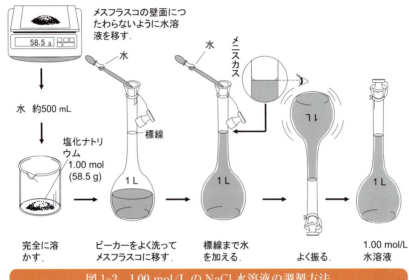

図1-3　1.00 mol/L の NaCl 水溶液の調製方法

② 水溶液調製では，標線の手前まで蒸留水を入れ，メスアップしてから（標線に合わせてから）振り混ぜて均一にする．このとき，標線より上の部分に液滴が付いていてはいけない．
③ 標線に合わせるとき，液面と同じ高さに目を置いて液面のメニスカスの下端が標線と接するように合わせる．水面が二重の弧状の形になっているのをメニスカスという．

1-4-2　出し用容器

(1) ピペット

ピペットは一定量の体積の液体を秤り，これを反応容器などに分け取る場合に用いられる．排出した全量が，表す体積に等しいホールピペット（全量ピペットともいう）と，排出量を変えて用いるメスピペットがある．ここではホールピペットの取り扱いを説明するが，メスピペットの使用法も同様である．ホールピペットは，液体を標線まで入れて流出させたとき，その流れ出た体積が目的の量になる容器で，ある一定の温度で取り出せる液体の体積が首のまわりに細い線で示されている．

使用時の注意点は以下である．
① 十分乾燥したものを用いるか，共洗いしてから用いる．
② 一般にはゴム製の安全ピペッターを用いる．
③ 溶液を吸い上げる場合は，目的の溶液を標線よりも 2〜3 cm 上まで吸い上げてから，ピペットの上端を押さえながらピペットの先端を液面より垂直に持ち上げて調整する．指を少し緩めて液面をゆっくり下降させ，液面のメニスカスの下端が標線と接するようになるところで止める．液面と同じ高さに目を置いて標線に合わせる．
④ 溶液を出す場合は，先端を例えばビーカーの器壁にふれさせ，指を離して自由に流出させる．流出後に液の一部が残っているので，ピペットの上端を指でふさぎながら，ピペットの

中央部をもう一方の手で暖め，気体の膨張によって，残液を放出する．

(2) ビュレット

ビュレットはストップコックを備えた均一な大きさの目盛付きの長い管で，主に滴定用に用いられる．すなわち，内部に充填した標準液により滴定して，目的物との反応完了までに要した標準液量を測定するのに用いるガラス体積計である．

準備のポイントは以下である．

① ビュレットのガラスコックは，回しやすいように軽く潤滑油（グリース）を塗っておく．最近よく使われるテフロンコックの場合は，グリースを塗らずに用いられる．

② 滴定前に，使用する液体で共洗いをする．液体を満たすとき，活栓の下部に気泡が残らないよう注意する．

③ 液体を満たすときは，ロートを使い，液を満たした後は取り除いておく．

測定時の注意点は以下である．

① 垂直に立て，最小目盛の1/10まで読みとる．25 mLビュレットでは，目盛は一般に0.1 mL刻みなので，数値の読みとりは目盛間を十等分して0.01 mLまで読みとる．

② 液面と同じ高さに目を置いて目盛を読む．

③ ゆっくりと滴定することで，ビュレットの器壁を伝わって落ちてくる液体による後流誤差が出ないように注意する．

1-5 実験データの取扱い方と統計手法

分析科学の第二段階では，得られた結果をどのように考えるかという行為が必要となる．そのためには，周辺領域を含む幅広い知識を利用しながら，得られた結果を正確に，かつ客観的に把握する態度が大切である．あらゆる観点から，分析結果とその意味するものを考察してみると，いままで気づかれていなかったことが認識されるようになってくる．つまり，これまで目に見えなかったことが，見えるようになってくる．これは，分析科学を学ぶ上で最も大切なことである．

ここでは，上述の目標に到達するため，複数回の実験から得られる実験データを正確かつ客観的にまとめて，考察した上で，報告書や論文を書く際に必要となる統計的処理法について述べる．

1-5-1 有効数字の意味

分析結果を得る一連の操作の中で，<u>実験より得られる数値（測定値）</u>には真の値からの誤差が必ず含まれる．すなわち，最も低い精度の実験操作によって全体の精度が支配される．したがって，<u>実験値（測定値）</u>から，算術計算で測定値を求める際には，円周率のように際限なく数値を求めるのでなく，取扱う数値についてどの桁数まで考慮すべきかを考えなければならない．有効

数字は，得られた測定結果を測定精度と一致した桁まで表した数値である．演算方法は以下の原則による．

① 日本薬局方・通則：医薬品の試験においてn桁の数値を求めるには，通例，(n＋1)桁まで数値を求めた後，(n＋1)桁目の数値を四捨五入するように規定されている．例えば，規格値が2桁の場合，2.13→2.1，　　　2.65→2.7，　　　2.249→2.2

② 加減計算（足し算と引き算）：答の有効数字は，有効数字の最後の位が最も高い数に揃える．例えば，14.7に3.176を加える場合，17.876にするのでなく，17.9にする．

③ 乗除計算（掛け算と割り算）：答の有効数字は，有効数字の桁数の最も少ない数に揃える．例えば，5.234×1.06＝5.54804のときには，5.55にする．

④ 対数：真数と対数の仮数を同じ桁数の有効数字とする．

例えば，$4.0×10^{-3}$ M HCl 溶液の pH＝－log［H^+］を求める場合，
pH＝－log（$4.0×10^{-3}$）＝－(0.60－3)＝2.40となる．

ここで，真数 $4.0×10^{-3}$ の有効数字は2桁である．その対数をとるとき，$\log 10^{-3}$ からくる－3は，小数点の位置を決める数（－3.00000…のような数字）であり，指標と呼ばれる．これは真数の有効数字の桁数と無関係である．一方，log 4.0 は 0.60（2桁）であるが，これを仮数と呼ぶ．この有効数字の桁数を真数と一致させる．すなわち，0.60が小数点以下第2位までのため，2.40も第2位までとなる．

⑤ 電卓で数値計算する場合，途中の計算ではすべての桁をそのままで計算し，最後の答において有効数字を判断する．

1-5-2 分析誤差の意味

実際の分析において，誤差（error）を含まない分析結果はありえない．最終的に得られる測定データは，分析操作の過程において電子天秤やビュレットなどの装置・器具を用いた測定結果に基づいて算出される．したがって，実験操作に熟練した分析者であっても真の値と測定データの間には誤差が生じる．明らかなまちがい（mistake）は別として，この誤差は系統誤差と偶然誤差とに分類される．

1) 系統誤差（systematic error）は，確定誤差（determinate error）とも呼ばれる．この誤差は，すべての結果が同じ方向に偏る形で現れるため，測定の正確さに影響する．系統誤差は，その原因を確定し，適切に対応することによって，回避または補正する（誤差を小さくする）ことが可能である．この系統誤差には，具体的に次のようなものが含まれる．

　① 機器誤差：未補正の分銅，天秤や容量器具などに起因する．
　② 操作誤差：標準液の調製ミスなど，分析者の不完全な操作によって生じる．標準液の調製に欠陥があって，濃度が狂った場合などである．
　③ 方法誤差：分析法そのものに起因する．不完全反応，副反応，不純物の影響などによる誤差である．試薬中の不純物によって測定値が下駄を履くことを，試薬ブランクと呼ぶ．これは比較的簡単に測定でき，補正可能な方法誤差である．

2) 偶然誤差（random error）は，不確定誤差（indeterminate error）とも呼ばれる．この誤差は，

個々の結果が平均値の両側にばらつく形で現れるため，測定の精密さに影響する．偶然誤差は，一般にばらつきと称されており，同一条件下で測定していても生じる予測や回避ができない誤差で，確率論に基づいて生じる．しかし，実験操作に熟練することにより，誤差を小さくすることは可能である．また，測定値が正規分布に従って分布すると仮定して，限られた測定回数の実測値から真の値（無限回の測定値の平均値）を統計学的に推測することができる．その場合は，下記に示す標準偏差 σ を用いて，実測値が（無限回の測定値の平均値）$\pm \sigma$ の範囲に一定の確率をもって収まることを示す．

■ 1-5-3 測定値の正確さ（真度）と精密さ（精度）

実験結果により得られる測定値には，当然のことながら「正確さ」と「精密さ」が要求される．正確さを表現するには，絶対誤差と相対誤差が用いられる．絶対誤差は，真の値（真値）μ と測定値 x との差で定義される．相対誤差は，絶対誤差の真値に対する比として定義され，一般にパーセントで表示される．実験結果による測定値（数値）の大きさによって誤差の程度が異なるため，誤差の程度の比較には絶対誤差と相対誤差の両方が用いられる．

$$絶対誤差 = 測定値 - 真の値 = \mathrm{x} - \mu \tag{1.3}$$

$$相対誤差 = \frac{絶対誤差}{真の値} = \frac{\mathrm{x} - \mu}{\mu}$$

(1) 正確さ（真度 accuracy）

真値 μ は，実験値の正しい値のことで，滴定法などでは理論値，標準物質については認証値を真の値とみなして用いる．真値と，実験による測定値の平均値 $\bar{\mathrm{x}}$ との差（$\mu - \bar{\mathrm{x}}$）を<u>真度</u>といい，測定値の<u>偏り</u>の程度を表す．

真度は，真値と系統誤差により生じる測定値とのずれの程度を示すものであり，ずれが小さいほど正確であるといえるが，そのずれを求めるには真値が既知である場合を除いて，容易ではない．そのため，測定結果の真度を厳密に評価することはできない．代わりに，上述の標準物質を分析して，保証値と測定値を比較する方法が採用されている．無機材料，生体試料，環境試料などさまざまな標準物質が利用可能である．

(2) 精密さ（精度 precision）

誤差の原因が偶然誤差による場合，再現や補正はできず，さらにランダムに現れるため，測定値は大きくばらつく結果となる．偶然誤差により生じる，このランダムに現れる測定値の<u>ばらつき</u>の程度を<u>精度</u>といい，ばらつきが小さいほど精密であるという．精度は，同じ量を繰り返し測定したときの一致の程度を表し，具体的には不偏分散，標準偏差，相対標準偏差，範囲あるいは S/N 比などの統計学的な数値で表すことができる．すなわち，精度は，測定値の再現性であるが，ほかの測定値に比べてかけ離れた測定値（異常値）をどのように処理するかが問題となる．これについては，後述する．

一般に，真度と精度との間には関係はない（図1-4）．精度が高ければ正確さもよいというこ

とにはならない．しかし，精度が低いときに，正確な値を得ることは難しいであろう．

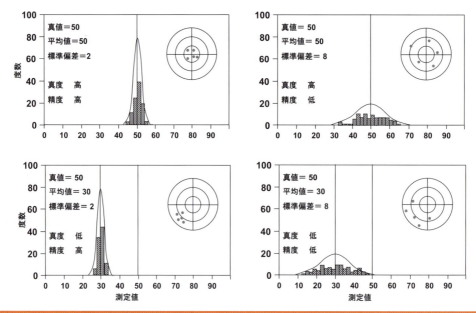

図 1-4　正確さ（真度）と精密さ（精度）

100 個のデータの度数分布と正規分布曲線を示す．的上の●はデータの分布のイメージを表す．

■ 1-5-4　分析結果の表示のための基本的統計量（平均値，標準偏差，相対標準偏差）　Ⅲ

　実験結果には，平均値±標準偏差といった，繰り返し測定したときの一致の程度を表示しなければならない．このとき，標準偏差は，1回の測定で生じうる偶然誤差の見積もりとなり，標準偏差が大きいことは，測定値のばらつきが大きいことを意味する．測定回数が無限大となると，偶然誤差を含んだ測定値の分布は正規分布（normal distribution）となることが知られており，これはガウス分布（Gaussian distribution）とも呼ばれる．正規分布は，測定値の頻度（度数）を測定値に対してプロットするときに得られる図 1-5 に示すような分布曲線である．この曲線における重要なパラメーターは，母平均 μ と母標準偏差 σ であり，以下にパラメーターの計算方法を示す．

1) 有限回数の測定においては，母平均 μ は次式の算術平均 $\bar{x}$（mean）で近似される．

$$\bar{x} = \frac{\sum_i x_i}{n} \tag{1.4}$$

ここで x_i は個々の測定値，n は測定回数である．

2) 有限回数の測定においては，母標準偏差 σ は，次式の s or 標準偏差（SD：standard deviation）で近似される．

$$n \geqq 3 \text{ のとき,} \quad s \text{ or } SD = \sqrt{\frac{\sum_i (x_i - \bar{x})^2}{n-1}} = \sqrt{\frac{1}{n-1} \cdot \left[\sum_i x_i^2 - \frac{1}{n} \cdot \left(\sum_i x_i \right)^2 \right]} = \sqrt{分散} \tag{1.5}$$

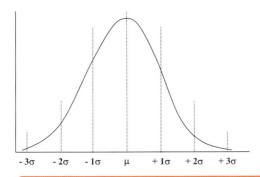

μ±1σ の範囲に入る確率は 68％
μ±2σ の範囲に入る確率は 95％
μ±2.5σ の範囲に入る確率は 99％
μ±3σ の範囲に入る確率は 99.7％

図 1-5　正規分布曲線と含まれるデータの割合

測定値が正規分布に従うとき（図 1-5），$\bar{x}\pm s$ の領域にデータの 68％ が含まれる．さらに，$\bar{x}\pm 2s$ の領域にデータの 95％，$\bar{x}\pm 3s$ の領域にデータの 99.7％ が含まれる．s の定義から明らかなように，測定の精度は，測定回数を増やすことによって改善できる．例えば，測定回数を 10 回から 1,000 回に増やせば，s の大きさをおよそ 10 分の 1 にすることができる．一方，系統誤差は測定回数を増やしても小さくすることができない．

また，測定回数 n が有限の場合には標準偏差として SD を用い，n が多くなって 10 以上となると，n-1 が n と近似されるようになり以下の母標準偏差 σ の式を用いる．

$$\sigma = \sqrt{\frac{1}{n}\cdot\left[\sum_i x_i^2 - \frac{1}{n}\cdot\left(\sum_i x_i\right)^2\right]} \tag{1.6}$$

3）相対標準偏差（RSD：relative standard deviation）は，平均値に対する標準偏差の比として定義され，一般にパーセントで表示される．これは，変動係数（CV：coefficient of variation）とも呼ばれる．

$$SD_{rel} = \frac{(SD)}{\bar{x}}, \quad \% RSD = \frac{(SD)}{\bar{x}} \times 100 \ (\%) \tag{1.7}$$

例として，水試料の硬度を 4 回測定し，$CaCO_3$ 濃度について以下の実験結果を得たとき，基本的統計量の表示方法を考えてみる．
102.2 ppm，　102.8 ppm，　103.1 ppm，　102.3 ppm が測定結果のとき，
平均値（mean）

$$\bar{x} = \frac{\sum_i x_i}{n} = \frac{102.2 + 102.8 + 103.1 + 102.3}{4} = 102.6 \text{ ppm}$$

標準偏差（SD）

$$SD = \sqrt{\frac{\sum_i (x_i - \overline{x})^2}{n-1}} = \sqrt{\frac{1}{n-1} \cdot \left[\sum_i x_i^2 - \frac{1}{n} \cdot \left(\sum_i x_i\right)^2\right]} = \sqrt{\frac{1}{4-1} \cdot [0.54]} = 0.42 \text{ ppm}$$

*注意点：$(x_i - \overline{x})^2$ の計算方法で丸め誤差が生じる．すなわち，(1) 計算の都度に有効数字を考慮して表記する方法と，(2) 計算の最後に有効数字を考慮して表記する方法の違いにより生じる，(1) と (2) の計算結果の差が丸め誤差になる．

相対標準偏差（RSD），変動係数（CV）

$$SD_{rel} = \frac{(SD)}{\overline{x}}, \quad \% \text{ RSD} = \frac{(SD)}{\overline{x}} \times 100 \text{ (\%)} = \left(\frac{0.42}{102.6}\right) \times 100 = 0.41\%$$

以上から，実験結果の表示は平均値±標準偏差（相対標準偏差）として 102.6±0.42 ppm（0.41％）となる．有効数字を考慮すると，最終的には 102.6±0.4 ppm（0.4％）となる．

■ 1-5-5 誤差の伝播の式

1) 分散（variance）を標準偏差 SD の 2 乗として計算する．

$$V = (SD)^2 = \frac{\sum_i (x_i - \overline{x})^2}{n-1} = \frac{1}{n-1} \cdot \left[\sum_i x_i^2 - \frac{1}{n} \cdot \left(\sum_i x_i\right)^2\right] \tag{1.8}$$

2) 相対的分散（relative variance）を計算する．

$$(SD_{rel})^2 = \left[\frac{(SD)}{\overline{x}}\right]^2 \tag{1.9}$$

3) 加減計算の誤差の伝播（propagation of errors）の式

加減計算の解の分散は，個々の分散の和となる．

すなわち，a = b + c − d のとき となるため，解の標準偏差は，分散の和の 1/2 乗となる．

$$SD_a = \sqrt{SD_b^2 + SD_c^2 + SD_d^2} \tag{1.10}$$

4) 乗余計算の誤差の伝播の式

乗余計算の解の相対的分散は，個々の相対的分散の和となる．すなわち，

$a = \dfrac{bc}{d}$ のとき $(SD_a)^2_{rel} = (SD_b)^2_{rel} + (SD_c)^2_{rel} + (SD_d)^2_{rel}$ から

$\left(\dfrac{SD_a}{a}\right)^2 = \left(\dfrac{SD_b}{b}\right)^2 + \left(\dfrac{SD_c}{c}\right)^2 + \left(\dfrac{SD_d}{d}\right)^2$ となるため，

解の相対標準偏差は，相対的分散の和の 1/2 乗となる．

$$\frac{SD_a}{a} = \sqrt{\left(\frac{SD_b}{b}\right)^2 + \left(\frac{SD_c}{c}\right)^2 + \left(\frac{SD_d}{d}\right)^2} \tag{1.11}$$

異常データの棄却法と検定法

■ 1-6-1　数値（異常値）の棄却法と検定法 ||||||||||||||||||||||||||||||||||||||||||||||||

同一の測定を繰り返すとき，他の値から著しくかけ離れた値（異常値）が得られることがある．その疑わしい値を除くべきか，残すべきかを判定する方法について学ぶ．

(1) 標準偏差を用いて棄却する方法

統計学上，無限回数または十分に大きな回数 n の測定値は，正規分布を示す．すなわち測定値の頻度（y）を測定値（x）に対してプロットすると図 1-5 に示すような曲線（正規分布曲線）となる．この曲線の重要なパラメーターは，前述のように母平均 μ と母標準偏差 σ である．ここで個々の測定値を x_i，測定回数を n とすると，母平均 μ は次式の算術平均 $\bar{x}$ で近似される．

$$\bar{x} = \frac{\sum_i x_i}{n} \tag{1.12}$$

母標準偏差 σ は不偏分散（すなわち，残差の二乗の和を n で除した値）の平方根で，統計学上の重要な値である．測定値が少ない n 回の場合，母標準偏差 σ は次式で定義される s で近似することができる（n − 1 で除していることに注意）．

$$s = \sqrt{\frac{\sum_i (x_i - \bar{x})^2}{n - 1}} \tag{1.13}$$

標準偏差は，1 回の測定で生じる偶然誤差の見積もりとなり，もとの測定値と同じ単位をとる．標準偏差が大きいことは，測定値のばらつきが大きいことを意味し，測定値が正規分布に従うなら $\bar{x} \pm s$ の領域に 68.3％のデータが含まれる．さらに，$\bar{x} \pm 2s$ の領域に 95.5％，$\bar{x} \pm 3s$ の領域に 99.7％のデータが含まれる（図 1-5）．したがって，異常値が実測値の平均値 $\bar{x}$ から標準偏差 s の 3 倍以上外れた場合，これを棄却する．

(2) Q テスト（ディクソンの Q 検定）

Q 値は，異常値とその値に最も近い数値（最近接値）との差を，測定値の最大値と最小値との差で割った値であり，推計学から得られる棄却係数 Q の値と比較して棄却するかどうかの判断を行う．Q 値を次式によって求める．

$$Q = \frac{|疑わしい値 - 最近接値|}{最大値 - 最小値} \tag{1.14}$$

この値を，Q の臨界値と比較する．表 1-6 は，信頼水準 90，95 および 99％の場合の臨界値である．Q の計算値が臨界値 Q_{95} を超えている場合，疑わしい値を棄却する．

この棄却法は 95％の確率で正しい．逆にいえば，正しい値として扱うべき値を 20 回に 1 回は棄却してしまうことになる．

表1-6　Qの臨界値

測定回数	Q_{90}	Q_{95}	Q_{99}
3	0.941	0.970	0.994
4	0.765	0.829	0.926
5	0.642	0.710	0.821
6	0.560	0.625	0.740
7	0.507	0.568	0.680
8	0.468	0.526	0.634
9	0.437	0.493	0.598
10	0.412	0.466	0.568
15	0.338	0.384	0.475
20	0.300	0.342	0.425
25	0.277	0.317	0.393
30	0.260	0.298	0.372

1-6-2　値（測定値）の検定法

(1) 区間推定

　ある集団の特徴を調査したいとき，調査したい集団を母集団という．そこから取り出した一部分を標本という．標本を測定して測定値（データ）が得られる．

　母集団すべてを調査できるのであれば，調査して特徴の値を抽出すればよい．これを全数調査という．全数調査が不可能，ないしは可能であっても時間的，費用的に合わない場合は全数調査を諦めて，母集団から一部分を取り出した標本だけを調査することになる．これを標本調査という．

　推定とは，母集団の未知パラメーターの値をデータに基づいて調べることである．残念ながら，母集団がどうなっているかについて何の知識もなしに，標本に基づいて母集団の状況を調べることは難しい．そこで，調査した結果は連続量で，母集団全体を調査した場合には正規分布に従っていると仮定できる場合を取り扱うことにする．

　何組もデータを取り，同じ方法で推定を繰り返した場合にのみ平均値は推定したい母集団平均に一致するが，たった1組のデータで求めた値が，母集団平均の値に一致する可能性は少ない．このため，推定したい母集団のパラメーターがある確率で入っている区間を求める区間推定を考える．求める区間の幅はできるだけ狭く，その定めた区間内にパラメーターが入っている確率はできるだけ大きくなるように，区間を定めることになる．ただ，この両方を同時に満たすことは難しく，幅を狭くすれば確率が小さくなり，確率を大きくすれば幅は広くなってしまう．

(2) 信頼区間

　限られた測定回数による測定値の平均値が，真の値と一致するとは限らない．そこで，真の値が存在する範囲を信頼区間として，測定値の平均値および標準偏差から推定することができる．

　信頼区間とは，母集団（全体）の平均・分散値があると考えられる区間を指す．よく，95％信頼区間というが，母集団（全体）の値がこの区間にある確率が95％であることを表している．いい換えれば"100回サンプリングしたら，95回はこの範囲内に値が当てはまる（という確率）"といえる．信頼区間内における最大値および最小値を信頼限界という．

1-7　定量分析における検量線とバリデーション

■ 1-7-1　線形最小二乗法による一次近似式と相関係数

　与えられたデータから，データの散布図の説明，回帰直線，および相関係数の求め方を学ぶ．

(1) 散布図（scatter diagram, scatter plots）

　2変量 x（x_1, x_2, x_3...），y（y_1, y_2, y_3...）の関係を見るときに用いる．横軸に変量 x を，縦軸に変量 y をとり，データ（x，y）を座標の点としてプロットしたものをいう．このとき，

　　データ群が右下がり　　　　　　　　　　⇒　負の相関
　　データ群が右下がりでも右上がりでもない　⇒　無相関
　　データ群が右上がり　　　　　　　　　　⇒　正の相関

(2) 回帰直線（regression line）

　散布図から x，y 間に直線的な関係のあることがわかったとき，これらのデータに直線をあてはめることが考えられる．この直線を $y = ax + b$ とするとき，$\sum_{i=1}^{N}(y_i - ax_i - b)^2$ を最小にするような a，b を求めるという考えで，直線を定める方法が使われる．このような方法を最小二乗法（method of least squares）といい，この方法で求めた直線を回帰直線（regression line）という．

　具体的には，複数の（x_i, y_i）の実験結果より一次式 $y = ax + b$（a：傾き，b：y軸切片，$a = \dfrac{V_{xy}}{V_{xx}}$）の近似式を求める．ここで，$V_{xx}$ は分散，V_{xy} は共分散（covariance）という．

$$V_{xy} = \frac{\sum_i (x_i - \bar{x}) \cdot (y_i - \bar{y})}{n-1} = \frac{\sum_i (x_i \cdot y_i) - \dfrac{1}{n} \cdot \left(\sum_i x_i \cdot \sum_i y_i\right)}{n-1}, \quad V_{xx} = \frac{\sum_i (x_i - \bar{x})^2}{n-1} = \frac{\sum_i x_i^2 - \dfrac{1}{n} \cdot \left(\sum_i x_i\right)^2}{n-1}$$

$$a = \frac{V_{xy}}{V_{xx}} = \frac{\left[\sum_i (x_i \cdot y_i) - \dfrac{1}{n} \cdot \left(\sum_i x_i \cdot \sum_i y_i\right)\right]}{\left[\sum_i x_i^2 - \dfrac{1}{n} \cdot \left(\sum_i x_i\right)^2\right]}, \quad b = \bar{y} - a\bar{x} \tag{1.15}$$

(3) 相関係数 (correlation coefficient)

2変数 x, y $\{(x_1, y_1), (x_2, y_2), \cdots, (x_n, y_n)\}$ について, (x, y) の相関係数＝$\dfrac{x と y の共分散}{\sqrt{x の分散} \cdot \sqrt{y の分散}}$ となる. よって, (x, y) の相関係数 r は以下の式により求められる.

$$r = \frac{V_{xy}}{SD_x \cdot SD_y} = \frac{\sum_i (x_i - \bar{x}) \cdot (y_i - \bar{y})}{(n-1) \cdot SD_x \cdot SD_y} = \frac{\sum_i x_i \cdot y_i - \dfrac{1}{n} \cdot \left(\sum_i x_i \cdot \sum_i y_i\right)}{\sqrt{\left[\sum_i x_i^2 - \dfrac{1}{n} \cdot \left(\sum_i x_i\right)^2\right] \cdot \left[\sum_i y_i^2 - \dfrac{1}{n} \cdot \left(\sum_i y_i\right)^2\right]}} \quad (1.16)$$

$$V_{xy} = \frac{\sum_i (x_i - \bar{x}) \cdot (y_i - \bar{y})}{n-1} = \frac{\sum_i x_i \cdot y_i - \dfrac{1}{n} \cdot \left(\sum_i x_i \cdot \sum_i y_i\right)}{n-1},$$

$$SD_x = \sqrt{\frac{1}{n-1} \cdot \left[\sum_i x_i^2 - \frac{1}{n} \cdot \left(\sum_i x_i\right)^2\right]}, \quad SD_y = \sqrt{\frac{1}{n-1} \cdot \left[\sum_i y_i^2 - \frac{1}{n} \cdot \left(\sum_i y_i\right)^2\right]}$$

相関係数 r は, $-1 \leq r \leq 1$ の値をとり, r の絶対値によって次のように相関の強さが示される.
　0〜0.2　　ほとんど相関がない.
　0.2〜0.4　やや相関がある.
　0.4〜0.7　かなり相関がある.
　0.7〜1.0　強い相関がある.
すなわち, r ＝ 1 のときは正の相関, r ＝ －1 のときは負の相関, r ＝ 0 のときは相関なし, といえる.

■ 1-7-2　分析法および分析結果(実験データ)のバリデーション

　分析法のバリデーションとは, 医薬品の試験などに適用される分析法が合目的なものであり, 分析法の誤差が要因で生じる試験の誤りの確率が許容できる程度であることを科学的に検証することである. 試験法の規格値などを基にして設定する基準を満足させるものかどうかを実証することによって分析法の妥当性が保証できる.

(1) バリデーションのパラメーター

　分析法のバリデーションのパラメーターとしては, 真度, 精度, 特異性, 検出限界, 定量限界, 直線性, 範囲などが用いられる. 医薬品分析法のバリデーションについては, 日本薬局方参考情報の項で取り上げられており, 日本薬局方医薬品各条に規定された試験における確認試験, 純度試験, 定量法などに応じてパラメーターの選択は異なる.

(2) 真　度

　前述のように, 真度は, 分析法に対する系統誤差の影響を評価するパラメーターで, 得られる測定値の偏りの程度を示す. 真の値 (真値) と測定値の算術平均との差で表される. 標準品の認証値などを真値として用いる.

(3) 精度

前述のように，均質な検体から採取した複数の試料を繰返し分析して得られる一連の測定値が，互いに一致する程度を精度という．分析法に対する偶然誤差の影響を評価するパラメーターで，測定値の分散，標準偏差または相対標準偏差で表される．

精度は，繰返し条件の異なる次の3つのレベルで表現され，ばらつきの程度は，通常，併行精度＜室内再現精度＜室間再現精度の順である．

① 併行精度：分析条件（試験者，装置，器具，試薬のロットなど）を変更せずに，均質な検体から採取した複数試料を短時間内に繰り返し分析するときの精度．
② 室内再現精度：同一試験室内で試験者，試験日時，装置や器具および試薬ロットの一部もしくはすべてを変えて，均質な検体から採取した複数試料を繰り返し分析するときの精度．
③ 室間再現精度：試験室を変えて，均質な検体から採取した複数試料を繰返し分析するときの精度．

(4) 特異性

特異性とは分析法の識別能力を表すパラメーターで，試料中に存在すると考えられる共存物質（不純物，分解産物，配合成分など）の存在下で，測定対象物質を正確に測定できる能力を表す．選択性とも称される．クロマトグラフィーでは質量分析計を検出器に用いることで特異性を高めることができる．日本薬局方における各試験においては，それぞれ次のような意味をもつ．
① 確認試験：測定対象物質を誤りなく測定できる能力．
② 純度試験：試料中の不純物（類縁物質，重金属，残留溶媒など）を定量分析する際に，試料中のほかの成分の影響を受けない．
③ 定量法：試料中の測定対象物質を定量分析するにあたり，ほかの共存物質の影響を受けない．

(5) 検出限界 (LOD：limit of detection)

検出限界とは，試料中に含有される測定対象化合物の検出可能な最低の量もしくは濃度のことである．感度とも称し，ブランク試料または検出限界付近の測定対象化合物を含む試料の測定値の標準偏差，および検出限界付近の測定値の値から求める．ブランク試料の測定値の母標準偏差 σ が既知のときには，$3.28\sigma/a$（量もしくは濃度）が検出限界である．

a は検量線の傾きであり，ブランク試料の測定値の母標準偏差 σ が未知のときには，標本の標準偏差 s を σ に代入して求める．

(6) 定量限界 (LOQ：limit of quantitation)

定量限界とは，適切な精度と真度で試料に含まれる分析対象物質の定量が可能な最低の量または濃度のことで，ブランク試料または検出限界付近の測定対象化合物を含む試料の測定値の母標準偏差 σ，および定量限界付近の測定値の値から $10\sigma/a$（量もしくは濃度）として求められる．

a は検量線の傾きであり，ブランク試料の測定値の母標準偏差 σ が未知のときには，標本の標準偏差 s を σ に代入して求める．

検出限界と定量限界について理解を深めるため，以下のような例を考えてみる．濃度 C の試料をある分析装置を用いて測定し，チャート上またはディスプレイ上に図 1-6 のようなシグナル (S) とノイズ (N) が観測されたとき，ノイズの 99 % が入るように N の範囲をとれば，$N = 5\sigma$ となる．ここで，σ はブランク試料の測定値の母標準偏差である．

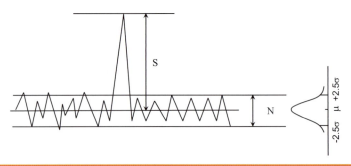

図 1-6　濃度 C の試料を観測したときのシグナル (S) およびノイズ (N) の強度

このとき，検出限界 (LOD) とは，3σ の信号を与える濃度であり，式 1.17 で表される．

$$\mathrm{LOD} = \left(\frac{3\sigma}{S}\right) \times C = 3 \times \left(\frac{\sigma \cdot C}{S}\right) \tag{1.17}$$

検出限界の濃度では，% RSD ＝（$\sigma/3\sigma$）×100（%）より，繰り返し精度は約 33 % となる．

一方，定量限界 (LOQ) とは，10σ の信号を与える濃度であり，式 1.18 で表される．

$$\mathrm{LOD} = \left(\frac{10\sigma}{S}\right) \times C = 10 \times \left(\frac{\sigma \cdot C}{S}\right) \tag{1.18}$$

定量限界の濃度では，% RSD ＝（$\sigma/10\sigma$）×100（%）より，繰り返し精度は約 10 % となる．

また，S/N（ノイズ強度に対するシグナル強度の比，SN 比）＝2 となる濃度とは，$N = 5\sigma$ より $S = 10\sigma$ となるため，定量限界の濃度に相当することになる．

ブランク溶液，LOD 濃度溶液，および LOQ 濃度溶液をそれぞれ測定したときに得られる信号強度の頻度分布をプロットすると，図 1-7 および図 1-8 のようになる．ここで，ブランク溶液，LOD 濃度溶液，および LOQ 濃度溶液の母標準偏差 σ は等しいと仮定した．

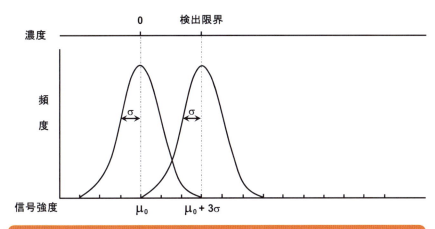

図1-7 ブランク溶液およびLOD濃度溶液の信号頻度分布

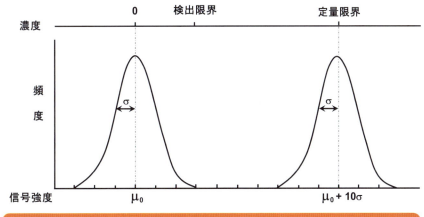

図1-8 ブランク溶液およびLOQ濃度溶液の信号頻度分布

(7) 直線性

　分析対象物質の量または濃度に対して直線関係にある測定値を与える分析法の能力を直線性という．一般に，量（濃度）が異なる5種類の試料を用いて測定値を求め，回帰直線あるいは相関係数から直線性を評価する．

① 回帰直線：統計学では，2変数 x，y で点グラフを描いてその間を通る直線を引けば，回帰直線が得られる．この回帰直線は横軸 x，縦軸 y のグラフ上で $y=ax+b$ の一次方程式で表され，この式を回帰式といい，回帰式を用いる分析法が回帰分析である．a の値は回帰係数で回帰直線の傾きを示している．

② 相関係数：相関係数とは，2変数間の関係の強さを表す係数である．グラフに描いたとき，2つの変数が右肩上がりの傾向を示すときには正の相関があるといい，右肩下がりの傾向を示すときには負の相関があるという．相関係数が0に近づくほど2つの変数の間に因果関係が希薄であることになり，相関係数が取りうる値の範囲は−1から1までである．

(8) 範　囲

適切な精度および真度を与える，分析対象物質の下限および上限の量または濃度に挟まれた領域を範囲という．

(9) 頑健性

頑健性とは分析法の条件について一部故意に変動させたときに，測定値が影響を受けにくい能力を意味し，分析法の信頼性の指標となる．

1-8　標準規格

■ 1-8-1　標準規格の意義

　標準化とは，放置すれば自然に無秩序化，多様化する事柄を，関係する人々の間において単純化，統一化することである．乾電池を例に考えよう．ある懐中電灯の乾電池を購入する場合，単1形，単3形など，メーカー各社が統一された大きさ・電圧の乾電池を製造しているので，どのメーカーの乾電池を購入しても懐中電灯は点灯する．しかし，もしそれぞれのメーカーがまちまちの規格（大きさ・電圧など）の電池を製造・販売しているのであれば，手持ちの懐中電灯に適合する乾電池を選んで購入しなければならず，利用者の負担になる．この負担は，懐中電灯をはじめ，乾電池を用いた幅広い電気製品の利便性を損なうことにつながりかねない．このようなリスクを回避し，その産業分野全体として発展するためには，各社がまちまちな製品をつくるのではなく規格を統一しておくほうが明らかに有利である．そのため，電気製品以外にもさまざまな分野において，規格の標準化が行政レベル，民間レベルで行われている．日本では工業標準化法（昭和24年）に基づき，日本工業規格（JIS）として標準規格が定められている．工業製品は，その品質（が良好であること）を保証するために，さまざまな分析・試験の対象となる．もし，分析者が好き勝手に実験方法を設定すれば（例えば校正していない不正確な天秤を使うなど），実験結果が当然異なってくる．したがって，JISには工業製品そのものの規格だけでなく分析方法も含まれている．分析者は，信用に値する分析結果を出す責任がある（信用できない分析結果を出しても意味がない）．そのためには，標準化の趣旨をよく理解し，規格に従って分析を実施する必要がある．上記では電気製品，工業製品を例として説明したが，これに限らず，医療分野についても同様のことがいえる．例えば，医薬品の規格や各種試験法は日本薬局方において「標準化」されている．また，さまざまな試薬や化学物質，実験器具，医療用器具の規格がJISに定められている．表1-7には薬学や分析化学に関連するJISの規格名称を，例としてごく一部のみ示す．

表1-7 薬学や分析化学に関連するJIS規格の例

規格番号と改正年	規格名称	対応するISO規格
JIS K0050：2011	化学分析法通則	
JIS K0113：2005	電位差・電流・電量・カールフィッシャー滴定方法通則	ISO760：1978
JIS K8001：2009	試薬試験方法通則	ISO6353-1：1982
JIS R3505：1994	ガラス製体積計	ISO384 など
JIS T3209：2011	滅菌済み注射針	ISO7864：1993

1-8-2 国際標準化

近年のように国際交流が活発になると，国・地域の間でも規格を統一しておいたほうが便利である．国際標準化は電気分野では早くから行われていた（IEC：Internatonal Electrotechnical Commission）が，今日では国際標準化機構（ISO：International Organization for Standarization）の下，非常に多岐にわたる分野で標準化されている．国際規格とJISが異なると不都合が生じることから，両者の調和が進められている．先の乾電池の例ではIEC 60086とJIS C8500が調和されているため，外国製の乾電池を国内メーカー製の懐中電灯に利用することができる．臨床検査分野においても同様に，例えば血中ヘモグロビンA1Cの定量法はNational Glycohemoglobin Standardization Program（NGSP）によって国際的に標準化されており，これに従って得られた検査値は世界の多くの国・地域で信用される．現在では総コレステロール，LDL-コレステロール，HDL-コレステロールの国際標準化も進められており，国際標準化の流れはこれから加速することは間違いない．また，薬局方においても日米欧の3局調和が現在進められており，日本薬局方の一般試験法および医薬品各条では，3薬局方で調和されているかどうかが項目ごとに明示されている．

1-9　トレーサビリティー

　トレーサビリティー（traceability）とは，元々の意味は「追跡できること」であるが，分析におけるトレーサビリティーとは，「得られた分析値が標準規格と関連づけられること」を意味する．例えばある量の塩化ナトリウムを秤量したところ，1.0 kgであったとする．ではその塩化ナトリウムの質量は本当に1.0 kgであろうか．もしかすると天秤に小細工が施されていて，0.9 kgの塩化ナトリウムを1.0 kgとして販売しようとしているのかもしれない．こう考えると，「1.0 kgである」という分析結果を万人に信用してもらうには，いったいどのように分析したらよいであろうかと悩んでしまうだろう．

　「真に」1.0 kgであるものは，この世にただ1つのキログラム原器だけである．したがって，塩化ナトリウムが1.0 kgであるかどうかはキログラム原器と比較しなければ判断できない．し

かし，キログラム原器は国際度量衡局に厳重に保管されていて，個々の分析者が利用できるものではない．したがって，キログラム原器の複製をつくり，これとの比較が行われる．この場合，キログラム原器が一次標準，一次標準の複製が二次標準となる．二次標準の質量は一次標準とまったく同じにはならないため，どれだけずれているのかがわかっていなければならない（これを調べることを校正という）．実際にはこの二次標準が主要な国々に配布されている．各国ではこれをもとに，さまざまな大きさの複製を連鎖的に作製し「標準分銅」としている．この標準分銅も二次標準と同様に，どの程度の誤差を含んでいるのかを校正されなければならない．日本では独立行政法人製品評価技術基盤機構のもと，計量法校正事業者登録制度（JCSS）に従って校正された分銅が，JCSS分銅として販売されている．上に述べた塩化ナトリウムの質量が本当に1.0 kgであるかどうかを確認するには，1.0 kgの標準分銅がその天秤で正しく測定できることを示す必要がある．加えて，その標準分銅は何段階かの複製によって得られたものであるため，複製の過程で一次標準とどの程度ずれているのかを証明する（すなわち，校正結果を示す）ことも必要である．これらのことが示されると間接的ではあるが，測定対象物の測定値が元のキログラム原器と比較できていることになり，「1.0 kgである」という分析結果の信憑性が著しく向上する．このように，SI単位系をはじめとする国際的または国家的な「標準」との比較を，切れ目なくたどれることをトレーサビリティーと呼んでいる．上の例で，もしトレーサビリティーが取れない場合には，いくら分析しても塩化ナトリウムの質量が1.0 kgであることを「証明」したことにはならない．分析結果の信頼性を高めるためにはトレーサビリティーの確保が極めて重要である．

　実際の分析現場では秤量値の信憑性を高めるために，測定のたびに天秤の水平設置を確認するとともに，標準分銅を試料と並行測定することが一般的である（試料測定の前後に標準分銅を測定する）．加えて，天秤を定期的に点検することも不可欠である．点検時においては，質量の異なる標準分銅を用いて秤量可能な質量範囲を確認するとともに，秤量皿のどの部分に標準分銅を置いても同等の測定値が得られることなどを確かめる．

COLUMN　SI単位とキログラム原器

　分析値の信頼性にとってトレーサビリティーは重要である．トレーサビリティーを確保するためには国際標準や国家標準が信用に値する標準となっている必要がある（常に一定の値で，多くの実験者が実測しやすい，つまり校正しやすい値となっている必要がある）．そのためには人工物ではなく，普遍的な物理定数をもとに国際標準を定義するのがよい．

　例えば長さのSI単位であるメートルは，かつては地球の北極から赤道までの子午線の長さの10^7分の1の長さで定義されていた．この定義だと，その時代の測定精度に依存して1メートルの長さが変化することになるし，校正のたびに測量を行わなければならず非現実的である．そのため「メートル原器」がつくられたが，人工物であるメートル原器は温度など環境の変化にともなって長さが変化しうるので，基準とするにはふさわしくなかった．現在メート

ルは，「真空中で光が 299,752,458 分の 1 秒間に進む距離」として定義されている．その他，物質量の単位モルは「12 g の ^{12}C に含まれる原子の数」，熱力学的温度の単位ケルビンは「水の三重点の温度の 273.16 分の 1」として定義されている．

これに対して質量の SI 単位であるキログラムでは，昔からの「キログラム原器」による定義が続いていた．実際のキログラム原器の表面には 1 年に 1 μg 程度の吸着物が付くらしい（国際度量衡局によってクリーニングされている）．そのため，キログラム原器に変わる質量の定義として普遍的物理定数（プランク定数）を利用することの議論が続けられた．その結果，2019 年からプランク定数を定義値とする新たなキログラムの定義に変更された．

実際の操作を想定した分析能評価

1-7 節では分析法バリデーション，すなわち分析法の妥当性確認法について述べた．実際の分析においては，試料を採取した時点から分析結果が得られるまでの操作全体が分析結果に影響を与える．いくら正確さや感度に優れた分析方法を構築しても，例えば試料採取から測定までの間に試料が劣化してしまっては元も子もない．したがって，実際の操作を念頭に置き，1-7 節で説明した各種パラメーター以外にも，次のような点に関するバリデーションを実施することが少なくない．どこまでバリデーションを行うかは個々の分析の目的や試料などによって変わるので，ここでは代表的なバリデーション項目について述べる．

(1) 安定性
1) マトリックス中安定性

マトリックスとは，測定対象成分が含まれている試料の，測定対象成分以外の総体を指す．例えば血清中薬物の濃度を測定する場合，マトリックスは血清である．マトリックスは一般に，試料を前処理することによって，測定に影響がない程度に浄化される．実際の分析現場では，試料の採取場所と前処理を行う場所が離れている場合など，採取から前処理まである程度時間がかかることがある．このような場合には，採取から前処理までの間に測定対象成分の量が増減しないことを確認する必要がある．前処理までの間に測定対象成分が分解されて減少することも起こりえるし，またマトリックスが分解して測定対象成分が増加することもありうる．このようなことが起きていないことを確認するための試験をマトリックス中安定性試験という．

2) 保存安定性

試料を採取してから測定するまでの間にある程度時間があるとき，凍結保存など試料が安定と思われる条件で保存することがある．この間に測定対象成分の量が増減しないことを確認する試験を保存安定性試験という．

3) 前処理後安定性

通常，試料を前処理すれば保存せず直ちに測定するが，HPLC などでは多検体を連続的に処理

できるため，ある程度まとまった数の注入試料を同一バッチで分析する．このとき，前処理後の試料はある程度の時間，自動試料注入器（オートサンプラ）の中で分析を待たされることになる．この間に測定対象成分の量が増減しないことを確認する試験を前処理後安定性試験，またはオートサンプラ内安定性試験という．

4）標準溶液安定性

　安定性を確認するのは試料溶液に限らない．例えば，品質管理試料（QC 試料：通常，マトリックスに既知濃度の測定対象成分，つまり標準物質を添加した試料）の調製に用いる標準溶液が劣化していれば，その QC 試料の濃度は「既知」ではなくなってしまう．標準物質を溶解した標準溶液が安定であることを確認する試験を標準溶液安定性試験という．

(2) 添加回収率

　試料中の測定対象成分の量が，前処理以降の操作によってどの程度変化するかを確認することを添加回収試験という．この試験では試料に既知量の測定対象成分を添加し，定量値の増分が添加量と一致している程度を求める（例えば抽出操作では，抽出率が 100% に近い値にならないことはよくある）．マトリックスに既知量の標準物質を添加した検量線試料を用いる場合には，添加回収試験を行わなくてよいと思うかもしれないが，添加回収率が濃度依存的に変化する場合には定量値の正確性に大きく影響することがある．したがって，添加量によらず添加回収率が一定であることが望ましい．

(3) 希釈の妥当性

　濃厚試料や生体試料などで，試料を希釈した後に分析に供する場合，希釈倍率の理論値どおりに希釈されているかを確認することがある．正しく希釈されていることが当然のように思うかもしれないが，実際には測容器具の選択や取り扱い，試料の性状，溶媒などに影響される．

Chapter 2 第2章 化学平衡と絶対定量法

2-1 序　論

　今後，中和滴定，キレート滴定，酸化還元滴定，および沈殿滴定について学ぶが，それらの基礎は化学平衡であり，この概念を理解することが大切である．酸の解離定数（K_a），塩基の解離定数（K_b），水のイオン積（K_w），加水分解定数（K_H），錯体の生成定数（K_f），および溶解度積（K_{sp}）などは，すべて化学平衡定数 K_{eq} の一種である．薬学における分析化学では，上記の4つの滴定（titration）について学ぶことが主眼である．この titration の部分を reaction（反応）に置き換えれば，4つの代表的な溶液反応について学ぶことになる．

2-2 活量, イオン強度, 化学平衡, ギブズエネルギー, 標準液の概念

■ 2-2-1 はじめに

　化学平衡を理解する上で必要となる物理化学に関する基本的な概念や定義について，まず最初に整理して学ぶこととする．

■ 2-2-2 活量，活量係数およびイオン強度

（1）活量係数
　一般に，溶液中に溶けている物質（溶質）の濃度が高くなると，溶質分子どうしの相互作用を無視することができなくなる．この溶質分子間の相互作用による効果を補正するために用いる係数を活量係数（activity coefficient：f_i）と呼ぶ．

（2）活　量
　溶液中に含まれる物質 X_i の実質的な濃度（実行濃度）a_i とモル濃度 $[X_i]$ との関係は，式2.1で表される．

$$a_i = f_i \times [X_i] \tag{2.1}$$

　ここで，実行濃度 a_i をモル濃度 $[X_i]$ の活量（activity）という．通常の濃度の水溶液の場合，電離しない，すなわち電荷（荷数）をもたない物質の活量係数 f_i は1となる．一方，電離する，すなわち電荷をもつイオン種は，共存するイオン種による静電的な相互作用を無視できない．こ

の相互作用の大きさは，イオン種の濃度が高くなるほど，またイオン種の電荷が大きくなるほど強くなり，活量係数 f_i は逆に小さくなる．

(3) イオン強度

水溶液中では＋イオンは－イオンを，－イオンは＋イオンを引きつけてそれぞれのまわりにイオン雰囲気が形成される．このイオン雰囲気は，それぞれのイオンの電場を遮蔽するとともに，イオンの動きを束縛してイオンの実行濃度 a_i を低下させる．このように，イオンどうしの相互作用の強さを表す概念としてイオン強度が考えられている．イオン強度はすべての電解質濃度の尺度となるもので，式 2.2 で定義される．

$$I = \frac{1}{2}\sum_{i} c_i \cdot Z_i^2 \tag{2.2}$$

ここで，I はイオン強度，c_i はイオンのモル濃度（mol/L），および Z_i はイオンの電荷であり，水溶液中で電離しているすべての＋イオンと－イオンがイオン強度の計算に含まれる．

デバイとヒュッケルは，活量係数 f_i を計算するための理論式（デバイ－ヒュッケルの式）として式 2.3 を導き出した．

$$-\log f_i = \frac{0.51 \cdot Z_i^2 \cdot \sqrt{I}}{(1 + 0.33 \cdot \alpha_i \cdot \sqrt{I})} \tag{2.3}$$

ここで，α_i はイオンサイズパラメーターと呼ばれ，水和イオン（水分子が結合したイオン）の有効半径である．ほとんどの一価イオンの α_i は 3Å（オングストローム）であるので，式 2.4 は次のように簡略化される．

$$-\log f_i = \frac{0.51 \cdot Z_i^2 \cdot \sqrt{I}}{(1 + \sqrt{I})} \tag{2.4}$$

(4) pH の定義

本章で学ぶ pH の定義について簡単に触れておく．セーレンセンは，1909 年に，pH という概念を水溶液中の水素イオン濃度 [H^+] の逆数の常用対数として定義した．

$$pH = -\log [H^+] \tag{2.5}$$

これは，水素イオン濃度のイオン指数ともいわれ，[H^+] $= 10^{-pH}$ と表される．

その後，水溶液中における水素イオンの挙動は，水素イオン濃度 [H^+] ではなくて水素イオンの活量 a_{H^+} に従うことが理論的に明らかにされたため，セーレンセンは，1924 年に，pH の定義を次のように改めた．

$$pH = -\log a_{H^+} \quad \text{ただし，} a_{H^+} = f_{H^+} \times [H^+] \tag{2.6}$$

しかし，活量 a_{H^+} を正しく測定する方法は存在しないため，現在では，式 2.6 で表される理論的な pH と，実用上の pH とを区別して用いている．実用上の pH は，pH 測定の基準となるいろいろな標準緩衝液の pH を第 18 改正日本薬局方一般試験法によって定め，これをもとに pH 計によって試料の pH を測定して決められている．

■ 2-2-3 化学平衡の基本

　反応物の濃度と平衡定数が与えられたときに，平衡後の反応物および生成物の濃度を求められるように，化学平衡の基礎について学ぶ．平衡定数が大きい場合と小さい場合に分けて，反応物の初期濃度と平衡定数が与えられたときに，平衡後の反応物と生成物の濃度を計算できるようにする．

(1) 化学反応の平衡

　化合物AとBが反応して，化合物CとDが生成する．CとDからもAとBを生成するとき，反応は可逆的であり，このような化学反応を可逆反応という．それぞれの活量を a_A，a_B，a_C，a_D で表すとき，質量作用の法則に従えば，可逆反応では一般的に以下のような平衡式が成り立つ．

$$A + B \rightleftarrows C + D$$

$$a_A \quad a_B \qquad a_C \quad a_D$$

forward：(反応速度)$_f$ = $k_f \cdot a_A \cdot a_B$

backward：(反応速度)$_b$ = $k_b \cdot a_C \cdot a_D$

平衡状態 (equilibrium state) では (反応速度)$_f$ = (反応速度)$_b$ より，

$$k_f \cdot a_A \cdot a_B = k_b \cdot a_C \cdot a_D$$

$$K_{eq} = \frac{k_f}{k_b} = \frac{a_C \cdot a_D}{a_A \cdot a_B} \tag{2.7}$$

K_{eq}：平衡定数 (equilibrium constant)

　水溶液が希薄な場合は，活量係数 f_i の値は1となるので，それぞれの化合物のモル濃度を［A］，［B］，［C］，［D］とすると，式2.7により定義される平衡定数は式2.8のように表される．

$$K_{eq} = \frac{k_f}{k_b} = \frac{[C] \cdot [D]}{[A] \cdot [B]} \tag{2.8}$$

式2.8から，K_{eq} は水溶液に含まれる化合物の組成によって変化することがわかる．特に，電解質溶液においては，K_{eq} の値に影響する最も重要な値はイオン強度であることがわかる．

(2) K_{eq} が大きい場合（図2-1）

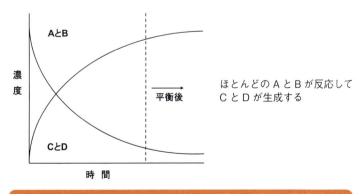

図2-1　K_{eq} が大きい場合の時間−濃度の化学平衡曲線

具体的には，強電解質の場合にほぼ完全解離（電離）となり，K_{eq}は非常に大きくなる．

強酸（HCl），強塩基（NaOH），塩として強酸・強塩基の塩（NaCl），弱酸の塩（CH_3COONa），弱塩基の塩（NH_4Cl）があげられる．

(3) K_{eq}が小さい場合（図2-2）

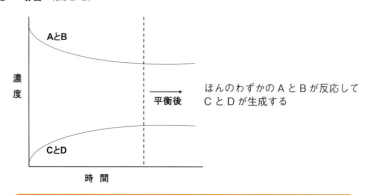

図2-2　K_{eq}が小さい場合の時間－濃度の化学平衡曲線

具体的には，弱電解質の場合に部分解離（電離）となり，K_{eq}は小さくなる．

弱酸（CH_3COOH），弱塩基（NH_3）があげられる．

(4) 解離平衡（電解質物質が水に溶けている場合）

$$AB \rightleftarrows A^+ + B^-$$
$$[AB] \quad [A^+] \quad [B^-]$$

$$K_{eq} = \frac{[A^+]\cdot[B^-]}{[AB]} \qquad K_{eq}：解離定数（dissociation\ constant）$$

また，ある分子が原子，原子団，イオン，あるいは分子団に分解して，もとの分子との間に平衡を保ち共存する現象を解離といい，イオンに解離する場合を特に電離という．

■ 2-2-4　ギブズエネルギーと化学平衡

自由エネルギーとは，熱力学における状態量の1つである．熱力学第一法則から導いた式によりエネルギーの収支を，第二法則から得た式によりある過程の進行の自発性を扱えるため，十分な物理量を得るという意味でどんな状況をも物理および化学において取り扱える．ただし，実際の応用において便利な式とは，外界の（エントロピーなどの）変化まで計算・計測しなければ使えない式ではない．通常，関心がもたれるのは系内で何が起きたかであり，外界の変化は重要ではない．自由エネルギーはある系内における熱力学的関数の変化による平衡と自発性の指標である．等温・等圧過程下で仕事として取り出し可能な自由エネルギーはギブズエネルギー（Gibbs free energy）と呼ばれ，通常，ギブズエネルギーはGで表記される．熱力学第二法則より，系は自由エネルギーが減少する方向に進行する．また，閉じた系における熱平衡条件は自由エネル

ギーが極小値をとることである.

　ギブズエネルギーは自発的に減少しようとする. すなわち, G の変化が負であれば化学反応は自発的に起こる. さらに, ギブズエネルギーが極小の一定値をとることは系が平衡状態にあることに等しい.

　ギブズエネルギーはエンタルピーH, 温度T, エントロピーSを用いてG＝H-TSで定義される. 定圧定温条件での化学反応におけるギブズエネルギー変化はエンタルピー変化およびエントロピー変化と以下の関係がある.

$$\Delta G = \Delta H - T\Delta S$$

ギブズエネルギー変化と平衡定数Kとの間には以下のような関係がある. ここでRは気体定数である.

$$\Delta G = -RT \cdot \ln K$$

$$K = \exp(-\Delta G / RT)$$

標準状態 (25℃, 298.15 K, 10^5 Pa) においては以下のようになる.

$$\Delta G^0 \text{ [kJ/mol]} = -RT \cdot \ln K = -5.708 \cdot \log_{10} K$$

$$K = 10^{-\Delta G^0 / 5.708}$$

また, 標準酸化還元電位との関係は以下のとおりである. ここでnは価数, Fはファラデー定数である.

$$E^0 = -\Delta G^0 / nF$$

電池ではギブズエネルギー変化が負の値をとっている.

2-3 酸塩基平衡・中和（非水）滴定

■ 2-3-1 はじめに

化学平衡の全体を学ぶにあたり，高校の化学から大学の化学へと移行するのに理解がしやすい酸と塩基による化学平衡について，最初に学ぶこととする．

■ 2-3-2 酸と塩基の定義

まず，最初に酸と塩基の定義について学ぶ．本書では，以下に示すブレンステッド−ローリーの酸・塩基の定義を適用する．

(1) アレニウスの酸・塩基の定義

アレニウスは，1887 年に「酸は水素を含み，水に溶かすと水素イオン（プロトン；H^+）と陰イオン（A^-）に解離して H^+ を与える物質であり，一方，塩基はヒドロキシ基（OH 基）を含み，水に溶かすと水酸化物イオン（OH^-）と陽イオン（B^+）に解離して OH^- を与える物質である」と定義した．これを，アレニウスの酸・塩基説という．したがって，アレニウスの定義は比較的狭義であり，酸の具体例としては HCl，塩基の具体例としては NaOH があげられる．

(2) ブレンステッド−ローリーの酸・塩基の定義

アレニウスの定義の後，ブレンステッドとローリーは，それぞれ独立に「他の物質にプロトン（H^+）を与えることのできる分子またはイオン，すなわち H^+ 供与体が酸であり，他の物質からプロトン（H^+）を受け取ることのできる分子またはイオン，すなわち H^+ 受容体が塩基である」と定義した．これを，ブレンステッド−ローリーの酸・塩基説という．したがって，ブレンステッド−ローリーの定義は比較的広義である．

この定義にしたがうと，以下に示すとおり，酸と塩基は常に共役対を構成することになる．

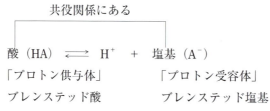

例えば，水中での酸 HA の解離は，溶媒の水 H_2O が塩基として働き，新しく酸（ヒドロニウムイオン：H_3O^+）と塩基（A^-）が生成するため，2 組（HA-A^-，H_2O-H_3O^+）の共役酸塩基対の反応として示される．同様にして，水中で塩基 B が解離するとき，溶媒の水 H_2O が酸として働き，新しく塩基（OH^-）と酸（BH^+）が生成する．

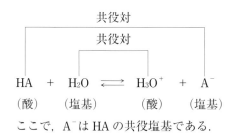
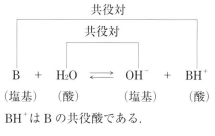

ここで，A^- は HA の共役塩基である．

$K_a = \dfrac{[H_3O^+] \cdot [A^-]}{[HA]}$ （a：acid）

K_a を酸の解離定数という．単位は mol/L．

BH^+ は B の共役酸である．

$K_b = \dfrac{[OH^-] \cdot [BH^+]}{[B]}$ （b：base）

K_b を塩基の解離定数という．単位は mol/L．

(3) ブレンステッド-ローリーの酸・塩基の定義にしたがった純水の解離

純水の解離を考えると以下のようになる．

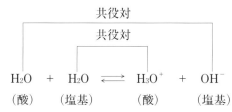

ここで，$K_w = [H_3O^+] \cdot [OH^-] = [H^+] \cdot [OH^-]$ （w：water）と定義し，K_w を水のイオン積という．温度25℃において，$K_w = [H^+] \cdot [OH^-] = 1.0 \times 10^{-14} (mol/L)^2$ となり，純水中では，$[H^+] = [OH^-] = \sqrt{1.0 \times 10^{-14}} = 1.0 \times 10^{-7}$ (mol/L) と求まる．

p（変数）= −log（変数）と定義されるため，このとき，pH = −log$[H^+]$ = −log(1.0×10^{-7}) = 7 であり，pOH = −log$[OH^-]$ = −log(1.0×10^{-7}) = 7 となる．

また，−logK_w = −log$[H^+]$ − log$[OH^-]$ = 14 から，pK_w = pH + pOH = 14 となる．

したがって，温度25℃における水溶液では，

pH<7・・・酸性（acidic）

pH=7・・・中性（neutral）

pH>7・・・アルカリ性（alkaline）または塩基性（basic）となる．

次に，25℃より高温の溶液中（例えば，体温である37℃）におけるpHを考えてみる．

pH 7 の水溶液が中性というのは温度が25℃での話である．すなわち，25℃で定義すると，中性のpHが7と簡単な整数になる．しかし，温度が高くなると純水の解離平衡は右側に移行する．そのため，純水がよりイオン化しやすくなる結果として，$K_w = [H^+] \cdot [OH^-] = 2.5 \times 10^{-14}$ となる．したがって，$[H^+] = [OH^-] = \sqrt{2.5 \times 10^{-14}} = 1.6 \times 10^{-7}$ M となり，pH = −log(1.6×10^{-7}) = 7−log1.6 = 6.8 と求まる．

すなわち，37℃の水溶液中ではpH 6.8で中性となり，pH<6.8で酸性，pH>6.8でアルカリ性となる．

ヒトの体液（正常血液）のpHは7.40であり，弱アルカリ性である．この場合，25℃でのpH 7.40よりもさらにアルカリ性が強いといえる．一方，細胞内ではpHは6.86であり，ちょうど

中性に保たれている.

2-3-3 酸と塩基の強さ

ここでは，水溶液中における酸・塩基の強さ，および水以外の適当な溶媒（非水溶媒）中における酸・塩基の強さについて述べる.

(1) 水溶液中における酸の強さ

水のような高い誘電率の溶媒中では，酸 HA の解離は定量的に起こり，平衡反応は次のように表される.

$$HA + H_2O \rightleftarrows H_3O^+ + A^- \quad (2.9)$$
$$(酸_1) \quad (塩基_1) \quad (酸_2) \quad (塩基_2)$$

このときの平衡定数 K_a が酸解離定数（または酸電離定数）である.

$$K_a = K \cdot [H_2O] = \frac{[H_3O^+] \cdot [A^-]}{[HA]} \quad (2.10)$$

水溶液中における酸の強さは，この K_a の大小によって決まる. K_a が大きい酸は強電解質で，ほぼ完全に解離することを意味し，このような酸を強酸という. 一方，K_a が小さい酸は弱電解質で，わずかしか解離しないことを意味し，このような酸を弱酸という.

塩酸，過塩素酸，硝酸などの強酸は，水溶液中で定量的にヒドロニウムイオン（H_3O^+）を生じる. このとき，H_3O^+ より強い酸は，次に示すように H_3O^+ の強さに均一化されてしまうため，水溶液中では H_3O^+ が最も強い酸ということになる. つまり，水溶液中では H_3O^+ より強い酸は，H_3O^+ のレベルの酸性度まで弱められることになる. この現象を水の水平化効果という.

$$HCl + H_2O \longrightarrow H_3O^+ + Cl^-$$
$$HClO_4 + H_2O \longrightarrow H_3O^+ + ClO_4^-$$
$$HNO_3 + H_2O \longrightarrow H_3O^+ + NO_3^-$$

これまで述べてきた水溶液中での酸 HA の解離平衡と解離定数は，簡略的な記述として H_3O^+ を H^+ で表すと，次のように表すことができる.

$$HA \rightleftarrows H^+ + A^- \quad (2.11)$$

$$K_a = \frac{[H^+] \cdot [A^-]}{[HA]} \quad (2.12)$$

塩酸などの強酸は，強電解質であり，希薄水溶液中では完全に解離し，式 2.11 の反応は右に偏り，K_a の値は無限大になる. 一方，酢酸などの弱酸は弱電解質であり，希薄水溶液中ではわずかしか解離しないため，式 2.11 の反応は左に偏り，K_a の値は一定になる. 式 2.12 において弱酸の初濃度を C_a(mol/L)，電離度を α とすると，

$$K_a = \frac{C_a \cdot \alpha^2}{1 - \alpha} \quad (2.13)$$

が得られる.

(2) 水溶液中における塩基の強さ

水のような高い誘電率の溶媒中では，酸と同様に塩基 B の解離は定量的に起こり，平衡反応は次のように表される．

$$\text{B} + \text{H}_2\text{O} \rightleftarrows \text{OH}^- + \text{BH}^+ \tag{2.14}$$
（塩基$_1$）（酸$_1$）　　（塩基$_2$）　（酸$_2$）

このときの平衡定数 K_b が塩基解離定数（または塩基電離定数）である．

$$K_b = K \cdot [\text{H}_2\text{O}] = \frac{[\text{BH}^+] \cdot [\text{OH}^-]}{[\text{B}]} \tag{2.15}$$

水溶液中における塩基の強さは，この K_b の大小によって決まり，K_b が大きい塩基は強電解質で，ほぼ完全に解離することを意味し，このような塩基を強塩基という．一方，K_b が小さい塩基は弱電解質で，わずかしか解離しないことを意味し，このような塩基を弱塩基という．

水酸化ナトリウム，水酸化カリウム，水酸化カルシウムなどの強塩基は，水溶液中では完全に解離し，水酸化物イオン（OH^-）を生成する．このとき，水溶液中では OH^- より強い塩基は存在せず，いずれの場合も次に示すように OH^- の強さに均一化されてしまう．したがって，強酸と同様に，強塩基の場合にも水平化効果が観察される．

$$\text{NaOH} \longrightarrow \text{Na}^+ + \text{OH}^-$$

■ 2-3-4　強酸と弱酸

(1) 強酸の解離と pH

酸としての強弱は水溶液中での解離（電離）の程度によって決まる．HCl，H_2SO_4，HNO_3，HClO_4 などは水溶液中でほぼ完全に解離（電離）しているため，これらの酸は強酸と呼ばれる．

濃度（C_a）が 0.01 mol/L の HCl を例にあげて考えてみる．HCl は強電解質であるため，ほぼ完全に解離しており，その水素イオン濃度は 1.0×10^{-2} mol/L であるから，pH = 2 である．

$$\begin{aligned}&\text{HCl} \longrightarrow \text{H}^+ + \text{Cl}^-, \quad C_a = [\text{H}^+] = 1.0 \times 10^{-2} \,(\text{mol/L}) \\ &\text{pH} = -\log[\text{H}^+] = -\log(1.0 \times 10^{-2}) = 2\end{aligned} \tag{2.16}$$

このとき，水分子自身の解離も起こっているが，水の解離により生じる水素イオン濃度は，HCl の解離により生じた水素イオン濃度よりもはるかに少ないため，無視できる．

(2) 弱酸の解離と pH

一方，CH_3COOH は水溶液中でごくわずかしか解離（電離）しないため，CH_3COOH は弱酸と呼ばれる．CH_3COOH は水溶液中で次式のような解離平衡状態をとっている．

$$\text{CH}_3\text{COOH} \rightleftarrows \text{H}^+ + \text{CH}_3\text{COO}^- \tag{2.17}$$

弱酸の場合は，強酸とは異なり，その解離はわずかである．そのため弱酸の pH は，それ自身の濃度（C_a）に加えてその酸に固有の酸解離定数（K_a）の値によって大きく影響される．

そこで，次式のように水溶液中で解離する弱酸 HA について考えてみる．

$$\text{HA} \rightleftarrows \text{H}^+ + \text{A}^- \tag{2.18}$$

溶液中に存在する化学種には，質量均衡則および電荷均衡則が成り立つため，弱酸 HA の濃度を

C_a とすると，この溶液における質量均衡則および電荷均衡則から次式が成り立つ．

$$C_a = [HA] + [A^-] \quad \text{（質量均衡則）} \tag{2.19}$$

$$[H^+] = [A^-] + [OH^-] \quad \text{（電荷均衡則）} \tag{2.20}$$

また，酸解離定数 K_a は，以下の式で表される．

$$K_a = \frac{[H^+] \cdot [A^-]}{[HA]} \tag{2.21}$$

式 2.19〜式 2.21 から，

$$K_a = \frac{[H^+] \cdot ([H^+] - [OH^-])}{C_a - ([H^+] - [OH^-])} \tag{2.22}$$

ここで，pH<6 の酸性溶液では，$[H^+] \gg [OH^-]$ であるため，$[H^+] - [OH^-] \fallingdotseq [H^+]$ と近似できる．また弱酸の場合，その解離はわずかなので $C_a \gg [H^+]$ である．

したがって，式 2.22 は次式のように書きかえることができる．

$$K_a = \frac{[H^+]^2}{C_a}, \quad [H^+] = \sqrt{C_a \times K_a} \tag{2.23}$$

$$pH = \frac{1}{2} pK_a - \frac{1}{2} \log C_a = \frac{1}{2}(pK_a - \log C_a) \tag{2.24}$$

濃度が 0.01 mol/L の CH_3COOH 水溶液の pH は，CH_3COOH の pK_a が 4.74 であるため（表 2-1），理論上 3.37 である．

表 2-1　25℃における代表的な弱酸の pK_a

弱酸の種類		pK_a
乳酸	$CH_3CH(OH)COOH$	3.08
ギ酸	$HCOOH$	3.75
酢酸	CH_3COOH	4.74
次亜塩素酸	$HClO$	7.46
フェノール	C_6H_5OH	9.89

■ 2-3-5　弱酸の化学種と pH 分布

弱酸とその共役塩基の相対的な存在割合を pH の関数として図示すると，ある pH における化学種（分子型とイオン型）の存在を容易に知ることができる．

弱酸 HA の水溶液中に存在する化学種は，HA（分子型）と A^-（イオン型）の2種類である．HA のモル分率（水溶液中の全分子に対する存在比率）を α_0，A^- のモル分率を α_1 とすると，

$$\alpha_0 = \frac{[HA]}{[HA] + [A^-]} = \frac{1}{1 + \frac{[A^-]}{[HA]}} = \frac{1}{1 + \frac{K_a}{[H^+]}} = \frac{1}{1 + 10^{pH - pK_a}} \tag{2.25}$$

$$\alpha_1 = \frac{[A^-]}{[HA] + [A^-]} = \frac{1}{1 + \frac{[HA]}{[A^-]}} = \frac{1}{1 + \frac{[H^+]}{K_a}} = \frac{1}{1 + 10^{pK_a - pH}} \tag{2.26}$$

$α_0$ および $α_1$ と pH との関係について，酢酸（$pK_a = 4.74$）を例にして考えてみる．縦軸にモル分率（全分子に対する存在比率），横軸に pH をとって示すと図 2-3 が得られる．図 2-3 から，酢酸（CH_3COOH）とその共役塩基（CH_3COO^-）の存在比率が pH によってどのように変化しているかがわかる．

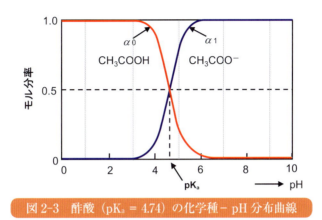

図 2-3　酢酸（$pK_a = 4.74$）の化学種 – pH 分布曲線

2-3-6　強塩基と弱塩基

(1) 強塩基の解離と pH

酸と同様に，塩基としての強弱も水溶液中での解離（電離）の程度によって決まる．NaOH や KOH は水溶液中でほぼ完全に解離（電離）しているため強塩基と呼ばれる．

強塩基の pH については強酸の pH 計算時に［H^+］に着目したように，［OH^-］の濃度に着目して，同様の計算を行えばよい．濃度（C_b）が 0.01 mol/L の NaOH 水溶液を例にあげて考えてみる．NaOH は強電解質であるため，水溶液でほぼ完全に解離しており，その水酸化物イオン濃度は 1.0×10^{-2} mol/L であるから，pH は最大値 14 から引き算をした値の pH = 12 である．

$$
\begin{aligned}
&NaOH \longrightarrow Na^+ + OH^- \\
&C_b = [OH^-] = 1.0 \times 10^{-2} \text{(mol/L)} \\
&pH = 14 - pOH = 14 - (-\log[OH^-]) \\
& = 14 - \{-\log(1.0 \times 10^{-2})\} \\
& = 14 - 2 \\
& = 12
\end{aligned}
\tag{2.27}
$$

(2) 弱塩基の解離と pH

一方，NH_3 は水溶液中でごくわずかしか解離（電離）しないため，NH_3 は弱塩基と呼ばれる．NH_3 は水溶液中で次式のような解離平衡状態をとっている．

$$NH_3 + H_2O \rightleftarrows NH_4^+ + OH^- \tag{2.28}$$

弱塩基の場合は，強塩基とは異なり，その解離はわずかである．そのため弱塩基の pOH は，そ

れ自身の濃度（C_b）に加えてその塩基に固有の塩基解離定数（K_b）の値によって大きく影響される．

そこで，次式のように水溶液中で解離する弱塩基 B（濃度 C_b）について考えてみる．

$$B + H_2O \rightleftarrows BH^+ + OH^- \tag{2.29}$$

弱酸の場合と同様に，質量均衡則および電荷均衡則が成り立つ．また，塩基解離定数（K_b）は下記のように表される．

$$C_b = [B] + [BH^+] \quad （質量均衡則） \tag{2.30}$$

$$[H^+] + [BH^+] = [OH^-] \quad （電荷均衡則） \tag{2.31}$$

$$K_b = \frac{[BH^+] \cdot [OH^-]}{[B]} \tag{2.32}$$

式 2.28～式 2.30 より，

$$K_b = \frac{[OH^-]^2}{C_b - [OH^-]} \tag{2.33}$$

ここで，弱塩基の場合，$C_b \gg [OH^-]$ なので，

$$[OH^-] = \sqrt{C_b \times K_b} \tag{2.34}$$

水のイオン積 $K_w = [H^+] \cdot [OH^-]$ の関係は，純水中のみで成り立つのではなく，一定温度では酸または塩基の水溶液中においても成り立つ．したがって，式 2.34 は，

$$[H^+] = \frac{K_w}{\sqrt{C_b \times K_b}} \tag{2.35}$$

$$pH = pK_w + \frac{1}{2}\log C_b - \frac{1}{2}pK_b = pK_w + \frac{1}{2}(\log C_b - pK_b)$$

$$= 14 + \frac{1}{2}(\log C_b - pK_b) \tag{2.36}$$

と表すことができる．
参考として代表的な弱塩基の pK_b を表 2-2 に記した．

表 2-2　25℃における代表的な弱塩基の pK_b

弱塩基の種類		pK_b
アンモニア	NH_3	4.76
ヒドラジン	NH_2NH_2	5.77
ピリジン	C_5H_5N	8.75
アニリン	$C_6H_5NH_2$	9.35
尿素	$CO(NH_2)_2$	13.90

2-3-7　塩の加水分解

塩が水に溶けるとき，塩の陰イオンが弱酸の陰イオンであるか，または塩の陽イオンが弱塩基

の陽イオンであると，それらの一部が水から水素イオンをとるか，または水素イオンを与えるために水溶液中で OH^- または H_3O^+ が過剰になり，塩の水溶液がそれぞれアルカリ性または酸性となる．この現象は塩の加水分解と呼ばれる．

例えば，弱酸塩である酢酸ナトリウムでは $CH_3COONa + H_2O \longrightarrow CH_3COOH + Na^+ + OH^-$ のように加水分解をうけてアルカリ性を示し，一方，弱塩基塩である塩化アンモニウムでは $NH_4Cl + 2H_2O \longrightarrow NH_4OH + H_3O^+ + Cl^-$ のように加水分解をうけて酸性を示す．

(1) 弱酸・強塩基塩の加水分解とpH

弱酸塩の加水分解における一般式は，
$$A^- + H_2O \rightleftarrows HA + OH^- \tag{2.37}$$
で表され，この加水分解反応の平衡関係に質量作用の法則を適用すると，以下が成立する．
$$K = \frac{[HA] \cdot [OH^-]}{[A^-] \cdot [H_2O]} \tag{2.38}$$
ここで，希薄溶液における $[H_2O]$ は，一定温度において一定とみなすことができるため，
$$K_H = K \cdot [H_2O] = \frac{[HA] \cdot [OH^-]}{[A^-]} \tag{2.39}$$
この式において K_H は加水分解定数と呼ばれる．式 2.39 の分母および分子に $[H^+]$ を乗じると，
$$K_H = \frac{[HA]}{[H^+] \cdot [A^-]} \times [H^+] \cdot [OH^-] \tag{2.40}$$
となり，

式 2.21 より $\dfrac{1}{K_a} = \dfrac{[HA]}{[H^+] \cdot [A^-]}$ および $K_w = [H^+] \cdot [OH^-]$ より，
$$K_H = \frac{K_w}{K_a} = \frac{[HA] \cdot [OH^-]}{[A^-]} \tag{2.41}$$
で表される．

弱酸塩（例えば，酢酸ナトリウム）の加水分解では弱酸 HA と OH^- が等量できるため，
$$[HA] = [OH^-]$$
また，多くの場合，加水分解をうけるのは塩の総濃度 C_s の数%以内であるため，$[A^-]$ は C_s にほぼ等しくなる．したがって，$[OH^-]$ は K_b を弱酸の共役塩基の塩基解離定数とすると，
$$\frac{K_w}{K_a} \fallingdotseq \frac{[OH^-]^2}{C_s}$$
$$[OH^-] = \sqrt{\frac{K_w}{K_a} \cdot C_s} = \sqrt{K_b \cdot C_s} \tag{2.42}$$
であり，$[H^+]$ と pH は，
$$[H^+] = \frac{K_w}{[OH^-]} = \sqrt{\frac{K_w \cdot K_a}{C_s}} = \frac{K_w}{\sqrt{K_b \cdot C_s}}$$

$$pH = \frac{1}{2}pK_w + \frac{1}{2}pK_a + \frac{1}{2}\log C_s \tag{2.43}$$

$$= 7 + \frac{1}{2}pK_a + \frac{1}{2}\log C_s \text{ （常温）}$$

となる．

例えば，0.1 mol/L の CH_3COONa の水素イオン濃度と pH は，CH_3COOH の $K_a = 1.82 \times 10^{-5}$（$pK_a = 4.74$）とすると，

$$[H^+] = \sqrt{\frac{10^{-14} \times 1.82 \times 10^{-5}}{0.1}} = 1.35 \times 10^{-9}$$

したがって，$pH = -\log[H^+] = \log 1.35 - \log 10^{-9} = -0.13 + 9 = 8.87$

また，$pH = 7 + \frac{1}{2} \times 4.74 + \frac{1}{2}\log 10^{-1} = 8.87$ となり，弱アルカリ性であることがわかる．

(2) 弱塩基・強酸塩の加水分解と pH

弱塩基塩の加水分解における一般式は，

$$B^+ + H_2O \rightleftharpoons BOH + H^+ \tag{2.44}$$

で表され，この反応の平衡関係は，

$$K = \frac{[BOH] \cdot [H^+]}{[B^+] \cdot [H_2O]}$$

$$K_H = K \cdot [H_2O] = \frac{[BOH] \cdot [H^+]}{[B^+]}$$

上式の分母と分子に $[OH^-]$ を乗じると，

$$K_H = \frac{[BOH]}{[B^+] \cdot [OH^-]} \times [H^+] \cdot [OH^-] \tag{2.45}$$

となり，

$$\frac{1}{K_b} = \frac{[BOH]}{[B^+] \cdot [OH^-]}$$

また，$K_w = [H^+] \cdot [OH^-]$ より，

$$K_H = \frac{K_w}{K_b} = \frac{[BOH] \cdot [H^+]}{[B^+]}$$

で表される．

弱塩基（例えば，塩化アンモニウム）の加水分解では弱塩基 BOH と H^+ が等量できるため，

$$[BOH] = [H^+]$$

また，多くの場合，加水分解をうけるのは塩の総濃度 C_s の数%以内であるため，$[B^+]$ は C_s にほぼ等しくなる．したがって，$[H^+]$ は K_a を弱塩基の共役酸の酸解離定数とすると，

$$\frac{K_w}{K_b} \fallingdotseq \frac{[H^+]^2}{C_s}$$

$$[\mathrm{H^+}] = \sqrt{\frac{K_w}{K_b} \cdot C_s} = \sqrt{K_a \cdot C_s}$$

であり，pH は，

$$\mathrm{pH} = \frac{1}{2}\mathrm{p}K_w - \frac{1}{2}\mathrm{p}K_b - \frac{1}{2}\log C_s \tag{2.46}$$

$$= 7 - \frac{1}{2}\mathrm{p}K_b - \frac{1}{2}\log C_s \text{ （常温）}$$

$$= \frac{1}{2}(\mathrm{p}K_w - \mathrm{p}K_b) - \frac{1}{2}\log C_s$$

$$= \frac{1}{2}\mathrm{p}K_a - \frac{1}{2}\log C_s$$

となる．

例えば，0.1 mol/L の NH_4Cl の水素イオン濃度と pH は，NH_4OH の $K_b = 1.75 \times 10^{-5}$（$\mathrm{p}K_b = 4.76$）とすると，

$$[\mathrm{H^+}] = \sqrt{\frac{10^{-14}}{1.75 \times 10^{-5}} \times 0.1} = 7.56 \times 10^{-6}$$

$$\mathrm{pH} = 7 - \frac{1}{2} \times 4.76 - \frac{1}{2}\log 10^{-1} = 7 - 2.38 + 0.5 = 5.12$$

となり，弱酸性であることがわかる．

2-3-8　医薬品(塩)の加水分解

(1) 弱酸性化合物の強塩基（NaOH や KOH）塩の pH

市販されている医薬品の大部分は，弱酸性化合物（あるいは弱酸性化合物の強塩基塩）もしくは弱塩基性化合物（あるいは弱塩基性化合物の強酸塩）であるため，2-3-7 における塩の加水分解の考え方をそのまま適用できる．すなわち，医薬品（錠剤や顆粒剤）を水に溶解したとき，その溶液の pH を計算して求めることができる．

例えば，弱酸性化合物の Na 塩であるプラバスタチンナトリウムの錠剤であるメバロチン®錠を取りあげて，考えてみる．プラバスタチンナトリウムの構造式は以下であり，弱酸であるカルボン酸の Na 塩が構造式中に存在する．また，分子量は 446.51，$\mathrm{p}K_a = 4.31$ である．

メバロチン®錠 10 mg の溶解性は高いため，50 mL の水に溶解するとき，

$$0.01\,(\text{g}) \times \frac{1}{446.51}(\text{mol/g}) \times \frac{1}{0.05}(1/\text{L}) = 0.00045\,(\text{mol/L})$$ の濃度の溶液を飲むことになる．

本化合物は，弱酸性化合物の Na 塩であるため，pH を求めるときには弱酸の強塩基塩として考える必要がある．そこで，酢酸ナトリウムと同様に考えると，[H$^+$] と pH は，以下の式で表される．

$$[\text{H}^+] = \frac{K_w}{[\text{OH}^-]} = \sqrt{\frac{K_w \cdot K_a}{C_s}} = \frac{K_w}{\sqrt{K_b \cdot C_s}}\,(K_b\text{は共役塩基の塩基解離定数})$$

$$\text{pH} = \frac{1}{2}pK_w + \frac{1}{2}pK_a + \frac{1}{2}\log C_s$$

$$= 7 + \frac{1}{2}pK_a + \frac{1}{2}\log C_s\,(\text{常温})$$

したがって，メバロチン®錠 10 mg を 50 mL の水に溶解したとき，溶液の pH は，

$$\text{pH} = 7 + \frac{1}{2} \cdot 4.31 + \frac{1}{2}\log(0.00045) = 7 + 2.155 - 1.673 = 7.48\,(\text{わずかに弱塩基性})\,\text{となる．}$$

(2) 弱塩基性化合物の強酸（HCl や H$_2$SO$_4$）塩の pH

例えば，弱塩基性化合物の塩酸塩である塩酸ラロキシフェンの錠剤であるエビスタ®錠を取りあげて，考えてみる．塩酸ラロキシフェンの構造式は以下であり，弱塩基である三級アミンの塩酸塩が構造式中に存在する．また，分子量は 510.04，塩基の pK_b = 5.56，共役酸の pK_a = 8.44 である．

エビスタ®錠 60 mg の溶解性は「本品 1 g を溶かすのに水 2,550 mL が必要」とインタビューフォームに記載されている．すなわち，60 mg のエビスタ®錠を 1 錠溶かすのに，約 150 mL の水が必要である．分子量が 510.04 であるため，エビスタ®錠 60 mg を 150 mL の水に溶解するとき，

$$0.06\,(\text{g}) \times \frac{1}{510.04}(\text{mol/g}) \times \frac{1}{0.15}(1/\text{L}) = 0.00078\,(\text{mol/L})$$

の濃度の溶液を飲むことになる．

本化合物は，弱塩基性化合物の塩酸塩であるため，pH を求めるときには弱塩基の強酸塩として考える必要がある．そこで，塩化アンモニウムと同様に考えると，[H$^+$] と pH は，以下の式で表される．

$$[\text{H}^+] = \sqrt{\frac{K_w}{K_b} \cdot C_s} = \sqrt{K_a \cdot C_s} \quad (K_a \text{ は共役酸の酸解離定数})$$

$$\text{pH} = 7 - \frac{1}{2}\text{p}K_b - \frac{1}{2}\log C_s \text{（常温）} = \frac{1}{2}\text{p}K_a - \frac{1}{2}\log C_s \text{（常温）}(\text{p}K_a \text{ は共役酸の値})$$

したがって，エビスタ®錠 60 mg を 150 mL の水に溶解したとき，溶液の pH は，

$$\text{pH} = 7 - \frac{1}{2} \cdot 5.56 - \frac{1}{2}\log(0.00078) = \frac{1}{2} \cdot 8.44 - \frac{1}{2}\log(0.00078) = 5.77 \text{（弱酸性）}$$

となる．

■ 2-3-9 緩衝液と緩衝作用

分析化学や生物化学では，pH を一定に保った水溶液を実験に用いることがよくある．ここでは，そのようなときに必要とされる緩衝液の役割や調製方法について学ぶ．

ヘンダーソン-ハッセルバルヒ（Henderson-Hasselbalch）の式を用いて，緩衝液がどのようにその役割を果たすかを理論的に説明できるようにする．

(1) 緩衝液および緩衝作用

弱酸とその共役塩基の塩の混合溶液（例えば酢酸と酢酸ナトリウム），または弱塩基とその共役酸の塩の混合溶液（例えばアンモニア水と塩化アンモニウム）は，外部から少量の酸や塩基が加えられても，その pH がほぼ一定に保たれる性質をもつ．また，この混合溶液は単に水で希釈しても pH 変化がほとんど起こらない．このような混合溶液を緩衝液（緩衝溶液：buffer solution）といい，pH を一定に保つ作用を緩衝作用という．

(2) 一般的な緩衝液の調製方法

1) 弱酸とその塩（共役塩基の塩）との混合物

HA と BA（BA $\longrightarrow$ A$^-$ + B$^+$ のように完全解離している）の混合物を考える．HA の濃度を C_a mol/L，BA の濃度を C_s mol/L とする．

ここでは，弱酸 HA と共役塩基 A$^-$ とが共存する溶液中において，HA と A$^-$ との平衡を考えることになるため，HA $\rightleftarrows$ H$^+$ + A$^-$ から，酸の解離平衡定数 $K_a = \dfrac{[\text{H}^+] \cdot [\text{A}^-]}{[\text{HA}]}$ より，

$[\text{H}^+] = K_a \cdot \dfrac{[\text{HA}]}{[\text{A}^-]}$ となり，対数をとると $-\log[\text{H}^+] = -\log K_a + \log \dfrac{[\text{A}^-]}{[\text{HA}]}$

pH = pK_a + $\log \dfrac{[\text{A}^-]}{[\text{HA}]}$, すなわち pH = p$K_a$ + $\log \dfrac{[\text{プロトン受容体}]}{[\text{プロトン供与体}]}$ と変形できる． (2.47)

また，質量均衡則と電荷均衡則により次式が成り立つ．

$$C_a = [\text{HA}] + [\text{A}^-] (C_a \text{ 由来}) = [\text{HA}] + [\text{H}^+] (C_a \text{ 由来}) \tag{2.48}$$

$$C_s = [\text{B}^+] = [\text{A}^-] (C_s \text{ 由来}) \tag{2.49}$$

$$[\text{H}^+] + [\text{B}^+] = [\text{OH}^-] + [\text{A}^-](C_a \text{ 由来}) + [\text{A}^-](C_s \text{ 由来}) \tag{2.50}$$

$C_a \gg [H^+]$, $C_a \gg [OH^-]$, ならびに $C_s \gg [H^+]$, $C_s \gg [OH^-]$ が成り立つ場合には，以上の式から，

$$pH \fallingdotseq pK_a + \log \frac{C_s}{C_a} \quad (\text{ヘンダーソン-ハッセルバルヒの式}) \qquad (2.51)$$

の近似式が導かれる．

2) 弱塩基とその塩（共役酸の塩）との混合物

B と BHA（BHA $\longrightarrow$ $BH^+ + A^-$ のように完全解離している）の混合物を考える．B の濃度を C_b mol/L，BHA の濃度を C_s mol/L とする．

ここでは，弱塩基 B と共役酸 BH^+ とが共存する溶液中において，BH^+ と B との平衡を考えることになるため，$BH^+ \rightleftarrows B + H^+$ から，

共役酸の解離平衡定数 $K_a = \dfrac{[B] \cdot [H^+]}{[BH^+]}$ より $[H^+] = K_a \dfrac{[BH^+]}{[B]}$ となり，対数をとると，

$$-\log [H^+] = -\log K_a + \log \frac{[B]}{[BH^+]}$$

$pH = pK_a + \log \dfrac{[B]}{[BH^+]}$, すなわち $pH = pK_a + \log \dfrac{[\text{プロトン受容体}]}{[\text{プロトン供与体}]}$ と変形できる．

しかし，弱塩基 B に対する K_a（共役酸 BH^+ の解離定数）は示されていないため，

$K_w = K_a \cdot K_b = 1.0 \times 10^{-14}$ を使い，$pK_w = pK_a + pK_b = 14$ から，$pH = (14 - pK_b) + \log \dfrac{[\text{プロトン受容体}]}{[\text{プロトン供与体}]}$

となる． $\qquad (2.52)$

また，質量均衡則と電荷均衡則により次式が成り立つ．

$$C_b = [B] + [BH^+](C_b \text{由来}) = [B] + [OH^-](C_b \text{由来}) \qquad (2.53)$$

$$C_s = [A^-] = [BH^+](C_s \text{由来}) \qquad (2.54)$$

$$[H^+] + [BH^+](C_b \text{由来}) + [BH^+](C_s \text{由来}) = [OH^-] + [A^-] \qquad (2.55)$$

$C_b \gg [H^+]$, $C_b \gg [OH^-]$, ならびに $C_s \gg [H^+]$, $C_s \gg [OH^-]$ が成り立つ場合には，以上の式から，

$$pH \fallingdotseq 14 - pK_b + \log \frac{C_b}{C_s} \quad (\text{ヘンダーソン-ハッセルバルヒの式}) \qquad (2.56)$$

の近似式が導かれる．

(3) 一般的な緩衝機構について

1) 弱酸とその塩の緩衝液において，C_a が弱酸の濃度，C_s がその塩の濃度のとき

$pH = pK_a + \log \dfrac{C_s}{C_a}$ が，ヘンダーソン-ハッセルバルヒの式である．

$$HA \rightleftarrows H^+ + A^-$$

酸が加えられると A^- と反応して HA ができる．

塩基が加えられると HA と反応して A^- ができる．

これらの場合，[A$^-$] と [HA] が十分にあれば（目安として，0.1 mol/L 以上），$\log\frac{C_s}{C_a}$ の変化は少ない．

また，溶液が希釈された場合，$\frac{C_s}{C_a}$ は変わらない．

緩衝能（buffering capacity）は，pH＝pK_a のときに最大となり，有効範囲は pH＝pK_a±1 である．

2) 弱塩基とその塩の緩衝液において，C_b が弱塩基の濃度，C_s がその塩の濃度のとき

$$\mathrm{pH} = (14 - \mathrm{p}K_b) + \log\frac{C_b}{C_s}$$ が，ヘンダーソン-ハッセルバルヒの式である．

$$\mathrm{BH}^+ \rightleftarrows \mathrm{B} + \mathrm{H}^+$$

酸が加えられると B と反応して BH$^+$ ができる．
塩基が加えられると BH$^+$ と反応して B ができる．

これらの場合，[B] と [BH$^+$] が十分にあれば（目安として，0.1 mol/L 以上），$\log\frac{C_b}{C_s}$ の変化は少ない．

また，溶液が希釈された場合，$\frac{C_b}{C_s}$ は変わらない．

緩衝能は，pH＝14－pK_b のときに最大となり，有効範囲は pH＝(14－pK_b)±1 である．

(4) 代表的な緩衝液におけるヘンダーソン-ハッセルバルヒの式

代表的な緩衝液として，酢酸と酢酸ナトリウム，アンモニアと塩化アンモニウムの混合溶液などが用いられる．ここでは，酢酸（C_a mol/L）と酢酸ナトリウム（C_s mol/L）の混合溶液を例として説明する．

酢酸 CH$_3$COOH と酢酸ナトリウム CH$_3$COONa との混合溶液では，

$$\mathrm{CH_3COONa} \longrightarrow \mathrm{CH_3COO^-} + \mathrm{Na^+}$$
$$\mathrm{CH_3COOH} \rightleftarrows \mathrm{H^+} + \mathrm{CH_3COO^-}$$

のように，CH$_3$COONa の解離（電離）は大きく，溶液中の CH$_3$COO$^-$ の濃度 [CH$_3$COO$^-$] は大きいが，弱酸である CH$_3$COOH の解離（電離）は小さく，その水素イオン濃度 [H$^+$] は非常に小さい．なお，共通イオン CH$_3$COO$^-$ の影響で [H$^+$] はさらに小さくほとんど 0 に近くなる．

ここで，酢酸の酸解離定数 K_a は，$K_a = \frac{[\mathrm{H}^+]\cdot[\mathrm{CH_3COO^-}]}{[\mathrm{CH_3COOH}]}$ であるから $[\mathrm{H}^+] = K_a \cdot \frac{[\mathrm{CH_3COOH}]}{[\mathrm{CH_3COO^-}]}$

となる．
この系において，酢酸から解離（電離）した酢酸イオンの濃度を [CH$_3$COO$^-$]$_{酢酸}$，酢酸ナトリウムから解離（電離）した酢酸イオンの濃度を [CH$_3$COO$^-$]$_{酢酸ナトリウム}$ とすると，質量均衡則と電荷均衡則により次式が成り立つ．

$$C_s = [\mathrm{Na}^+] = [\mathrm{CH_3COO^-}]_{酢酸ナトリウム}$$

$$C_a = [CH_3COOH] + [CH_3COO^-]_{酢酸} = [CH_3COOH] + [H^+]$$

$$[H^+] + [Na^+] = [OH^-] + [CH_3COO^-]_{酢酸} + [CH_3COO^-]_{酢酸ナトリウム}$$

$C_a \gg [H^+]$, $C_a \gg [OH^-]$, ならびに $C_s \gg [H^+]$, $C_s \gg [OH^-]$ が成り立つ場合には，以上の式から近似式として，

$[H^+] \fallingdotseq K_a \times \dfrac{C_a}{C_s}$ が導かれる．すなわち，次のヘンダーソン-ハッセルバルヒの式が近似式として導かれる．

$$pH \fallingdotseq pK_a + \log \frac{C_s}{C_a} \quad (ヘンダーソン{-}ハッセルバルヒの式) \tag{2.57}$$

この式から，緩衝液を n 倍に希釈した場合，濃度はそれぞれ C_a/n, C_s/n となるが，右辺の第2項は $\dfrac{C_s/n}{C_a/n} = \dfrac{C_s}{C_a}$ となり変化しないため，pH は変化しない．

また，少量の酸や塩基を加えても，緩衝液の pH は変化しない．すなわち，この混合溶液に少量の HCl を加えたとすると，HCl から解離（電離）した H^+ は溶液中の CH_3COO^- と結合して CH_3COOH となり，$[CH_3COO^-]$ の減少した分量は CH_3COONa の解離（電離）によって補充されるので，HCl を加えてもこの溶液中の $[H^+]$ はほとんど変化しない．また，少量の NaOH 水溶液を加えた場合も同様である．

これを，もう少し理論的に考えてみる．いま，少量の酸を ΔC 加えたとすると，

$$CH_3COOH \rightleftarrows CH_3COO^- + H^+$$

上式の平衡状態は，左側に移行するので，C_a は $C_a + \Delta C$, C_s は $C_s - \Delta C$ となる．しかし，C_a, $C_s \gg \Delta C$ の場合は，ヘンダーソン-ハッセルバルヒの式は次式のようになる．

$$pH \fallingdotseq pK_a + \log \frac{C_s - \Delta C}{C_a + \Delta C} \fallingdotseq pK_a + \log \frac{C_s}{C_a} \tag{2.58}$$

上式での近似が成り立つのは，$C_a \gg \Delta C$, $C_s \gg \Delta C$ の場合であるので，C_a と C_s の濃度が高いほど緩衝作用が強くなることを意味している．

また，$C_a = C_s$ のときに $pH = pK_a$ となり，緩衝作用が最も強くなる．実際に pH メーターを使って塩基の滴加量に対する緩衝液の pH 変化の様子を観察すると，弱酸の pK_a に近づくにつれて，滴加量あたりの pH の変動（pH メーターの振れ幅）が小さくなり，緩衝作用が強くなることがわかる．中和滴定曲線を描いた場合，酸あるいは塩基の添加による pH 変化の勾配が最も小さい点が pK_a である．

(5) 緩衝液と緩衝作用のまとめ

緩衝液は，酵素反応の溶媒，高速液体クロマトグラフィーの移動相など多岐にわたり利用されている．水溶液中で行われる多くの反応は，pH によって影響を受ける場合が多い．そのため，水溶液中での反応を厳密に制御するには，pH の変化を最小限に抑える必要があり，緩衝液が繁

用されている.

　緩衝液は，ヘンダーソン-ハッセルバルヒの式より，pH＝pK_aのときに緩衝作用が最も強い．したがって，緩衝液を調製するには目的とするpHに最も近いpK_aをもつ弱酸または弱塩基を選択する．酢酸は，そのpK_aが4.76であるので，pHが約4.0～5.0の緩衝液に，またアンモニアは共役酸であるアンモニウムイオンのpK_aが9.24であるのでpHが8.0～10.5の緩衝液に利用できる．

　良好な緩衝作用が得られるpHの範囲は，その酸の$pK_a\pm 1$と考えられる．したがって，ヘンダーソン-ハッセルバルヒの式中の（［共役塩基］／［共役酸］）の値は0.1～10であるため，酸と塩基の濃度比をこの範囲内とするのが理想的である．

■ 2-3-10　多塩基酸の多段階解離

　中性のpHにおいて，リン酸（H_3PO_4）や炭酸（H_2CO_3）はどのようなイオン種で存在しているのであろうか．ここでは，これら多塩基酸の多段階解離平衡について学ぶ．

(1) 多塩基酸と多酸塩基

　多塩基酸とは，イオン化してできるH^+を分子内に2つ以上もっている酸のことであり，例としてH_2SO_4，H_2CO_3，H_3PO_4などがある．一方，多酸塩基とは，イオン化してできるOH^-を分子内に2つ以上もっている塩基のことであり，例として$Ca(OH)_2$，$Ba(OH)_2$，$Fe(OH)_3$などがある．

　リン酸H_3PO_4と炭酸H_2CO_3を例にして，多塩基酸溶液のpHを変化させたときの各化学種（イオン種）の割合（α）を求め，どのような化学形態で存在しているかを定量的に議論できるようにする．

(2) リン酸H_3PO_4の解離

$$K_{a1}: H_3PO_4 \rightleftarrows H^+ + H_2PO_4^- \tag{2.59}$$

$$K_{a2}: H_2PO_4^- \rightleftarrows H^+ + HPO_4^{2-} \tag{2.60}$$

$$K_{a3}: HPO_4^{2-} \rightleftarrows H^+ + PO_4^{3-} \tag{2.61}$$

$$K_{a1} = \frac{[H^+]\cdot[H_2PO_4^-]}{[H_3PO_4]} = 1.1\times 10^{-2}\,(\mathrm{mol/L})\,(pK_{a1}=2.13)$$

$$K_{a2} = \frac{[H^+]\cdot[HPO_4^{2-}]}{[H_2PO_4^-]} = 7.5\times 10^{-8}\,(\mathrm{mol/L})\,(pK_{a2}=7.21) \tag{2.62}$$

$$K_{a3} = \frac{[H^+]\cdot[PO_4^{3-}]}{[HPO_4^{2-}]} = 4.8\times 10^{-13}\,(\mathrm{mol/L})\,(pK_{a3}=12.32)$$

一般に，多段階解離では，K_{a1}，K_{a2}，K_{a3}・・・となるにつれて，その解離定数は極端に小さくなっていく．

(3) リン酸の塩の解離

$$K_{b1}: PO_4^{3-} + H_2O \rightleftarrows HPO_4^{2-} + OH^- \tag{2.63}$$

$$K_{b2}: HPO_4^{2-} + H_2O \rightleftarrows H_2PO_4^- + OH^- \tag{2.64}$$

$$K_{b3}: H_2PO_4^- + H_2O \rightleftarrows H_3PO_4 + OH^- \tag{2.65}$$

$$K_{b1} = \frac{[HPO_4^{2-}]\cdot[OH^-]}{[PO_4^{3-}]} = \frac{K_w}{K_{a3}} = 2.08\times10^{-2}\,(\mathrm{mol/L})$$

$$K_{b2} = \frac{[H_2PO_4^-]\cdot[OH^-]}{[HPO_4^{2-}]} = \frac{K_w}{K_{a2}} = 1.33\times10^{-7}\,(\mathrm{mol/L}) \tag{2.66}$$

$$K_{b3} = \frac{[H_3PO_4]\cdot[OH^-]}{[H_2PO_4^-]} = \frac{K_w}{K_{a1}} = 9.09\times10^{-13}\,(\mathrm{mol/L})$$

K_{b1}, K_{b2}, K_{b3} となるにつれ，その解離定数は極端に小さくなっていく．

(4) pHを変化させたときの各リン酸イオン種の割合

リン酸には，以下の4つの化学形態が存在する．

全リン酸濃度を$C_{H_3PO_4}$とすると$C_{H_3PO_4}=[H_3PO_4]+[H_2PO_4^-]+[HPO_4^{2-}]+[PO_4^{3-}]$となる．全リン酸濃度に対して，$[H_3PO_4]$として存在する割合を$\alpha_0$，$[H_2PO_4^-]$として存在する割合を$\alpha_1$，$[HPO_4^{2-}]$として存在する割合を$\alpha_2$，$[PO_4^{3-}]$として存在する割合を$\alpha_3$とすると，

$$\alpha_0 = \frac{[H_3PO_4]}{C_{H_3PO_4}} \qquad \alpha_1 = \frac{[H_2PO_4^-]}{C_{H_3PO_4}}$$
$$\alpha_2 = \frac{[HPO_4^{2-}]}{C_{H_3PO_4}} \qquad \alpha_3 = \frac{[PO_4^{3-}]}{C_{H_3PO_4}} \tag{2.67}$$

となる．α_0のときに，$C_{H_3PO_4}$を$[H_3PO_4]$と$[H^+]$，それにK_{a1}, K_{a2}, K_{a3}のみで表すと，分母と分子で$[H_3PO_4]$が消える．

$$\alpha_0 = \frac{[H_3PO_4]}{[H_3PO_4]+\dfrac{K_{a1}[H_3PO_4]}{[H^+]}+\dfrac{K_{a1}K_{a2}[H_3PO_4]}{[H^+]^2}+\dfrac{K_{a1}K_{a2}K_{a3}[H_3PO_4]}{[H^+]^3}} \tag{2.68}$$

分母・分子に$[H^+]^3$をかけて，

$$\alpha_0 = \frac{[H^+]^3}{[H^+]^3+K_{a1}[H^+]^2+K_{a1}K_{a2}[H^+]+K_{a1}K_{a2}K_{a3}} \tag{2.69}$$

同様に，α_1のときに$C_{H_3PO_4}$を$[H_2PO_4^-]$と$[H^+]$，それにK_{a1}, K_{a2}, K_{a3}のみで表すと，分母と分子で$[H_2PO_4^-]$が消えて，

$$\alpha_1 = \frac{K_{a1}[H^+]^2}{[H^+]^3+K_{a1}[H^+]^2+K_{a1}K_{a2}[H^+]+K_{a1}K_{a2}K_{a3}} \tag{2.70}$$

となる．

同様に，α_2のときに$C_{H_3PO_4}$を$[HPO_4^{2-}]$と$[H^+]$，それにK_{a1}, K_{a2}, K_{a3}のみで表すと，分母と分子で$[HPO_4^{2-}]$が消えて，

$$\alpha_2 = \frac{K_{a1}K_{a2}[H^+]}{[H^+]^3+K_{a1}[H^+]^2+K_{a1}K_{a2}[H^+]+K_{a1}K_{a2}K_{a3}} \tag{2.71}$$

となる．

同様に，α_3のとき$C_{H_3PO_4}$を$[PO_4^{3-}]$と$[H^+]$，それにK_{a1}, K_{a2}, K_{a3}のみで表すと，分母と分子

で $[PO_4^{3-}]$ が消えて，

$$\alpha_3 = \frac{K_{a1}K_{a2}K_{a3}}{[H^+]^3 + K_{a1}[H^+]^2 + K_{a1}K_{a2}[H^+] + K_{a1}K_{a2}K_{a3}} \quad (2.72)$$

となる．

pH の値を 0 から 14 まで変化させたときの α_0, α_1, α_2, α_3 を上記の式，式 2.69〜式 2.72 を使って，計算しプロットすると次のようになる（図 2-4）．

(5) リン酸塩緩衝液

図 2-4 で，α_0 と α_1 が交わる pH = 2.13 付近では，$[H_3PO_4]$ と $[H_2PO_4^-]$ とが共存する緩衝溶液となり，α_1 と α_2 が交わる pH = 7.21 付近では，$[H_2PO_4^-]$ と $[HPO_4^{2-}]$ とが共存する緩衝溶液となり，α_2 と α_3 が交わる pH = 12.32 付近では，$[HPO_4^{2-}]$ と $[PO_4^{3-}]$ が共存する緩衝溶液となる．

すなわち，適当なリン酸塩の混合物を選択すれば，広範囲の pH 値をもった溶液を調製できる．そのときの pH はヘンダーソン-ハッセルバルヒの式を使って以下のように求めることができる．

$$pH = pK_{a1} + \log \cdot \frac{[H_2PO_4^-]}{[H_3PO_4]} = 2.13 + \log \cdot \frac{[H_2PO_4^-]}{[H_3PO_4]}$$

$$pH = pK_{a2} + \log \cdot \frac{[HPO_4^{2-}]}{[H_2PO_4^-]} = 7.21 + \log \cdot \frac{[HPO_4^{2-}]}{[H_2PO_4^-]}$$

$$pH = pK_{a3} + \log \cdot \frac{[PO_4^{3-}]}{[HPO_4^{2-}]} = 12.32 + \log \cdot \frac{[PO_4^{3-}]}{[HPO_4^{2-}]}$$

リン酸は，pH = pK_{a1} = 2.13，pH = pK_{a2} = 7.21，pH = pK_{a3} = 12.32 のとき，それぞれ緩衝能最大の溶液となる．

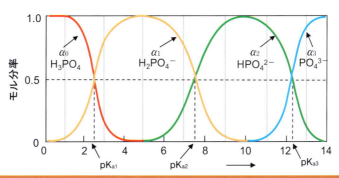

図 2-4 リン酸（pK_{a1} = 2.13，pK_{a2} = 7.21，pK_{a3} = 12.32）の化学種 − pH 分布曲線

(6) クエン酸およびサリチル酸の各イオン種

ほかの多塩基酸についても各酸解離定数の値がわかれば，リン酸や炭酸と同様の方法で，pH を変化させたときの各イオン種の存在比率を計算することができる．クエン酸およびサリチル酸の各イオン種をプロットした結果を，それぞれ図 2-5 および図 2-6 に示す．

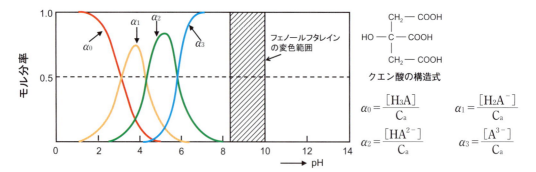

図 2-5　クエン酸（$pK_{a1} = 3.10$, $pK_{a2} = 4.30$, $pK_{a3} = 5.70$）の化学種 − pH 分布曲線

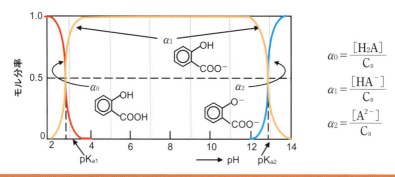

図 2-6　サリチル酸（$pK_{a1} = 2.98$, $pK_{a2} = 13.00$）の化学種 − pH 分布曲線

■ 2-3-11　炭酸の化学種と生体における酸塩基平衡

まず，炭酸（H_2CO_3）の解離を示す．

$$K_{a1} : H_2CO_3 \rightleftharpoons H^+ + HCO_3^-$$

$$K_{a2} : HCO_3^- \rightleftharpoons H^+ + CO_3^{2-}$$

$$K_{a1} = \frac{[H^+] \cdot [HCO_3^-]}{[H_2CO_3]} = 4.3 \times 10^{-7} \text{ (mol/L)} \ (pK_{a1} = 6.34)$$

$$K_{a2} = \frac{[H^+] \cdot [CO_3^{2-}]}{[HCO_3^-]} = 4.8 \times 10^{-11} \text{ (mol/L)} \ (pK_{a2} = 10.25)$$

次に，pH を変化させたときの各炭酸イオン種の割合を示す．
炭酸には，以下の 3 つの化学形態が存在する．
全炭酸濃度を $C_{H_2CO_3}$ とすると $C_{H_2CO_3} = [H_2CO_3] + [HCO_3^-] + [CO_3^{2-}]$ となり，各炭酸イオン種の割合は以下の式で表される．

$$\alpha_0 = \frac{[H_2CO_3]}{C_{H_2CO_3}} = \frac{[H^+]^2}{[H^+]^2 + K_{a1}[H^+] + K_{a1}K_{a2}}$$

$$\alpha_1 = \frac{[HCO_3^-]}{C_{H_2CO_3}} = \frac{K_{a1}[H^+]}{[H^+]^2 + K_{a1}[H^+] + K_{a1}K_{a2}}$$

$$\alpha_2 = \frac{[CO_3^{2-}]}{C_{H_2CO_3}} = \frac{K_{a1}K_{a2}}{[H^+]^2 + K_{a1}[H^+] + K_{a1}K_{a2}}$$

pHを0から14まで変化させたときの α_0, α_1, α_2 を上記の式を使って計算しプロットすると以下のようになる（図2-7）

炭酸は，pH＝pK_{a1}＝6.34，pH＝pK_{a2}＝10.25のとき，緩衝能最大の溶液となる．

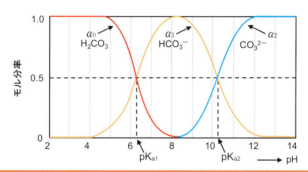

図2-7　炭酸（pK_{a1} = 6.34，pK_{a2} = 10.25）の化学種－pH分布曲線

　生体は多くの酵素反応により制御されている．正常な生体機能を維持するため，体液や細胞成分には厳密な至適温度と至適pHが存在する．一般的に，体温は36.5℃，正常な動脈血中のpHは7.35～7.45と弱アルカリ性であり，この値は種々の緩衝系により正常域に保たれている．

　生体ではエネルギー産生やタンパク質の代謝などにより，恒常的に大量の酸が放出されており，水素イオン（H^+），炭酸ガス（CO_2），有機酸，および無機酸として存在している．塩基は代謝によってほとんど産生されないため，生体中の酸－塩基平衡の恒常性は，ほとんどが酸の除去によって維持されている．細胞内のpHは，主にタンパク質やリン酸緩衝系によって制御されているが，血漿のpHは主に重炭酸－炭酸緩衝系によって正常に保たれている．

　生体では二酸化炭素（CO_2）を肺から排出しており，いい換えれば常に大量の酸を排泄していることになる．一般に，CO_2 は生体内で1日に15,000 mM生成し，この大量の酸はヘモグロビンの働きによって血漿pHに影響することなく肺まで運ばれ除去される．生理的な状態で産生されるアルカリの代謝率を増加しても，この大量の酸を中和することはできない．

　換気不全により血液中の CO_2 が蓄積した状態を呼吸性のアシドーシスと呼ぶ．一方，激しいスポーツや登山時に起こる過換気症候群は，分時換気量の増加（必要以上に呼吸回数が増えること）により動脈血中の CO_2 分圧が低下しすぎたために起こる呼吸性アルカローシスの典型的な病態である．これらの症状が現れたときに紙袋などを用いて呼気を再吸入させるのは，呼気中の CO_2 を再吸入させることで動脈血中の CO_2 分圧を正常化させるためである．

　これらの関係は，重炭酸－炭酸緩衝系におけるpHが重炭酸と炭酸の濃度比により決定されるヘンダーソン－ハッセルバルヒの式で表される（図2-8）．通常は，この濃度比が一定に保たれることにより血漿のpHは一定に保たれている．

　図2-8のヘンダーソン－ハッセルバルヒ式中の数値6.1は37℃における炭酸の pK_a であり，0.03

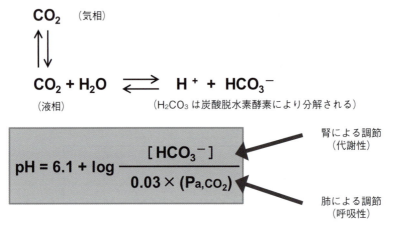

図 2-8　血漿における酸-塩基平衡の維持とヘンダーソン-ハッセルバルヒの式

は二酸化炭素 1 mmHg に対する血液中への溶解度を示している．例えば，H_2CO_3 = 1.2 mM は肺胞残気中の炭酸ガス分圧（P_{a,CO_2}）40 mmHg に相当する．したがって，動脈血中の炭酸ガス分圧が 40 mmHg のとき，HCO_3^- の正常値を 24 mM とし計算すると HCO_3^-/H_2CO_3 =（24 mM/1.2 mM）となり，炭酸の pK_a は 6.1 で一定だから pH は 7.4 となる．

　ヘンダーソン-ハッセルバルヒ式から考えると，酸-塩基平衡の崩れは CO_2 あるいは HCO_3^- 濃度の変化として始まる．CO_2 が最初の原因となる場合を呼吸性とよび，重炭酸が原因となる場合は代謝性と呼ばれる．また，血漿の pH が 7.35 以下をアシドーシス，7.45 以上ではアルカローシスと診断される．

　代謝性のアルカリ化は腎臓で行われている．腎糸球体からろ過された水素イオン（H^+）はそのまま尿中に排泄され，また，腎尿細管からも尿中へ分泌される．一方，腎糸球体からろ過された重炭酸イオン（HCO_3^-）のほとんどは腎尿細管から再吸収され，腎機能が正常であればこの過程が飽和されることはない．

　循環血中の pH 変化（pH の低下）が延髄の呼吸中枢で感知されると，すなわち，何らかの原因で pH が酸性に傾くと，生体はただちに肺の呼吸数を増加させ，CO_2 を追い出しにかかる．しかし，この機構は肺機能に依存するため，重炭酸（HCO_3^-）濃度のわずかな変化にしか対応できない．そのため，腎での重炭酸イオン（HCO_3^-）の再吸収により pH を上昇させるように調節されるが，CO_2 を代償するのに数時間から数日を要する．

　このように血漿中の pH は，ヘンダーソン-ハッセルバルヒの式から CO_2 と HCO_3^- の絶対量ではなく，濃度比によって調整されることがわかる．生体は CO_2 と HCO_3^- 濃度を正常に保つことよりも pH を正常に保つことを優先している．

2-3-12 中和滴定

中和滴定（酸塩基滴定）は，酸または塩基が当量で反応する中和反応を利用した滴定である．通常，酸または塩基の濃度が正確に求められている標準液を，濃度不明の酸または塩基を含む試料溶液に加えて，中和反応が完結するまでに要した標準液の消費量から，試料溶液中の酸または塩基の濃度を求める．滴定用の容量分析用標準液には通常，強酸または強塩基を用いる．

中和滴定にあたっては，被滴定液中の[H^+]またはpHの値を滴定用標準液の滴下量に対してプロットすると曲線が得られる．これを中和滴定曲線とよぶ．中和滴定曲線を描くことによって，滴定の終点，すなわち中和反応の完結した点（当量点）を知ることができる．

ここでは，中和滴定途中の溶液のpHを算出する方法について学ぶ．

(1) 中和反応における[H^+]とpH

1）強酸を強塩基で滴定する反応

被滴定液である強酸を，標準液である強塩基で滴定する場合，強酸および強塩基ともに完全にイオン化して中和反応が終了すると塩と水を生じる．強酸と強塩基の中和によって生じた塩は加水分解を受けない．したがって，当量点までのpHは溶液中の水素イオン濃度[H^+]で決まり，当量点を過ぎた後は過剰に加えられた溶液量によって決まってくる．いま，同じ濃度Cの強酸HAと強塩基BOHの中和反応で酸 v_1 mL に塩基 v_2 mL を加えたときの[H^+]は次のように示すことができる．

$v_1 > v_2$ のとき　　当量点前において，[H^+] = 残存する酸の濃度 = $\dfrac{v_1 - v_2}{v_1 + v_2} \times C$ (mol/L)

$v_1 = v_2$ のとき　　当量点において，[H^+] = [OH^-]であり，水のイオン積 $K_w = 1 \times 10^{-14}$ (mol/L)^2 から，[H^+] = [OH^-] = 10^{-7} (mol/L)，pH = 7.0 となる．

$v_1 < v_2$ のとき　　当量点後において，[OH^-] = $\dfrac{v_2 - v_1}{v_1 + v_2} \times C$ (mol/L) から，

$$[H^+] = \frac{K_w}{[OH^-]} = \frac{v_1 + v_2}{v_2 - v_1} \times \frac{K_w}{C} \text{ (mol/L)}$$

例として，塩酸を水酸化ナトリウム水溶液で滴定する反応を考えてみる．

$$HCl + NaOH \longrightarrow NaCl + H_2O$$

この反応では生成したNaClはほとんど加水分解を受けないため，HClとNaOHが等モルずつ存在する点，すなわち当量点のpHは7と考えてよい．

また，逆に水酸化ナトリウム水溶液に希塩酸を加えていく場合は，まったく逆の関係が成立する．

ここで，0.1 mol/L の塩酸に 0.1 mol/L の水酸化ナトリウム水溶液を加えて中和反応を行ったときの[H^+]とpHの関係を考えてみよう．表2-3にみられるように，中和反応におけるpHの変化は当量点付近で急激に起こる．これを図に示すと図2-9のように，滴定の進行度（％）に対する被滴定液中のpHは，当量点付近で急激に変化していることがわかる．このような当量点付近

におけるpHの急激な変化をpHジャンプという．0.1 mol/L程度の強酸・強塩基反応では中和点近くでのpHジャンプはpH4～10の範囲にも及ぶが，濃度が低くなるにつれてpHジャンプは小さくなる．

表2-3 0.1 mol/L HCl 50 mLに0.1 mol/L NaOH水溶液を加えて滴定したときの[H⁺]，[OH⁻]とpH

0.1 mol/L NaOH（mL）	中和率（%）	[H$^+$]	[OH$^-$]	pH	$\dfrac{\Delta pH}{\Delta mL}$
0.00	0.0	1.0×10^{-1}		1.0	0.02
5.00	10.0	8.2×10^{-2}		1.1	0.02
25.00	50.0	3.3×10^{-2}		1.5	0.04
45.00	90.0	5.3×10^{-3}		2.3	0.20
49.50	99.0	5.0×10^{-4}		3.3	2.20
49.95	99.9	5.0×10^{-5}		4.3	54.00
50.00	100.0	1.0×10^{-7}	1.0×10^{-7}	7.0	54.00
50.05	100.1		5.0×10^{-5}	9.7	2.20
50.50	101.0		5.0×10^{-4}	10.7	

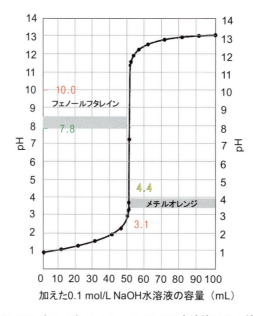

〔0.1 mol/L HCl（50 mL）の0.1 mol/L NaOH水溶液による滴定曲線〕

図2-9 強酸の強塩基による滴定曲線

2）弱酸を強塩基で滴定する反応

この場合は反応によって生成される塩が加水分解されるため，当量点における液性はアルカリ性（指示薬はフェノールフタレインを選択）を示す．そのときのpHは，弱酸の解離定数K_aの

大小によって異なり，弱酸の解離反応と生成する塩の加水分解反応の両方を考慮しなければならない．ここで，濃度 C の弱酸 HA（v_1 mL）に濃度 C の強塩基 BOH を v_2 mL 加えたときの反応経過を示すと次のようになる．

① 滴定開始前

$v_2 = 0$ のとき，すなわち強塩基を加える前の［H^+］ならびに pH は，弱酸の解離のみを考慮すればよい．

$$HA \rightleftharpoons H^+ + A^-$$

$$K_a = \frac{[H^+]\cdot[A^-]}{[HA]}$$

ここにおいて，［H^+］≒［A^-］，［HA］= C －［H^+］≒ C（弱酸の濃度）なので，

$$[H^+] = \sqrt{K_a \cdot [HA]} \fallingdotseq \sqrt{K_a \cdot C} \text{ (mol/L)} \tag{2.73}$$

で表される．すなわち，

$$pH = -\log[H^+] = \frac{1}{2}(pK_a - \log C) \tag{2.74}$$

となる．例えば，$K_a = 1\times 10^{-5}$ (mol/L) の 0.1 mol/L 弱酸の場合では，［H^+］= 1×10^{-3} (mol/L)，pH = $-\log[H^+] = -\log(1\times 10^{-3}) = 3.0$ となる．

② 当量点前

$v_1 > v_2$ のときは，残存する未中和の弱酸 HA と反応によって生成した塩 BA の混合溶液と考えられる．すなわち，緩衝液と考えることができる．

$$HA + BOH \longrightarrow BA + H_2O$$

$$HA \rightleftharpoons H^+ + A^-$$

$$K_a = \frac{[H^+]\cdot[A^-]}{[HA]}$$

このときの［H^+］は，以下の式のように表される．

$$[H^+] = K_a \cdot \frac{[HA]}{[A^-]} \fallingdotseq K_a \cdot \frac{C_{HA}}{C_{BA}} \text{ (mol/L)}$$

C_{HA}：未中和の弱酸の濃度，C_{BA}：生成された塩の濃度

すなわち，

$$pH \fallingdotseq -\log\left(K_a \cdot \frac{C_{HA}}{C_{BA}}\right) \fallingdotseq pK_a - \log C_{HA} + \log C_{BA} \fallingdotseq pK_a + \log \frac{C_{BA}}{C_{HA}} \tag{2.75}$$

となる．例えば，$K_a = 1\times 10^{-5}$ (mol/L) の弱酸の場合では，50% 中和された点においては $C_{HA} = C_{BA}$ なので，［H^+］は弱酸の K_a に等しくなる．したがって，［H^+］= 1×10^{-5} (mol/L)，pH = 5.0 となる．

③ 当量点

$v_1 = v_2$ においては，未中和の HA も過剰の BOH もなく，塩 BA のみが生成する．生成した塩 BA は，

$$BA \longrightarrow B^+ + A^-$$

となり，A^-が加水分解を受けることになる．

$A^- + H_2O \rightleftharpoons HA + OH^-$

したがってpHの値は以下のようになる．

$$\frac{[HA]\cdot[OH^-]}{[A^-]} = \frac{[HA]\cdot[H^+]\cdot[OH^-]}{[A^-]\cdot[H^+]} = \frac{K_w}{K_a} = K_b \tag{2.76}$$

K_bは塩基の解離定数であり，水のイオン積K_wとの間には，

$$\begin{gathered} K_a \cdot K_b = K_w \\ pK_a + pK_b = pK_w = 14 \\ \left\{\begin{array}{c} [H^+]\cdot[OH^-] = K_w = 1\times 10^{-14}(mol/L)^2 \\ pH + pOH = pK_w = 14 \end{array}\right\} \end{gathered} \tag{2.77}$$

の関係が成り立つ．

ここにおいて，塩の濃度が極端に小さくなければ，$[HA]=[OH^-]$であり，生成した塩BAの濃度を$[A^-]$に等しいと近似すると，$[H^+]$およびpHは，

$$\frac{[OH^-]^2}{C_{BA}} = \frac{K_w}{K_a}$$

$$[OH^-] = \sqrt{\frac{K_w}{K_a}\cdot C_{BA}} = \sqrt{K_b \cdot C_{BA}} \tag{2.78}$$

$$[H^+] = \sqrt{\frac{K_w \cdot K_a}{C_{BA}}} = \frac{K_w}{\sqrt{K_b \cdot C_{BA}}}$$

$$pH = \frac{1}{2}pK_w + \frac{1}{2}pK_a + \frac{1}{2}\log C_{BA} = 7 + \frac{1}{2}pK_a + \frac{1}{2}\log C_{BA}$$

となる．

例えば，0.1 mol/Lの酢酸溶液（$K_a = 1.82\times 10^{-5}$ mol/L）10 mLに0.1 mol/Lの水酸化ナトリウム水溶液を10 mL加えたときの当量点における$[H^+]$とpHは，

$$CH_3COOH + NaOH \longrightarrow CH_3COONa + H_2O$$

より，この溶液は0.05 mol/Lの酢酸ナトリウム水溶液とみなしてよいから，

$$[H^+] = \sqrt{\frac{10^{-14}\times 1.82\times 10^{-5}}{0.05}} = 1.91\times 10^{-9}$$

また，pH = $-\log[H+]$ = $-\log 1.91 + 9\log 10 = -0.28 + 9 = 8.72$となる．
一方，

$$pH = 7 + \left(\frac{1}{2}\times 4.74\right) + \frac{1}{2}\log\left(\frac{10^{-1}}{2}\right) \fallingdotseq 8.72$$

となり，液性はアルカリ性であることが示される．

なお，$v_1 < v_2$のときはアルカリが過剰になっているので，塩の加水分解を無視すると，概略のpHは過剰のアルカリ量で計算することができる．

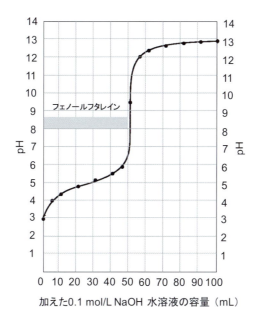

〔0.1 mol/L 酢酸（50 mL）を 0.1 mol/L NaOH 水溶液で滴定〕

図 2-10　弱酸の強塩基による滴定曲線

　0.1 mol/L の酢酸に 0.1 mol/L の水酸化ナトリウム水溶液を加えて中和反応を行ったときのpH の変化を図 2-10 に示す．前述したように pH ジャンプはアルカリ性側に傾いている．

3）弱塩基と強酸の反応

　この反応は 2）の場合とまったく逆であるので，pH ジャンプは酸性側に傾く．

　弱塩基 BOH は，

$$BOH \rightleftarrows B^+ + OH^-$$

のように解離するので，反応の各段階における pH は 2）と類似の方法で求めることができる．濃度 C の弱塩基 BOH（v_1 mL）に濃度 C の強酸 HA を v_2 mL を加えたときの [H$^+$] は次のように示される．

$v_2 = 0$ のとき，

$$[H^+] = \frac{K_w}{[OH^-]} = \frac{K_w}{\sqrt{C \cdot K_b}}, \quad pH = pK_w + \frac{1}{2}(\log C - pK_b) = 14 + \frac{1}{2}(\log C - pK_b) \quad (2.79)$$

$v_1 > v_2$ のとき，

$$[H^+] = \frac{K_w}{[OH^-]} = \frac{K_w}{\frac{C_{BOH}}{C_{BA}} \cdot K_b} = \frac{K_w \cdot C_{BA}}{C_{BOH} \cdot K_b}, \quad pH = pK_w - pK_b + \log \frac{C_{BOH}}{C_{BA}} = 14 - pK_b + \log \frac{C_{BOH}}{C_{BA}} \quad (2.80)$$

$v_1 = v_2$ のとき，

$$[H^+] = \sqrt{\frac{K_w}{K_b} \cdot C_{BA}} = \sqrt{K_a \cdot C_{BA}}, \quad pH = \frac{1}{2}(pK_w - pK_b - \log C_{BA}) = 7 - \frac{1}{2}(pK_b - \log C_{BA}) \qquad (2.81)$$

例えば，0.1 mol/L のアンモニア水（$K_b = 1.75 \times 10^{-5}$ mol/L）に 0.1 mol/L の HCl を加えたときの当量点における [H^+] と pH は，$NH_4OH + HCl \longrightarrow NH_4Cl + H_2O$ のように，0.05 mol/L の NH_4Cl 溶液の [H^+] と pH を求めればよいから，

$$[H^+] = \sqrt{\frac{10^{-14}}{1.75 \times 10^{-5}} \times 0.05} = 5.35 \times 10^{-6}$$

したがって，

$$pH = -\log[H^+] = -\log 5.35 + 6\log 10 = -0.73 + 6 \fallingdotseq 5.27$$

また，

$$pH = 7 - \left(\frac{1}{2} \times 4.76\right) - \frac{1}{2}\log\left(\frac{10^{-1}}{2}\right) \fallingdotseq 5.27$$

となり，弱酸性であることが示される．

なお，$v_1 < v_2$ のときは塩の加水分解を無視すると，過剰に加えた酸の濃度で概略の [H^+] を表すことができる．

0.1 mol/L のアンモニア水に 0.1 mol/L の塩酸を加えて中和反応を行ったときの pH の変化を図 2-11 に示す．前述のように pH ジャンプは酸性側に傾いている．

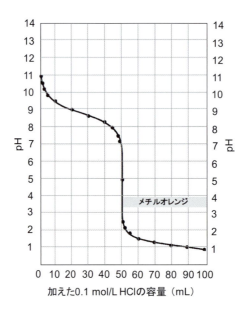

〔0.1 mol/L アンモニア水（50 mL）を 0.1 mol/L HCl で滴定〕

図 2-11　弱塩基の強酸による滴定曲線

(2) 中和滴定指示薬

中和滴定用の指示薬は，指示薬自身が弱酸または弱塩基の一種である．指示薬分子が解離して

イオン型を生じると化学構造上に変化が現れて，元の分子とは異なった呈色をする．すなわち，$[H^+]$の変化とともに異なった呈色をする．

中和滴定の指示薬は酸または塩基としての強さが異なるため（K_aまたはK_bの大きさの差異），変色の度合いとpH範囲は指示薬ごとに異なる．

酸型の指示薬（HIn）は以下のように解離する．

$$HIn \rightleftarrows H^+ + In^-$$

$$\frac{[H^+]\cdot[In^-]}{[HIn]}=K_{In}, \quad \frac{[In^-]}{[HIn]}=\frac{K_{In}}{[H^+]}, \quad \frac{[アルカリ性色のイオン]}{[酸性色の分子]}=\frac{K_{In}}{[H^+]} \quad (2.82)$$

K_{In}は指示薬定数と呼ばれ，その対数のpK_{In}はp$K_{In}=-\log K_{In}$の関係で示され，pK_{In}は指示薬指数と呼ばれる．酸性における呈色はHInの化学型で表され，アルカリ性側での呈色はIn$^-$の化学型で表される．

また，酸性色とアルカリ性色の分子数が等しいとき，$[HIn]=[In^-]$なので，$[H^+]=K_{In}$となり，pH＝pK_{In}で表される．

フェノールフタレインは弱酸性化合物の指示薬であり，図2-12からわかるようにH$^+$と結合している酸型と，H$^+$を遊離している塩基型とで異なった色調を呈する．H$^+$の授受に伴って共役二重結合の構造が組み換えられ，互いに色調の異なる共役酸塩基対を形成する．

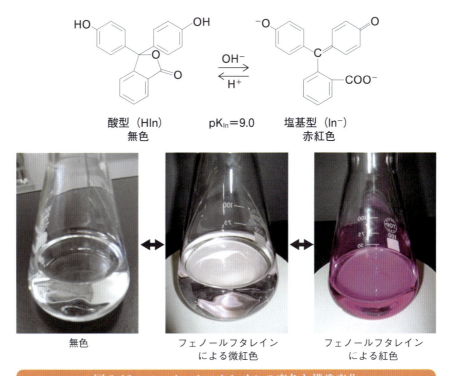

図2-12 フェノールフタレインの変色と構造変化

同様に，メチルオレンジは弱塩基性化合物の指示薬で，H$^+$の授受に伴って酸型（赤色）と塩基型（黄色）とで異なった色調を呈する．したがって，[イオン型]＝[分子型]のときは，赤色

と黄色の中間色である橙赤色となる．

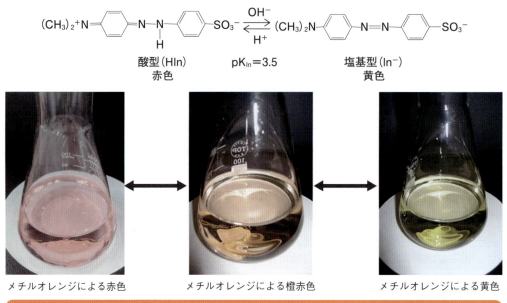

図2-13　メチルオレンジの変色と構造変化

■ 2-3-13　非水溶媒中における酸・塩基反応

(1) 非水溶媒中における酸の強さ

　塩酸や過塩素酸のような強酸は，水溶液中では完全に解離し，K_aの値は測定できないほど大きくなる．しかし，氷酢酸やベンゼンのような低い誘電率の溶媒中では，強酸といえども解離はほとんど起こらず，過塩素酸のK_aも$10^{-4.8}$ mol/L 程度になる．いい換えれば，氷酢酸は水に比べてプロトン（H^+）を受け取る力がはるかに弱い，すなわち水よりもはるかに塩基性が小さい溶媒といえる．

　例えば，硝酸を氷酢酸に溶かした場合，次の平衡状態にある．

$$HNO_3 + CH_3COOH \rightleftarrows NO_3^- + CH_3COOH_2^+$$

したがって，硝酸はあまり解離せず，氷酢酸中では弱酸として作用する．しかし，過塩素酸は氷酢酸中でも強酸であり，次の平衡はより右に偏っている．

$$HClO_4 + CH_3COOH \rightleftarrows ClO_4^- + CH_3COOH_2^+$$

　水溶液中では，過塩素酸，硫酸，塩酸，硝酸の酸性の強さは区別できないが，氷酢酸中におけるこれらの酸性の強さは，$HClO_4 > H_2SO_4 > HCl > HNO_3$の順となる．このように，酸・塩基の強さは相対的なものであり，水溶液中と非水溶媒中では酸・塩基の相対的強さは異なることがわかる．

(2) 非水滴定法とは

　水溶液中で弱酸を強塩基で中和滴定する場合，弱酸の解離定数（K_a）が小さくなるほど当量点付近でのpHジャンプ（pHの急激な変化）は減少するため，$K_a=10^{-7}$（mol/L）の弱酸が指示薬を使って滴定できる限界である．これは，多くの指示薬の変色範囲がpH 2単位にまたがっており，pHジャンプが小さいと指示薬による終点の判別ができないからである．解離定数が10^{-7}（mol/L）以下の弱酸や弱塩基は，もはや水溶液中では滴定できない．

　例えば，弱酸であるフェノール（$K_a=1.3\times10^{-10}$（mol/L），$pK_a=9.89$）は，水溶液中では滴定できないが，ブチルアミン（$C_4H_9NH_2$）のような水よりも塩基性の強い溶媒中では，水に溶解するときよりも，はるかによく解離して酸性が強まるため，強塩基を用いて滴定することができる．

　このように，水以外の適当な溶媒（非水溶媒）を用いれば，水溶液中では解離定数が10^{-7}（mol/L）以下の弱酸や弱塩基の中和滴定が可能となる．このような方法を非水滴定法という．医薬品には図2-14のように弱酸性もしくは弱塩基性の有機化合物（あるいはそれらの塩）が多いため，第18改正日本薬局方に収載されている多くの医薬品の定量に非水滴定法が用いられている．ここでは，その考え方について学ぶことにする．

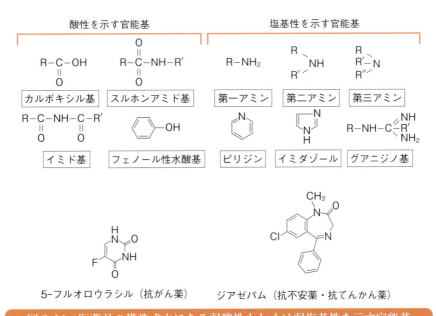

図2-14　医薬品の構造式中にある弱酸性もしくは弱塩基性を示す官能基

(3) 溶媒の種類

　酸および塩基は，これらを溶かした溶媒の酸性度および塩基性度により，それらの強さが変化する．そこで，プロトン（H^+）授受の立場から溶媒の性質を分類すると，溶媒はプロトンを授受できるプロトン性溶媒と，プロトンの授受がほとんどない非プロトン性溶媒に分けられる．

　プロトン性溶媒には，水よりも酸性度が強い酸性溶媒（氷酢酸，ギ酸など）と，水よりも塩基

性度が強い塩基性溶媒（液体アンモニア，n-ブチルアミンなど）に分けられる．酸性溶媒は，プロトンを与える力が強いため，水に溶かすと弱塩基の物質（解離定数$<10^{-7}$mol/L）でも酸性溶媒中では塩基性が強まり，過塩素酸で滴定することができる．一方，塩基性溶媒中では，弱酸（水中での解離定数$<10^{-7}$mol/L）の酸性度も強まるため，強塩基であるナトリウムメトキシド（CH_3ONa）によって滴定することができる．

非プロトン性溶媒には，ベンゼンやクロロホルムなどがある．一方，プロトンを供与できないが，ほかから受け取ることができる半プロトン性溶媒には，ピリジンやジメチルホルムアミド（$(CH_3)_2NCOH$）などがある．

(4) プロトン性溶媒

先に述べたように，ブレンステッド–ローリーによる酸の定義は，プロトン（H^+）を相手に与えることのできる物質であり，塩基の定義はプロトンを受け取ることのできる物質のことであった．すなわち，あらゆる酸 HA に対して共役の塩基 A^- があり，この塩基は酸からプロトンを受け取ることができる．

$$HA \rightleftarrows A^- + H^+$$
（酸）　　（塩基）（プロトン）

ここで，HA，A^- はそれぞれ分子でもイオンでもよい．例えば，酸に属するものには CH_3COOH，NH_4^+，H_3O^+，HCO_3^- などがあり，塩基には CH_3COO^-，NH_3，H_2O（OH^-），CO_3^{2-} などがある．したがって，前述のように中和とは酸と塩基が反応して新しい酸と塩基をつくる反応と考えることもできる．

$$CH_3COOH + NH_3 \rightleftarrows CH_3COO^- + NH_4^+$$
（酸）　　　（塩基）　　　（塩基）　　　（酸）

酸や塩基をこのように考えると，プロトンを授受できる溶媒も一般に酸または塩基と考えることができ，これをプロトン性溶媒と呼ぶ．また，酸・塩基の解離現象を溶媒との中和現象と考えることができる．すなわち水の中での解離とは，

$$HA + H_2O \rightleftarrows A^- + H_3O^+$$
（酸）　（塩基）　（塩基）　（酸）

のような中和反応であり，液体アンモニア中での解離も，

$$HA + NH_3 \rightleftarrows A^- + NH_4^+$$
（酸）　（塩基）　（塩基）　（酸）

のような酸・塩基反応である．したがって，酸の解離度は溶媒がプロトンを受け取る力，すなわち塩基性度が大きいほど大きくなる．逆に，塩基の解離度は溶媒がプロトンを与える力，すなわち酸性度が大きいほど大きくなる．

いま，酸 HA から生じた陰イオン A^- と，プロトン性溶媒 Sol および塩基 BOH を，それぞれプロトンに対する親和力の大きさの順に並べると図 2-15 のようになる．ここで，酸が溶媒中において酸として解離するためには，酸の陰イオンが溶媒よりもプロトンに対して弱い親和力をもっていること，すなわち図 2-15 において A^- が Sol より下にあることが必要である．また，逆に塩

基が溶媒中で塩基として解離するためには BOH が Sol より上位にある必要がある．

例えば，酢酸のように水中では弱酸として解離する酸でも，塩基性の溶媒（例えば液体アンモニア）中においては強酸として働き，一方，酢酸より強い酸であるギ酸中では酸としての性質がなくなる．

(5) 酢酸中での弱塩基の滴定

水溶液中では弱塩基であるアニリン（$K_b = 3.8 \times 10^{-10}$ mol/L）を酢酸（100）（氷酢酸を表す）に溶かし，過塩素酸の酢酸（100）溶液で滴定する場合を考えてみる．アニリンは酢酸（100）中で，次のように解離する．

$$C_6H_5NH_2 + CH_3COOH \rightleftharpoons C_6H_5NH_3^+ + CH_3COO^- \quad (2.83)$$

酢酸（100）は水よりもプロトンを与える力が強いため，水に溶かすと弱塩基であるアニリンも，酢酸（100）中では塩基性が強められる．つまり，式 2.83 の平衡は右に偏っている．一方，過塩素酸は酢酸（100）中でも強酸であり，次の平衡は右に偏っている．

$$HClO_4 + CH_3COOH \rightleftharpoons ClO_4^- + CH_3COOH_2^+ \quad (2.84)$$

アニリンの酢酸（100）溶液に過塩素酸の酢酸（100）溶液を加えると，この溶液中で最も強い塩基である CH_3COO^-（酢酸イオン）と最も強い酸である $CH_3COOH_2^+$（アセトニウムイオン）の中和反応が進行する．

$$CH_3COO^- + CH_3COOH_2^+ \longrightarrow 2CH_3COOH \quad (2.85)$$

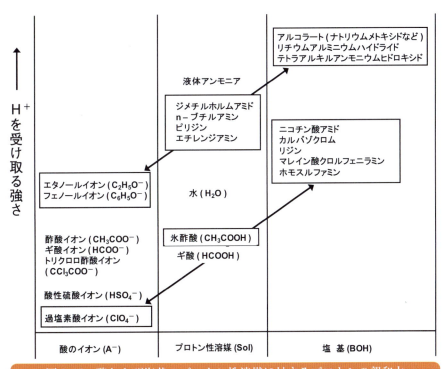

図 2-15 酸および塩基のプロトン性溶媒に対するプロトンの親和力

したがって，式 2.83 と式 2.84 の平衡は完全に右に進み，滴定が可能となる．以上をまとめると，この滴定反応は次のように表せる．

$$C_6H_5NH_2 + HClO_4 \rightleftarrows (C_6H_5NH_3^+)ClO_4^- \tag{2.86}$$

第 18 改正日本薬局方では，多くの弱塩基性医薬品の定量に酢酸（100）を溶媒とし，過塩素酸標準液による滴定が用いられている．

(6) 塩基性溶媒中での弱酸の滴定

水溶液中では弱酸であるフェノール（$K_a = 1.3 \times 10^{-10}$ mol/L）をブチルアミン（$C_4H_9NH_2$）に溶かし，ナトリウムメトキシドのブチルアミン溶液で滴定する場合を考えてみる．フェノールはブチルアミン中で，次のように解離する．

$$C_6H_5OH + C_4H_9NH_2 \rightleftarrows C_6H_5O^- + C_4H_9NH_3^+ \tag{2.87}$$

ブチルアミンは水よりもプロトンを受け取る力が強いため，水に溶かすと弱酸であるフェノールも，ブチルアミン中では酸性が強められる．つまり，式 2.87 の平衡は右に偏っている．一方，ナトリウムメトキシドはブチルアミン中でも強塩基であり，次の平衡は右に偏っている．

$$CH_3ONa + C_4H_9NH_2 \rightleftarrows CH_3OH + C_4H_9NH^-Na^+ \tag{2.88}$$

フェノールのブチルアミン溶液にナトリウムメトキシドのブチルアミン溶液を加えると，この溶液中で最も強い酸である $C_4H_9NH_3^+$ と最も強い塩基である $C_4H_9NH^-$（ブチルアミンイオン）の中和反応が進行する．

$$C_4H_9NH_3^+ + C_4H_9NH^- \longrightarrow 2C_4H_9NH_2 \tag{2.89}$$

したがって，式 2.87 と式 2.88 の平衡は完全に右に進み，滴定が可能となる．以上をまとめると，この滴定反応は次のように表せる．

$$C_6H_5OH + CH_3ONa \rightleftarrows C_6H_5O^-Na^+ + CH_3OH \tag{2.90}$$

第 18 改正日本薬局方では，多くの弱酸性医薬品の定量に，主に N,N-ジメチルホルムアミド（半プロトン性溶媒）を溶媒とし，テトラメチルアンモニウムヒドロキシド（$(CH_3)_4NOH$）標準液による滴定が用いられている．

(7) 反応終点の決定

非水滴定の終点を決定するには，指示薬を用いる方法と電位差法などによる物理化学的方法がある．指示薬としては，クリスタルバイオレット（塩化メチルロザニリン）やチモールフタレインなどを用いる．電位差法（2-9-2 項を参照）では，滴定溶液に参照電極と指示電極を挿入し，電位差を測定する．滴定量に対して電位差をとって滴定曲線を作成し，電位のジャンプの最も大きい点から終点を求める．

■ 2-3-14 中和滴定により定量される日本薬局方収載の医薬品の実例

(1) 実例－1「水酸化ナトリウムと炭酸ナトリウム混合物の定量（ワルダー法）」

1) ワルダー法とは

水酸化ナトリウム約 1.5 g を精密に量り，新たに煮沸し冷却した水 40 mL を加えて溶か

し，15℃に冷却した後，フェノールフタレイン試液2滴を加え，0.5 mol/L硫酸で滴定し，液の赤色が消えたときの0.5 mol/L硫酸の量をA mLとする．さらにこの液にメチルオレンジ試液2滴を加え，再び0.5 mol/L硫酸で滴定し，液が持続する淡赤色を呈したときの0.5 mol/L硫酸の量をB mLとする．（A−B）mLから水酸化ナトリウム（NaOH：式量40.00）の量を計算する．

　これは第18改正日本薬局方における水酸化ナトリウムの定量法である．この方法は水酸化ナトリウム中に含まれる炭酸ナトリウムの量を差し引いて水酸化ナトリウム量とするもので，ワルダー法とよばれている．2種類の指示薬を利用して，水酸化ナトリウムと炭酸ナトリウムを同時に定量することができる．

2）水酸化ナトリウムと炭酸ナトリウム混合物中の両者の定量計算方法

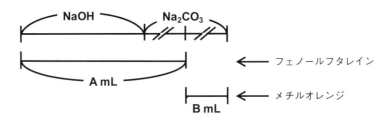

A mLおよびB mLは滴定に要した硫酸の量

図2-16　ワルダー法による水酸化ナトリウムと炭酸ナトリウムの定量法

　水酸化ナトリウム（NaOH）に対する0.5 mol/L硫酸の量は（A−B）mLであり，炭酸ナトリウム（Na_2CO_3：式量105.99）に対しては2B mLが対応量である（図2-16）．

$$2NaOH + H_2SO_4 \longrightarrow Na_2SO_4 + 2H_2O$$
$$2Na_2CO_3 + H_2SO_4 \longrightarrow 2NaHCO_3 + Na_2SO_4$$
$$2NaHCO_3 + H_2SO_4 \longrightarrow Na_2SO_4 + 2CO_2 + 2H_2O$$

これらの式を整理すると，以下の式になる．

$$2NaOH + H_2SO_4 \longrightarrow Na_2SO_4 + 2H_2O$$
$$Na_2CO_3 + H_2SO_4 \longrightarrow Na_2SO_4 + CO_2 + H_2O$$
$$0.5\ mol/L\ 硫酸\ 1\ mL = 40.00\ mg\ NaOH$$
$$0.5\ mol/L\ 硫酸\ 1\ mL = 52.99\ mg\ Na_2CO_3$$

　この定量法によって，水酸化ナトリウムの純度ならびに炭酸ナトリウムの混在量を知ることができる．水酸化ナトリウムは吸湿性で空気中の二酸化炭素を吸収しやすいので，通常，水酸化ナトリウムの表面は炭酸ナトリウムで覆われている．

(2) 実例−2「酸塩基滴定の医薬品分析への応用(アスピリンの定量)」

アスピリン($C_9H_8O_4$:180.16)を乾燥し,その 1.5000 g を量り,正確に 0.5 mol/L 水酸化ナトリウム水溶液($f=1.020$,f は濃度補正係数)50 mL を加え,二酸化炭素吸収管(ソーダ石灰)を付けた還流冷却器を用いて 10 分間穏やかに煮沸して加水分解する(図 2-17).

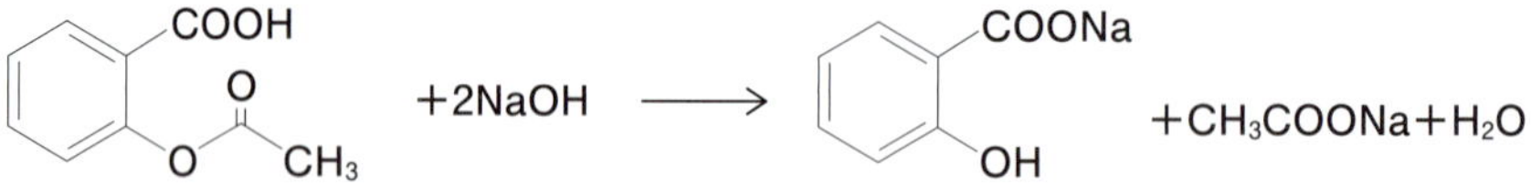

図 2-17 アスピリンの加水分解

冷後,直ちに過量の水酸化ナトリウムを 0.25 mol/L 硫酸($f=1.010$,f は濃度補正係数)で逆滴定したところ 17.00 mL を要した(指示薬:フェノールフタレイン試液 3 滴,pH=9 付近で変色).同様に空試験を行ったところ,0.25 mol/L 硫酸($f=1.010$)を 49.70 mL 消費した.あらかじめ,硫酸の濃度を正確に標定し,ファクターf を求めておく.

～ アスピリンの定量・計算方法 ～

本操作中に二酸化炭素が溶け込む可能性があるので空試験を行うが,最初の標準液(水酸化ナトリウム水溶液)の濃度補正係数(f)は,空試験の際に相殺されるので求めておく必要はない.アスピリンと水酸化ナトリウムとは,1:2 のモル比で反応するので,0.5 mol/L 水酸化ナトリウム液 1 mL に対応するアスピリンは 45.04 mg となる.アスピリンの純度(%)は,以下の計算式で求められる.

$$\frac{\{(50\times1.020-17.00\times1.010)-(50\times1.020-49.70\times1.010)\}\times45.04}{1500}\times100$$

$$=\frac{(49.7-17.00)\times1.010\times45.04}{15}=99.2\%$$

(3) 実例−3「非水滴定の医薬品分析への応用(無水カフェイン)の定量」

定量法:本品を乾燥し,その約 0.4 g を精密に量り,無水酢酸/酢酸(100)混液(6:1)70 mL に溶かし,0.1 mol/L 過塩素酸で滴定する(指示薬:クリスタルバイオレット試液 3 滴).ただし,滴定の終点は液の紫色が緑色を経て黄色に変わるときとする.同様の方法で空試験を行い,補正する.

0.1 mol/L 過塩素酸 1 mL = 19.42 mg $C_8H_{10}N_4O_2$

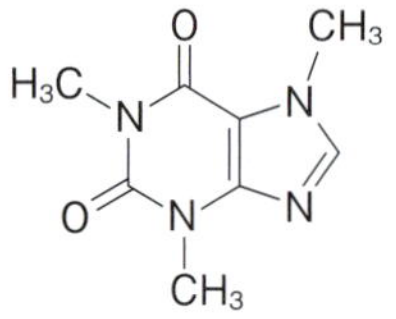

無水カフェイン($C_8H_{10}N_4O_2$:194.19)中枢性呼吸刺激薬

(4) 実例－4「非水滴定の医薬品分析への応用（グリシン）の定量」

定量法：本品を乾燥し，その約 80 g を精密に量り，ギ酸 3 mL に溶かし，酢酸 (100) 50 mL を加え，0.1 mol/L 過塩素酸で滴定する（電位差滴定法）．同様の方法で空試験を行い，補正する．

$$0.1\ \text{mol/L 過塩素酸 1 mL} = 7.507\ \text{mg}\ C_2H_5NO_2$$

$$\underset{\underset{NH_2}{|}}{CH_2-COOH} + HClO_4 \longrightarrow \underset{\underset{NH_3^+ ClO_4^-}{|}}{CH_2-COOH}$$

(5) 実例－5「非水滴定の医薬品分析への応用（エトスクシミド）の定量」

定量法：本品を乾燥し，その約 0.2 g を精密に量り，N,N-ジメチルホルムアルデヒド 20 mL に溶かし，0.1 mol/L テトラメチルアンモニウムヒドロキシド液で滴定する（電位差滴定法）．同様の方法で空試験を行い補正する．

0.1 mol/L テトラメチルアンモニウムヒドロキシド液 1 mL
$= 14.12\ \text{mg}\ C_7H_{11}NO_2$

エトスクシミド（$C_7H_{11}NO_2$：141.17）抗てんかん薬

2-4 錯体形成平衡・キレート滴定

■ 2-4-1 はじめに

最近，生体微量元素あるいはミネラル（必須金属元素）の重要性が社会的にも認められている．ミネラルの不足が多くの疾患と関係しており，一方，白金や亜鉛などの金属を含む医薬品が臨床的に用いられている．医薬品や栄養液中の金属イオンは，エチレンジアミン4酢酸（EDTA）を用いて分析する．これをキレート滴定と呼ぶ．

ここでは，金属イオンと有機化合物からなる複合体としての金属錯体の基本概念と，薬学への応用の1つであるキレート滴定について学ぶ．

■ 2-4-2 配位化合物

19世紀中ごろまでに，コバルト，クロム，白金のイオンとアンモニアからなるさまざまな色の化合物が発見された．これらの化合物がどのような結合によってできているのかは不明であり，このような化合物は複合塩（complex salt）と呼ばれていた．

■ 2-4-3 ウェルナーの配位説

ウェルナーは次の仮説に基づく配位説を1893年に提唱した．

1. 金属アンモニア化合物は次のような2種類に分けることができる．

    MA$_6$型　　Co(NH$_3$)$_6$・X$_3$
    　　　　　　Co(NH$_3$)$_4$・X$_2$・X
    MA$_4$型　　Pt(NH$_3$)$_2$・X$_2$
    　　　　　　Pt(NH$_3$)$_2$X$_2$

2. ほとんどの元素には2種類の結合型，すなわち第1結合型と第2結合型がある．第1結合型は現在では電荷数（酸化数）と呼ばれるもの（Coの+3価）であり，第2結合は現在では配位結合と呼ばれているものである（Co^{3+}では配位数6）．
3. これらの化合物中では，第1結合と第2結合が共存できる．
4. 第2結合には方向性がある．

■ 2-4-4 配位結合

上述のCo(III)化合物において，Cl$^-$，NH$_3$，H$_2$Oのような分子，硫化物イオンや塩化物イオンなどの陰イオンには非共有電子対があり，これらは電子対を金属カチオン（陽イオン）に供与することによって結合を生成する．このように，片方の原子から電子対が供給される結合を配位結合（coordination bond）と呼び，電子対を与えるほうを供与体（donor）という．電子対を受け取るほうを受容体（acceptor）と呼ぶ．その生じた化合物のことを配位化合物という．陽イオンが金属イオンである場合，この化合物を金属錯体，電子対の供与体（分子，イオン）を配位子

(ligand）という．配位子を構成する原子の中でも金属イオンと直接結合する原子を特に配位原子と呼び，酸素，硫黄，窒素，リン，ハロゲンなどがある．一般的には，配位結合は金属イオンのd軌道と配位子のs, p軌道との重なりによって生成する．また，金属と炭素が直接結合した化合物を有機金属錯体（有機金属化合物），金属と炭素以外の元素（酸素，硫黄，窒素，リンなど）が結合した化合物を無機金属錯体と呼ぶ．特有の色・反応性をもつため，染料・触媒・医薬品・農薬などに応用されている．錯体の命名法に関しては国際純正および応用化学連合（IUPAC）によって決められている．

2-4-5 硬い酸塩基と軟らかい酸塩基（Hard-Soft 理論）

一方，ドナー原子の数が同じであっても，元素の違いによって金属イオンに対する親和性と選択性が大きく異なる．例えば，4つの酸素原子をもつ12-クラウン-4はLi^+イオンと錯体を生成する．同じ環サイズでも4つの窒素原子をもつ12-アザクラウン-4は，Li^+, Na^+, K^+などのアルカリ金属イオンとはほとんど錯体を生成せず，Zn^{2+}, Cu^{2+}などの遷移金属と錯体を生成する．

このような現象は，金属イオンとハロゲンアニオン（X^-）との配位においても見出される．例えば硬い酸であるAl^{3+}イオンとX^-の錯体の安定度は，$F^->Cl^->Br^->I^-$の順であるが，軟らかい酸であるHg^{2+}イオンとX^-の錯体の安定度の順は$F^-<Cl^-<Br^-<I^-$と逆になる．つまり，ルイス酸（電子対を受け取る）とルイス塩基（電子対を与える）には相性がある．このような現象は，ピアソンが提唱した硬い酸塩基，軟らかい酸塩基（HSAB：hard and soft acid and base）の理論によって説明できる．

2-4-6 配位数と錯体の形

錯体の中心金属イオンに配位結合している原子の総数を配位数と呼ぶ．配位数は一般的には金属イオンの種類と酸化数によって決まるが，配位する分子（配位子）の種類によっても変化する．これまでに配位数が2〜12である化合物が知られており，代表的な配位構造を図2-18にあげる．

配位数	立体構造図	構造名称	錯体の例	主な金属イオン
2	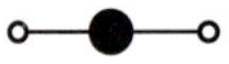	直線形 (linear)	$[Ag(NH_3)_2]^+$	Ag(I), Hg(II), Cu(I)
3	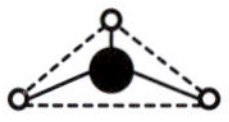	平面三角形 (triangle)		
4	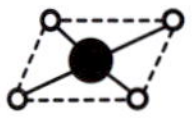	平面正方形 (square planar)	$[Pt(NH_3)_4]^{2+}$	Ni(II), Pd(II), Pt(II), Cu(II), Au(II)
4	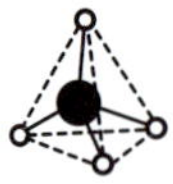	正四面体形 (tetrahedral)	$[Zn(NH_3)_4]^{2+}$	Co(II), Zn(II)
5	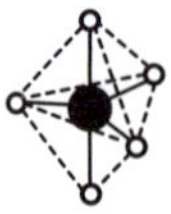	三方両錐 (trigonal bipyramidal)	$[Fe(CO)_5]$	Fe(0), Cu(II)
5	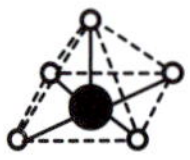	四角錐 (square pyramidal)	$[VO(H_2O)_4]^{2+}$	VO(II)
6	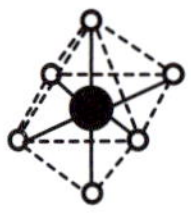	正八面体形 (octahedral)	$[Co(NH_3)_6]^{3+}$	Al(III), Cr(III), Mn(II), Mn(III), Fe(II), Fe(III), Co(II), Co(III), Ni(II), Pt(IV)

図 2-18 代表的な錯体の立体構造と名称

■ 2-4-7 配位子

代表的な配位子を図 2-19 に示す．1 組の非共有電子対で金属イオンに結合する（分子中に 1 個の配位原子をもつ）配位子を単座配位子（monodentate ligand），2 組の非共有電子対で配位する（分子中に 2 個の配位原子をもつ）ものを二座配位子（bidentate ligand）と呼ぶ．単座配位子として，水（H_2O），ヒドロキソイオン（OH^-），アンモニア（NH_3），カルボン酸アニオン（RCO_2^-），ジメチルスルホキシド（$(CH_3)_2SO$），F^-，Cl^-，Br^-，I^- などのハロゲンアニオン，シアン化物アニオン（CN^-），ホスフィン（PR_3），ピリジン（C_5H_5N）をあげることができる．

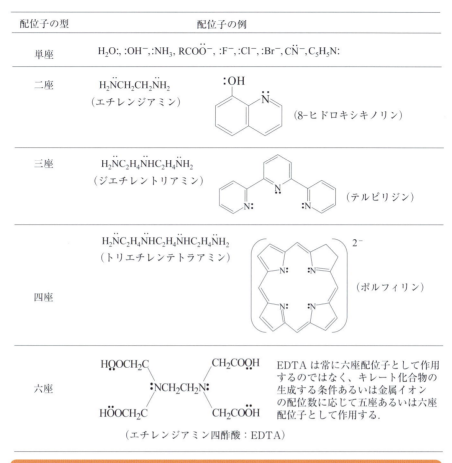

図 2-19　代表的な配位子の例

　また，金属イオンへの配位に 3 組，4 組，6 組の非共有電子対を使うものを三座配位子（tridentate ligand），四座配位子（tetradentate ligand），六座配位子（hexadentate ligand）という．二座以上の配位子（複数の配位原子をもつ）を多座配位子と呼ぶ．多座配位子が金属イオンを挟むように配位すると，その配位子と金属イオンを含む環が生成する．このように，1 分子で金属イオンの 2 つの配位座を満たすことができる配位子をキレート剤（またはキレート試薬）といい，そのような錯体を金属キレート化合物（metal chelate compound）という．「キレート」とはギリシャ語でカニのはさみ（chela）を意味する言葉である（図 2-20）．

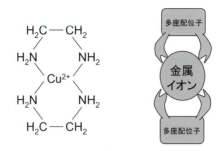

図 2-20 エチレンジアミン−銅（Ⅱ）キレートと多座配位子によるキレート化合物の模式図

2-4-8 錯体の命名法

錯体の化学式は，中心金属またはイオンと配位子を［　］で囲むことで示し，名称は，配位子の数，配位子の名称，中心金属イオンの名称，その酸化数を（　）内に記載する．例えば，(CoCl$_3$・6NH$_3$) やプルプレオ塩 (CoCl$_3$・5NH$_3$) は，それぞれ [Co(NH$_3$)$_6$]Cl$_3$ および [CoCl(NH$_3$)$_5$]Cl$_2$ と表記され，hexaamminecobalt (III) chloride〔ヘキサアンミンコバルト（III）塩化物〕および pentaamminechlorocobalt (III) chloride〔ペンタアンミンクロロコバルト（III）塩化物〕と呼ばれる．その他，以下のような取り決めがある．

1. 陰イオン性の配位子は，原則として語尾に「−o」をつける．

    【例】イオン名　　　　　　　配位子の名称

    　　chloride（Cl$^-$）　　　chloro（クロロ）

    　　fluoride（F$^-$）　　　 fluoro（フルオロ）

    　　cyanide（CN$^-$）　　　 cyano（シアノ）

    　　acetate（CH$_3$COO$^-$）　acetato（アセタト）

2. 中性の配位子は，特別の名称以外はそのままの名称で記する．

    【例】分子　　　　　　　　　配位子の名称

    　　H$_2$O　　　　　　　　 aqua（アクア）

    　　NH$_3$　　　　　　　　 ammine（アンミン）

    　　NO　　　　　　　　　　nitrosyl（ニトロシル）

    　　CO　　　　　　　　　　carbonyl（カルボニル）

    　　H$_2$NCH$_2$CH$_2$NH$_2$　　ethylenediamine（エチレンジアミン）；en と省略する．

3. 中性配位子のうち，アンモニアは ammine（アンミン），H$_2$O は aqua（アクア）と呼ぶ．

4. 陽イオンの配位子は語尾に -ium をつける（まれである）．

    【例】NH$_2$-NH$_3$$^+$　hydrazine（ヒドラジン）→hydrazinium（ヒドラジニウム）

5. 化学式は以下の順番に並べる．

    中心金属-陰イオン性配位子-陽イオン性配位子-中性配位子

6. 錯体は［　］で囲み，そのなかが陰イオンの場合には，語尾に -ate（酸塩）をつける．

    【例】K$_2$[PdCl$_4$] potassium tetrachloro palladate (II)〔テトラクロロパラジウム（II）酸カリ

ウム〕
7. 中心金属の酸化数をローマ数字（I, II, III など）で表記する．
8. 複数の配位子を含む場合，次に示すような数詞をつける．分子に含まれる成分の比などを表す数詞としては，複雑な配位子の数は bis（2），tris（3），tetrakis（4），pentakis（5），hexakis（6）などを用い，簡単な配位子の数は mono（1），di（2），tri（3），tetra（4），penta（5），hexa（6）などで表す．
9. 金属錯体の化学式は下記の順序に並べ［　］で囲む．カウンターイオンが存在する場合は，［　］の外側に記す．なお，カウンターイオンが陽イオンの場合は［　］の前に，陰イオンの場合は［　］の後ろに記す．
［中心金属＋陰イオン性配位子＋中性配位子］カウンターイオン
10. 命名の順序は，配位子を先に述べ，ついで金属イオン名を述べ，酸化数をローマ数字で表記し，カウンターイオンの名称を加える．
例）シスプラチン［Pt(Cl)$_2$(NH$_3$)$_2$］を命名すると，*cis*-diammine dichloro platinum（II）となり，［ジアンミンジクロロ白金（II）］と呼ばれる．

■ 2-4-9 錯体の幾何異性体と鏡像異性体

中心金属イオンと配位子の組成が同じで，配位子の空間的配置が異なるものを幾何異性体という．異性体どうしでは物理的および化学的性質が異なる．

平面 4 配位（正方形）構造の Pt(NH$_3$)$_2$Cl$_2$ については，シス（*cis*）異性体とトランス（*trans*）異性体が存在する（図 2-21）．前者はシスプラチンと呼ばれ，抗がん剤として臨床で使われているが，後者の抗がん活性は低いことが知られている．

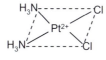
シス－Pt(NH$_3$)$_2$Cl$_2$
（シスプラチン）

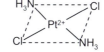
トランス－Pt(NH$_3$)$_2$Cl$_2$
（トランスプラチン）

図 2-21　シスプラチンとその幾何異性体の構造

［Co(en)$_3$］の構造は 6 配位八面体型錯体の代表例である．この錯体中の Co イオンと配位子である en には不斉中心は存在しないが，錯体生成時にキラリティーが発生し，図 2-22 に示すような鏡像異性体（エナンチオマー）が生成する．通常，有機化合物の不斉炭素の絶対配置は記号 R および S で表示するが，このかたちの錯体の場合には，記号 Δ（デルタ）および Λ（ラムダ）を用いる．

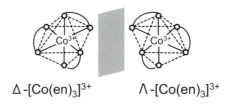

図 2-22 トリエチレンジアミンコバルト（Ⅲ）酸 $[Co(en)_3]^{3+}$ の鏡像異性体

■ 2-4-10　錯体の配位結合に関する理論：結晶場理論と配位子場理論

　多くの錯体は色をもつという特徴をもち，その理由は「結晶場理論」によってよく説明できる．結晶場理論では，配位子を負の電荷とみなす．金属イオンのもつ5つのd軌道のエネルギー準位は，元来は同じ（縮重しているという）であるが，配位子の負電荷との静電的反発によってエネルギー準位が分裂すると仮定する．配位子と向かい合うことによってエネルギーが増大（不安定化）するd軌道と，配位子と向かい合わないために相対的に安定化するd軌道の2種類とに分かれる（図2-23）．6配位八面体型錯体においては，6つの点電荷と d_{z^2} 軌道，$d_{x^2-y^2}$ 軌道（これらを e_g 軌道と呼ぶ）の間に負電荷どうしの反発が生じ，これら2つのd軌道は不安定化する．一方，d_{xy}, d_{yz}, d_{zx} 軌道（これらを t_{2g} 軌道と呼ぶ）は配位子との重なりが小さく，それほど不安定化が起こらないため，相対的に安定な軌道となり，これを軌道の分裂と呼ぶ（図2-24）．この軌道の分裂幅を結晶場分裂エネルギー（Δ_o，o は octahedral の略）と呼ぶ．

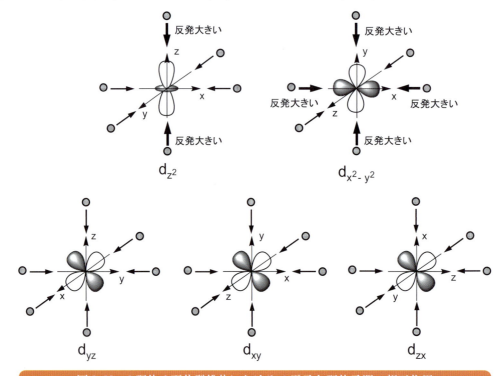

図 2-23　6配位八面体型錯体におけるd電子と配位子間の相互作用

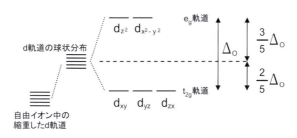

図 2-24　6配位八面体型錯体における d 軌道の結晶場分裂

d 電子が分裂した軌道に収容されるとき，次のルールに従うと考える．
① 1つの軌道にはスピンの方向が異なる 2 つの電子が収容される（パウリの排他律）
② 同じエネルギー単位に電子が収容されるとき，異なる軌道へスピンが同じ向きになるように収容される（フントの規則）．

6配位八面体型錯体を形成する Ti^{3+} を例として説明する．Ti^{3+} イオンは 3d 電子を 1 個もち，その電子はエネルギー準位の低い t_{2g} 軌道に収容される．Ti^{3+} の水溶液に光を照射すると，その電子が t_{2g} 軌道と e_g 軌道のエネルギー差（Δ_o）に相当する波長の光を吸収し，e_g 軌道へ励起される（d-d 遷移）．この Δ_o 値が Ti^{3+} の水溶液の可視吸収スペクトル上の波長 500 nm（波数で表すと 20,000 cm^{-1}）付近の吸収極大に相当する．したがって，Ti^{3+} の水溶液は 500 nm 付近（緑色）の光を吸収するため，その補色に相当する赤紫色がその水溶液の色としてわれわれの目に入るのである．

また，3d 電子が 4 個（Mn^{3+}），5 個（Fe^{3+}，Mn^{2+}），6 個（Fe^{2+}，Co^{2+}），7 個（Co^{3+}）の場合，

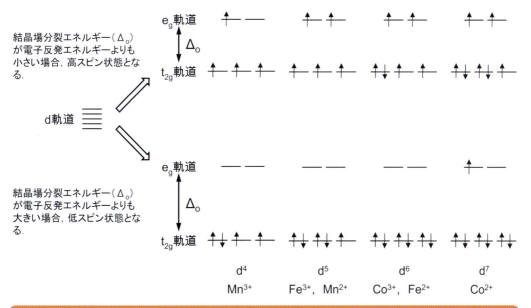

図 2-25　6配位八面体型錯体における d 電子の収容様式

2種類の電子配置が発生する（図2-25）．t_{2g} 軌道と e_g 軌道のエネルギー差（Δ_o）が電子反発エネルギーよりも小さい場合には，4個目のd電子は t_{2g} 軌道中で対をつくるよりも，スピンの方向を同じにして e_g 軌道へ入ることを選択する．このような錯体を高スピン錯体と呼ぶ．一方，Δ_o が電子反発エネルギーよりも大きい場合には，4個目のd電子は t_{2g} 軌道中で対（スピンの方向は逆）をつくって収容される．これを低スピン錯体と呼ぶ．高スピン錯体と低スピン錯体の差は相対的なものである．

　一方，このモデルは簡単すぎるという批評もある．一般の遷移金属イオンの場合には，d電子はもっと多数存在しており，その間にいろいろと複雑な相互作用もあるという理由から，結晶場理論の発展した形としてもっと一般的に適用可能な「配位子場理論」ができ，広く応用されるようになった．つまり，上述の結晶場理論に共有結合性まで考慮にいれて修正したものが配位子場理論である．結晶場理論では金属のもつd電子軌道だけを考慮していたが，配位子場理論では配位子電子も金属d電子と同等に考える．このため，分子軌道法的な考察をもって理論を進めることができる．例えば，[Co(NH$_3$)$_6$]$^{3+}$ では分子軌道相互作用は図2-26のようになり，エネルギーの低い軌道からパウリの排他律とフントの規則に従って電子が詰まっていくというプロセスで議論され，これは通常の分子軌道法とまったく同様の考え方である．

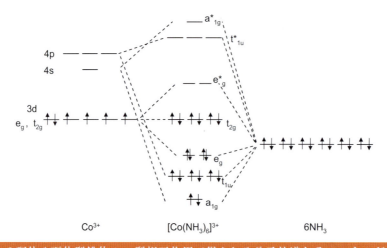

図2-26　6配位八面体型錯体のσ型相互作用で得られる分子軌道とそのエネルギー準位図

a_{1g}, t_{1u}, e_g が金属と配位子の配位結合に相当し，t_{2g}, e^*_g が金属のd軌道に対応する．

■ 2-4-11　分光化学系列

　中心金属イオンが同じでも，配位子によって色が異なる場合が多い．溶液の色が異なって見えるのは，配位子によって可視吸収スペクトルが異なるためである．つまり図2-24に示した Δ_o が配位子によって異なり，Δ_o が大きいと短波長，Δ_o が小さいと長波長の光が吸収されると考えられる．この結晶場分裂を起こす能力の小さいものから順番に並べたものが，分光化学系列（表2-4）である．強い配位子をもつ配位子場では，共有結合性が大きいと考えられる．

表 2-4 配位子の分光化学系列

$I^- < Br^- < SCN^- < Cl^- < NO_3^- < F^- < OH^- < H_2O < NCS^- < CH_3CN < NH_3 < NO_2^- < CN^-$

2-4-12 錯体の安定度定数

錯体化学では，溶液中の平衡や反応性が重要である．まず，配位子（L）が金属イオン（M^{n+}）と金属錯体（[ML]）を生成するときの平衡反応式 2.91 を考えてみよう（v, v' はそれぞれ [ML] の生成速度と解離速度）．この平衡定数（K_{ML}）は式 2.92 で表され（[M^{n+}]，[L]，[[ML]] はそれぞれ M^{n+}，L，[ML] の濃度），K_{ML} が大きいほど錯体 [ML] の量が多いことを意味する．一般に K_{ML} は溶媒や温度に依存し，濃度には依存しない．

$$M^{n+} + L \xrightleftharpoons[v']{v} [ML] \tag{2.91}$$

$$K_{ML} = \frac{[[ML]]}{[M^{n+}][L]} \tag{2.92}$$

$$\Delta G = -RT \ln K_{ML} = \Delta G^{\neq} - \Delta G^{\neq'} \tag{2.93}$$

また，平衡定数（K_{ML}）と錯体生成に伴うギブズエネルギー変化（ΔG）（錯体生成および解離反応の活性化自由エネルギーを，それぞれ $\Delta G^{\neq}$ と $\Delta G^{\neq'}$ とする）のあいだには式 2.93 の関係が成り立ち，ΔG の値が負で，その絶対値が大きいほど錯体 ML は熱力学的に安定（K_{ML} が大きい）である．

何段階かの平衡反応が存在する場合，例えば M^{n+} が 2 分子以上の L と錯体 ML_n を形成するとき，式 2.94 から式 2.96 で定義される $K_{(ML)1}$，$K_{(ML)2}$ ・・・を逐次生成定数（逐次安定度定数）と呼び，一般的には $K_{(ML)1} > K_{(ML)2} > K_{(ML)3} \cdots > K_{(ML)n}$ である．すべての逐次生成定数の積を，全生成定数（全安定度定数）β_n という（式 2.97）．

$$M^{n+} + L \rightleftharpoons [ML] \quad K_{(ML)1} = \frac{[[ML]]}{[M^{n+}][L]} \tag{2.94}$$

$$[ML] + L \rightleftharpoons [ML_2] \quad K_{(ML)2} = \frac{[[ML_2]]}{[[ML]][L]} \tag{2.95}$$

$$[ML_{(n-1)}] + L \rightleftharpoons [ML_n] \quad K_{(ML)n} = \frac{[[ML_n]]}{[[ML_{(n-1)}]][L]} \tag{2.96}$$

$$\beta_n = K_{(ML)1} \times K_{(ML)2} \times K_{(ML)3} \times \cdots \times K_{(ML)n} = \frac{[[ML_n]]}{[M^{n+}][L]^n} \tag{2.97}$$

表 2-5 に，代表的な無機配位子による金属錯体の安定度定数を示す．

表 2-5　無機配位子の金属錯体の安定度定数（25℃，イオン強度 = 0 のとき）

配位子	陽イオン	$\log \beta_1$	$\log \beta_2$	$\log \beta_3$	$\log \beta_4$	$\log \beta_5$	$\log \beta_6$
アンモニア (NH_3)	H^+	9.24					
	Ag^+	3.315	7.31				
	Cu^{2+}	4.27	7.82	10.72	12.90		
	Ni^{2+}	2.36	4.26	5.81	7.04	7.89	8.31
	Zn^{2+}	2.37	4.81	7.31	9.46		
フッ化物イオン (F^-)	H^+	3.17					
	Al^{3+}	6.13	11.15	15.00	17.74	19.37	19.84
	Fe^{3+}	5.20	9.13	11.97	14.2	16.25	
塩化物イオン (Cl^-)	Ag^+	3.04	5.04	5.04	5.30		
	Co^{2+}	−2.4					
	Fe^{3+}	1.48	2.13	1.13			
	Hg^{2+}	6.74	13.22	14.17	15.22		
臭化物イオン (Br^-)	Ag^+	4.15	7.11	7.95	8.89		
	Cd^{2+}	1.65	2.40	3.28	3.50		
	Hg^{2+}	8.94	16.88	19.15	20.90		
ヨウ化物イオン (I^-)	Cd^{2+}	2.2	4.2	5.3	6.1		
	Hg^{2+}	12.87	23.82	27.49	29.86		
シアン化物イオン (CN^-)	Ag^+		20.48	21.4			
	Cu^{2+}		16.26	21.6	23.1		
	Fe^{2+}						35.4
	Fe^{3+}						43.6
	Hg^{2+}	17.00	32.75	36.31	38.97		
	Ni^{2+}				30.3		
	Zn^{2+}		11.7	16.05	19.62		
水酸化物イオン (OH^-)	Ag^+	2.30	3.55	4.77			
	Al^{3+}	8.99					
	Ca^{2+}	1.64					
	Co^{2+}	2.95					
	Cu^{2+}	6.66					
	Fe^{3+}	11.17	22.13				
	Mg^{2+}	2.58					
	Ni^{2+}	3.08	13.0				
	Zn^{2+}	5.04	8.34	13.83	18.16		
チオ硫酸イオン ($S_2O_3^{2-}$)	H^+	1.6					
	Ag^+		12.78	13.06			
	Cu^{2+}	10.3	12.2	13.8			
	Hg^{2+}		29.18	30.3			
	Pb^{2+}	2.56	4.88	6.34	6.23		
	Zn^{2+}	2.29					
硫酸イオン (SO_4^{2-})	Ce^{4+}	3.5	8.0	10.4			
	Fe^{3+}	4.04	5.38				
	Mg^{2+}	2.25					
	Zn^{2+}	2.38					

■ 2-4-13 錯体の安定度に与える配位子の構造的要素（キレート効果）

配位子が2つ以上ある（つまり二座以上の）多座配位子は，一般に単座配位子よりも安定な錯体を生成する（表2-6）．例えば，ビス（エチレンジアミン）銅（II）錯体［$Cu(en)_2$］$^{2+}$の全生成定数は$\beta = 10^{20.0}$（$\log \beta = 20.0$）であり，テトラアンミン銅（II）錯体［$Cu(NH_3)_4$］$^{2+}$の$\beta = 10^{12.6}$（$\log \beta = 12.6$）より10^7以上大きい．このような安定化をキレート効果（chelate effect）もしくはエントロピー効果という（図2-27）．

表2-6　各種の配位子と逐次安定度定数（$\log K_1$）の比較

配位子	供与原子の数	Co^{2+}	Ni^{2+}	Cu^{2+}
アンミン	1 (N)	2.0	2.7	4.0
エチレンジアミン	2 (N)	6.0	7.5	10.7
エチレンジアミン四酢酸	6 (N, O)	16.3	18.6	18.8

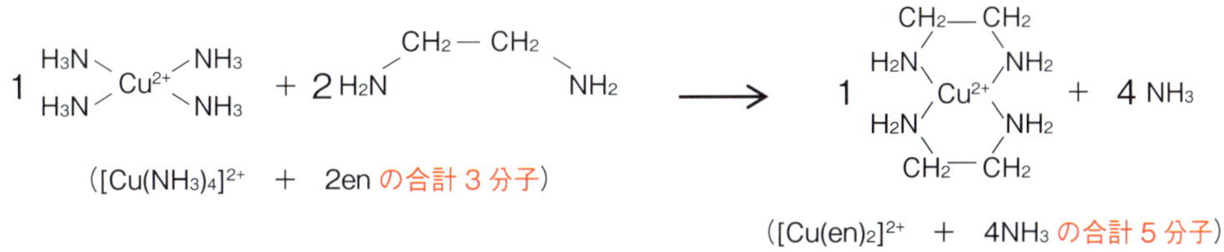

図2-27　銅イオンの錯体形成におけるエントロピー効果

一例として，銅イオンの錯体形成（キレート環なし ⇒ キレート環あり）を取りあげる．図2-27の配位結合による化学反応は，キレート形成の反応前後で比較すると，溶液中の分子数が増大していることになる．すなわち，系の中でエントロピー（S）が増大する方向に反応が進んでいる．したがって，Sが大きな正の値を示すことになり，結果としてギブズ自由エネルギーGの変化は，$\Delta G = (\Delta H - T \cdot \Delta S) < 0$となる．これを，エントロピー効果という．このように，錯体の安定化には金属イオンの性質のほか，配位子の構造（ドナー原子の種類と数）なども大きく影響する．配位子の構造的要素としては，①キレート環の大きさ，②キレート環の数，③配位子のもつ置換基の影響，④ドナー原子の立体的配置，⑤共鳴効果，などをあげることができる．

二座キレート配位子による錯体の安定性に関しては，ドナー原子の種類に関係なく，一般的に三員環＜四員環＜五員環＞六員環という関係がある．これは，キレート環の歪みの違いに基づいている．さらに，キレート構造の安定性については，二座＜三座＜四座＜五座＜六座の配位子となり，通常配位数が多い配位子のほうが安定な錯体を生成する．EDTA（ethylenediamine–N, N, N', N'-tetraacetic acid）は血液の凝固防止剤として用いられる六座配位子であり，血液凝固因子のひとつであるCa^{2+}と安定な錯体を生成することによってその薬理作用を発揮する．また，いろいろな金属イオンを分析するためのキレート滴定，蛍光団を有するEDTA誘導体が細胞内Ca^{2+}濃度を測定する蛍光センサー（プローブ）として汎用されている．生体内の金属イオンの多

くはタンパク質や酵素など生体分子とキレート化合物を生成している．血液の赤い色は血色素タンパク質であるヘモグロビン中のヘム部分 Fe(II)-ポルフィリン錯体の色であり，葉緑素の緑色は Mg(II)-ポルフィリン錯体の色である．

2-4-14 錯体の安定性に影響を及ぼすほかの因子

(1) 温 度

金属イオンと配位子間の結合が熱運動により弱められるため，一般に温度が高くなるほど錯体の安定性は低くなる．

(2) 水素イオン濃度 (pH)

酸性条件下では，H^+ が多く存在するので配位子の存在形態としては L より LH が存在し，L が減少する．一方，アルカリ条件下では OH^- が多く存在するので金属の存在形態としては M より $M(OH)_n$ が多く存在し，M^{n+} が減少する．錯形成反応では K_{ML} は定数であるため，$[M^{n+}]$ や $[L]$ が減ると $[ML]$ も減少する．よって，錯体生成反応には最適な pH 領域が存在する（図2-28）．

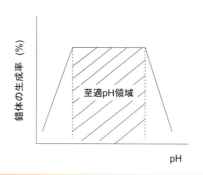

図 2-28 錯体生成平衡に及ぼす pH の影響

(3) HSAB（Hard and Soft Acids and Bases）則

ルイスの酸塩基の電子雲の変形の難易度によって，安定な結合のできやすさが変わってくるという経験的な法則が知られている．ソフトな酸はソフトな塩基と結合する方が，ハードな塩基と結合するよりも安定な錯体をつくりやすく，また，ハードな酸はハードな塩基との相性がよく，ソフトな塩基との錯体は安定度が小さくなる．水素イオン（プロトン）は電子雲をもたないので，最もハードな酸とみなすことができ，酸化数が大きい金属イオンほど（核外電子が少ないほど），また，イオン半径が小さい金属イオンほどハードな酸である．また，同じ価数の金属イオンであれば原子番号が大きいほど（電子数が多いほど），また，イオン半径が大きいほどソフトな酸である．さらに，配位原子についてみると，P，S＜N＜O の順でハードな塩基になる傾向がある．

(4) Irving-Williams の安定度序列

　第一遷移金属の2価イオンの錯体において，配位子が同じであれば安定度定数は $Mn^{2+} < Fe^{2+} < Co^{2+} < Ni^{2+} < Cu^{2+} > Zn^{2+}$ の順序になる．この序列のことを Irving-Williams の安定度序列と呼ぶ（図 2-29）．これは金属のイオン半径の小ささの順と同じであり，結晶場安定化エネルギーを使って定性的に説明することができる．

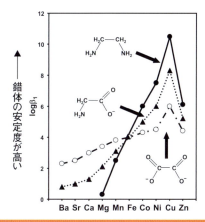

図 2-29　Irving-Williams の安定度序列

2-4-15　錯体の反応性

　錯体が関与する反応は，中心金属の酸化還元反応を別にすると，①キレート化合物内の配位子自身の起こす反応と，②キレート化合物内の配位子の交換反応とに大別することができる．①では金属-配位子間の配位結合は切断されない場合が多いが，②では配位結合の切断と生成（置換）反応を伴う．

　錯体は，配位子置換反応の活性によっても分類される．すなわち，配位子がほかの配位子によって迅速に置換される錯体を反応活性な錯体（labile complex），置換の遅い錯体を反応不活性な錯体（inert complex）と呼ぶ．この場合，反応性（lability）と不安定性（instability）とは同一ではなく，反応不活性（inertness）と安定性（stability）は同一の意味ではない．ある条件のもとで平衡状態における錯体の濃度が非常に低ければ，その錯体はより不安定（unstable）になる．一方，もしその錯体の生成率が大きく（stable）ても，中心金属と配位子間の配位結合が，速い周期で生成したり解離したりしている場合，その錯体は反応活性（labile）であるという．

　例えば $[Hg(CN)_4]^{2-}$ と $[Fe(CN)_6]^{3-}$ はどちらも熱力学的に安定な錯体である（$\beta = 10^{42}$ と 10^{44}）．しかし，$[Fe(CN)_6]^{3-}$ の Fe-CN 配位結合の置換反応は非常に遅い（inert）が $[Hg(CN)_4]^{2-}$ の Hg-CN 配位結合の置換反応は非常に速い（labile）．このように安定な錯体が必ずしも反応不活性とは限らない．

　また，酸素や水と反応する錯体は，これらとの反応について速度論的に活性なだけであり，熱力学的に安定なものもある．このように，反応活性および反応不活性という区別は相対的なものであり，タウベは温度 25℃，反応物質の濃度 0.1 mol/L という条件の下で，1分間以内に配位子

置換反応が完結する錯体を反応活性な錯体と定義した．

図2-30に各種金属イオンと配位水の置換速度定数を示す．最も置換反応が速いCr^{2+}イオンでは，配位水の置換反応が1ナノ秒（ns）オーダーで終了するのに対し，最も遅いCr^{3+}イオンでは数十年の時間がかかることを意味する．このような置換反応の活性を決める主な要因として，Ⅰ．金属イオンの酸化数（酸化数が大きいほど金属イオンと配位子の結合が切れにくい傾向がある），Ⅱ．金属イオンのもつd電子数，Ⅲ．キレート効果など，脱離する配位子や入ってくる配位子の影響（多座配位子の置換は，単座配位子の置換よりも遅い），Ⅳ．トランス効果など置換しない配位子の影響，Ⅴ．金属間結合をもつ場合の影響などが考えられる．

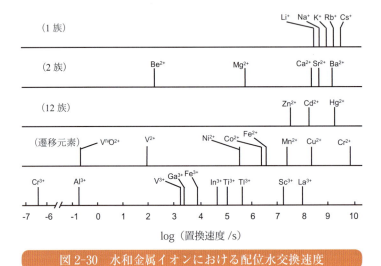

図2-30　水和金属イオンにおける配位水交換速度

また，置換反応の反応機構としては，以下の2種類（図2-31）が考えられる．

① 解離機構：配位子Yが解離して五配位の中間体が生成したのち，配位子Zが金属イオンと結合する機構．

② 会合機構：配位子Zが金属と配位し七配位の中間体が生成したのち，配位子Yが離れていく機構．

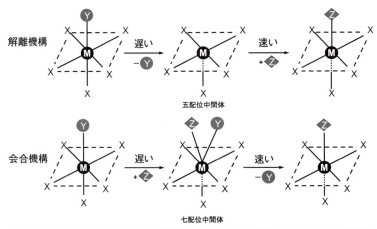

図2-31　六配位八面体型錯体の配位子交換反応の型

■ 2-4-16　キレート滴定とは

　1945年スイスの化学者シュバーツェンバッハが開発した分析法で，多くの金属と1：1キレートを生成する六座配位子のエチレンジアミン四酢酸（EDTA）およびその類縁試薬のアミノポリカルボン酸を用い，試料中の金属イオンの定量を行う方法である．EDTA は金属イオンと配位すると，正八面体型錯体となり，多数のキレート環がつくられ，安定性の高い錯体が形成される．キレート滴定で定量する代表的な日本薬局方収載の医薬品を表2-7 に示す．

表2-7　キレート滴定で定量する日本薬局方収載の医薬品例とその構造式

硫酸亜鉛水和物・グルコン酸カルシウム水和物
硫酸アルミニウムカリウム水和物・酸化マグネシウム
アスピリンアルミニウム中のアルミニウム・エタンブトール塩酸塩

グルコン酸カルシウム水和物　　アスピリンアルミニウム　　エタンブトール塩酸塩

■ 2-4-17　キレート試薬 EDTA の特性

　EDTA は4個のカルボキシ基を有する四塩基酸で，H_4Y と表すことが多い．2つのアミンの窒素は，プロトンを付加することができ，アミンの窒素はカルボキシ基の酸素より塩基性が強いため，中性電荷の化学種 H_4Y は両性イオンとして存在している（図2-32）．

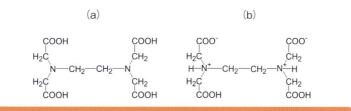

図2-32　キレート試薬エチレンジアミン四酢酸（EDTA）の構造

(a) EDTA の構造　(b) 両性イオン状態の EDTA の構造

　また，EDTA は水に難溶性のため，キレート滴定を行う場合には，水に溶けやすい EDTA·2Na がよく使用され，保存の際には，ポリエチレン瓶で保存する（ガラスの容器で保存すると，ガラス中の金属（Zn·Al）が溶け出し EDTA と錯形成し，EDTA の力価が落ちるため）．
　さらに，EDTA は下記のようにプロトンを解離する．

$$H_4Y \rightleftharpoons H_3Y^- + H^+ \qquad K_1 = [H_3Y^-][H^+]/[H_4Y] \qquad (2.98)$$

$$H_3Y^- \rightleftarrows H_2Y^{2-} + H^+ \quad K_2 = [H_2Y^{2-}][H^+]/[H_3Y^-] \quad (2.99)$$

$$H_2Y^{2-} \rightleftarrows HY^{3-} + H^+ \quad K_3 = [HY^{3-}][H^+]/[H_2Y^{2-}] \quad (2.100)$$

$$HY^{3-} \rightleftarrows Y^{4-} + H^+ \quad K_4 = [Y^{4-}][H^+]/[HY^{3-}] \quad (2.101)$$

上記の水溶液中に存在する5種類の化学種の中でY^{4-}が最もキレート生成に関与する(図2-33).図2-33からpH10以上でEDTAのすべてのH^+が解離してY^{4-}となることがわかる.

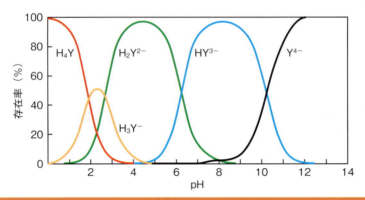

図2-33 5種類の化学種(化学状態)が存在するEDTAのモル分率(存在率)

このEDTAは1価以外のほとんどすべての金属イオンと安定な1:1錯体を生成する(図2-34).

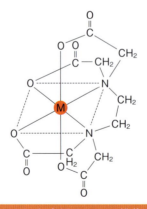

図2-34 EDTAと金属イオンの錯体形成モデル

一般的なEDTAと金属イオン(+2価もしくは+3価)との金属錯体は,図2-34のように正八面体の立体構造を形成する.金属イオンと配位子の配位原子との配位結合により生じる五員環が,分子内に合計で5つ存在する.

EDTA以外のキレート試薬としては,以下のものが用いられる(図2-35,表2-8).

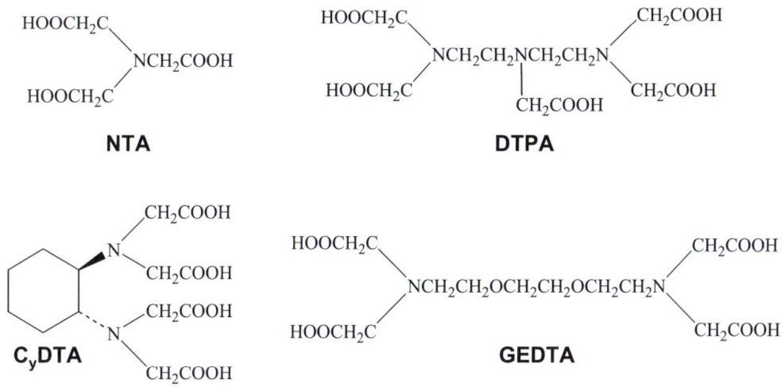

図 2-35 種々のキレート試薬の構造

表 2-8 種々のキレート試薬と金属イオンの安定度定数（log K_1）

金属イオン	Mg^{2+}	Ca^{2+}	Sr^{2+}	Ba^{2+}	Cu^{2+}	Ni^{2+}	Co^{2+}	Zn^{2+}
NTA	5.4	6.4	5.0	4.8	13.0	11.5	10.4	10.7
DTPA	9.0	10.6	9.7	9.6	21.5	20.2	19.3	18.6
EDTA	8.7	10.6	8.6	7.8	18.8	18.6	16.3	16.5
CyDTA	10.3	12.5	10.5	8.0	21.3	19.4	18.9	18.7
GEDTA	5.2	11.0	8.5	8.4	17.0	12.0	12.3	14.5

2-4-18 キレート滴定における pH の影響

　種々の金属の EDTA 錯体の安定度定数は pH によって異なり（条件安定度定数という），各金属イオンを滴定するには至適 pH が存在するため，必ず最適な pH の緩衝液中で行わなければならない．さらに，一般的に酸性になるほどキレートの安定性が悪くなり，滴定ができなくなる．いま，金属イオンと EDTA(Y^{4-}) のキレート反応は，下記のように表される．
$M^{n+} + Y^{4-} \rightleftarrows [MY^{n-4}]$ より，キレートの生成定数（安定度定数，K_{MY}）は，

$$K_{MY} = \frac{[[MY^{n-4}]]}{[M^{n+}][Y^{4-}]} \cdots (*)$$ となる．

いま，ある pH における EDTA の総濃度 [A] は，
$[A] = [Y^{4-}] + [HY^{3-}] + [H_2Y^{2-}] + [H_3Y^-] + [H_4Y]$ で表される．
式 2.98〜2.101 より

$$K_1 = \frac{[H_3Y^-][H^+]}{[H_4Y]} \qquad [H_4Y] = \frac{[H_3Y^-][H^+]}{K_1}$$

$$K_2 = \frac{[H_2Y^{2-}][H^+]}{[H_3Y^-]} \qquad [H_3Y^-] = \frac{[H_2Y^{2-}][H^+]}{K_2}$$

$$K_3 = \frac{[HY^{3-}][H^+]}{[H_2Y^{2-}]} \qquad [H_2Y^{2-}] = \frac{[HY^{3-}][H^+]}{K_3}$$

$$K_4 = \frac{[Y^{4-}][H^+]}{[HY^{3-}]} \qquad [HY^{3-}] = \frac{[Y^{4-}][H^+]}{K_4}$$

と表されるので，ある pH での EDTA の総濃度 [A] は，

$$[A] = [Y^{4-}] + [HY^{3-}] + [H_2Y^{2-}] + [H_3Y^-] + [H_4Y]$$

$$= [Y^{4-}]\left(1 + \frac{[HY^{3-}]}{[Y^{4-}]} + \frac{[H_2Y^{2-}]}{[Y^{4-}]} + \frac{[H_3Y^-]}{[Y^{4-}]} + \frac{[H_4Y]}{[Y^{4-}]}\right)$$

$$= [Y^{4-}]\left(1 + \frac{\frac{[Y^{4-}][H^+]}{K_4}}{[Y^{4-}]} + \frac{\frac{[HY^{3-}][H^+]}{K_3}}{[Y^{4-}]} + \frac{\frac{[H_2Y^{2-}][H^+]}{K_2}}{[Y^{4-}]} + \frac{\frac{[H_3Y^-][H^+]}{K_1}}{[Y^{4-}]}\right)$$

$$= [Y^{4-}]\left(1 + \frac{[H^+]}{K_4} + \frac{[HY^{3-}][H^+]}{K_3 \cdot [Y^{4-}]} + \frac{[H_2Y^{2-}][H^+]}{K_2 \cdot [Y^{4-}]} + \frac{[H_3Y^-][H^+]}{K_1 \cdot [Y^{4-}]}\right)$$

$$= [Y^{4-}]\left(1 + \frac{[H^+]}{K_4} + \frac{\frac{[Y^{4-}][H^+][H^+]}{K_4}}{K_3 \cdot [Y^{4-}]} + \cdots\cdots\right)$$

$$= [Y^{4-}]\left(1 + \frac{[H^+]}{K_4} + \frac{[H^+]^2}{K_4 \cdot K_3} + \frac{[H^+]^3}{K_4 \cdot K_3 \cdot K_2} + \frac{[H^+]^4}{K_4 \cdot K_3 \cdot K_2 \cdot K_1}\right)$$

となり，この式の（ ）内を α_H とおくと，

$[A] = [Y^{4-}] \cdot \alpha_H$ と表される．

ある pH 値における金属イオンと EDTA（総濃度として）との錯体の条件安定度定数（K'_{MY}）は，

$$K'_{MY} = \frac{[MY^{n-4}]}{[M^{n+}][A]} = \frac{[MY^{n-4}]}{[M^{n+}][Y^{4-}] \cdot \alpha_H} = \frac{K_{MY}}{\alpha_H} \text{ となる （・・・(*)）より．}$$

両辺の対数をとると $\log K'_{MY} = \log K_{MY} - \log \alpha_H$ となり，$\log \alpha_H$ は pH が低下すると値が大きくなるパラメーターである．つまり，pH が低下すると $\log K'_{MY}$ は小さくなり，安定性が悪くなる（錯体ができにくくなる）ことが理解できる．

■ 2-4-19　金属指示薬

キレート滴定で使用される指示薬は，それ自体が目的金属イオンと錯体形成し，錯体形成の有無により著しく色が変化する試薬が適している（表 2-9）．また，金属イオンと指示薬の安定度定数が金属イオンと EDTA の安定度定数より 10〜100 倍小さいことが重要（配位子交換反応が重要であるため）である．一方，金属指示薬は，金属イオンと錯体形成したときのみならず，pH 変化によっても変色することがあるので，滴定は緩衝液中で行う必要がある．

表 2-9 キレート滴定で用いられる指示薬と構造式

金属指示薬（略名）	対象金属イオンとpH	変色
エリオクロムブラックT（EBT）	Ca^{2+}, Mg^{2+}, Ba^{2+}, Sr^{2+} (pH 10), Zn^{2+}, Cd^{2+} (pH 7〜10)	赤→青
2-ヒドロキシ-1-(2-ヒドロキシ-4-スルホ-1-ナフチルアゾ)-3-ナフトエ酸	Ca^{2+} (pH 12〜13)	赤→青
1-(2-ピリジルアゾ)-2-ナフトール（PAN）	Cu^{2+} (pH 3〜10)	赤紫→黄
1-(2-ピリジルアゾ)-2-ナフトール，Cu-EDTA混合指示薬（Cu-PAN）	Al^{3+} (pH 3), Ni^{2+}, Co^{2+} (pH>3), Zn^{2+}, Cd^{2+}, Fe^{2+}, Hg^{2+}, Pb^{2+}, (pH 4〜4.5)	赤紫→黄
キシレノールオレンジ（XO）	Bi^{3+} (pH 1〜3), Zn^{2+}, Cd^{2+}, Pb^{2+}, Hg^{2+}, 希土類イオン (pH 5〜6)	赤紫→黄
ムレキシド（MX）	Co^{2+} (pH 8), Ni^{2+} (pH 10)	黄→紫
ジチゾン（DZ）	Co^{2+}, Ni^{2+}, Zn^{2+} (pH 4.8)	緑→赤

EBT

NN

PAN

XO

MX

DZ（−SH基の解離，$pK_{a1}=4.5$）

　代表的な金属指示薬としてエリオクロムブラックT（EBT）があり，中性のpHでは青色である．EBT存在下でCa^{2+}やMg^{2+}が存在すると，キレートをつくって赤色になる．ここにEDTAを加えると，EBTよりもEDTAの方が安定度定数が大きいので，EDTAがCa^{2+}やMg^{2+}とキレートをつくり，EBTは元のフリーの状態に戻って赤から青に変色する（図2-36）．この配位子置換反応により，試料中のCa^{2+}やMg^{2+}などを定量することができる．

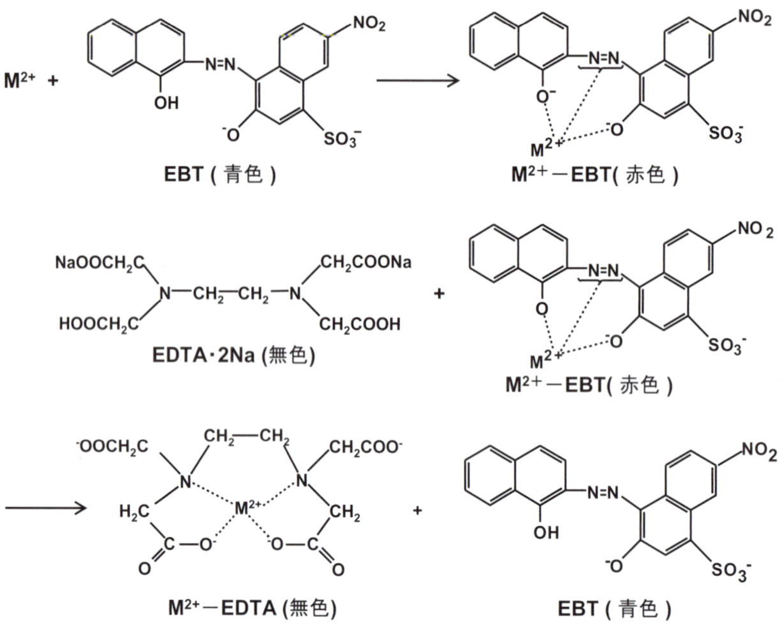

滴定前　　終点前　　滴定終点

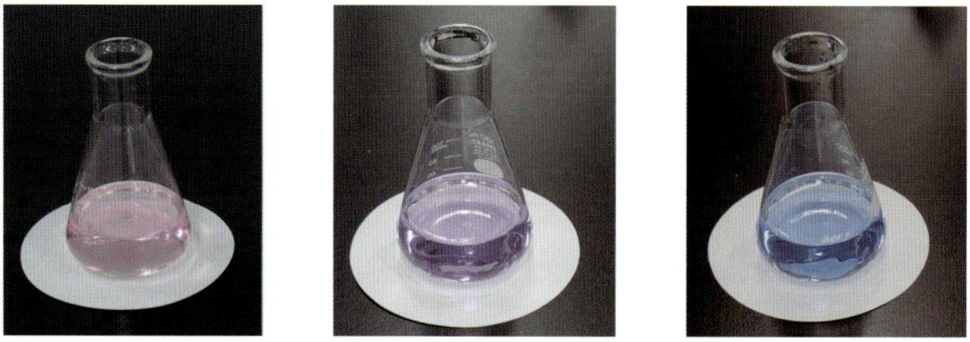

図 2-36　pH7〜10 における EBT と EDTA による配位子置換反応

■ 2-4-20　マスキング剤

キレート滴定を行う際に，目的金属成分とはまったく反応せず，共存成分あるいは妨害成分とのみ選択的に反応して，その成分の影響が目的成分のキレート滴定に出ないようにする特定の指示薬のことである．最も一般的に用いられているマスキング剤には，KCN がある．KCN（CN^-）は Zn^{2+}·Hg^{2+}，Co^{3+}，Fe^{3+} などと極めて安定な錯体を形成するので，これらの金属のマスキングによく使用される．

■ 2-4-21　キレート滴定により定量される日本薬局方収載の医薬品の実例

(1) 実例－1「乾燥水酸化アルミニウムゲルの定量」

定量法：本品約 2 g を精密に量り，塩酸 15 mL を加え，水浴上で振り混ぜながら 30 分間加熱し，冷後，水を加えて正確に 500 mL とする．この液 20 mL を正確に量り，0.05

mol/L エチレンジアミン四酢酸二水素二ナトリウム液 30 mL を正確に加え，pH 4.8 の酢酸・酢酸アンモニウム緩衝液 20 mL を加えた後，5 分間煮沸し，冷後，エタノール（95）55 mL を加え，0.05 mol/L 酢酸亜鉛液で滴定する（指示薬：ジチゾン試液 2 mL）．ただし，滴定の終点は液の淡暗緑色が淡赤色に変わるときとする．同様の方法で空試験を行う※．
0.05 mol/L エチレンジアミン四酢酸二水素二ナトリウム液 1 mL＝2.549 mg Al_2O_3

※Al^{3+} が EDTA とキレートを生成する反応速度は小さいため，一定過量の 0.05 mol/L EDTA を加えて煮沸し，反応を完結させた後，冷後過量の EDTA を Zn^{2+} で測定し，Zn^{2+} が過量になると，分子形の淡暗緑色のジチゾンは淡赤色の亜鉛キレートを生じ終点となる．

本品 2.000 g を量り，0.05 mol/L 酢酸亜鉛液 14.3 mL を要したとすれば，Al_2O_3 の含量は，
$(30.0-14.3) \times 2.5490 \times 100/(2000 \times 20/500) = 50.02\%$

(2) 実例－2「ステアリン酸マグネシウムの定量」

定量法：本品を乾燥し，約 0.5 g を精密に量り，250 mL のフラスコにとり，これにエタノール（99.5）/1-ブタノール混液（1：1）50 mL，アンモニア水（28）5 mL，pH 10 の塩化アンモニウム緩衝液 3 mL，0.1 mol/L エチレンジアミン四酢酸二水素二ナトリウム液 30.0 mL およびエリオクロムブラック T 試液 1～2 滴を加え，振り混ぜる．この液が澄明となるまで 45～50℃で加熱し，冷後，過剰のエチレンジアミン四酢酸二水素二ナトリウムを 0.1 mol/L 硫酸亜鉛液で液が青色から紫色に変わるまで滴定する．同様の方法で空試験を行い，補正する．
0.1 mol/L エチレンジアミン四酢酸二水素二ナトリウム液 1 mL＝2431 mg Mg

(3) 実例－3「酸化亜鉛の定量」

定量法：本品を 850℃で 1 時間強熱し，その約 0.8 g を精密に量り，水 2 mL および塩酸 3 mL に溶かし，水を加えて正確に 100 mL とする．この液 10 mL を正確に量り，水 80 mL を加え，水酸化ナトリウム溶液（1→50）をわずかに沈殿を生じるまで加え，次に pH 10.7 のアンモニア・塩化アンモニウム緩衝液 5 mL を加えた後，0.05 mol/L エチレンジアミン四酢酸二水素二ナトリウム液で滴定する（指示薬：エリオクロムブラック T・塩化ナトリウム指示薬 0.04 g）．
0.05 mol/L エチレンジアミン四酢酸二水素二ナトリウム液 1 mL
 ＝4.069 mg ZnO

EDTA は，金属イオンと 1：1 のモル比で結合する．
したがって，0.05 mol/L EDTA 1 mL＝0.05 mmol から，金属イオンと 1：1 モル比で結合するため，対応する ZnO は 0.05 mmol となる．
酸化亜鉛（ZnO）の式量が 81.38 のため，0.05 mol/L エチレンジアミン四酢酸二水素二ナトリウムの液 1 mL に対応する酸化亜鉛（ZnO）は，0.05×81.38＝4.069 mg となる．

2-5 酸化還元平衡および酸化還元（ジアゾ）滴定

■ 2-5-1 はじめに

ある物質が「酸化される」ことは，物質が酸素と結合する，物質が水素を失う，あるいは物質の酸化数が大きくなることである．一方「還元される」ことは，物質が酸素を失う，物質が水素と結合する，物質の酸化数を小さくすることである．

このように酸化と還元は逆の現象であり，必ず対になって同時に起こる反応である．

現在では酸化とは「原子，分子，イオンが電子を失うこと」，還元とは「これが電子を受け取ること」と定義されており，酸化還元反応では電子の移動過程を含むので，酸化還元反応を理解することは電池反応の基本原理を学ぶことに通じている．

さらに有機合成化学や，生体内での生化学反応の多くは酸化還元反応に基づいており，酸・塩基反応と並んで分析化学における最重要分野である．

■ 2-5-2 酸化と還元

(1) 酸化・還元反応と酸化数

1）酸化とは？還元とは？

モノが燃える燃焼反応が，酸化反応の代表例である．炭素が燃焼し CO_2 ができ，水素が燃焼すると H_2O ができる．つまり炭素や水素を主要構成成分とする有機物は燃焼すると CO_2 と H_2O が生成するということである．我々は，都市ガスの主成分であるメタンや，プロパンガスの主成分であるプロパンを酸素と反応させ，燃焼反応を起こし，酸化することで熱を得ている．このようにある物質が酸素と化合したとき「酸化された」と呼ぶ．一方，酸化銅（II）（CuO）を水素と反応させると Cu と H_2O ができる．

$$CuO + H_2 \longrightarrow Cu + H_2O \tag{2.102}$$

つまり酸化銅が酸素を失って Cu になったと考えられる．このようにある物質が酸素を失ったときを「還元された」という．同時に H_2 にも着目すると，酸素と結合し酸化されていることがわかる．つまり，2つの物質が反応して，1つが酸化されれば，もう一方は還元されるため酸化と還元は同時に進行するものである．2つのどちらに注目するかによって，酸化反応であるとか還元反応であるとかを表現することができる．

次に，水素の代わりにメタノールを作用させると，

$$CuO + CH_3OH \longrightarrow Cu + CH_2O + H_2O \tag{2.103}$$

CuO は酸素を失ったため還元されており，したがって他方のメタノールは酸化されたことになる．しかし，メタノールは酸素に結合しておらず，CH_2O になっている．この $CH_3OH \longrightarrow CH_2O$ の変化では水素を失っていることに着目し，「水素を失うことを酸化といい，水素と化合することを還元という」とも定義することができる．

この考えを電子の動きに広げて考えてみよう．

Cuが酸素と反応して酸化銅（II）になる反応を考えよう．
$$2Cu + O_2 \longrightarrow 2CuO \tag{2.104}$$
この式では，以下の2つの反応が同時に起こっている．
$$2Cu \longrightarrow 2Cu^{2+} + 4e^- \tag{2.105}$$
$$O_2 + 4e^- \longrightarrow 2O^{2-} \tag{2.106}$$
式2.105はCuに着目すると酸化反応であるので，式2.105より電子を失うことが酸化反応であることがわかる．一方酸化と還元反応は同時に進行するため，式2.106は還元反応である．要は，電子を得ることが還元反応であることが容易に想像できよう．

2) 酸化数の考え方

1) で示したように，酸化と還元の概念は酸素や電子の動きで理解できることが明らかになった．しかし，電子の動きで酸化・還元を理解するときには，イオン結合性の物質の場合は電子の受け渡しがはっきりしているので理解しやすいが，共有結合性の化合物の場合，電子の移動がはっきりしない場合が多い．そのために電子の受け渡しを共有結合性の物質にまで当てはめるために提唱されたのが酸化数の考え方である．酸化数の求め方は，次のとおりである．

① 単体原子の酸化数は0とする．
　H_2のHやN_2のNの酸化数は0
② イオンの酸化数はその価数とする．
　Zn^{2+}の酸化数は+2，Cl^-の酸化数は-1
③ 共有結合分子ABでは電気陰性度の大きい原子Aの酸化数を-1，電気陰性度の低い原子Bの酸化数を+1とする．
　HBrのHは+1，Brは-1
④ 化合物におけるOの酸化数は-2，Hの酸化数は+1とする（例外；H_2O_2中のOは-1，NaH中のHは-1）．
⑤ 電気的に中性な化合物を構成する原子の酸化数の総和は0とする．

酸化数が増えれば，その元素は酸化されたことになり，減少すれば還元されたことになる．また，酸化数が反応の前後で変化しなければ，酸化も還元もされなかったことになる．主な原子の酸化数の変化に関して，表2-10に示す．

3) 酸化剤と還元剤

反応において，酸化剤とは相手を酸化するもので，還元剤とは相手を還元するものである．つまり，酸化剤は相手の酸化数を増加させ，自分自身の酸化数を減少させるものであり，還元剤は相手の酸化数を減少させ，自分自身の酸化数を増加させるもののことである．一般に酸化剤はほかの分子などから電子を奪いやすい性質をもち，還元剤は電子を与えやすい物質である．また，過酸化水素や二酸化硫黄のように，反応する相手によって酸化剤になったり還元剤になったりするものもある．代表的な酸化剤と還元剤を表2-11に示す．

表 2-10 主な原子の化合物中における酸化数

	H	O	C	N	S	Cl	I	Na	Mg	Al	Mn	Cr	Fe	Cu
+VII						HClO₄ 過塩素酸					KMnO₄ 過マンガン酸カリウム			
+VI					H₂SO₄ 硫酸						K₂MnO₄ マンガン酸カリウム	K₂Cr₂O₇ ニクロム酸カリウム		
+V				HNO₃ 硝酸		HClO₃ 塩素酸								
+IV			CO₂ 二酸化炭素	NO₂ 二酸化窒素	SO₂ 二酸化硫黄						MnO₂ 二酸化マンガン (II)			
+III			H₂C₂O₄ シュウ酸	HNO₂ 亜硝酸		HClO₂ 亜塩素酸				Al₂O₃ 酸化アルミニウム		Cr₂O₃ 酸化クロム (III)	FeCl₃ 塩化鉄 (III)	
+II			CO 一酸化炭素	NO 一酸化窒素	Na₂S₂O₃ チオ硫酸ナトリウム				MgO 酸化マグネシウム		MnCl₂ 塩化マンガン (II)		FeSO₄ 硫酸鉄 (II)	CuO 酸化銅 (II)
+I	H₂O 水			N₂O 一酸化二窒素		HClO 次亜塩素酸		NaCl 塩化ナトリウム						Cu₂O 酸化銅 (I)
0	H₂	O₂	C	N₂	S	Cl₂	I₂	Na	Mg	Al	Mn	Cr	Fe	Cu
−I	NaH 水素化ナトリウム	H₂O₂ 過酸化水素				HCl 塩化水素	KI ヨウ化カリウム							
−II		H₂O 水			H₂S 硫化水素									
−III				NH₃ アンモニア										
−IV			CH₄ メタン											

酸化数大（酸化剤として働く） ↑ ↓ 酸化数小（還元剤として働く）

表 2-11 酸化剤と還元剤の例

酸化剤	還元剤
オゾン（O_3）	シュウ酸（$H_2C_2O_4$）
過マンガン酸カリウム（$KMnO_4$）	チオ硫酸ナトリウム（$Na_2S_2O_3$）
塩素（Cl_2）	硫酸鉄（$FeSO_4$）
ヨウ素酸カリウム（KIO_3）	水素（H_2）
過酸化水素（H_2O_2）	過酸化水素（H_2O_2）
二酸化硫黄（SO_2）	二酸化硫黄（SO_2）

> **COLUMN　酸化・還元の身近な例**
>
> ① 漂白の原理
>
> 　繊維，布などの繊維品に含まれる有色物質を化学的に破壊，除去し，かつ繊維自身の質を損なわないようにして純白にすることを漂白という．日常生活の中の漂白剤としては，化学的漂白剤と光学的漂白剤が存在し，化学的漂白には酸化還元反応を起こす酸化漂白剤または還元漂白剤が用いられ，酸化還元反応により，漂白することができる．酸化漂白剤の例としては，塩素系（次亜塩素酸ソーダ・亜塩素酸ソーダなど），酸素系（過炭酸ソーダ・過ホウ酸ソーダ，過酸化水素水など）などが，還元漂白剤の例としては，ハイドロサルファイト・二酸化チオ尿素などがあげられる．
>
> ② パーマ・カーリングの原理
>
> 　美容院でパーマやカーリングをする場合，毛髪中のシステイン2分子が結合したS-S結合を還元剤によって切断し，酸化剤でその切断されたS-S結合を再結合させることにより行う．還元剤としては，パーマ剤では，「チオグリコール酸塩類」「システイン又はその塩類」，カーリング剤では，「亜硫酸ナトリウム」「システアミン」などが使用されている．また，酸化剤としては臭素酸ナトリウムや過酸化水素水が使用されている．

(2) 電極電位とネルンストの式

1) イオン化傾向

　カリウムやナトリウムは水と接触すると激しく反応し水素ガスを生じる．一方で金や銀を水に入れても反応しない．カリウム，ナトリウム，金，銀はすべて金属でありながら，水に対する反応の様子はまったく異なる．この違いは，それぞれの原子で「陽イオンへのなりやすさ」が異なることに由来する．金属は一般に電子を失って陽イオンになりやすい．しかし，金属の種類によって電子を失いやすいものと，失いにくいものがある．この「陽イオンへのなりやすさ」の度合いをイオン化傾向といい，下記のような順序になることが知られている．

$$K>Ca>Na>Mg>Al>Zn>Fe>Ni>Sn>Pb>H_2>Cu>Hg>Ag>Pt>Au$$

　この順序を金属のイオン化列とよぶ．イオン化傾向が水素より大きい金属は，酸と反応して水素を発生する．酸の本体はH^+であり，H^+は電子を受け取れば水素原子になることができる．一方で，イオン化列の左側の金属は電子を放出する傾向が強い．両者の傾向が一致して金属からH^+に電子が移り，H^+はHになる．そして，H同士が共有結合でH_2になり水素ガスが発生する．イオン化傾向が水素より小さい金属は，水素より，電子を放出しにくいため，酸との反応性は悪い．「原子が電子を放出する」ということは「その原子が酸化された」ことを意味する．そのためイオン化傾向の大きい金属は，極めて酸化されやすい．イオン化傾向は酸化のされやすさの順番に並べられたともいえ，よってK，Ca，Na，Mg，Alなどの軽金属類は空気中で簡単に酸化されてしまうことが理解できる．

2) 化学電池

一般に電池とは，酸化還元反応を利用して電流を得る装置のことである．先述のとおり，酸化反応とは物質が電子を放出する反応で，還元反応とは物質が電子を取り入れる反応である．両反応を別々の場所で行わせ，両者を導線で結ぶと酸化反応で放出された電子が導線中を移動し，還元反応で消費される．すなわち，導線中を電子が一定方向に動き，電流が得られることになる．それぞれの反応は，電池全体の反応の半分であるため，片方で起こる反応のことを半電池（半反応）とも呼ぶ．化学電池には，一次電池（電池の内部に蓄えられた化学エネルギーを直接的に電気エネルギーに変換するだけの電池．濃淡電池，ボルタ電池，ダニエル電池，グローブ電池，重力電池，ルクランシェ電池など），二次電池（電池の内部に蓄えられた化学エネルギーを直接的に電気エネルギーに変換し，または外部から与えられた電気エネルギーを化学エネルギーに変換して蓄積（充電）することもでき，蓄積された化学エネルギーを再度電気エネルギーに変換する電池．鉛蓄電池，ニッケルカドミウム電池，エジソン電池，ニッケル水素蓄電池，リチウム電池，リチウムイオン電池など），燃料電池（電池に外部から化学エネルギー源となる燃料を供給しながら直接的に電気エネルギーを作り出し，燃料には水素やメタノールなどが使用される），生物電池（生物活動の結果得られる化学エネルギーを利用して直接的に電気エネルギーを作り出す電池）が存在する．

【例】ダニエル電池（図 2-37）

1836 年にジョン・フレデリック・ダニエルが発明した電池．2 つの半電池（$ZnSO_4$ 水溶液に Zn 板を浸したビーカーと $CuSO_4$ 水溶液に Cu 板を浸したビーカー）の間に塩橋（硝酸カリウムのような電解質を溶かした寒天などをガラス管につめたものであり，溶液の移動はできないがイオンの移動はできるようにしたもの）をかけ，金属板同士を導線でつないだもの．この場合，各半電池では図 2-37 の反応が進行しており，Zn 板から Cu 板に電子が流れることが特徴である．つまり，固体の金属亜鉛から余剰電子が放出され（酸化反応），亜鉛イオンとして溶液に溶けだす負極と，放出された電子を溶液中の銅イオンが受け取り（還元反応），金属銅が析出する正極とを導線でつないで電流を取り出すことができる．

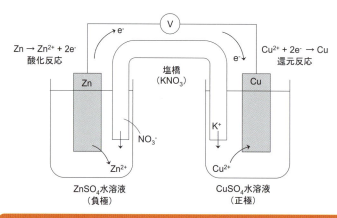

図 2-37　ダニエル電池

このようなダニエル電池は,

$$Zn|Zn^{2+}||Cu^{2+}|Cu$$

と表される（|線は電極と溶液の界面, ||線は両液を塩橋で連結していることを表す).

このダニエル電池の特徴を利用し, 電池を構成する電極や電解質の種類を同じにし, 濃度だけ異なったものを利用することで, 起電力を生じさせる電池を濃淡電池という. 濃淡電池の例としては, どちらの半電池も $Zn/ZnSO_4$ 溶液で構成されているものがあげられる.

3) 起電力

起電力とは, 電流を生じさせる電位差のことである. 化学電池の起電力は, 電極電位における負極と正極間の電位差にあたる.

AとBが反応し, 化合物 A^+B^- が生成される酸化還元反応（$A + B \longrightarrow A^+B^-$）を考える. 化学反応の進行に伴うエネルギー変化は, 図2-38のように表される. 電池の場合 A^+B^- が生成される代わりに, 負極でAの酸化体, 正極でBの還元体が生成する. ダニエル電池の場合は, Aは金属亜鉛, A^+ は亜鉛イオン, Bは金属銅, B^- は銅イオンと考える.

電池反応のギブズエネルギー変化を ΔG とすると, 起電力 E は, $\Delta G = -nFE$（n:反応に関与する電子数, F:ファラデー定数）と表され, ギブズエネルギー変化 ΔG に相当する起電力が得られる.

電池の起電力は負極と正極の電極電位の差として得られる. ダニエル電池では, 図2-33中に示した反応式の標準電極（酸化還元）電位の和が標準起電力となる. 銅の標準電極（酸化還元）電位は 0.34 V, 亜鉛の標準電極（酸化還元）電位は -0.76 V より, ダニエル電池の起電力（E^0）は, $0.34 - (-0.76) = 1.10$ V となる.

一方, 標準状態におけるギブズエネルギー変化（ΔG^0）は, ダニエル電池においては電子の関与が2個のため, n = 2 を用い, $\Delta G^0 = -nFE^0 = -2 \times F \times 1.10 = -212$ kJ/mol と算出できる. いい換えれば, 熱力学データなどから標準状態における ΔG^0 がわかれば, 標準起電力（E^0）を算出することができるといえる.

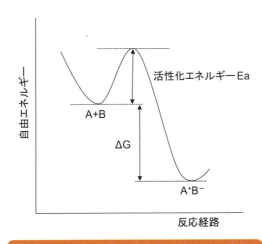

図2-38　化学反応の進行とエネルギー変化

4）ネルンストの式

　酸化還元電極の電極電位 E は式 2.107 の電極反応に対して溶液中の酸化体（Ox）および還元体（Red）の濃度を用いて式 2.108 のように表すことができる．この式をネルンストの式と呼び 1889 年にヴァルター・ネルンストにより提案された．

$$pOx（酸化体）+ ne^- \rightleftarrows qRed（還元体） \qquad (2.107)$$

$$E = E^0 + \left(\frac{RT}{nF}\right)\ln\left(\frac{[Ox]^p}{[Red]^q}\right) \qquad (2.108)$$

ここで，E^0：標準電極電位，R：気体定数（8.314 J/kmol），T：絶対温度，n：酸化還元反応で授受される電子数（移動する電子の数），および F：ファラデー定数（96,500 クーロン）のことである．

5）標準電極(酸化還元)電位

　電位とは，単位電荷あたりのエネルギーのことであり，単位は一般に V（ボルト）を用いる．電位は力学における位置エネルギーに相当するもので，力学的な位置エネルギーが重力などの力から定まるのに対し，電位はクーロン力から定まる．点 P における電位は，P から定められた基点 P_0 まで単位電荷を動かす際のクーロン力に対して行われた仕事により定義される．ここで単位電荷とは 1 クーロンの電荷をもつ点電荷のことである．クーロン力による電気的な位置エネルギーが大きいほど電位が低くなり，電子を放出しやすく，イオンになりやすいことが知られている（図 2-39）．

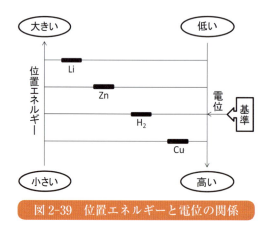

図 2-39　位置エネルギーと電位の関係

　一方，電池は，2 組の酸化還元対で構成されており，電池表記の左側と右側はそれぞれ電池の半分であるので半電池という．半電池の電位は直接測定できないため，標準水素電極を基準（0 V）として求める．この標準水素電極は，1 atm の水素ガス，白金黒電極，および水素イオンの活量が 1 である酸水溶液から構成される．標準水素電極（図 2-40）を基準にし，各々の電極の溶液中のイオン濃度が 1 M の場合の各電極の電位のことを，標準電極（酸化還元）電位と呼ぶ（巻末の付録を参照）．この標準電極（酸化還元）電位は，その物質がほかの物質を酸化しやすい

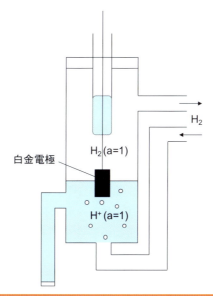

図 2-40　標準水素電極の模式図

状態にあるのか，還元しやすい状態にあるのかを表す指標となり，この値がプラスで大きければ，酸化力が強く，マイナスで大きければ還元力が強いということである．また，溶液中にある単体と別の元素のイオンとが存在するとき，両者の間で酸化還元反応が生じると，単体は酸化されてイオン化するのに対して，もう一方は還元されて単体として析出する．このとき「還元された元素より酸化された元素の方がイオン化傾向が大きい」ということになる．どちらが酸化されどちらが還元されるかは酸化還元電位の大小に依存するので，この電位の順に元素を並べたものが前述のイオン化傾向の順序となる．

【例】銅の標準電極(酸化還元)電位を求める

標準水素電極を基準とする場合，$Pt, H_2|H^+||Cu^{2+}|Cu$ と書き表される．
電池の起電力は，両半電池の差であるので，

$$\Delta E = E_{右} - E_{左} = E^0_{Cu} + \left(\frac{RT}{nF}\right)\ln\left(\frac{[Cu^{2+}]}{[Cu]}\right) - \left(E^0_H + \left(\frac{RT}{nF}\right)\ln\left(\frac{[H^+]}{[H_2]}\right)\right)$$

水素電極の標準電極（酸化還元）電位は 0 であるので，$E^0_H = 0$ であり，かつその濃度は $[H^+]\cdot[H_2]$ ともに 1 であるため，$\left(\frac{RT}{nF}\right)\ln\left(\frac{[H^+]}{[H_2]}\right) = 0$ となる．

よって，$\Delta E = E^0_{Cu} + \left(\frac{RT}{nF}\right)\ln\left(\frac{[Cu^{2+}]}{[Cu]}\right)$ となり，$[Cu^{2+}]$ と $[Cu]$ が等しい場合，電位差計で ΔE を測定すると，被験物質の標準電極（酸化還元）電位を求めることができる．

以上説明してきた標準電極（酸化還元）電位の特徴をまとめると，次のようになる．

① 標準電極（酸化還元）電位が負であればあるほど還元体がより酸化されやすい．つまり標準電極（酸化還元）電位が低くなると還元剤はより強くなり，酸化体はより弱い酸化剤とな

る．

② 標準電極（酸化還元）電位が正であればあるほど酸化体がより還元されやすい．つまり標準電極（酸化還元）電位が高くなると酸化剤はより強くなり，還元体はより弱い還元剤となる．

③ 2つの半電池を組み合わせるとき，自発反応ではより標準電極（酸化還元）電位が正である半電池のほうが還元反応となる．

6) 参照電極

標準電極（酸化還元）電位を求める場合，標準水素電極と組み合わせた可逆電池の起電力として示される．しかし，標準水素電極は水素圧の補正や水素イオン濃度の調整など，使用に当たって多くの困難を伴うので，実際には電位が既知の参照電極（比較電極）を標準水素電極の代わりに用いる．

【例】飽和カロメル（甘コウ）電極（SCE）の場合：25℃のSCEの電位は，0.241 V（vs. 標準水素電極）

$$Hg_2^{2+} + 2e^- \rightleftharpoons 2Hg \tag{2.109}$$

$$Hg_2Cl_2 \rightleftharpoons Hg_2^{2+} + 2Cl^- \tag{2.110}$$

銀－塩化銀電極（Ag/AgCl）の場合：25℃のAg/AgClの電位は，0.222 V（vs. 標準水素電極）

$$Ag^+ + e^- \rightleftharpoons Ag \tag{2.111}$$

$$AgCl \rightleftharpoons Ag^+ + Cl^- \tag{2.112}$$

(3) 酸化・還元平衡

1) 一般的な酸化・還元反応の平衡定数

ある電池を考えたとき，二極間で電位差が生じた環境であれば，導線で結ぶと電流が流れ，各極では物質の濃度が変化する．そして，最終的には二極の間で新たな平衡状態に到達する．この平衡状態とは，電池の起電力が0 Vになったときであり，二極の電位が等しくなった状況である．この節では，下記のような酸化還元反応を考える．

$$Ox_1 + Red_2 \rightleftharpoons Red_1 + Ox_2 \tag{2.113}$$

この反応では，

$$Ox_1 + ne^- \rightleftharpoons Red_1 \tag{2.114}$$

$$Ox_2 + ne^- \rightleftharpoons Red_2 \tag{2.115}$$

という2組の酸化還元対から構成されており，それぞれの電極電位は，ネルンストの式より，

$$E_1 = E^0_1 + \left(\frac{RT}{nF}\right)\ln\left(\frac{[Ox_1]}{[Red_1]}\right) \tag{2.116}$$

$$E_2 = E^0_2 + \left(\frac{RT}{nF}\right)\ln\left(\frac{[Ox_2]}{[Red_2]}\right) \tag{2.117}$$

となる．

この2つの反応が平衡に達していると，$E_1 = E_2$であるので，式2.116，式2.117より，

$$E^0_1 - E^0_2 = \left(\frac{RT}{nF}\right)\ln\left(\frac{[Ox_2]}{[Red_2]}\right) - \left(\frac{RT}{nF}\right)\ln\left(\frac{[Ox_1]}{[Red_1]}\right) = \left(\frac{RT}{nF}\right)\ln\left(\frac{[Ox_2][Red_1]}{[Ox_1][Red_2]}\right)$$

となる．
式 2.113 の反応の平衡定数 K は，

$$K = \frac{[Ox_2][Red_1]}{[Ox_1][Red_2]}$$ であるので，

$E^0_1 - E^0_2 = \left(\frac{RT}{nF}\right)\ln K$ と変形され，25℃，1 気圧のときは，

$E^0_1 - E^0_2 = \left(\frac{0.026}{n}\right)\ln K$ となる．

つまり，酸化還元反応の系では，標準酸化還元電位の差から酸化還元反応の平衡定数を求めることができる．

2）発展的な酸化還元反応

酸化還元平衡には種々の影響を及ぼす因子が存在する．それらが存在した条件下での酸化還元反応を考える．

① 水素イオン濃度の影響

水素イオンが酸化還元反応に影響を及ぼす場合として，二クロム酸イオンなどを用いた場合があげられる．

$$Cr_2O_7^{2-} + 14H^+ + 6e^- \longrightarrow 2Cr^{3+} + 7H_2O \tag{2.118}$$

この反応のネルンストの式は，

$E = E^0 + \left(\frac{RT}{6F}\right)\ln\left(\frac{[Cr_2O_7^{2-}][H^+]^{14}}{[Cr^{3+}]^2}\right)$ となり，

$E = E^0 + \left(\frac{RT}{6F}\right)\ln\left(\frac{[Cr_2O_7^{2-}]}{[Cr^{3+}]^2}\right) + 14\left(\frac{RT}{6F}\right)\ln[H^+]$ となる．

$\ln[H^+] = 2.303\log[H^+]$ であるので，

$E = E^0 + 2.303\left(\frac{RT}{6F}\right)\log\left(\frac{[Cr_2O_7^{2-}]}{[Cr^{3+}]^2}\right) + 32.242\left(\frac{RT}{6F}\right)\log[H^+]$

$= E^0 + 2.303\left(\frac{RT}{6F}\right)\log\left(\frac{[Cr_2O_7^{2-}]}{[Cr^{3+}]^2}\right) - 32.242\left(\frac{RT}{6F}\right)pH$

となり，pH の変化に伴い，電位の変化が起こることが理解できる．

② 沈殿試薬の影響

ネルンストの式より，酸化体の濃度が減少すれば電位は低下し，還元体の濃度が減少すれば電位は増加する．つまり，ある種の沈殿試薬を加えることで，電位に変化を与えることができる．

金属イオンに沈殿試薬を加え，難溶性塩ができる場合を例にあげる．

【例】銀イオン／銀電極の電位に対する塩化物イオンの影響

塩化物イオン非存在下では，

$$Ag^+ + e^- \longrightarrow Ag \tag{2.119}$$

$$E = E^0_{Ag} + \left(\frac{RT}{F}\right)\ln\left(\frac{[Ag^+]}{[Ag]}\right) \tag{2.120}$$

となる．

この系に，過剰の塩化物イオンを加えると，溶液中の Ag^+ は沈殿し，沈殿生成平衡状態が形成される．

$$Ag^+ + Cl^- \longrightarrow AgCl \tag{2.121}$$

この平衡状態においては溶解度積の関係より，

$$K_{sp} = [Ag^+][Cl^-] \tag{2.122}$$

の関係が成り立ち，塩化物イオンの存在により，Ag^+ の濃度が制御される．

つまり，

$$[Ag^+] = \frac{K_{sp}}{[Cl^-]} \tag{2.123}$$

となり，この関係を式 2.120 に代入すると，次のようになる．

$$E = E^0_{Ag} + \left(\frac{RT}{F}\right)\ln\left(\frac{K_{sp}}{[Ag][Cl^-]}\right) = E^0_{Ag} + \left(\frac{RT}{F}\right)\ln\frac{K_{sp}}{[Ag]} + \left(\frac{RT}{F}\right)\ln\frac{1}{[Cl^-]} \tag{2.124}$$

式 2.124 より，電位は塩化物イオンの濃度すなわち沈殿試薬により制御されることとなる．

③ 金属錯体を形成する配位子の影響

酸化数に変化を与えずに，酸化体や還元体の濃度を変化させる原因として，錯生成反応があげられる．金属イオンが関与する酸化還元反応中に配位子を加えたときの例を考えてみる．

【例】銀イオン／銀電極の電位に対するアンモニアの影響

アンモニア非存在下では，沈殿試薬の影響で示したとおり，

$$Ag^+ + e^- \longrightarrow Ag \tag{2.125}$$

$$E = E^0_{Ag} + \left(\frac{RT}{F}\right)\ln\left(\frac{[Ag^+]}{[Ag]}\right) \tag{2.126}$$

となる．

この系にアンモニアを加えると，溶液中の Ag^+ はアンモニアと錯体を形成し，錯生成平衡状態が形成される．

$$Ag^+ + mNH_3 \longrightarrow [Ag(NH_3)_m^+] \quad (m = 1 \sim Z) \tag{2.127}$$

金属イオンを含む化学種の全濃度は，

$$C_{Ag} = [Ag^+] + [[Ag(NH_3)^+]] + [[Ag(NH_3)_2^+]] \cdots + [[Ag(NH_3)_m^+]] \tag{2.128}$$

となり，各金属錯体の平衡定数の関係から，

$$Ag^+ + NH_3 \underset{}{\overset{\beta_1}{\rightleftharpoons}} [Ag(NH_3)]^+ \quad \beta_1 = \frac{[[Ag(NH_3)^+]]}{[Ag^+][NH_3]] } \text{ や}$$

$$Ag^+ + 2NH_3 \underset{}{\overset{\beta_2}{\rightleftharpoons}} [Ag(NH_3)_2]^+ \quad \beta_2 = \frac{[[Ag(NH_3)_2^+]]}{[Ag^+][NH_3]^2} \text{ の関係があるため,}$$

$[[Ag(NH_3)^+]] = \beta_1[Ag^+][NH_3]$ や $[[Ag(NH_3)_2^+]] = \beta_2[Ag^+][NH_3]^2$ となるため,式2.128は,

$$C_{Ag} = [Ag^+](1 + \beta_1[NH_3] + \beta_2[NH_3]^2 + \cdots + \beta_m[NH_3]^m) \tag{2.129}$$

が成立する.

よって,$[Ag^+] = \dfrac{C_{Ag}}{(1 + \beta_1[NH_3] + \beta_2[NH_3]^2 + \cdots + \beta_m[NH_3]^m)}$ となる.

分母の $1 + \beta_1[NH_3] + \beta_2[NH_3]^2 + \cdots + \beta_m[NH_3]^m$ を α とおくと,

$[Ag^+] = \dfrac{C_{Ag}}{\alpha}$ となり,式2.126に代入すると,

$E = E^0_{Ag} + \left(\dfrac{RT}{F}\right)\ln\left(\dfrac{C_{Ag}}{[Ag]\alpha}\right) = E^0_{Ag} + \left(\dfrac{RT}{F}\right)\ln\left(\dfrac{C_{Ag}}{[Ag]}\right) + \left(\dfrac{RT}{F}\right)\ln\left(\dfrac{1}{\alpha}\right)$ と変形できる.

配位子であるアンモニアが存在しない場合,$\alpha = 1$,$C_{Ag} = [Ag^+]$ であるため式2.126と一致し,アンモニアが存在すると,α が大きくなるため,電位は低くなる.

(4) 電池を組み立てずに標準電極電位を求める方法

以下に示したラチマー図は,元素がさまざまな酸化状態をとるとき,それらの酸化状態に対する多くの情報を提供することができる.一般に酸化状態の高い状態から還元状態に向けて矢印で表す.マンガンを例にとると,

$$Mn^{3+} \xrightarrow{1.5V} Mn^{2+} \xrightarrow{-1.18V} Mn$$

のように表すことができる.

このラチマー図を用いると,明確に与えられていない電位(Mn^{3+}/Mn など)を求めることができる.Mn^{3+} と Mn の間の平衡反応は,

$$Mn^{3+} + 3e^- \rightleftharpoons Mn \tag{2.130}$$

で表され,Mn^{3+}/Mn^{2+} と Mn^{2+}/Mn の標準電極電位とギブズエネルギー変化から,

$$\Delta G_{Mn^{3+}/Mn^{2+}} = -1 \times F \times 1.5 \tag{2.131}$$

$$\Delta G_{Mn^{2+}/Mn} = -2 \times F \times (-1.18) \tag{2.132}$$

となり,式2.131+式2.132より式2.130のギブズエネルギー変化は,

$\Delta G_{Mn^{3+}/Mn} = \Delta G_{Mn^{3+}/Mn^{2+}} + \Delta G_{Mn^{2+}/Mn} = -1 \times F \times (-0.86)$ となり,式2.130の標準電極電位は $\Delta G_{Mn^{3+}/Mn} = -3 \times F \times E_{Mn^{3+}/Mn}$ であるので,

$-3 \times F \times E_{Mn^{3+}/Mn} = -1 \times F \times (-0.86)$ より,$E_{Mn^{3+}/Mn} = -0.29$ V となる.

このように,ラチマー図を利用すれば,電池を組み立てて電位を測定せずとも,酸化状態の異なる半反応の標準電極電位を求めることができる.

■ 2-5-3 酸化還元滴定 ||||||||||||||||||||||||||||||||||||||||||||||||||||||||

(1) 酸化還元滴定とは

　酸化還元反応を利用して，濃度未知の酸化剤あるいは還元剤の濃度を，濃度既知の還元剤あるいは酸化剤を標準溶液として利用し，滴定により求める方法．酸塩基反応では酸由来のH^+のモル数と，それを受け入れる物質（つまりOH^-）のモル数が一致したときが中和であり終点であった．酸化還元反応でも考え方はほぼ同じで，還元剤から放出される電子のモル数と，酸化剤が受け取る電子のモル数が一致したときが終点となる．一般的に還元剤は空気中の酸素によって酸化され安定でないため，酸化剤を滴定剤として使用することが多い．

　本滴定法を用いて定量を行う医薬品の代表例としては，オキシドール（還元剤として働くオキシドール（H_2O_2）を濃度既知の酸化剤である過マンガン酸カリウム（$KMnO_4$）で滴定する）があげられる．

(2) 酸化還元滴定の実例

1) 鉄とセリウムによる酸化還元滴定

　1 M の鉄（II）溶液 50 mL を 1 M のセリウム（IV）標準液で滴定する場合，電位の変化は以下のとおりである．

　1 M の鉄（II）溶液 50 mL 中には 50×10^{-3} mol の鉄（II）が含まれる．鉄（II）1 mol 中には 6.02×10^{23} 個の鉄（II）が存在しているので，$(50 \times 10^{-3}$ mol$) \times (6.02 \times 10^{23}$/mol$)$ 個の鉄（II）が存在している．ここでは理解しやすくするため，50 mL の鉄（II）溶液中に 50 個の Fe^{2+} が，50 mL のセリウム（IV）溶液中に 50 個の Ce^{4+} が存在する（1 mL の溶液を 1 個と考える）と仮定して考える．

　この滴定では，電極電位を与える化学反応は，次式のとおりである．

$$Fe^{2+} + Ce^{4+} \longrightarrow Fe^{3+} + Ce^{3+} \qquad (2.133)$$

鉄とセリウムのそれぞれの反応とネルンストの式は，

以下の数値を代入して変形すると，$R = 8.314$（J/K/mol），$T = 273.15 + 25 = 298.15$（K），$F = 96500$（C/mol），$\ln X = 2.303 \cdot \log X$ より，$(RT/F) \cdot \ln X = 0.059 \cdot \log X$ となるから，

$$Fe^{3+} + e^- \rightleftarrows Fe^{2+} \qquad E = E_{Fe}^0 + \left(\frac{0.059}{1}\right)\log\left(\frac{[Fe^{3+}]}{[Fe^{2+}]}\right) \quad 標準電極電位 = 0.77\ V \qquad (2.134)$$

$$Ce^{4+} + e^- \rightleftarrows Ce^{3+} \qquad E = E_{Ce}^0 + \left(\frac{0.059}{1}\right)\log\left(\frac{[Ce^{4+}]}{[Ce^{3+}]}\right) \quad 標準電極電位 = 1.61\ V \qquad (2.135)$$

となる．

　セリウムの方が標準電極電位が大きいので，還元されやすく（酸化剤となる），電子を受け取るため，$Ce^{4+} + e^- \rightleftarrows Ce^{3+}$ と $Fe^{2+} \rightleftarrows Fe^{3+} + e^-$ の反応が起こる．

　滴定開始時は，Ce に対して大量の Fe が存在するので，$Fe^{2+} \rightleftarrows Fe^{3+} + e^-$ の反応が優先的に進む．

　例えば，25℃，1 気圧の条件下で，
1 M のセリウムを 5 mL 滴下すると・・・

[Fe^{2+}] が 50 − 5 = 45 個，[Fe^{3+}] が 5 個でき，E = 0.77 + $\left(\dfrac{0.059}{1}\right)log\left(\dfrac{5}{45}\right)$ = 0.71 V となる．

1 M のセリウムを 25 mL 滴下すると・・・

[Fe^{2+}] が 50 − 25 = 25 個，[Fe^{3+}] が 25 個でき，E = 0.77 + $\left(\dfrac{0.059}{1}\right)log\left(\dfrac{25}{25}\right)$ = 0.77 V となる．

1 M のセリウムを 50 mL 滴下すると（つまり当量点）・・・

[Fe^{2+}] が 50 − 50 = 0 個，[Fe^{3+}] が 50 個でき，[Ce^{4+}] が 0 個，[Ce^{3+}] が 50 個存在し，[Fe^{2+}] = [Ce^{4+}]，[Fe^{3+}] = [Ce^{3+}] となり，式 2.134 と式 2.135 に代入し，E について解くと，E = $\dfrac{(0.77 + 1.61)}{2}$ = 1.19 V となる．

当量点を超えると，Ce の方が大量に存在するので，Ce^{4+} + e$^-$ ⟶ Ce^{3+} の平衡が起こる．

1 M のセリウムを 51 mL 滴下すると・・・

[Ce^{4+}] が 1 個，[Ce^{3+}] が 50 個でき，E = 1.61 + $\left(\dfrac{0.059}{1}\right)log\left(\dfrac{1}{50}\right)$ = 1.51 V となる．

1 M のセリウムを 100 mL 滴下すると・・・

[Ce^{4+}] が 50 個，[Ce^{3+}] が 50 個でき，E = 1.61 + $\left(\dfrac{0.059}{1}\right)log\left(\dfrac{50}{50}\right)$ = 1.61 V となる．

よって，図 2-41 のような滴定曲線を描くことができる．

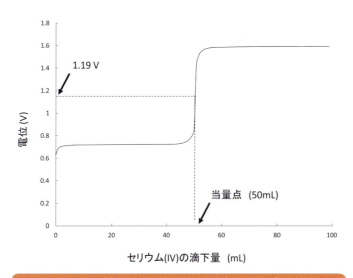

図 2-41　鉄とセリウムによる酸化還元滴定曲線

2）ジアゾ滴定

芳香族第一アミンのジアゾ化反応を利用した定量法であり，構造中に芳香族第一アミンを含む医薬品を亜硝酸で滴定する方法である（図 2-42）．日本薬局方において，アミノ安息香酸エチル，プロカイン塩酸塩，スルファメチゾールなどの定量に利用されている．1 回の測定あたりの試料

量や溶媒量が多いこと，測定に多くの時間と手間がかかることが短所とされている．当量点付近の電気的変化を明瞭にして，滴定終点を判別しやすくするために臭化カリウムが加えられることが特徴の1つの滴定法である．

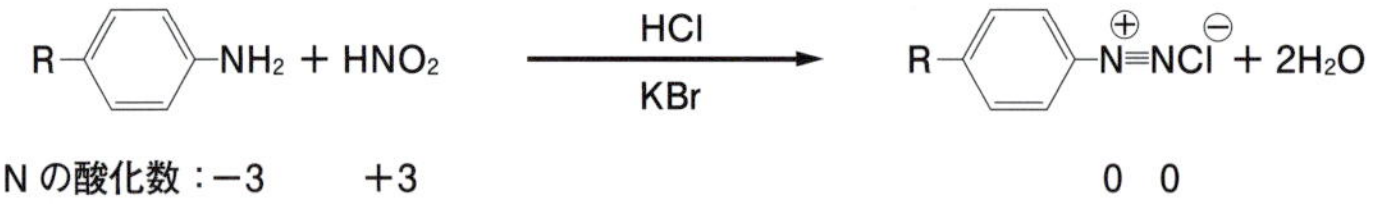

$$R-C_6H_4-NH_2 + HNO_2 \xrightarrow[KBr]{HCl} R-C_6H_4-N^{\oplus}\equiv NCl^{\ominus} + 2H_2O$$

Nの酸化数：－3　　　＋3　　　　　　　　　　　　　　　　0　0

図 2-42　ジアゾ滴定の反応機構例

(3) 滴定終点の判定

1) 酸化還元指示薬

弱い酸化剤または還元剤であり，酸化体と還元体の色が異なることを特徴とする指示薬である．酸化還元指示薬を In で表すと，

$$In_{ox} + ne^- \rightleftarrows In_{Red}$$

という酸化還元反応を起こし，酸化体の色（In_{ox}）と還元体の色（In_{Red}）が大きく異なることが特徴である．酸化還元滴定の終点では急激な電位変化が起こるので，この電位変化の幅に指示薬の変色電位を有する指示薬を選ぶ必要がある．酸化還元滴定に利用される代表的な指示薬を表2-12に示す．

表 2-12　代表的な酸化還元指示薬

酸化体	還元体	変色電位 (V)	溶解条件
フェロイン（淡青色）Fe^{3+}錯体	（赤色）Fe^{2+}錯体	1.06	1 mol/L 硫酸
メチレンブルー（青色）	（無色）	0.53	塩化物の0.05％水溶液

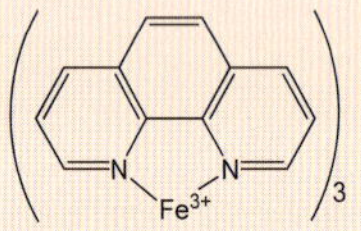

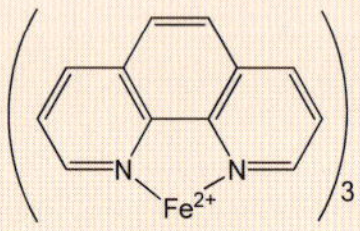

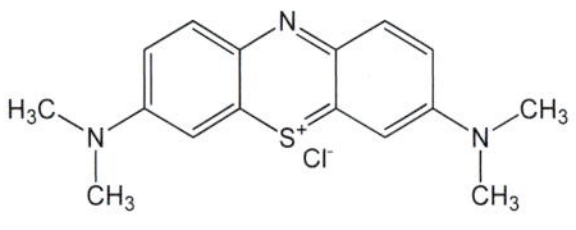

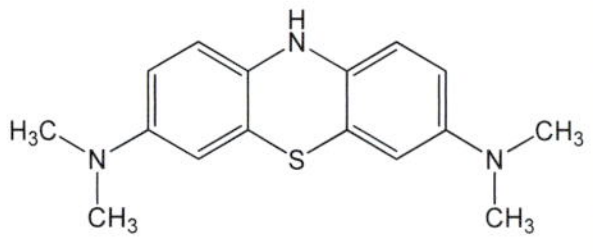

2) 自己指示薬

滴定試薬自身が強く着色しているものを用いると，それ自身が酸化還元反応により変色し，指示薬を用いることなく終点の検出ができる．例えば，過マンガン酸カリウム標準溶液はそれ自身赤紫色を呈しており，当量点をわずかに過ぎると淡いピンク色となり終点の検出が可能となる．また，ヨウ化物イオンの酸化により生じるヨウ素をチオ硫酸ナトリウム標準液で滴定するヨウ素

還元滴定では，デンプンを指示薬に用い，ヨウ素と反応して濃青色を呈するヨウ素デンプン反応により終点を決定することができる．この反応は非常に鋭敏な呈色反応であるため，微量のヨウ素の検出に用いられる．

2-5-4　酸化還元滴定により定量される日本薬局方収載の医薬品の実例

酸化還元滴定で定量される日本薬局方収載の医薬品は，表 2-13 の医薬品があげられる．その中からいくつか例をあげて，定量法を概説する．

表 2-13　酸化還元滴定で定量する日本薬局方収載の医薬品例

医薬品名	構造式	医薬品名	構造式
オキシドール（酸化剤もしくは還元剤）	H_2O_2	ヨードチンキ（還元剤）	I_2 と KI の混合物（70％エタノール）
アスコルビン酸（還元剤）	（構造式）	塩酸フェニレフリン（還元剤）	（構造式）
ジメルカプロール（還元剤）	（構造式）	イソニアジド（還元剤）	（構造式）
ヒドララジン塩酸塩（還元剤）	（構造式）	キシリトール（還元剤）	（構造式）

(1) 実例－1「オキシドール（過酸化水素）の定量」

　　定量法：本品 1.0 mL を正確に量り，水 10 mL および希硫酸 10 mL を入れたフラスコに加え，0.02 mol/L 過マンガン酸カリウム液で滴定する．

　　　　　0.02 mol/L 過マンガン酸カリウム液　1 mL ＝ 1.701 mg H_2O_2

オキシドールは H_2O_2（分子量 34.01）を 2.5〜3.5 w/v％含む．H_2O_2 は酸化剤としても還元剤としても働くが，還元剤としての電極反応は次のとおりである．

$O_2 + 2H^+ + 2e^- \rightleftharpoons H_2O_2$　（E^0 ＝ 0.682 V）

$KMnO_4$ とは硫酸酸性下，モル比にして 2：5 で反応する．

$2KMnO_4 + 5H_2O_2 + 3H_2SO_4 \rightleftharpoons 2MnSO_4 + K_2SO_4 + 8H_2O + 5O_2$

なお，滴定の終点は，赤紫色の過マンガン酸カリウム溶液が消費されなくなったところなので，赤紫色が消えない点とする．

(2) 実例－2「ジメルカプロールの定量」

定量法：本品約 0.15 g を共栓フラスコに精密に量り，メタノール 10 mL に溶かし，直ちに 0.05 mol/L ヨウ素液で，液が微黄色を呈するまで滴定する．同様の方法で空試験を行い，補正する．

$$0.05 \text{ mol/L} \quad \text{ヨウ素液} \quad 1 \text{ mL} = 6.211 \text{ mg } C_3H_8OS_2$$

SH 基を有する有機化合物（チオール類）は，一般に低い E^0 値（$-0.2 \sim -0.3$ V 程度）を有し，I_2 によって酸化されてジスルフィドとなる．

$$2RSH + I_2 \rightleftarrows RSSR + 2HI$$

ジメルカプロール（$C_3H_8OS_2$：分子量 124.22）と I_2 との反応は，

$$\text{HS-CH}_2\text{-CH(SH)-CH}_2\text{OH} + I_2 \rightarrow \text{(cyclic disulfide)-CH}_2\text{OH} + 2HI$$

である．この式からジメルカプロールと等モルの I_2 が反応することがわかる．なお，この場合の空試験は，メタノール中のホルムアルデヒドなどの影響を除くために行う．

(3) 実例－3「D-マンニトールの定量」

定量法：本品を乾燥し，その約 0.2 g を精密に量り，水に溶かし，正確に 100 mL とする．この液 10 mL を正確に量り，ヨウ素瓶に入れ，過ヨウ素酸カリウム試液 50 mL を正確に加え，水浴中で 15 分間加熱する．冷後，ヨウ化カリウム 2.5 g を加え，密栓してよく振り混ぜ，暗所に 5 分間放置した後，遊離したヨウ素を 0.1 mol/L チオ硫酸ナトリウム液で滴定する（指示薬：デンプン試液 1 mL）．同様の方法で空試験を行う．

$$0.1 \text{ mol/L チオ硫酸ナトリウム液 1 mL} = 1.822 \text{ mg } C_6H_{14}O_6$$

D-マンニトール（$C_6H_{14}O_6$：分子量 182.17）は，6 個の OH 基を有する糖アルコールであり，KIO_4 とは次のように反応する．

$$C_6H_{14}O_6 + 5KIO_4 \rightleftarrows 2HCHO + 4HCOOH + 5KIO_3 + H_2O$$

D-マンニトール 1 モルがすべて酸化されるには KIO_4 5 モルが必要である．したがって，0.1 mol/L チオ硫酸ナトリウム液の本試験と空試験との差は，D-マンニトールの 5 倍のモル数のヨウ素を滴定するのに要した量である．

(4) 実例－4「アスコルビン酸の定量」

定量法：本品を乾燥し，その約 0.2 g を精密に量り，メタリン酸溶液（1→50）50 mL に溶かし，0.05 mol/L ヨウ素液で滴定する（指示薬：デンプン試液 1 mL）．

$$0.05 \text{ mol/L ヨウ素液 1 mL} = 8.806 \text{ mg } C_6H_8O_6$$

アスコルビン酸の酸化還元反応は次式であり，標準酸化還元電位 E^0 は 0.080 V である．

$$\text{デヒドロアスコルビン酸} + 2H^+ + 2e^- \rightleftarrows \text{アスコルビン酸}$$
(酸化体)　　　　　　　　　　　　($E^0 = +0.080$ V)

アスコルビン酸の 1 mol はヨウ素の 1 mol を還元する．すなわち，ヨウ素の 1 mol はアスコルビン酸の 1 mol を酸化し，次に示す反応式のようにアスコルビン酸はデヒドロアスコルビン酸に酸化され，ヨウ素はヨウ化物イオンに還元される．

アスコルビン酸　　　　　　　　　　デヒドロアスコルビン酸
($C_6H_8O_6$：176.12)

すなわち，アスコルビン酸とヨウ素は等 mol で反応するため，下式のように，0.05 mol/L ヨウ素液 1 mL はアスコルビン酸 8.806 mg に対応する．

0.05 mol/L I_2 1 mL = 0.05 × 176.12 = 8.806 mg

(5) 実例－5「フェノールの定量」

定量法：本品約 1.5 g を精密に量り，水に溶かし正確に 1,000 mL とし，この液 25 mL を正確に量り，ヨウ素瓶に入れ，正確に 0.05 mol/L 臭素液 30 mL を加え，さらに塩酸 5 mL を加え，直ちに密栓して 30 分間しばしば振り混ぜ，15 分間放置する．次にヨウ化カリウム試液 7 mL を加え，直ちに密栓してよく振り混ぜ，クロロホルム 1 mL を加え，密栓して激しく振り混ぜ，遊離したヨウ素を 0.1 mol/L チオ硫酸ナトリウム液で滴定する（指示薬：デンプン試液 1 mL）．同様の方法で空試験を行う．

0.05 mol/L 臭素液 1 mL = 1.569 mg C_6H_6O

フェノール（C_6H_6O：94.11）に過剰な反応量の臭素標準液を加えると，水酸基の位置から o-（オルト）位と p-（パラ）位で臭素置換反応が起こり，2,4,6-トリブロモフェノールが生成する．このときフェノールは還元剤，臭素は酸化剤として作用し（Br の酸化数は 0 → -1 に変化），フェノール 1 mol あたり 3 mol の臭素が消費される．

そのため，0.05 mol/L 臭素液の 1 mL に対応するフェノールの量は次のようになる．

0.05 mol/L Br_2 1 mL = $0.05 \times \dfrac{1}{3} \times 94.11 = \dfrac{1}{60} \times 94.11 = 1.569$ mg

(6) 実例-6「ジアゾ化滴定によるアミノ安息香酸エチルの定量」

定量法：本品を乾燥し，その約 0.25 g を精密に量り，塩酸 10 mL および水 70 mL を加えて溶かし，さらに臭化カリウム溶液（3→10）10 mL を加え，15℃以下に冷却した後，0.1 mol/L 亜硝酸ナトリウム液で電位差滴定法または電流滴定法により滴定する．

$$0.1\ \text{mol/L 亜硝酸ナトリウム液 1 mL} = 16.52\ \text{mg}\ C_9H_{11}NO_2$$

芳香族第一アミンを亜硝酸でジアゾ化するとき，亜硝酸は酸化剤として作用し，亜硝酸の窒素の原子価は +3 から 0 に変化する．一方，芳香族第一アミンの窒素の原子価は -3 から 0 に変化する．

$$Ar\text{-}NH_2 + HNO_2 + HCl \rightarrow Ar\text{-}N^+ \equiv NCl^- + 2H_2O$$

ジアゾ化滴定の標準液として 0.1 mol/L 亜硝酸ナトリウム液を使用する．亜硝酸や生成物のジアゾニウム化合物は熱に不安定であるため，5～15℃で滴定する．

亜硝酸と芳香族第一アミンは等 mol で反応するため，0.1 mol/L 亜硝酸ナトリウム液の 1 mL に対応する被検物の対応量はすべて（0.1×分子量）mg となる．

例えば，0.1 mol/L 亜硝酸酸ナトリウム液の 1 mL に対するアミノ安息香酸エチルの対応量は次のようになる．

アミノ安息香酸エチル（$C_9H_{11}NO_2$：165.19）局所麻酔薬

$$0.1\ \text{mol/L 亜硝酸ナトリウム液 1 mL} = 16.52\ \text{mg}\ C_9H_{11}NO_2$$

ジアゾ化滴定は芳香族第一アミンを構造中に有する医薬品に利用できるため，スルファメチゾールなどのサルファ剤やプロカイン塩酸塩などに応用できる．

スルファメチゾール
（$C_9H_{10}N_4O_2S_2$：270.33）サルファ剤，抗菌薬

プロカイン塩酸塩
（$C_{13}H_{20}N_2O_2 \cdot HCl$：272.77）局所麻酔薬

COLUMN　分子生物学の世界と酸化・還元

　DNA の 4 つの塩基成分，T・A・C・G と KMnO₄ との反応性を調べた実験がある．すると チミン（T）だけが KMnO₄ と素早く反応した．それは，MnO₄⁻ による炭素原子間二重結合の 酸化反応では，一般に *cis*-diol を生成するからである．チミンに対しても同じように，ピリミ ジン環 5，6 位の二重結合に垂直の位置から MnO₄⁻ がついていくことで *cis*-チミン diol が生成 すると考えられる．

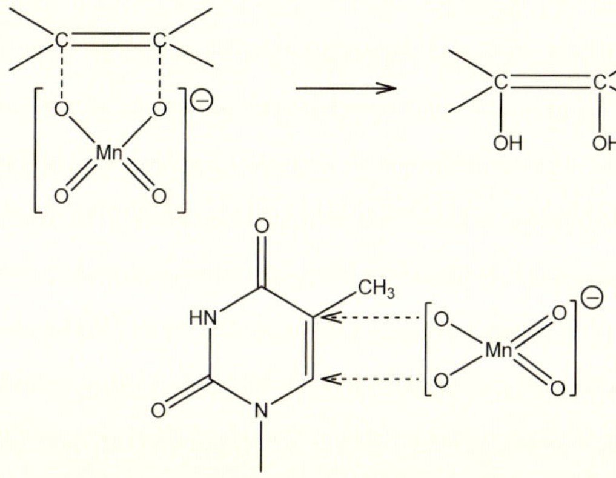

図 2-43　過マンガン酸カリウムによる酸化の機構

　さらに面白いことに，DNA がその本来の存在形態である二重らせんの構造をしているとき は，その中の T は KMnO₄ とはまったく反応せず，二重らせんがほどけて一本鎖になったとき のみ，はじめてその中の T が KMnO₄ とよく反応する．その理由は，二重らせんでは，MnO₄⁻ がチミンを攻撃しようと思っても近寄るのに必要なすき間が二本鎖の場合は狭すぎるため， MnO₄⁻ が近づけないが，一本鎖では近づけるということである．この酸化反応が DNA 塩基配 列決定法のひとつとして実用化されたのである．

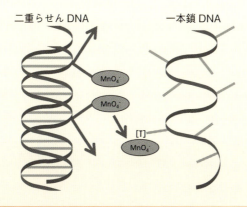

図 2-44　過マンガン酸カリウムによる一本鎖 DNA 特異的酸化の模式図

2-6 沈殿平衡・重量分析

■ 2-6-1 はじめに

　塩の沈殿は，原則として電気的に中性となるように形成される．つまり，塩はイオンの正電荷と負電荷の和が±0となる比率で形成される．したがって，測定者が着目しているあるイオンの量は，そのイオンとともに沈殿を形成する反対符号のイオンの添加量から求めることができる．反対符号のイオンを含む水溶液の体積をもとに定量する方法は，沈殿滴定と呼ばれる．一方，得られた不溶性沈殿の組成が既知であれば，その沈殿の重量から目的イオンの量を定量することもできる．これは重量分析と呼ばれる．

■ 2-6-2 沈殿平衡

(1) 溶解度

　酸素原子と水素原子の電気陰性度の差は大きく，水分子のO-H間の双極子モーメントは大きい．したがって，水は誘電率が大きい溶媒である．一般に，誘電率の大きい溶媒に電解質（塩）を加えると，誘電率の大きい溶媒の分子はイオンの周囲を取り囲み，そのイオンの電荷を弱める．電解質は，空気中では陽イオンと陰イオンが互いに静電気的に強く引きあうため硬い結晶として存在するが，水に取り囲まれるイオン間の静電的な相互作用が水分子によって弱められるために，結晶構造が崩れて溶解する．水に対して電解質が溶解する量は電解質の種類により異なり，この程度の指標となるのが溶解度である．溶解度は，水に溶けやすい物質の場合には溶媒100 gに溶解する溶質の質量（g）で表され，難溶性物質の場合には溶液1 Lに含まれる溶質の物質量（mol）で表されることが多い．電解質の水への溶解過程は吸熱的であることが多く，その場合には，溶液の温度の上昇に伴って溶解度が増す（図2-45）．

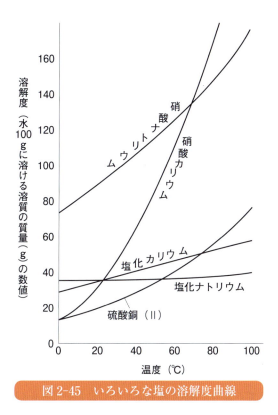

図 2-45 いろいろな塩の溶解度曲線

(2) 溶解度積

ある強電解質 AB が水に溶解し，溶解平衡状態にあるとき，次式で表すことができる．

$$AB_{固} \rightleftarrows A^+ + B^-$$

モル分率による平衡定数を K_x とすると，K_x は次のように表される．

$$K_x = \frac{X_{A^+} \times X_{B^-}}{X_{AB_{固}}} \tag{2.136}$$

析出した塩 AB の結晶中において，塩 AB のモル分率は 1 であるから，右辺の分母の値は 1 である．すなわち，式 2.136 は，

$$K_x = X_{A^+} \times X_{B^-}$$

と表される．これをモル濃度に書き改めたものが溶解度積（K_{sp}）であり，温度一定のもとで物質によって決まっている定数である．

$$K_{sp} = [A^+] \times [B^-] \tag{2.137}$$

一般に，金属イオン M^{n+} と陰イオン X^{m-} から塩 M_mX_n が形成されるとき，式 2.137 で表される溶解度積は，

$$K_{sp} = [M^{n+}]^m \times [X^{m-}]^n$$

となる．右辺 $[M^{n+}]^m[X^{m-}]^n$ の値が K_{sp} より小さければ沈殿は生じないが，K_{sp} と等しいとき飽和状態となり，K_{sp} を超えるときには過飽和となる．過飽和時には，溶質の化学ポテンシャルは固相より大きく，熱力学的に不安定であるため，やがて沈殿が析出して溶液中のイオン濃度が減少し，飽和状態に至る．表 2-14 に難溶性塩の溶解度積を示す．

表 2-14　難溶性塩の溶解度積

塩	K_{sp}	溶解度 (mol/L)
$PbSO_4$	1.6×10^{-8} $mol^2 \cdot L^{-2}$	1.3×10^{-4}
$BaSO_4$	1.0×10^{-10} $mol^2 \cdot L^{-2}$	1.0×10^{-5}
$AgCl$	1.6×10^{-10} $mol^2 \cdot L^{-2}$	1.3×10^{-5}
$AgSCN$	1.0×10^{-12} $mol^2 \cdot L^{-2}$	1.0×10^{-6}
Ag_2CrO_4	2.4×10^{-12} $mol^3 \cdot L^{-3}$	8.4×10^{-5}
$AgBr$	4×10^{-13} $mol^2 \cdot L^{-2}$	6×10^{-7}
MnS	1.4×10^{-15} $mol^2 \cdot L^{-2}$	3.7×10^{-8}
AgI	1×10^{-16} $mol^2 \cdot L^{-2}$	1×10^{-8}
$Al(OH)_3$	2×10^{-32} $mol^4 \cdot L^{-4}$	9×10^{-9}
$Fe(OH)_3$	4×10^{-38} $mol^4 \cdot L^{-4}$	3×10^{-10}
HgS	4×10^{-53} $mol^2 \cdot L^{-2}$	6×10^{-27}

■ 2-6-3　溶解度に影響する因子

(1) 共通イオン効果

塩化銀 AgCl を例に考えてみよう．AgCl の K_{sp} は 25℃において 1.6×10^{-10} ($mol^2 \cdot L^{-2}$) であるので，AgCl を水に溶解させて飽和状態に至ったとき，

$$[Ag^+] = [Cl^-] = \sqrt{1.6 \times 10^{-10}} = 1.3 \times 10^{-5} (mol/L) \tag{2.138}$$

である．一方，AgCl を塩化カリウム KCl 水溶液に溶解させようとすると，溶かすことができる AgCl の物質量はどうなるであろうか．KCl 水溶液中では K^+ と Cl^- はほぼ完全に電離している．KCl の濃度を，例えば 1.2×10^{-5} mol/L とすると，溶けうる AgCl のモル濃度 c mol/L は，

$$K_{sp} = [Ag^+] \times [Cl^-] = c \times (c + 1.2 \times 10^{-5}) = 1.6 \times 10^{-10} (mol^2 \cdot L^{-2})$$

より，

$$c = 0.8 \times 10^{-5} (mol/L) \tag{2.139}$$

となる．式 2.138 と式 2.139 とを比べると，沈殿と共通のイオン（この例では Cl^-）を溶媒に加えることによって，AgCl の溶解度が減少することがわかる．このことを共通イオン効果という．ここで例示したハロゲン化銀の共通イオン効果は銀－塩化銀電極の電位にも影響を及ぼす（2-5 節参照）．共通イオン効果のほかの例として，バリウムイオン Ba^{2+} が過剰に存在すると，難溶性塩である硫酸バリウム $BaSO_4$ の溶解度（すなわち SO_4^{2-} の濃度）が減少することを，図 2-46 に示す．

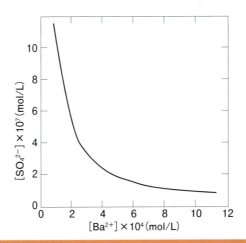

図 2-46　BaSO$_4$ の溶解に及ぼす過剰バリウムイオンの効果

(2) pH

　水素イオン濃度も溶解度に影響を及ぼしうる．難溶性塩 MA において，陰イオン A$^-$ が弱酸の共役塩基であるとき，pH が低い場合には A$^-$ がプロトン H$^+$ と反応して弱酸 HA となり，難溶性塩 MA の溶解度が増すことがある．例えば，マンガン（II）イオン Mn^{2+} を含む水溶液に硫化水素 H$_2$S ガスを通じると，硫化マンガン（II）MnS の淡桃色沈殿が生成する．

$$Mn^{2+} + S^{2-} \rightleftarrows MnS$$
$$K_{sp} = [Mn^{2+}][S^{2-}] = 1.4 \times 10^{-15} \, (mol^2 \cdot L^{-2})$$

この沈殿の形成に用いられている硫化物イオン S^{2-} は，H$_2$S が次のように 2 段階で電離することによって得られている．

$$H_2S \rightleftarrows HS^- + H^+ \rightleftarrows S^{2-} + 2H^+ \qquad (2.140)$$

式 2.140 が示すように，溶液中の H$^+$ 濃度が高い状態では，平衡が左に移動して S^{2-} の濃度が減少する．MnS の K$_{sp}$ は一定であり，S^{2-} の濃度の減少に伴って，溶解可能な Mn^{2+} の濃度が反比例的に増加する．そのため，中性や塩基性条件下では MnS が沈殿として存在していたが，溶液を酸性にすると溶解する．これと同様のことが，ほかのいろいろな沈殿にもあてはまる．

　例えば水酸化鉄（II）Fe(OH)$_2$ について考えると，水中における水酸化物イオン OH$^-$ の濃度は，水のイオン積によって支配されており，溶液の pH を低くすると，[OH$^-$] が減少する．Fe(OH)$_2$ の K$_{sp}$（= [Fe^{2+}][OH$^-$]^2）は一定であるから，溶解できる [Fe^{2+}] が増すことになる．

(3) 錯イオンの形成

　難溶性塩が配位子と錯イオンを形成する場合には，配位子の添加によって難溶性塩の沈殿が溶解する．例えば，硫酸銅（II）CuSO$_4$ 水溶液に，水酸化ナトリウム NaOH 水溶液を加えて中性にすると，水酸化銅（II）Cu(OH)$_2$ の青白色沈殿が生じる．ここに，沈殿とは無関係なアンモニア水を過剰に添加すると，アンモニア NH$_3$ が銅イオン Cu^{2+} に配位したテトラアンミン銅（II）イオン [Cu(NH$_3$)$_4$]$^{2+}$ を形成し，沈殿が溶解して深青色の溶液となる．また，銀イオン Ag$^+$ を含む

溶液に塩化ナトリウム NaCl を加えると，AgCl の沈殿が生じる．ここに NaCl を加えると，先に述べたように共通イオン効果によって AgCl の溶解度が減少するが，さらに NaCl を加えると，かえって AgCl の溶解度が増加する（図 2-47）．これも，塩素イオン Cl^- が沈殿 AgCl に含まれる銀と錯イオン $[AgCl_{n+1}]^{n-}$ を形成することによる．

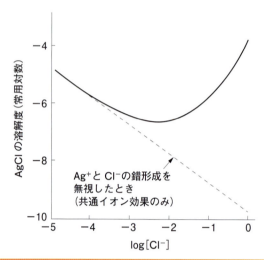

図 2-47　塩化銀の溶解度に及ぼす塩化物イオンの効果

(4) 異種イオン効果（塩効果，活量効果）

　沈殿と無関係なイオン（異種イオン）が沈殿と共存する場合，異種イオンの濃度は沈殿の溶解度にどのような影響を与えるであろうか．一般に，沈殿構成イオンどうしのイオン性相互作用は純水中では十分に強い．したがって，陽イオンと陰イオンが結合して難溶性塩となり，沈殿する．ところが，沈殿とは無関係な異種イオンを含む溶液中では，異種イオンが沈殿構成イオンの周囲に静電気的に集まって，イオン雰囲気を形成する．これによって沈殿構成イオンの電荷がいくらか中和され，沈殿構成イオンどうしのイオン性相互作用が弱められてしまう．その結果，沈殿の一部が溶解することになる．すなわち，沈殿と無関係な異種イオンの存在により，沈殿の溶解度は増加するといえる．これを異種イオン効果（または塩効果，活量効果）という．

　異種イオン効果については，熱力学的溶解度積 K^0_{sp} を考えるとわかりやすい．溶解度積 K_{sp} はモル濃度 c を用いて表したものであるが，これに対して K^0_{sp} は，化学ポテンシャルのもとになる活量 a を用いて，K_{sp} と同様に表したものである．イオンの平均活量係数[*]を $\gamma_\pm$ とすると，$a = \gamma c$ であるから，塩 AB について K^0_{sp} を考えると，

---

[*] 溶質の熱力学的濃度（活量）と実際の濃度との違いを比で表す係数が活量係数である（2-2-2 参照）．電解質溶液の場合には，陽イオンと陰イオンが必ず対になって溶解しているから，イオンごとに活量係数を求めることができず，電解質ごとに活量係数を求める．電解質ごとの活量係数を平均活量係数といい，理論上，陽イオンの活量係数と陰イオンの活量係数の相乗平均となっている．

$$K^0_{sp} = a_A{}^- \times a_B{}^+ = \gamma_\pm [A^-] \times \gamma_\pm [B^+] = \gamma_\pm{}^2 [A^-][B^+] = \gamma_\pm{}^2 \cdot K_{sp} \qquad (2.141)$$

となる．この式において，沈殿構成イオンの活量の積 $a_A{}^- \times a_B{}^+$ が K^0_{sp} を超えないとき，沈殿は完全に溶解する．デバイ-ヒュッケルの極限則※によると，共存するイオン濃度の増大に伴って沈殿構成イオンの $\gamma_\pm$ は減少する（また逆に，溶液中にイオンが存在しない無限希釈時には，$\gamma_\pm = 1$ となり，K^0_{sp} は K_{sp} と等しくなる）．したがって，共存する異種イオンの濃度が増すと，式 2.141 の第四辺における平均活量係数の 2 乗値（$\gamma_\pm{}^2$）が減少するが，K^0_{sp} は定温下で一定であるので，反比例的に $[A^-][B^+](=K_{sp})$ の値が大きくなる．つまり，異種イオンの濃度が増加すると，溶解度積 K_{sp} が増加するといえる．図 2-48 には，沈殿と無関係な塩の増加によって難溶性塩の溶解度が増加することを示す．

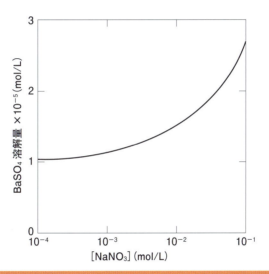

図 2-48　異種イオン濃度の増加が $BaSO_4$ の溶解に及ぼす効果

2-6-4　沈殿滴定

沈殿が化学量論的に生成し，当量点を検出するための適当な手段があれば，沈殿反応を滴定に利用することができる．化学反応式を考えると，沈殿形成が化学量論的に進むのは当然のように思うかもしれないが，実際には目的外成分の吸着や不純物の結晶への取り込み（吸蔵）によって誤差が生じやすい．また，K_{sp} が著しく小さく，滴定操作中に速やかに沈殿が形成されることも求められる．したがって，例えば水酸化物沈殿などが滴定に用いられることはほとんどない．日本薬局方では，銀（I）イオンがハロゲン化物イオン（Cl^-，Br^-，I^-）やシアン酸イオン（CN^-），チオシアン酸イオン（SCN^-）と難溶性塩を形成することが，よく利用されている．

※希薄電解質溶液では，イオン強度の増加にともない平均活量係数の対数値が直線的に減少することを示した法則．

(1) 沈殿滴定曲線

沈殿滴定の例として，C_1 mol/L の NaCl 水溶液 V_1 mL を，C_2 mol/L の硝酸銀（I）AgNO$_3$ 水溶液で滴定する場合を考えよう．

$$NaCl \rightleftarrows Na^+ + Cl^-$$
$$AgNO_3 \rightleftarrows Ag^+ + NO_3^-$$
$$Ag^+ + Cl^- \rightleftarrows AgCl$$

加えた AgNO$_3$ 水溶液の体積を V mL，当量点を V_2 mL（$V_2 = C_1V_1/C_2$）とする．滴定開始前は Cl$^-$ が豊富に存在しているが，AgNO$_3$ 水溶液の滴下によって沈殿 AgCl が生成し，それにともない [Cl$^-$] が減少していく．いま，加えた Ag$^+$ はすべていったん沈殿を形成し，その後わずかに溶け出して溶解平衡に至ると考える．この，わずかに溶け出した分の濃度を x mol/L とすると，溶解平衡時の [Ag$^+$] は，

$$[Ag^+] = x \text{ mol/L} \tag{2.142}$$

である．一方 Cl$^-$ は，加えた Ag$^+$ の量 C_2V mol だけ初期量 C_1V_1 mol より減少するが，わずかに溶け出す量が x mol/L あるから，溶解平衡時の [Cl$^-$] は，

$$[Cl^-] = \frac{C_1V_1 - C_2V}{V_1 + V} + x$$

である．ここで，溶解度積が一定であるので，

$$[Ag^+][Cl^-] = x\left(\frac{C_1V_1 - C_2V}{V_1 + V} + x\right) = K_{sp} \tag{2.143}$$

と表すことができる．この x についての式 2.143 の解は，当量点に至るまでの任意の滴下量における [Ag$^+$] である．

また，当量点以降における [Ag$^+$] については，加えた量 C_2V mol のうち沈殿形成に C_1V_1 mol 用いられ，その後 x mol/L 溶け出すと考える．したがって，溶解平衡時における [Ag$^+$] は次式で求められ，これを y mol/L とする．

$$[Ag^+] = \frac{C_2V - C_1V_1}{V_1 + V} + x = y$$

一方，Cl$^-$ は当量点以降においてすべていったん沈殿となっているが，その後 x mol/L 溶け出すと考えて，

$$[Cl^-] = x = y - \frac{C_2V - C_1V_1}{V_1 + V}$$

である．これらを用いて溶解度積を表すと，式 2.144 のようになる．

$$[Ag^+][Cl^-] = y\left(y - \frac{C_2V - C_1V_1}{V_1 + V}\right) = y\left(y + \frac{C_1V_1 - C_2V}{V_1 + V}\right) = K_{sp} \tag{2.144}$$

y についての式 2.144 の解は式 2.143 の解と等しいので，V が当量点 V_2 より大きいか小さいかにかかわらず，[Ag$^+$] は式 2.143 の解で表せることになる．

$$[Ag^+] = \frac{-X + \sqrt{X^2 + 4K_{sp}}}{2}, \quad \text{ただし } X = \frac{C_1V_1 - C_2V}{V_1 + V}$$

この解の負対数（pAg）を V に対してプロットすると図 2-49 のような滴定曲線が得られる．また，滴定中の pCl は $[Ag^+][Cl^-] = K_{sp}$ の関係，すなわち $pAg + pCl = pK_{sp}$ より求めることができる．当量点 V_2 において Ag^+ および Cl^- の物質量が等しくなり，この付近において急激な $[Ag^+]$ の変化（pAg ジャンプ）が認められる．当量点 V_2 における $[Ag^+]$ は，

$$[Ag^+] = [Cl^-] = \sqrt{K_{sp}} = \sqrt{1.6 \times 10^{-10}} = 1.3 \times 10^{-5} = 1.0 \times 10^{-4.9}$$

と求められ，pAg = 4.9 である．

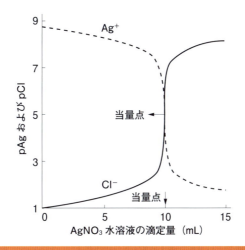

図 2-49　0.10 mol/L 硝酸銀(I)水溶液による 0.10 mol/L 塩化ナトリウム水溶液の沈殿滴定曲線

この実験で，NaCl 水溶液に代わって等濃度のヨウ化ナトリウム NaI（$K_{sp} = 1.0 \times 10^{-16}$）水溶液を用いると，当量点における pAg の値は $8(= -\log\sqrt{K_{sp}})$ となり，NaCl のときと比べて大きな pAg ジャンプが現れる．つまり，K_{sp} の小さい難溶性塩ほど，当量点で大きな変化が得られることになる（図 2-50）．

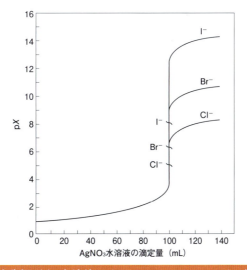

図 2-50　0.10 mol/L 硝酸銀(I)水溶液による 0.10 mol/L ハロゲン化物イオンの滴定曲線

(2) 当量点の検出方法

2-9節で述べるように,適当な電極を用いることによって,測定対象イオンまたは滴定剤の濃度(活量)の急激な変化を,電位の変化として検出することができる.沈殿滴定において Ag^+ の濃度を測定する場合,銀-塩化銀電極を参照電極に,銀電極を指示電極にそれぞれ用いる電位差滴定法が日本薬局方では利用されている(2-5節参照).しかし,指示薬を用いることができる場合には,測定機器を用いることなく肉眼的に当量点を検出することができるため,より簡便である.よく利用される方法に,モール法,フォルハルト法,ファヤンス法がある.

1) モール(Mohr)法

弱塩基性条件下,Cl^- を硝酸銀(I)水溶液で滴定するとき,指示薬としてクロム酸ナトリウム Na_2CrO_4 を用いる(酸性の場合には CrO_4^{2-} が $Cr_2O_7^{2-}$ となるので不可).クロム酸イオン CrO_4^{2-} は水中で黄色を呈するが,銀(I)イオンと赤色の難溶性沈殿を形成する性質をもっている.塩化銀 $AgCl$ とクロム酸(VI)銀 Ag_2CrO_4 の K_{sp} はそれぞれ $1.6 \times 10^{-10} (mol^2 \cdot L^{-2})$, $2.4 \times 10^{-12} (mol^3 \cdot L^{-3})$ であることから,沈殿が生じるときの $[Ag^+]$ の値についてはそれぞれ,

$$AgCl : [Ag^+] = \sqrt{K_{sp}} = \sqrt{1.6 \times 10^{-10}} = 1.3 \times 10^{-5} \text{ mol/L} \tag{2.145}$$

$$Ag_2CrO_4 : [Ag^+] = \sqrt[3]{\frac{K_{sp}}{4}} = \sqrt[3]{\frac{2.4 \times 10^{-12}}{4}} = 8.4 \times 10^{-5} \text{ mol/L}$$

と求められる.両者を比較すると $AgCl$ の方が値が小さいので,$AgCl$ が先に沈殿として現れることがわかる.理論上,当量点($[Ag^+] = 1.3 \times 10^{-5}$ mol/L)において,Ag_2CrO_4 の赤色沈殿がちょうど生成し始めるようにするためには,

$$[CrO_4^{2-}] = K_{sp} \cdot [Ag^+]^{-2} = 1.4 \times 10^{-2} \text{ mol/L}$$

となるように Na_2CrO_4 を加えておけばよい.つまり,$[CrO_4^{2-}]$ がこれより大きければ,当量点より先に Ag_2CrO_4 の赤色沈殿が認められ,逆に低濃度では,当量点を過ぎてから赤色沈殿が認められることになる.しかし,実際には濃い指示薬を用いると,色が濃すぎて色調の変化を観測しにくくなるため,5×10^{-3} mol/L 程度で用いられることが多い.仮に $[CrO_4^{2-}]$ をこの濃度で加えておく場合,計算上 $[Ag^+]$ が 2.2×10^{-5} mol/L($pAg = 4.7$)のときに呈色することになり,正確な当量点(式2.145,$pAg = 4.9$)と比べて若干の誤差を生じる.

2) フォルハルト(Volhard)法

Ag^+ と沈殿を形成する陰イオン(ハロゲン化物イオン,チオシアン酸イオン SCN^- など)を間接的に定量する方法である.陰イオンを含む溶液に既知量の硝酸銀(I)水溶液を過剰に加え,沈殿を形成させる.このときに余った Ag^+ を,硫酸アンモニウム鉄(III)(鉄ミョウバン)を指示薬に用いて,チオシアン酸カリウム $KSCN$ 溶液で滴定する.当量点に至るまでの間はチオシアン酸銀(I)の白色沈殿が認められるが,Ag^+ が完全に消費されると Fe^{3+} が過剰な SCN^- と反応して錯イオンを形成するために,溶液が赤色に変化する.

$$X^- + Ag^+ \rightleftarrows AgX + 過剰な Ag^+$$

$$過剰な Ag^+ + SCN^- \rightleftarrows AgSCN$$

$$Fe^{3+} + 過剰な SCN^- \rightleftarrows [FeSCN]^{2+} (赤色)$$

陰イオンが Cl^- の場合には,生じる沈殿 $AgCl$($K_{sp} = 1.6 \times 10^{-10}$ mol^2·L^{-2})が $AgSCN$($K_{sp} = 1.0 \times$

10^{-12} mol$^2 \cdot$L^{-2}）より溶解しやすい．そのため，KSCN 溶液の添加によって AgCl 中の Ag$^+$ が SCN$^-$ に奪われ沈殿が再溶解してしまうので，正確な滴定が難しくなる．この場合には，KSCN 溶液で滴定する直前に，ろ過によって沈殿を除去するか，ニトロベンゼンを加えて沈殿を被覆しておけばよい．また，陰イオンが I$^-$ を含む場合には，溶液中に I$^-$ が残っていると Fe^{3+} によって酸化されてしまうので，I$^-$ が完全に沈殿を形成してから指示薬を加える．

3）ファヤンス（Fajans）法

形成された難溶性沈殿の表面に静電気的に吸着し，吸着すると色調が変化する物質を指示薬として用いる方法である．例えば塩化カリウム水溶液を Ag$^+$ で滴定する場合，当量点より前であれば溶液中に Cl$^-$ が過剰に存在しているので，沈殿 AgCl の表面には陰イオンである Cl$^-$ が吸着している．酸性色素であるフルオレセインなどの吸着指示薬は，水溶液中で負電荷をもっているので，Cl$^-$ が一次吸着した沈殿に対して静電気的に反発し，吸着しない．しかし逆に，当量点を超えると溶液中には Ag$^+$ が過剰に存在し，これが沈殿表面に一次吸着する．負電荷をもつ酸性色素は，この吸着層に対してさらに吸着することができる（図 2-51）．（一次吸着層に対する吸着を二次吸着という．）フルオレセインの場合，吸着によって黄緑色の溶液が赤紫色に変化することから，当量点を検出することができる．

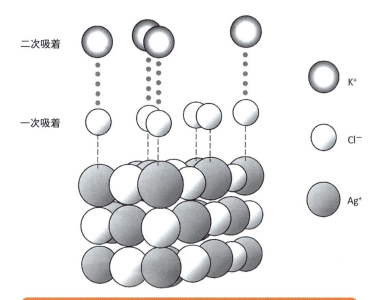

図 2-51 イオンが塩に対して吸着する様子の模式図

当量点以降で指示薬が沈殿 AgCl に吸着するためには，指示薬が負電荷をもっていなければならない．したがって，一般に強酸性溶液中では酸性の吸着指示薬を用いることが難しい．例えば，フルオレセインは一般に pH 7～8 で用いられることが多く，それよりも酸性度の強いジクロロフルオレセインは pH 4 付近でも用いることができる．上述の例とは逆に，陽イオンを陰イオンで滴定する場合には，当量点以降において指示薬を沈殿に吸着させるため，正に帯電した塩基性の指示薬が用いられる．これらも同様に，強アルカリ性溶液中では使用しない．表 2-15 にはいくつかの吸着指示薬を示す．

表 2-15 吸着指示薬の例

指示薬	滴定	溶液
フルオレセイン	Cl^- を Ag^+ で滴定	pH 7～8
ジクロロフルオレセイン	Cl^- を Ag^+ で滴定	pH 4
ブロモクレゾールグリーン	SCN^- を Ag^+ で滴定	pH 4～5
メチルバイオレット	Ag^+ を Cl^- で滴定	酸性溶液
ローダミン 6G	Ag^+ を Br^- で滴定	HNO_3（≦ 0.3 M）
ブロモフェノールブルー	Hg^{2+} を Cl^- で滴定	0.1 M 溶液

■ 2-6-5　沈殿滴定により定量される日本薬局方収載の医薬品の実例

(1) 実例－1「ブロモバレリル尿素の定量」

　　定量法：本品を乾燥し，その約 0.4 g を精密に量り，300 mL の三角フラスコに入れ，水酸化ナトリウム試液 40 mL を加え，還流冷却機を付け，20 分間穏やかに煮沸する．冷後，水 30 mL を用いて還流冷却器の下部および三角フラスコの口部を洗い，洗液を三角フラスコの液と合わせ，硝酸 5 mL および正確に 0.1 mol/L 硝酸銀液 30 mL を加え，過量の硝酸銀を 0.1 mol/L チオシアン酸アンモニウム液で滴定する（指示薬：硫酸アンモニウム鉄（III）試液 2 mL）．同様の方法で空試験を行う．

ブロモバレリル尿素（$C_6H_{11}BrN_2O_2$：223.07）催眠鎮静剤

　　ブロモバレリル尿素はアルカリ中で加水分解され，臭化物イオンが等モル生じる．これに過量の硝酸銀液を加え，過剰の銀イオンをチオシアン酸イオンで滴定する（フォルハルト法）．

(2) 実例－2「イオタラム酸の定量」

　　定量法：本品を乾燥し，その約 0.4 g を精密に量り，けん化フラスコに入れ，水酸化ナトリウム試液 40 mL に溶かし，亜鉛粉末 1 g を加え，還流冷却器を付けて 30 分間煮沸し，冷後，ろ過する．フラスコおよびろ紙を水 50 mL で洗い，洗液は先のろ液に合わせる．この液に酢酸（100）5 mL を加え，0.1 mol/L 硝酸銀液で滴定する（指示薬：テトラブロモフェノールフタレインエチルエステル試液 1 mL）．ただし，滴定の終点は沈殿の黄色が緑色に変わるときとする．

0.1 mol/L 硝酸銀液 1 mL = 20.46 mg $C_{11}H_9I_3N_2O_4$

イオタラム酸 ($C_{11}H_9I_3N_2O_4$：613.91) X線造影剤

X線造影剤であるイオタラム酸を，アルカリ性で亜鉛還元することにより定量的に生じたヨウ化物イオンを硝酸銀液で滴定する．イオタラム酸 1 mol あたりから 3 mol のヨウ化物イオンが生じるため，3 mol の硝酸銀に対応する．そのため，0.1 mol/L 硝酸銀液の 1 mL は，

$0.1 \times \frac{1}{3} \times 613.91 = 20.46$ mg となる．

(3) 実例－3「サラゾスルファピリジンの定量」

定量法：本品を乾燥し，その約 20 mg を精密に量り，薄めた過酸化水素 (30)(1→40) 10 mL を吸収液とし，酸素フラスコ燃焼法のイオウの定量操作法により試験を行う．

サラゾスルファピリジン ($C_{18}H_{14}N_4O_5S$：398.39) 抗リウマチ剤，炎症性腸疾患治療剤

サラゾスルファピリジンに含まれるイオウを酸素フラスコ燃焼法（後述 (4)）で測定する．サラゾスルファピリジンから硫酸イオンが等モル生成する．これに既知量のバリウムイオンを加えることにより硫酸イオンを硫酸バリウムとして沈殿させる．バリウムイオンと結合するアルセナゾⅢを指示薬に用い，過量のバリウムイオンを硫酸で逆滴定する．

(4) 実例－4「酸素フラスコ燃焼法によるハロゲンまたはイオウなどの確認または定量」

定量法：酸素フラスコ燃焼法（図 2-52）は，塩素，臭素，ヨウ素，フッ素またはイオウなどを含む有機化合物を，酸素を満たしたフラスコ中で燃焼分解し，その中に含まれるハロゲンまたはイオウなどを確認または定量する方法である．

試料をろ紙に包み，あらかじめ酸素を充満させるとともに吸収液を入れておいたフラスコ内で燃焼させる．完全に燃焼させた後，フラスコ内の白煙がすべて消えるまで時々振り混ぜ，15～30分間放置し検液とする．

～ 塩素または臭素の定量 ～

三角フラスコの上部に少量の水を入れ，注意して共栓をとり，検液をビーカーに移す．2-プロパノール 15 mL でフラスコ，共栓，白金製のかごを洗い，洗液を検液に合わせる．この液にブロモフェノールブルー試液 1 滴を加え，液の色が黄色になるまで希硝酸を滴下した後，2-プロパノール 25 mL を加え，滴定終点検出法の電位差滴定法により 0.005 mol/L 硝酸銀液で滴定する．空試験液つき同様に試験を行い，補正する．

～ イオウの定量 ～

三角フラスコの上部に少量の水を入れ，注意して共栓をとり，検液をビーカーに移す．メタノール 15 mL でフラスコ（A），共栓（C），白金製のかご（B）を洗い，洗液を検液に合わせる．この液にメタノール 40 mL を加え，次に 0.005 mol/L 過塩素酸バリウム液 25 mL を正確に加え，10 分間放置した後，アルセナゾ III 試液 0.15 mL をメスピペットを用いて加え，0.005 mol/L 硫酸で滴定する．空試験液につき同様に試験を行う．

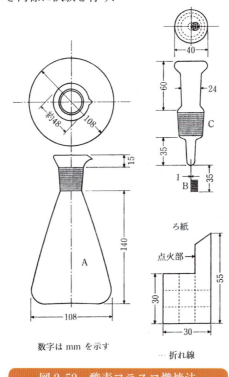

図 2-52　酸素フラスコ燃焼法

2-6-6　重量分析

試料中に含まれる目的成分の量を決定（推測）する定量分析には，容量分析法や重量分析法，比色分析法がある．中和滴定に代表される容量分析法は，濃度既知の標準液の液量から目的成分を定量する方法である．これに対して重量分析法は，目的成分の単離と秤量によって定量する方法である．重量分析法は，目的成分の単離法の違いによって，沈殿重量法，揮発重量法，電気分解法，抽出重量法に分けられる．

(1) 沈殿重量法

1) 原理

　沈殿重量法は，目的成分を難溶性沈殿として単離し，沈殿の洗浄や乾燥や強熱（熱分解）によって重量測定に適した秤量形に変換し，その質量を測定する方法である．

　沈殿形成にあたっては，不純物の少ない沈殿を形成させることが重要になる．一般に，沈殿は溶解度より高濃度である過飽和状態を経て析出する．このとき，過飽和状態があまりに高濃度だと結晶の成長が速く，また結晶の核の数が多くなるために，細かい結晶が多くできやすい．結晶の成長が速いと結晶が不完全になったり，不純物を結晶中に取り込む（＝吸蔵する）可能性が高まる．また，粒子径の小さい結晶は，表面積が大きいために目的外成分を表面に吸着しやすい．したがって，あまりに高濃度な溶液から結晶をつくることは好ましくなく，適度な過飽和状態から時間をかけて析出させる方が，測定誤差を生じさせにくい大きな結晶を得ることができる．

　溶液から得られた沈殿には，溶液中のイオンが吸着していたり，水和水が結合していたりすることが多い．これらは誤差要因となりうるため，沈殿の洗浄や乾燥あるいは強熱によって，安定な秤量形に変換する必要がある．吸着イオンについては，沈殿を洗浄・ろ過することによって除去することができるが，洗浄には通常，水（純水）は用いられない（もし水で洗浄すると，一部の沈殿が溶解して失われる）．したがって洗浄には，あとの工程（乾燥や熱分解）で容易に失われる電解質溶液で洗浄を用いることが一般的である．例えば塩化銀の洗浄に，硝酸 HNO_3 や硝酸アンモニウム NH_4NO_3 などが用いられる．これらに含まれる硝酸イオンやアンモニウムイオンは，硝酸やアンモニアとして揮発したり窒素酸化物などに分解されるため，秤量形には含まれない．

　沈殿が秤量形に適した状態であれば，水分や洗浄液に由来する吸着成分を除去するために，110℃で1,2時間ほど乾燥させれば秤量形となる．しかし，例えば水和水を含む場合など，秤量形に適した状態でない場合には，高温で強熱することが必要である．乾燥や強熱においては，その前後において試料の重量に変化がないこと（恒量）が，秤量形への変換が完了したことを意味

表 2-16　沈殿重量法で分析される元素の例

分析成分	生成沈殿	秤量沈殿
Fe	$Fe(OH)_3$	Fe_2O_3
Al	$Al(OH)_3$	Al_2O_3
Ca	CaC_2O_4	$CaCO_3$ または CaO
Mg	$MgNH_4PO_4$	MgP_2O_7
Zn	$ZnNH_4PO_4$	ZnP_2O_7
Ba	$BaCrO_4$	$BaCrO_4$
SO_4^{2-}	$BaSO_4$	$BaSO_4$
Cl^-	$AgCl$	$AgCl$
Ag	$AgCl$	$AgCl$
PO_4^{3-}	$MgNH_4PO_4$	MgP_2O_7

する（2-7-2参照）．表2-16には，沈殿重量法で分析される元素の例をいくつか示す．例えば，第18改正日本薬局方に収載されている硫酸カリウムやイオウの定量では，塩化バリウムを沈殿剤として硫酸バリウムの沈殿を生じさせる分析法が用いられている（表2-17）．

2）実例－1「イオウの定量」

　　定量法：本品を乾燥し，その約0.4 gを精密に量り，水酸化カリウム・エタノール試液20 mLおよび水10 mLを加えて，煮沸して溶かし，冷後水を加えて正確に100 mLとする．この液25 mLを正確に量り，400 mLのビーカーに入れ，過酸化水素試液50 mLを加え，水浴上で1時間加熱する．次に希塩酸を加えて酸性とし，水200 mLを加え，沸騰するまで加熱し，熱塩化バリウム試液を滴加し，沈殿が生じなくなったとき，1時間加熱する．沈殿をろ取し，洗液に硝酸銀試液を加えても混濁しなくなるまで水で洗い，乾燥し，恒量になるまで強熱し，質量を量り，硫酸バリウムの量とする．同様の方法で空試験を行い，補正する．

　イオウをアルカリで加熱溶解してチオ硫酸塩とし，アルカリ条件下，過酸化水素で酸化させることにより硫酸塩とする．これに塩化バリウムを加え，硫酸バリウムの沈殿を得る．沈殿を水で洗浄することにより，吸着している塩化物イオンを除去し，洗浄が完了したことを硝酸銀試液で確認する．乾燥，強熱して水和水を除去することにより硫酸バリウムの秤量沈殿を得る．

表2-17　第18改正日本薬局方において沈殿重量法で定量する薬物

薬物	秤量沈殿
イオウ	$BaSO_4$
イクタモール	$BaSO_4$
カリ石ケン	脂肪酸
酸化チタン	TiO_2
モノステアリン酸アルミニウム	Al_2O_3
硫酸カリウム	$BaSO_4$

(2) 揮発重量法

1）原理

　加熱などによって固体試料から気体を揮発させ，固体試料の質量の減少量，または揮発した物質の質量を求める方法である．前者を減量法といい，日本薬局方における一般試験法としては，乾燥減量試験法，強熱減量試験法，強熱残分試験法が定められている．一方，後者については揮発性成分を吸収材に吸収させ，その質量の増分を求めることから吸収法という．吸収法は，有機化合物中に含まれる炭素，水素，窒素などの組成を求めるための元素分析に用いられている．

2）乾燥減量試験法

　試料の乾燥によって失われる水分や結晶水の一部または全部，および揮発性物質の量を測定するための方法である．乾燥工程としては，105℃で4時間乾燥させるか，酸化リン（V）を乾燥

材に用いてデシケータ内で4時間減圧乾燥させる方法などがとられる．

3）強熱減量試験法

　無機医薬品中に含まれる，強熱によって失われる成分や混在物の量を測定する方法である．医薬品各条に規定されている温度および時間にしたがって強熱し，減少した質量が規定された範囲内に収まっているかどうかを試験する．

4）強熱残分試験法

　有機物中に不純物として含まれる無機物の量を求めるための方法である．試料を硫酸の存在下で $600\pm50℃$ で30分間強熱し，残留物の質量を測定する．恒量に至っていない場合には，$600\pm50℃$ で30分間再び強熱する．

(3) 電気分解法

　目的とする金属イオンを電気分解により電極表面に析出させ，その質量を測定する方法である．複数種の金属イオンが含まれている場合には測定が難しいが，析出が生じる電圧（分解電圧）が金属によって異なることを利用すれば，目的成分を選択的に測定できることもある．

(4) 抽出重量法

1）原理

　溶液試料から目的物質を適当な溶媒で抽出し，溶媒を留去した後に残る物質の質量を測定する方法である．日本薬局方では，注射用フェニトインナトリウム，フルオレセインナトリウム，カリ石ケンの定量に用いられている．

2）実例-1「注射用フェニトインナトリウムの定量」

　　　定量法：本品10個以上をとり，内容物の質量を精密に量る．これを乾燥し，その約0.3 gを精密に量り，分液漏斗に入れ，水50 mLに溶かし，希塩酸10 mLを加え，ジエチルエーテル100 mLで抽出する．さらにジエチルエーテル25 mLずつで4回抽出し，全抽出液を合わせ，水浴上でジエチルエーテルを蒸発し，残留物を105℃で2時間乾燥し，質量を量り，フェニトインの量とする．

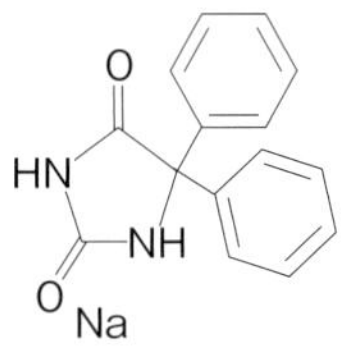

フェニトインナトリウム（$C_{15}H_{11}N_2O_2Na$：274.25）抗てんかん剤

2-7 日本薬局方における標準分析法

　私たちが病気のときに，医薬品を何の疑いもなしに服用できるのは，少なくともわが国において，医薬品の表示が信頼でき，しかも医薬品の品質が均一である，すなわち同じ医薬品の効果（薬効）が期待されるからである．このような安心と信頼を私たち国民に提供するためには，医薬品の品質が均一に保証されていること（品質管理）が必須である．この品質管理を製造者（医薬品メーカー）が勝手な基準で行えば，製薬会社によって医薬品の品質に差が出てしまう恐れがある．そのため，「日本薬局方（日局）」が国より定められており，この中で品質管理の方法が詳しく定められている．ここでは，日本薬局方に収載されている定性および定量分析法の中で，代表的なものについて簡潔に述べる．

■ 2-7-1　日本薬局方における各試験法

　日本薬局方における各試験は，それぞれ次のような意味をもつ．
　確認試験：医薬品または医薬品中に含有されている主成分などを，その特性に基づいて確認するために必要な試験．
　純度試験：医薬品中の混在物（類縁物質，重金属，残留溶媒など）を試験するために行うものであり，医薬品の純度を規定する試験．
　定量法：医薬品の組成，成分の定量，含有単位などを物理的，化学的または生物学的方法によって測定する試験法．

■ 2-7-2　重量分析法とは

(1) 重量分析法とその特色

　重量分析法の原理は，試料中の目的物質の量を知ることである．実験操作が非常に煩雑となる欠点があるが，重量分析の本質は高い精密性を特長としている．この目的のため，何らかの方法により試料から目的物質を分離し，その質量を測定する．あるいは，秤量できる適当な化学形に変換して質量を測定する．日本薬局方に採用されている重量分析法は，分離法の違いによって揮発重量法，抽出重量法，沈殿重量法などに分類されている．

　日本薬局方収載の重量分析法には，重量分析によって目的物質の量，またはそれを計算するための基礎となる量（恒量）を求める方法が次のように定められている．
"乾燥または強熱するとき，恒量とは，別に規定するもののほか，引き続きさらに1時間乾燥または強熱するとき，前後の秤量差が前回に量った乾燥物または強熱した残留物の質量の0.10%以下であることを示し，生薬においては0.25%以下とする．ただし，秤量差が，化学はかりを用いたとき0.5 mg以下，セミミクロ化学はかりを用いたとき0.05 mg以下，ミクロ化学はかりを用いたとき0.005 mg以下の場合は無視しうる量とし，恒量とみなす．"

(2) 揮発重量法

固体試料を乾燥または強熱したとき揮発する成分量を吸収剤に吸収させて測定する（吸収法）か，あるいは残分量を乾燥または強熱前後の秤量差から測定する方法（減量法）である．対象となる揮発性成分は，試料の湿りとして付着する水や結晶水などの水分，二酸化炭素などであり，強熱後の残分は有機物中の無機物の量などに対応する．

日本薬局方の一般試験法には，揮発重量法（減量法）による乾燥減量試験法，強熱減量試験法，強熱残分試験法が採用され，多くの医薬品の試験に適用されている．

Ⅰ．乾燥減量試験法

試料を乾燥し，その減量を測定する方法である．乾燥によって失われる試料中の水分，結晶水および揮発性物質などの量を測定するために用いられる．なお，第14改正日本薬局方から，結晶水は医薬品の構成要素の一部であるとの考え方から，結晶水をもつ医薬品で乾燥減量が規定されていたものは水分の規定に改められている．

Ⅱ．強熱減量試験法

試料を強熱し，その減量を測定する方法である．強熱によって構成成分の一部または混在物を失う無機薬品を対象にしている．

Ⅲ．強熱残分試験法

試料を硫酸の存在下で $600 \pm 50℃$ で強熱して灰化するとき，揮発せずに残留する物質の量を測定する方法である．この試験法は，通例，有機物中に不純物として含まれる無機物の含量を知るために用いられる．

(3) 抽出重量法

溶液試料から目的物質を有機溶媒で抽出して溶媒を留去した後，目的物質の質量を測定する方法である．しかし，特異性の低さ，抽出とその後の煩雑な操作により，現在ではあまり用いられていない．日本薬局方では，フェニトイン，フルオレセインナトリウム，カリ石ケンの脂肪酸の定量に採用されている．

(4) 沈殿重量法

沈殿剤を加えて目的物質を沈殿させて（沈殿形），ろ取し，乾燥または強熱した（秤量形）後，その質量を測定する方法である．一般に，金属の水酸化物，リン酸塩，シュウ酸塩を沈殿形としたときには，それぞれ酸化物，ピロリン酸塩，炭酸塩が秤量形となる．

日本薬局方に収載されている硫酸塩や硫黄の定量では，沈殿形と秤量形は同じで，塩化バリウム（沈殿剤）を用いて硫酸バリウム（秤量形）として沈殿させて，ろ取し，恒量になるまで強熱後，硫酸バリウム（秤量形）として秤量している．

2-7-3 容量分析法とは

(1) 容量分析法とその特色

容量分析法は，目的物質と定量的に反応する物質を含む濃度既知の溶液（標準液）を加え，反

応が完全に終了する点（当量点）までに要した標準液の体積を測定することによって目的物質を定量する方法である．通常は，目的物質の溶液に標準液を滴下する操作を行うことから滴定と呼ばれる．

容量分析に用いられる反応は，①反応が定量的に進行すること，②反応が単一であること，③反応速度が大きいこと，④適当な終点検出法があること，⑤正確な濃度の標準液を調製しうること，が条件である．日本薬局方の容量分析の反応では，中和反応，キレート生成反応，酸化還元反応，沈殿生成反応が利用されている．

容量分析法は，迅速性や簡便性の点で重量分析より優れている．一方，機器分析法に比べ，微量定量，迅速簡便性や混合試料に対する定量の点で劣る．しかし，容量分析は絶対量測定であるため標準試料によって校正する必要がなく，高い精密性と正確性をもっている．したがって，本法は日本薬局方のように製品の品質管理や検定などを目的とする規格書の定量法に多く採用されている．

(2) 標準液の調製と標定

調製された容量分析用の標準液は，規定された濃度からの"ずれ"の度合いをファクターfによって表している．つまり，標準液の真の濃度は，表示濃度にfを乗じたものである．日本薬局方ではfを0.970〜1.030と規定している．

fを求める操作を標定という．直接法では，標準試薬を対象にした滴定によって標定する．日本薬局方では，各標準液について，安定でかつ純度の高い製品として得られる物質を容量分析用標準試薬として定めている．また，間接法では，f既知の規定の標準液を用いて滴定することによって標定する．

(3) 容量分析の計算

日本薬局方では，標準液1 mLに対応する物質量（mg）を記載していて，これを対応量または滴定係数と呼んでいる．各定量法における対応量を算出できることが大切である．実際の定量では，標準液の目的物質に該当する滴定値（mL）と標準液のfを対応量に乗じることによって目的物質の量（mg）を得ることができる．

■ 2-7-4 容量分析用標準液

(1) 濃度の表し方

容量分析用標準液には，規定のモル濃度に調製された液を用いる．溶液1,000 mL中に有効物質1 molを含む液を1モル濃度溶液と定め，1 mol/Lと表す．また，必要に応じて，それらを一定の割合に薄めた液を用いる．例えば，1 mol/L溶液を10倍容量に薄めたものは0.1 mol/L溶液である．日本薬局方においては，標準液の濃度表示はJP12までは規定濃度（N）とモル濃度（M）の2種類が用いられていたが，JP13よりモル濃度（mol/L）のみが使用されることになった．

(2) 標準液の調製および標定

標準物質や標準液類は，化学分析で濃度決定，検量線作成，機器校正などに用いられ，分析値の基準となるものである．かつては原子吸光分析等に用いられる金属標準液類は，分析者が自分で調製するのが普通であったが，近年は使用者の省力化などの要請から市販品の需要が生じ試薬製造業者が製造，供給するようになった．また，最近では，環境分析などの公定分析で測定値の基準となる金属などの標準液について，化学標準物質としての重要性から標準物質のトレーサビリティ体系の理念のもとにJISおよび計量法トレーサビリティ制度※（JCSS）により整備が進められている．

1）容量分析用標準物質

容量分析では，酸・塩基滴定，酸化還元滴定，キレート滴定用などの滴定用溶液（規定液）が用いられるが，これら滴定用溶液の正確な濃度値の決定（標定）に容量分析用標準物質が用いられる．この物質は，容量分析におけるいわば物差しの役を果たしており，表示されている純度値をもとにして物質量，含有量などの数値が決められることになる．

JISでは，JIS K 8005 容量分析用標準物質として表2-18に示す11品目が規定されている．

表2-18 容量分析用標準物質の種類とその乾燥条件

品　目	純　度	乾　燥　条　件
亜鉛（Zn）	99.99％以上	塩酸（1+3），水，エタノール（99.5）（JIS K 8101），ジエチルエーテル（JIS K 8103）で順次洗い，直ちにデシケーターに入れて，約12時間保つ
アミド硫酸（$HOSO_2NH_2$）	99.90％以上	めのう乳鉢で軽く砕いた後，減圧デシケーターに入れ，デシケーター内圧を2.0 kPa以下にして約48時間保つ
塩化ナトリウム（NaCl）	99.98％以上	600℃で約60分間加熱した後，デシケーターに入れて放冷する
酸化ひ素（III）（As_2O_3）	99.98％以上	105℃で約2時間加熱した後，デシケーターに入れて放冷する
シュウ酸ナトリウム（NaOCOCOONa）	99.95％以上	200℃で約60分間加熱した後，デシケーターに入れて放冷する
炭酸ナトリウム（Na_2CO_3）	99.97％以上	600℃で約60分間加熱した後，デシケーターに入れて放冷する
銅（Cu）	99.98％以上	塩酸（1+3），水，エタノール（99.5）（JIS K8101），ジエチルエーテル（JIS K8103）で順次洗い，直ちにデシケーターに入れて，約12時間保つ
二クロム酸カリウム（$K_2Cr_2O_7$）	99.98％以上	めのう乳鉢で軽く砕いた後，150℃で約60分間加熱した後，デシケーターに入れて放冷する
フタル酸水素カリウム（C_6H_4（COOK）（COOH））	99.95～100.05％	めのう乳鉢で軽く砕いた後，120℃で約60分間加熱した後，デシケーターに入れて放冷する
フッ化ナトリウム（NaF）	99.90％以上	500℃で約60分間加熱した後，デシケーターに入れて放冷する
ヨウ素酸カリウム（KIO_3）	99.95％以上	めのう乳鉢で軽く砕いた後，130℃で約120分間加熱した後，デシケーターに入れて放冷する

※ 平成5年11月に施行された改正計量法により導入された国家計量標準供給制度と校正事業者登録制度からなる制度．工業生産における高精度の計測や品質管理の信頼性確保を目的として創設された．

これらの容量分析用標準物質は，独立行政法人製品評価技術基盤機構が一元的に JIS による品質試験を行い，その純度値の値付けを行っている．この純度値を表示したものが試薬製造業者等から販売されている．なお，表中の純度は JIS に規定された規格値であるが，市販品には独立行政法人製品評価技術基盤機構が値付けした値が小数点以下 2 桁まで表示されている．「乾燥条件」は，使用者が使用時に行う必要がある乾燥の条件を示している．この条件を順守して，初めて前述の正しい純度値が得られる．

2）pH 標準液

pH は，酸性，塩基性などの液性を定量的に表すのに広く用いられているが，pH 計を用いて pH を測定するときは pH 標準液を用いて pH 計の目盛りを校正する必要がある．pH 標準液は，JIS に 6 品目 11 種類が規定されており，計量法トレーサビリティ制度（JCSS）では 6 品目 10 種類が規定されている（表 2-19）．

表 2-19　pH 標準液

品目	pH 値：25℃
シュウ酸塩 pH 標準液（JIS K 0018）	1.68
フタル酸塩 pH 標準液（JIS K 0019）	4.01
中性リン酸塩 pH 標準液（JIS K 0020）	6.86
ホウ酸塩 pH 標準液（JIS K 0021）	9.18
炭酸塩 pH 標準液（JIS K 0022）	10.01
リン酸塩 pH 標準液（JIS K 0023）	7.41

3）容量分析に用いる滴定用溶液

容量分析で，滴定に用いる液を滴定用溶液という（表 2-20）．滴定用溶液は，滴定法の種類に応じて各種のものが市販されており，その代表的な例を次表に示す．それらの濃度は，通例は 0.01～1 mol/L である．

表 2-20　滴定に用いられる溶液の例

滴定法の種類	滴定用溶液の例
中和滴定	塩酸，硝酸，硫酸，リン酸，水酸化カリウム，水酸化ナトリウム，水酸化カリウム・エタノール溶液，塩酸（メタノール溶媒）
酸化・還元滴定	過マンガン酸カリウム，臭素酸カリウム，二クロム酸カリウム，ヨウ素，ヨウ素酸カリウム，硫酸セリウム（IV），亜ひ酸ナトリウム，シュウ酸ナトリウム，チオ硫酸ナトリウム，硫酸アンモニウム鉄（II）
沈殿滴定	塩化ナトリウム，硝酸銀，チオシアン酸アンモニウム
キレート滴定	酢酸亜鉛，エチレンジアミン四酢酸二水素二ナトリウム

4）標定の方法

容量分析用の標準液は，表 2-21 に記された方法により調製され，規定された濃度 n (mol/L) からのずれの度合いをファクター(f)で表す．通例その f は，0.970〜1.030 の範囲になるように調整し，通例小数点以下 3 桁とする（小数点以下 4 桁まで求め四捨五入する）．f を決定する操作のことを標定という．

表 2-21　ファクター(f)の求め方

	「純物質」が得られる場合	「純物質」または「純度が正確にわかっている純度の高い物質」が得られない場合	
		直接法（標準試薬あり）	間接法
調整法	純物質 1 モル ↓ ＋溶媒 (1,000 mL) 近似的濃度の 1 mol/L 溶液 (1,000 mL)		物質約 1 モル ↓ ＋溶媒 (約 1,000 mL) 近似的濃度の 1 mol/L 溶液（約 1,000 mL）
標定法	秤量した純物質の質量 (g) をその物質 1 モルの質量 (g) で除し，さらに，規定されたモル濃度を表す数値で除した値を f とする． $f = \dfrac{a}{Mn}$ a；純物質の秤量 (g) M；純物質 1 モルの質量 (g) n；規定されたモル濃度を表す数値（濃度 0.02 mol/L の標準液であれば n＝0.02）	標準試薬などそれぞれの標準液について規定された物質の規定量を精密に量り，規定の溶媒に溶かした後，この液を調整した標準液で滴定し，下記式により f を定める． $f = \dfrac{1000m}{VMn}$ m；標準試薬などの採取量 (g) V；標準液の消費量 (mL) M；標準液の調整に用いた物質（1 mol/L 塩酸であれば，塩酸）1 モルに対応する標準試薬などの質量（g；標準試薬の分子量の事） n；調製した標準液の規定されたモル濃度を表す数値（濃度 0.02 mol/L の標準液であれば n＝0.02）	調整した標準液の一定量をとり，ファクター既知の既定の滴定用標準液を用いて滴定し，下式により調製した標準液の f を定める． $f_2 = \dfrac{V_1 \times f_1}{V_2}$ f_1；滴定用標準液のファクター f_2；調製した標準液のファクター V_1；滴定用標準液の消費量 (mL) V_2；調製した標準液の採取量 (mL)

```
0.02 mol/L KMnO₄
f＝1.025
（必要であれば，指示薬名，液温を記入）
　年　　月　　日　調製
　　　　　調製者　京薬太郎
```

図 2-53　標準液のラベル例

直接法で，f を求める場合．例えば，中和滴定における塩酸の f を決めたい（標準物質は炭酸ナトリウムを使用する）場合などは，次のように行う．

標準試薬（炭酸ナトリウム）（分子量を M とする）を m g 秤量する．

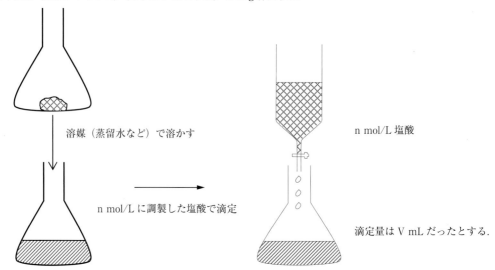

炭酸ナトリウムのモル数は，

$$m \times \frac{1}{M} = \frac{m}{M} \text{（mol）}$$

塩酸のモル数は，

$$n \times \frac{V}{1000} \times f = \frac{Vn}{1000} \times f \text{（mol）} \text{ より } \frac{m}{M} = \frac{fVn}{1000}$$

の関係となる．この式を変形し，

$$f = \frac{1000 \, m}{MVn}$$

という関係が成立する．

つまり，上記関係式を変形すると，

$$f = \frac{\text{標準物質の採取量（mg）}}{\text{標準液 1 mL に相当する標準物質の理論的質量（mg）} \times \text{未標定標準液の消費量（mL）}}$$

という関係となる．

各種滴定に使用する代表的な標準液，容量分析用標準液の標準試薬，標定時の指示薬を表 2-22 に示す．

表 2-22 容量分析における標準液とその特徴

	標準液	標準試薬	当量数	標定時の指示薬	標定の終点
中和滴定	1 mol/L HCl	炭酸ナトリウム	2	メチルレッド	だいだい色〜だいだい赤色
	1 mol/L NaOH	アミド硫酸	1	ブロモチモールブルー	緑色
非水滴定	0.1 mol/L HClO$_4$	フタル酸水素カリウム	1	クリスタルバイオレット	青色
	0.1 mol/L (CH$_3$)$_4$NOH	安息香酸	1	チモールブルー・ジメチルホルムアミド	青色
沈殿滴定	0.1 mol/L AgNO$_3$（モール（Mohr）法）	塩化ナトリウム	1	フルオレセインナトリウム	黄だいだい色
	0.1 mol/L NH$_4$SCN（フォルハルト（Volhard）法）	0.1 mol/L 硝酸銀液	1	硫酸アンモニウム鉄(III)液	赤褐色
酸化還元滴定	0.02 mol/L KMnO$_4$	シュウ酸ナトリウム	2	KMnO$_4$ 自身	30秒間持続する淡赤色
	0.05 mol/L C$_2$H$_2$O$_4$	0.02 mol/L 過マンガン酸カリウム液	5	KMnO$_4$ 自身	30秒間持続する淡赤色
	0.05 mol/L Br$_2$	0.1 mol/L チオ硫酸ナトリウム液	1	デンプン試液	青色→脱色
	0.1 mol/L Na$_2$S$_2$O$_3$	ヨウ素酸カリウム	6	デンプン試液	青色→脱色
キレート滴定	0.05 mol/L EDTA	亜鉛	1	エリオクロムブラックT・塩化ナトリウム指示薬	赤紫色→青紫色
ジアゾ滴定	0.1 mol/L NaNO$_2$	スルファニルアミド	1	電気滴定法	—

(3) 標準液の保存方法

特に指定のないものは，無色または遮光したガラス製共栓瓶に入れて保存する．以下に，特別な保存が必要な標準液を記す（表 2-23）．

表 2-23 特に保存の際に規定がある標準液

規定の内容	標準液
遮光保存	シュウ酸液
遮光保存．長期間保存したものは標定し直して使用する	亜硝酸ナトリウム液，過マンガン酸カリウム液
ポリエチレン瓶で保存	エチレンジアミン四酢酸二ナトリウム液
湿気を避けて保存	過塩素酸液
密栓保存．長期間保存したものは標定し直して使用	テトラメチルアンモニウムヒドロキシド液
密栓瓶保存，もしくは，二酸化炭素吸収管を付けた瓶で保存．長期間保存したものは標定し直して使用	水酸化ナトリウム液
長期間保存したものは標定し直して使用	チオ硫酸ナトリウム液

2-7-5　有機イオンおよび無機陰イオンの定性分析

代表的な有機物質および無機物質の陰イオンの定性反応について，表2-24にまとめた．

表2-24　有機および無機陰イオンの定性分析

陰イオン	試液	定性反応の内容
安息香酸塩	塩化鉄（III）試液（FeCl₃）	淡黄赤色沈殿（$C_6H_5CO_2[(OH)_2Fe_3(C_6H_5CO_2)_6]$）が生じる． さらに希酸塩を加えると錯体は分解し安息香酸の白色沈殿を生じる． 安息香酸ナトリウムの確認試験．
フタル酸	レゾルシノール・硫酸試液	緑色の蛍光（470〜490 nm 照射）を発する． 蛍光は生成したフルオレセインによる． 安息香酸，安息香酸ナトリウム中のフタル酸の純度試験．
乳酸塩	過マンガン酸カリウム試液（$KMnO_4$）（硫酸酸性）	アセトアルデヒド臭がする． $CH_3CH(OH)CO_2H + \frac{1}{2}O_2$ $\longrightarrow CO_2 + H_2O + CH_3CHO \uparrow$
サリチル酸塩	ソーダ石灰（CaO）	フェノールのにおいがする． ソーダ石灰により脱炭酸する．
シュウ酸塩（$C_2O_4^{2-}$）	過マンガン酸カリウム試液（$KMnO_4$）（硫酸酸性）	過マンガン酸カリウム試液（赤紫色）が脱色される． $5C_2O_4^{2-} + 2MnO_4^- + 16H^+ \longrightarrow 10CO_2 + 2Mn^{2+} + 8H_2O$
	塩化カルシウム試液（$CaCl_2$）	白色沈殿（CaC_2O_4）が生じる． 酒石酸，クエン酸中のシュウ酸塩の純度試験．
炭酸塩（CO_3^{2-}）	フェノールフタレイン試液	赤色を呈する． 炭酸水素ナトリウム中の炭酸塩の純度試験．
炭酸水素塩（HCO_3^-）	フェノールフタレイン試液	赤色を呈しないか，呈しても極めて薄い． 炭酸塩との区別に利用する．
ホウ酸塩（BO_3^{3-}）	硫酸＋メタノール（点火）	緑色の炎が出る．
	クルクマ紙	赤色になる．
リン酸塩（PO_4^{2-}）	モリブデン酸アンモニウム試液	黄色沈殿（$(NH_4)_3PO_4 \cdot 12MoO_3 \cdot 6H_2O$）が生じる． リン酸リボフラビンナトリウム中の遊離リン酸の純度試験．

表 2-24 （つづき）

硫化物（S^{2-}）	希塩酸	硫化水素のにおいがする． 発生するガスは潤した酢酸鉛紙を黒変する． $H_2S + (CH_3COO)_2Pb \rightarrow PbS(黒色) + 2CH_3COOH$
亜硫酸塩（SO_3^{2-}） 亜硫酸水素塩（HSO_3^-） チオ硫酸塩（$S_2O_3^{2-}$）	ヨウ素試液（酢酸酸性）	ヨウ素試液の色が消失する． 酸性下で生じた SO_2 が I_2 を還元する． $SO_2 + I_2 + 2H_2O \rightarrow 2HI + H_2SO_4$ サリチル酸ナトリウム中の亜硫酸塩の純度試験．
硫酸塩（SO_4^{2-}）	塩化バリウム試液（$BaCl_2$）	白色沈殿（$BaSO_4$）が生じる．
過マンガン酸塩 （MnO_4^-） （溶液は赤紫色）	過酸化水素試液（H_2O_2）	泡立ち脱色する． 泡立ち発生するガスは O_2 である．
	シュウ酸試液（$H_2C_2O_4$）	脱色する．
クロム酸塩（CrO_4^{2-}） 二クロム酸塩（$Cr_2O_7^{2-}$）	酢酸エチル＋過酸化水素試液	酢酸エチル層は青色に変わる． $HCrO_4^- + 2H_2O_2 + H^+ \rightleftharpoons 3H_2O + CrO_5$（青色）． クロム酸塩の溶液の色…黄色である． 二クロム酸塩の溶液の色…黄赤色である．
塩化物（Cl^-）	過マンガン酸カリウム試液（$KMnO_4$）＋硫酸（H_2SO_4）	塩素ガス（Cl_2）が発生する． 発生する Cl_2 ガスはヨウ化カリウムデンプン紙を青変する． $Cl_2 + 2I^- \rightarrow 2Cl^- + I_2$（デンプンが青変）．
	硝酸銀試液（$AgNO_3$）	白色沈殿（AgCl）．
フッ化物（F^-）	アリザリンコンプレキソン試液＋酢酸・酢酸カリウム緩衝液＋硝酸セリウム（III）試液	青紫色に変わる．
	クロム酸・硫酸試液	液が試験管の内壁を一様にぬらさない． $F^- + H_2SO_4 \rightleftharpoons H_2SO_4^- + HF \uparrow$ 発生した HF により試験管内壁の表面が侵され，表面張力の変化により，均一にぬれなくなる．
臭化物（Br^-）	塩素試液（Cl_2）	黄褐色（Br_2）を呈する（$2Br^- + Cl_2 \rightarrow Br_2 + 2Cl^-$）． 黄褐色溶液にクロロホルムを加えるとクロロホルムに転溶（黄褐色〜赤褐色）する．フェノールを加えると白沈が生じる． $3Br_2 + C_6H_5OH \rightarrow 3HBr + C_6H_2Br_3OH$（白色）↓ 塩化カリウム中の臭化物の純度試験では試液は塩素試液の代わりにトルエンスルホンクロロアミドナトリウム試液を用いる．

■ 2-7-6 無機イオン（陽イオン）の定性分析

代表的な無機物質の陽イオンの定性反応について，表2-25にまとめた．

表2-25 無機の陽イオンの定性分析

陽イオン	試液	定性反応の内容
亜鉛塩（Zn^{2+}）	ヘキサシアノ鉄（II）酸カリウム試液（$K_4[Fe(CN)_6]$）	白色沈殿（$Zn_3K_2[Fe(CN)_6]_2$）が生じる．硫酸マグネシウム中の亜鉛の純度試験．
	硫化ナトリウム（Na_2S）または硫化アンモニウム	帯白色沈殿（ZnS）が生じる．塩化メチルロザニリン中の亜鉛の純度試験．
アルミニウム塩（Al^{3+}）	アルカリ試液 （水酸化ナトリウム 硫化ナトリウム 塩化アンモニウム アンモニア水）	白色ゲル状沈殿（$Al(OH)_3$）が生じる．生じた沈殿はNaOHまたはNa_2Sをさらに加えると溶ける．
カルシウム塩（Ca^{2+}）	シュウ酸アンモニウム試液	白色沈殿（CaC_2O_4）が生じる．クエン酸中のカルシウムの純度試験．
マグネシウム塩（Mg^{2+}）	リン酸水素二ナトリウム試液（Na_2HPO_4）＋アンモニウム塩	白色結晶性沈殿（$MgNH_4PO_4 \cdot 6H_2O$）が生じる．塩化カリウム中のカルシウムまたはマグネシウムの純度試験．
ニッケル塩（Ni^{2+}）	ジメチルグリオキシム試液	赤色色素が生じる．キシリトール，D-マンニトール中のニッケルの純度試験．
第一鉄塩（Fe^{2+}）	1,10-フェナントロリン・水和物	濃赤色を呈する．
	ヘキサシアノ鉄（III）酸カリウム試液（$K_3[Fe(CN)_6]$）	青色沈殿（$KFe(II)[Fe(III)(CN)_6]$）が生じる．
第二鉄塩（Fe^{3+}）	スルホサリチル酸試液	紫色を呈する．
	ヘキサシアノ鉄（II）酸カリウム試液（$K_4[Fe(CN)_6]$）	青色沈殿（$KFe(III)[Fe(II)(CN)_6]$）が生じる．
第二銅塩（Cu^{2+}）	アンモニア試液	淡青色沈殿（$Cu(OH)_2$）が生じる．
	ヘキサシアノ鉄（II）酸カリウム試液（$K_4[Fe(CN)_6]$）	赤褐色沈殿（$Cu_2[Fe(CN)_6]$）が生じる．
鉛塩（Pb^{2+}）	硫化ナトリウム試液（Na_2S）	黒色沈殿（PbS）が生じる．

■ 2-7-7 有機物質の確認試験（官能基試験）

代表的な有機物質の確認試験については，巻末付録に参考資料として掲載した．

2-8 分配平衡

■ 2-8-1 はじめに

　ヒトの成分の大部分は水であるが，脂肪などの疎水成分も必ず体内に存在している．ヒトに投与された薬物が生体の中でどのように分布するのかは，その薬物が水に溶けやすいのか，それとも油に溶けやすいのかによって大きく異なる．投与された薬物の効果を発揮させるには，目的とする作用部分に到達させることがまず重要であるから，そのためには薬物自身の水および油との親和性をうまくコントロールすることが求められる．薬物に限らず，一般の物質が水と油のどちらに親和性が高いのかを考える上で，基礎となるのが分配平衡である．

■ 2-8-2 溶解平衡

(1) 非イオン性薬物の溶解平衡

　純水と油をひとつの容器に入れ激しく振り混ぜると，はじめは混濁しているが，やがて二相に分離する．これは，混ざるよりも分離する方がエントロピーが大きくなるからである．しかし，二相分離したときの水相は，もはや純水ではない．水相中にはごく少量の油が溶解しており，飽和状態となっている．同様に，油相中にもごく少量の水が溶解しており，こちらも飽和状態となっている．一般に，疎水性の薬物であっても，水に入れるとわずかではあるが，溶解する．

　水中に溶解している薬物と，溶解しきれずに固体として析出したり，液体として分離している薬物の量が，どちらも一定となっているとき，溶解速度と析出速度が等しく平衡状態にある．この物理平衡を溶解平衡という．溶解平衡状態において，溶解した薬物（溶質）と溶解していない薬物の化学ポテンシャルは互いに等しい．溶解平衡定数をモル分率で表記したとき（K_x），その値は溶液中の溶質のモル分率と等しい．

$$\text{薬物 A}_{\text{固相}} \rightleftarrows \text{薬物 A}_{\text{溶質}}$$

$$K_x = \frac{X_{\text{溶質}}}{X_{\text{固相}}} = X_{\text{溶質}}$$

　これをモル濃度に表記しなおしたものが（飽和）溶解度 C_s であり，溶解平衡時における溶質の濃度である．したがって，溶解度 C_s は溶解平衡の平衡定数と考えることもでき，温度一定のもとでは一定の値をとる．溶媒が水であるときには，一般に親水性が大きいほど溶解度 C_s の値は大きくなり，逆に疎水性が大きいほど溶解度 C_s の値は小さくなる．なお，薬物の親水性，疎水性の程度は，後述する水–オクタノール分配係数 P を用いて表されることが多い．

(2) イオン性薬物の溶解度の pH 依存性

　イオン性の解離基をもつ薬物の場合，分子形薬物よりもイオン形薬物の方が水に溶けやすい．両者の割合は pH によって変化するため，溶解度 C_s の値（水中に溶けている分子形薬物とイオン形薬物の総濃度）も pH に依存する．酸性薬物 HA の場合，

$$C_s = [HA] + [A^-] \tag{2.146}$$

と表せる．分子形薬物濃度 [HA] は pH に依存しない定数であるが，イオン形薬物濃度 [A$^-$] は酸解離定数 K_a と，式 2.147 により関係づけられており，

$$K_a = \frac{[H^+][A^-]}{[HA]} \tag{2.147}$$

水素イオン濃度 [H$^+$] によって変化する．式 2.146 と式 2.147 とを連立させると，

$$C_s = [HA] + [A^-] = [HA] + \frac{[HA]K_a}{[H^+]} = [HA]\left(1 + \frac{K_a}{[H^+]}\right) \tag{2.148}$$

が得られる．いま，式 2.148 で [H$^+$] と C_s の関係を考える．pH が極めて小さい（$K_a \ll [H^+]$）とき，式 2.148 のかっこ内の第二項の値は無視できるので，

$$C_s = [HA]$$

となる．これはつまり，酸解離平衡が完全に分子形 HA に偏っているため，溶解度 C_s は分子形薬物の溶解度 [HA] に等しくなっていることを意味する．次に，[H$^+$] が K_a と等しい（pH = pK_a）とき，式 2.148 は，

$$C_s = [HA] \times 2$$

となり，溶解度 C_s はちょうど分子形薬物の溶解度 [HA] の 2 倍になっていることがわかる．また次に，pH が極めて大きい（$K_a \gg [H^+]$）とき，式 2.148 のかっこ内の第二項の値は極めて大きい値となり（かっこ内の 1 は無視できるほどになる），それに伴って C_s の値も大きくなる．

塩基性薬物 B においても溶解度 C_s を酸解離定数を用いて同様に式変形すると，

$$C_s = [B] + [BH^+] = [B] + \frac{[B][H^+]}{K_a} = [B]\left(1 + \frac{[H^+]}{K_a}\right) \tag{2.149}$$

が得られる．ここから，pH が極めて大きいとき，

$$C_s = [B]$$

であることと，pH = pK_a であるときに，

$$C_s = [B] \times 2$$

となっていることがわかる．表 2-26 および図 2-54 に，イオン性薬物の溶解度の pH 依存性についてまとめた．

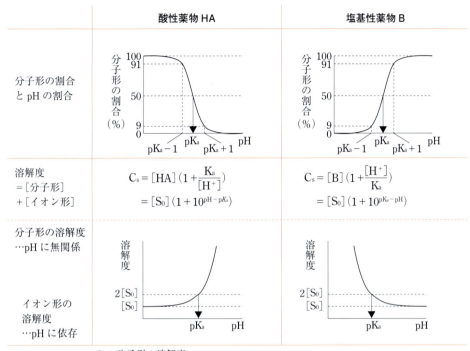

表2-26 イオン性薬物の溶解度のpH依存性

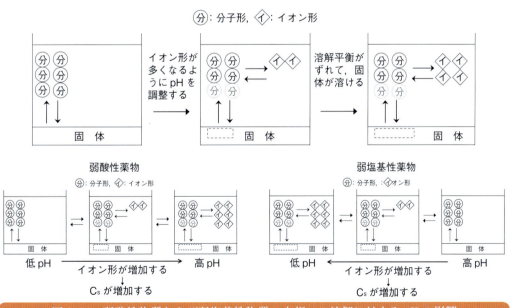

図2-54 弱酸性物質および弱塩基性物質の水相への溶解に対するpHの影響

■ 2-8-3 分配平衡

(1) 原 理

　互いに混ざり合わない水相と油相のそれぞれに，ある共通の溶質が溶解していて，その溶質が水相から油相へ移行する速度と，逆に油相から水相へ移行する速度が等しいとき，両者は物理平衡状態にある．この平衡を分配平衡という．分配平衡状態では，両相中における溶質の化学ポテンシャルは等しい．油水分配平衡を式で表すとき，一般に，

$$\text{薬物 A}_w \rightleftarrows \text{薬物 A}_0$$

のように，左辺に水相中薬物，右辺に油相中薬物を記す．この平衡定数のことを分配係数 P という．

$$P = \frac{[\text{薬物 A}]_0}{[\text{薬物 A}]_w}$$

　P は，温度一定のもとでは一定の値をとる．医薬品の分配係数を表すとき，油相としては n-オクタノールがよく用いられ，その値は水-オクタノール分配係数と呼ばれる．混ざり合わない二相がともに液相である場合の分配を，液-液分配という．分配は，試料中の目的成分の抽出や濃縮，あるいはクロマトグラフィーなどに利用され，実験的にも工業的にも重要であるのみならず，生体内における薬物分布の基礎にもなっている．

(2) みかけの分配係数の pH 依存性

　イオン性の解離基をもつ薬物の場合，油相中では分子形としてしか溶解できないが，水相中では分子形とイオン形の両方で溶解することが可能である（図2-55）．

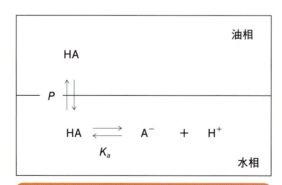

図 2-55　弱酸性物質の油水分配平衡

　分配係数 P は，分子形薬物の濃度の比を表したものであり，イオン形薬物の濃度はその定義に含まれていない．しかし，水相中の分子形薬物濃度だけを選択的に定量することはそれほど容易ではなく，分子形とイオン形をあわせた総濃度を求める方が簡単である．そこで，イオン性の解離基をもつ薬物の場合には，みかけの分配係数 D を用いることが多い．みかけの分配係数 D は，水相中の薬物総濃度（すなわち，分子形とイオン形の合計）に対する油相中薬物濃度の比である．みかけの分配係数 D と対比させて，分配係数 P のことを真の分配係数という．P の値は

pHに依存せず，温度が決まれば一定であるが，Dの値はpHに依存する．酸性薬物HAの場合，分配平衡と酸解離平衡の関係を式で表すと，

$$[HA]_0 \updownarrow$$
$$[HA]_w \rightleftarrows [H^+] + [A^-]$$

となり，定義から，

$$P = \frac{[HA]_0}{[HA]_w}$$

$$D = \frac{[HA]_0}{[HA]_w + [A^-]}$$

である．これらの二式を連立させて，$[HA]_0$を消去し，Dを用いてPを表すと，

$$P = \frac{[HA]_0}{[HA]_w}$$

$$= D \times \frac{[HA]_w + [A^-]}{[HA]_w}$$

$$= D \times \left(1 + \frac{[A^-]}{[HA]_w}\right)$$

ここで，酸解離定数（$K_a = [H^+][A^-]/[HA]$）を用いて，右辺かっこ内の第二項を変形すると（$[AH]_w$とは$[AH]$のことであるので），

$$P = D \times \left(1 + \frac{K_a}{[H^+]}\right) \tag{2.150}$$

が得られる．この式2.150について考えると，pHが極めて小さい（$K_a \ll [H^+]$）とき，かっこ内の第二項は無視できるので，

$$D = P$$

が得られる．これはつまり，解離平衡が完全に分子形HAに偏っていて，イオン形A^-の存在はごくわずかで無視できるため，みかけの分配係数Dが真の分配係数Pに等しくなっていることを意味する．次に，$[H^+]$がK_aと等しい（pH = pK_a）とき，式2.150は，

$$P = D \times 2, \text{つまり} D = \frac{P}{2}$$

となり，みかけの分配係数Dは真の分配係数Pのちょうど半分になっていることがわかる．また次に，pHが極めて大きい（$K_a \gg [H^+]$）とき，式2.150のかっこ内の第二項の値は極めて大きい値となり，それに伴ってDの値は小さくなっていく．これは，平衡がイオン形に偏るために，油相にはほとんど分配できないことを意味する．このとき，かっこ内の1は無視できるようになるため，次のように近似でき，

$$P = D \times \frac{K_a}{[H^+]}$$

両辺の対数をとって整理すると，

$$\log D = \log P + \mathrm{pK_a} - \mathrm{pH}$$

となる．このことから $\mathrm{K_a} \gg [\mathrm{H^+}]$ であるときには，$\log D$ は pH に対し，傾き -1 で直線的に減少することがわかる．

塩基性薬物 B においても P を D と $\mathrm{K_a}$ を用いて同様に式変形すると，

$$P = D \times \left(1 + \frac{[\mathrm{H^+}]}{\mathrm{K_a}}\right)$$

が得られる．ここから，pH が極めて大きいとき，

$$D = P$$

であることと，$\mathrm{pH} = \mathrm{pK_a}$ であるときに，

$$D = \frac{P}{2}$$

となっていることがわかる．図 2-56 に，イオン性薬物の真の分配係数とみかけの分配係数の関係を示す．

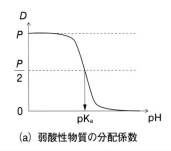 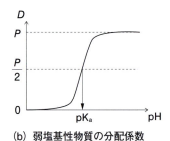

(a) 弱酸性物質の分配係数　　　(b) 弱塩基性物質の分配係数

図 2-56　イオン性薬物の真の分配係数 P とみかけの分配係数 D の関係

■ 2-8-4　溶媒抽出

(1) 抽出率

2 つの液相間における溶質の分配平衡を利用して，一方の液相の溶質をもう一方の液相に移動させることを溶媒抽出という．慣用的には液-液抽出ともいう．

いま，薬物 A が溶解している水相に，水と混ざり合わない有機溶媒を加えてよく撹拌し，分配平衡に至った状態を考える．平衡時の油相中および水相中の薬物濃度をそれぞれ C_o，C_w と表し，油相および水相の体積をそれぞれ V_o，V_w と表すと，油相中に抽出された薬物 A の物質量は，

$$C_o \times V_o$$

で求められる．一般に，油相中に抽出された薬物 A の割合のことを抽出率 E という．この例において E は，

$$E = \frac{C_o \times V_o}{C_o \times V_o + C_w \times V_w}$$

で求められる．右辺を $C_w \times V_o$ で約分すると，

$$E = \frac{D}{D + \dfrac{V_w}{V_0}} \tag{2.151}$$

が得られる．式2.151より，Eを高めてより多くの薬物Aを油相中に移行させるには，油相の体積V_0を大きくしたり，適当な溶媒や適当な水相pHを選択することによって，みかけの分配係数Dを大きくすることが効果的であるとわかる．

(2) 繰返し抽出

分配係数が大きい薬物を抽出するには抽出操作が1回で十分である場合もあるが，限られた溶媒量で効率よく抽出するには，溶媒を何回かに分けて抽出するほうが一般的にEが高まる．今，水100 mLに溶解している薬物Aが，有機溶媒100 mLにどの程度抽出されるかを考えてみよう．みかけの分配係数Dを仮に4とすると，1回の抽出ですべての有機溶媒を使う場合には，式2.151より，

$$E = \frac{4}{4 + \dfrac{0.1}{0.1}} = 0.8 \tag{2.152}$$

となる．これに対し，有機溶媒を50 mLに分けて2回の抽出操作を行うと，1回目の抽出操作では，

$$E = \frac{4}{4 + \dfrac{0.1}{0.05}} = \frac{2}{3}$$

となる．ここで油相をすべて回収し，残りの有機溶媒を水相に加えて2回目の抽出操作を行うと，そのEも，

$$E = \frac{4}{4 + \dfrac{0.1}{0.05}} = \frac{2}{3}$$

となる．したがって，抽出操作を2回繰り返した場合の総抽出率は，

$$\frac{2}{3} + \left(1 - \frac{2}{3}\right) \times \frac{2}{3} = \frac{6}{9} + \frac{2}{9} = \frac{8}{9} = 0.888... \tag{2.153}$$

と求められ，式2.152と式2.153とを比べると後者のほうがEが大きいことがわかる．このように，抽出操作を繰り返した方がより多くの薬物Aを抽出できる．

(3) 実例−1「血漿中のベラパミル（弱塩基性薬物）の定量」

定量法：血漿1,000 μLに0.1 mol/L　水酸化ナトリウム水溶液100 μLを加え，よく撹拌する．次に酢酸エチル2 mLを加えて激しく撹拌し，3,000×gで5分間遠心する．有機相を回収し1%リン酸溶液0.5 mL加え激しく撹拌する．3,000×gで5分間遠心し，下層を回収する．これを高速液体クロマトグラフィーで分析する．既知量のベラパミル

をブランク血漿に加えた試料を同様に分析することにより，検量線を作成する．

ベラパミル（$C_{27}H_{38}N_2O_4$：454.60）Ca^{2+}拮抗性不整脈・虚血性心疾患治療剤

2-9 電気化学分析

2-9-1 はじめに

中和反応などイオン間の反応が生じると，試料溶液中のイオンの数が変化する．また，酸化還元反応では酸化数の変化が生じ，電子のやりとりが発生する．測定対象となっている化学反応の終点を求めたいのであれば，指示薬を用いた中和滴定法や酸化還元滴定法が利用できる．これに対し，反応の終点のみならず進行の程度を継続的に観察したいのであれば，試料溶液の電気的性質を調べればよい．そのための方法が電気化学的分析法である．よく調べられる電気的性質としては電位差（電圧），電流，電気量，電気伝導率（日本薬局方では導電率という）がある．

2-9-2 電位差滴定

(1) 原理

電位差滴定とは，中和滴定や沈殿滴定，酸化還元滴定などにおける反応進行度を，被滴定液中の電位差の変化によってとらえる方法である．2-5節で述べたように，溶液中の電位Eは，溶液中成分の濃度（より正しくは活量）を用いて，ネルンストの式（式2.155）によって表現される．

$$p\text{Ox}(酸化体) + ne^- \rightleftarrows q\text{Red}(還元体) \tag{2.154}$$

$$E = E^0 - \frac{RT}{nF} \ln \frac{[\text{Red}]^{q\,*}}{[\text{Ox}]^p} \tag{2.155}$$

滴定において，反応の進行度が変化すると溶液中成分の濃度（すなわち酸化体と還元体の比率）が変化するので，これを電位Eの変化として観察する．

電位差滴定では参照電極と指示電極を用い，両者の電位差 ΔE として表す．参照電極に標準水素電極を用いると，試料溶液の電位を標準電位として表すことができるが，標準水素電極は取扱いが容易ではないので，ほかの電極を用いることがほとんどである．以前はカロメル（甘コウ，塩化水銀（I），Hg_2Cl_2）電極が参照電極によく用いられていたが，現在では銀−塩化銀電極が用いられることが多い．指示電極には，測定対象成分に適した電極を用いる．表2-27には，滴定の種類と用いる指示電極の例を，図2-57にはいろいろな電極の構成図をそれぞれ示す．

表2-27 指示電極と適用できる滴定の種類

指示電極	滴定の種類
ガラス電極	中和滴定，非水滴定
銀電極	沈殿滴定
白金電極	酸化還元滴定
水銀−塩化水銀（II）電極	キレート滴定

※ 式2.155の対数項の真数部は反応商であり，質量作用の法則を式2.154に適用することにより得られる．式2.155の対数項の符号をプラスに書き換えて表すことも多く，その形で表したものが式2.108である．

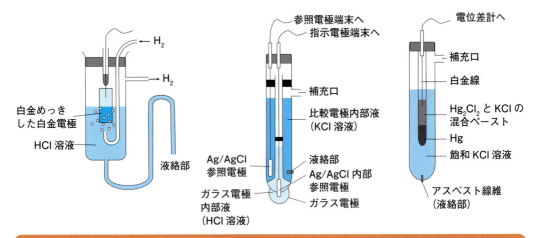

図 2-57　いろいろな電極の構成図

左：水素電極，中：複合ガラス電極（ガラス電極と銀-塩化銀電極をあわせもつ），右：カロメル電極

　両電極を電気的に接続すると，電気抵抗が小さければ自発的に電流が生じて，次第に電位差がゼロに近づいていく．やがて平衡状態に達すると，電位差と電流はゼロになる．電位差滴定で測定する電位差は，電流が流れている途中の電位差ではなく，電流が流れ始める瞬間の電位差である．これは，両極間の電気抵抗を大きくし，電流がほとんど流れないようにすることによって測定できる．

(2) 電位差滴定による水素イオンの活量測定

　酸塩基の中和反応の進行度は，溶液中の水素イオン H^+ の活量を測定することによって把握できる．そこで，指示電極としては H^+ に反応するガラス電極が用いられる．

$$-SiO^-Na^+ + H^+ \rightleftarrows -SiOH + Na^+ \tag{2.156}$$

ガラス電極の内部には，H^+ の活量が既知である内部液（塩酸）が含まれており，電極を試料溶液に浸したときに，ガラス膜内外にできる電位差 ΔE を測定する．式 2.156 において水素成分に着目すると，ガラス膜内表面の電位は，ネルンストの式（式 2.155）より，

$$E_1 = E_1^0 - \frac{RT}{F} \ln \frac{[-SiOH]}{[H^+]_{内}}$$

ガラス膜外表面（試料側）の電位は同様に，

$$E_2 = E_2^0 - \frac{RT}{F} \ln \frac{[-SiOH]}{[H^+]_{外}}$$

したがって，これらの差で表されるガラス膜内外の電位差（ガラス膜電位）は，

$$\Delta E = E_2 - E_1 = (E_2^0 - E_1^0) - \frac{RT}{F} \ln \frac{[-SiOH]}{[H^+]_{外}} \times \frac{[H^+]_{内}}{[-SiOH]}$$

となる．ガラス膜内外の H^+ の活量 $[H^+]$ が異なると，シラノール基（$-SiOH$）の電離度は膜内表面－外表面間で異なることになるが，これはガラスに含まれる Li^+ や Na^+ などの金属イオン

の膜中分布が変化することによって打ち消され，ガラス膜内外の［－SiOH］は等しいとみなせるようになる．したがって［－SiOH］を消去すると，

$$\Delta E = \Delta E^0 - \frac{RT}{F} \ln \frac{[H^+]_{内}}{[H^+]_{外}}$$

が得られる．試料のpHの値はH$^+$の活量［H$^+$］を負の常用対数で表したものであるので底を変換し，ΔE^0と内部液の［H$^+$］$_{内}$はいずれも定数であるのでまとめて表すと，

$$\Delta E = 定数 - \ln 10 \times \frac{RT}{F}(-\log[H^+]_{外}) \tag{2.157}$$

と変形され，25℃のときには，

$$\Delta E = 定数 - 0.0592 \times pH$$

となる．式2.157をみると，pHとΔEには線形性が成り立つことがわかる（図2-58）．pHが既知の溶液（pH標準液）を用いてΔEと温度Tを測定することにより，式2.157で表される直線の傾きと切片の値が決定されると，試料のpHをΔEから求めることができるようになる（ほとんどのpH計では，ΔEの測定と同時に温度測定も自動で行ったうえで，ΔEをpHに換算して表示してくれる）．先に述べたように，当量点においてpHの変化量が最大になる（pHジャンプが現れる）ので，このとき電位差の変化も最大となる．

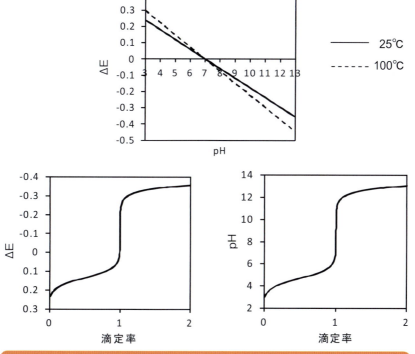

図2-58　1価の弱酸を1価の強塩基で滴定したときの電位差とpHの関係

(3) ガラス電極の酸誤差とアルカリ誤差

pHが2以下になると，式2.157で示される線形性が成立しなくなり，pH測定に正の誤差が生じる．これは強酸性溶液中において，溶媒である水の活量係数が減少することに起因している（多量の水素イオンの水和に多くの水分子が用いられるために，水の活量係数が1より小さくなる）．水の活量係数の減少は，水と接触しているガラス膜の電位に影響を及ぼし，その結果pHが過大評価され，測定値が真のpHよりアルカリ側にずれることになる．これを酸誤差あるいは水活量誤差という．

pHが11以上においても式2.157で示される線形性が成立しなくなり，pH測定に誤差を生じる．溶液が強いアルカリ性であるとき，ナトリウムイオンなどの陽イオンがガラス電極に応答し，水素イオンの電極への反応と競合する．ガラス電極は，電離したシラノール基（$-SiO^-$）に反応したイオンが水素イオンなのか他の陽イオンなのかを区別できず，その結果，pH値に負の誤差を与え，pHが過小評価される（測定値が真のpHより酸性側にずれる）ことになる．この誤差はアルカリ誤差と呼ばれる．

(4) 電位差滴定による銀イオンの活量測定

銀（I）イオンAg^+によって難溶性沈殿を形成させる沈殿滴定においては，Ag^+の活量に応答する銀電極を指示電極として用いる．

$$Ag^+ + e^- \longrightarrow Ag$$

$$\Delta E = \Delta E^0 - \frac{RT}{F} \ln \frac{1}{[Ag^+]}$$

$$\Delta E = \Delta E^0 - \ln 10 \times \frac{RT}{F} pAg$$

ΔE^0は，指示電極と参照電極の標準酸化還元電位の差である（2-5節参照）．この式からわかるように，温度一定の場合にはΔEとpAgには線形関係が成立し，ΔEを測定することによってAg^+の活量を（pAgとして）求めることができる．例えば塩化ナトリウム水溶液を硝酸銀水溶液で滴定するとき，図2-49のように，当量点に至る前においては，加えられたAg^+は難溶性沈殿を形成するため，溶液中のAg^+の活量は高くはない（pAgは高い）．しかし，当量点において沈殿が形成されなくなるため，Ag^+の活量が急激に増す（pAgは急激に減少する）．このときにΔEの変化も最も大きくなる．

| COLUMN | 便利な濃度測定器：pH 計（pH メーター） |

　2-9-2 項の (2) では，水素イオンに応答するガラス電極を用いて，試料溶液の参照電極に対する電位差を測定すれば，溶液中の水素イオンの活量が求められることを学んだ．半世紀あまり前には「pH メーター」なる pH 測定の専用機はなく，電位差計を用いて pH を測定していたので，検量線となる pH－ΔE 図（図 2-58）を自分で作成しなければならなかったし，電極の選択も測定者がしなければならなかった．これに対し，今日ではさまざまな機種の pH メーターが各社から市販されている．これらの pH メーターは，基本的には電位差計であるが，ΔE から pH への換算機能や温度測定機能までついている．また電極も，指示電極，参照電極，温度補償電極がすべて 1 本にまとめられた複合電極である場合がほとんどであり，「試料を浸ければボタンひとつで pH がわかる」ような便利な状態になっている．測定原理を勉強しなくても測定できるのは大変便利であるが，勉強する機会を失わないように気をつけたい．

　一般に pH メーターを pH 標準液で校正するとき，普通まず中性の標準液で校正する．このときに，pH－ΔE 図（図 2-58）における ΔE 値がゼロとなるように，ゼロ点合わせが行われる．その後，酸性またはアルカリ性の標準液を用いて校正を行うことによって，pH－ΔE 図における直線の傾きが決定される．標準液の校正順を間違えるとゼロ点合わせが正しく行われないため，適切な pH 測定値を得ることはできない．また，参照電極である銀－塩化銀電極には，液絡と呼ばれる多孔質セラミックなどでできた「穴」があいている．取扱説明書を見ると，測定時には複合電極にある通気口を開けるようにとの指示があり，通気口を開けると液絡部から内部液の KCl 溶液がにじみ出てきて，参照電極と試料溶液が接触するようになっている．これによって，参照電極と試料溶液との電位が等しくなり，試料溶液とガラス電極の内部液との電位差 ΔE を正確に測定できる状態になる．当然，これを開けない状態で測定しても正しい結果は得られないし，測定後にうっかり通気口を閉め忘れると，内部液が蒸発して塩濃度が変化するために，以降は正しく測定できなくなる．校正順のミスや通気口のミスは，どの研究室においても「pH はボタンひとつで測定できる」程度にしか思っていない構成員がしばしば犯すようである．キミは大丈夫？

2-9-3　導電率測定

　溶液に白金のような不活性な金属を使った電極を 2 本浸し，溶液の電気の伝わりやすさを測定する方法を電導度分析法という．外部電源を用いて強制的に両極間に電位差を生じさせ，両極間に流れる電流を測定すれば，電気の伝わりやすさ（抵抗の逆数）を知ることができる．純粋な水にはイオンはごく少量しか含まれず（水のイオン積 $K_w = 10^{-14}$ (mol/L)^2），したがって電気をほとんど通さないが，ここにイオンが存在すると，溶液は電気を通すようになる．電気の伝わりやすさはコンダクタンス（単位：ジーメンス，S）という値で表され，この単位は抵抗の単位であ

るオーム（Ω）の逆数である．コンダクタンスは電極間の距離や電極の面積に応じて変化するため，たとえ同じ溶液を測定しても，使用する装置ごとに測定値が変わる．そこで，コンダクタンスを単位長さと単位面積で補正した，電気伝導率 κ（単位：$S \cdot m^{-1}$）を導入すると，異なる装置を使っても結果を比較しやすい．日本薬局方では，電気伝導率のことを導電率と呼ぶ．

　水中にイオンが少量しか存在しないとき溶液の導電率は小さいが，イオンが高濃度に存在するにつれ導電率は増す．かなり希薄な電解質溶液では導電率は濃度に比例する．導電率をイオンまたは電解質の物質量で除した値はモル導電率 λ と呼ばれる．導電率が濃度に比例するならばモル導電率は一定値をとるが，濃度が 10^{-3} mol/L 程度にもなると，イオン間の相互作用の影響が現れて，モル導電率は濃度の増加に伴ってわずかに減少していく．逆にイオンの濃度が低下するとモル導電率は増加する．濃度がゼロのときの極限値が，極限モル導電率 λ^{∞} である．陽イオンと，その対になる陰イオンが溶液に溶けているとき溶液全体の極限モル導電率はそれぞれのイオンの極限モル導電率の和になる．

$$\lambda^{\infty} = \lambda^{\infty}_{+} + \lambda^{\infty}_{-}$$

希薄電解質溶液でイオン間の相互作用が小さい場合には，導電率が濃度に比例するとみなすことができ，溶液全体の導電率は各構成イオンの導電率の合計として考えることができる．モル導電率の値はイオンの種類によって異なるが，水中では特に，H^{+} と水酸化物イオン OH^{-} が大きい．導電率滴定はモル導電率が比較的大きいイオンの増減を敏感に検出できるので，イオン交換水の水質管理などに利用されている．図 2-59 には導電率滴定の模式図を，図 2-60 には滴定曲線の例をそれぞれ示す．

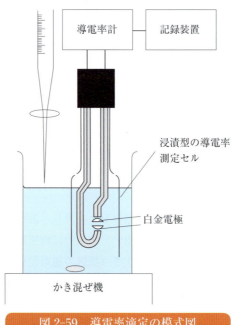

図 2-59　導電率滴定の模式図

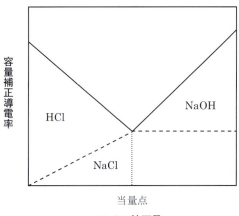

図 2-60　塩酸を水酸化ナトリウムで滴定した場合の滴定曲線の例

2-9-4　ボルタンメトリー

　ボルタンメトリーは，試料に電圧を印加してごくわずかに電気分解し，そのときに流れる電流を測定する分析方法である．印加する電圧を変化（掃引）させ，流れる電流の値を電圧の関数としてグラフ化したものをボルタモグラムという．ボルタモグラムを解析することによって，試料中の化学種の定性，定量や反応機構の解析などを行うことができる．ボルタンメトリーは印加電圧のかけ方によって直流ポーラログラフィー，交流ポーラログラフィー，矩形波ポーラログラフィー，パルスポーラログラフィー，サイクリックボルタンメトリーなどのいろいろな測定法に分けられるが，ここでは基本となる直流ポーラログラフィーについて簡単に説明する．

(1) 原　理

　ある酸化体 Ox を既知濃度含んでいる試料溶液に，電圧を印加してわずかに電気分解する．この酸化体 Ox が次のように還元反応し，その標準酸化還元電位が E^0 であるとする．

$$\text{Ox（酸化体）} + ne^- \rightleftarrows \text{Red（還元体）}$$

電圧が十分小さいときにはこの反応は進行しないが，電圧を徐々に増して（掃引して）いくと，Ox の電気分解が進行して電流が流れるようになる．電気分解が始まる最小の印加電圧は分解電位と呼ばれ，電極表面の Ox と還元体 Red の活量（それぞれ，[Ox]'，[Red]'）を用いて，ネルンストの式から次のように求められる．

$$E = E^0 - \frac{RT}{nF} \ln \frac{[\text{Red}]'}{[\text{Ox}]'} \tag{2.158}$$

式 2.158 より，分解電位は E^0 と濃度に依存する．すなわち，分解電位は電気分解される物質の標準酸化還元電位に依存するので，この値から逆に溶液中の反応成分が何であるかを推測することができる（実際には分解電位よりむしろ，濃度に依存しない半波電位 $E_{1/2}$ を用いて定性分析が行われる）．また，分解電位が十分に離れている複数の物質の混合溶液である場合には，これら

の成分をあらかじめ分離しておかなくても，印加電圧を適当に設定すれば個々の成分を選択的に反応させることができる．

　分解電位以上に電圧を増していくと，電流はオームの法則（$E=IR$）に従って直線的に増加する．電圧に対して電流をプロットしたものをボルタモグラムという（図2-61）．このとき，電極表面ではOxが電気分解されていくので，やがてOxは減少することになるはずだが，溶液内のOxの拡散が十分に早ければ次々に電極表面にOxが供給されるので，その間，電流は増加する．さらに電圧を増すと，やがて電気分解の速度が拡散速度を上回り，電流値は限界電流と呼ばれる極大値を与えた後，次第に減少していく．限界電流はOxの拡散速度に依存し，拡散速度はOxの濃度に依存するので，限界電流の大きさからOxの濃度を定量することができる．このように，ボルタンメトリーは定性，定量分析の両方に威力を発揮する分析法である．

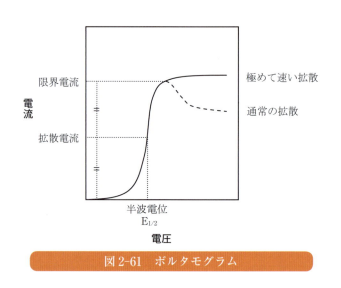

図2-61　ボルタモグラム

　試料の拡散速度が大きい場合には限界電流の値が大きくなるが，一般に，溶液中における試料の移動には拡散以外の因子も寄与しうる．電解質溶液において，試料イオンは電気泳動し，電極に対して近づいていくことができる．イオンの電気泳動自体が電流（泳動電流という）を生じさせ，限界電流に誤差を生じさせる原因となる．この影響を打ち消すためには，試料に高濃度の電解質を加えておけばよい．電解質の添加は試料イオンの相互作用を弱め，電気泳動を減少させる．この目的で試料に加えておく電解質のことを支持電解質という．支持電解質としては，ボルタンメトリーによって電気分解されない電解質を選択する必要がある．一般には硝酸カリウムなどが支持電解質として用いられることが多い．

(2) 滴下水銀電極を用いたボルタンメトリー：ポーラログラフィー

　ボルタンメトリーに用いることのできる電位（電圧）は，用いる電極の材質にも依存する．白金電極が水溶液中で用いられる場合，試料中に水より酸化されやすいイオンが含まれていなければ，水の酸化（$H_2O \rightarrow 1/2 O_2 + 2H^+ + 2e^-$）が生じるので，これより高い正電位で電気分解され

る試料の分析は困難になる．同様に，負電位側の限界電位は水素イオンの還元（$1/2O_2+2H^++2e^-\rightarrow H_2O$）によって制限されてしまう．炭素電極上では，水素イオンの還元は進みにくいので，炭素電極は白金電極よりも広い電位の範囲で測定でき，ボルタンメトリーによく利用される（一方，炭素電極の正の限界電位は白金電極とほぼ同じである）．炭素電極はまた，電極表面に酸化生成物を生じないので，この点においても炭素電極は白金電極より優れている（表面に生成する酸化物は電極を汚染し，測定に誤差を与える）．炭素電極より酸化被膜の影響が少ない電極としては，滴下水銀電極がよく用いられる．液体である水銀では，常に新しい表面が生成されるので，酸化物の影響を最小化できる（その反面，電極の表面積が一定でないのでノイズの多い結果が得られやすい）．滴下水銀電極を用いるボルタンメトリーは，ポーラログラフィーとして特別な名前で呼ばれている．

2-9-5 電流分析（アンペロメトリー）

ボルタンメトリーにおいて電位の走査を行わず，印加電圧を一定とすると，流れる電流の大きさは，その電位において電気分解される試料の濃度に依存する．このときの電流値を用いて定量分析を行う方法のことをアンペロメトリーという．したがって，アンペロメトリーはボルタンメトリーの応用といえる．アンペロメトリーの生体分析への応用例として，血液中の酸素濃度やグルコース濃度を測定するための酸素電極や酵素電極などがある．

(1) 酸素電極

銀電極（陽極）と白金電極（陰極）を塩化銀水溶液に浸し，約 0.6 V 程度の分解電位を印加すると電気分解が進む（図 2-62）．このとき陽極では塩化物イオンの酸化（$Ag+Cl^-\rightarrow AgCl+e^-$）が行われ，陰極では塩化銀水溶液中に溶存している酸素の還元（$O_2+4H^++4e^-\rightarrow 2H_2O$）が行われる．塩化銀水溶液は気体透過性の多孔性テフロン膜を隔てて血液などの試料溶液と接している（図 2-63）ので，試料中の酸素濃度の増加に伴って，テフロン膜を透過する酸素量が増え，電流値が増大する．既知濃度の酸素を含む試料（例えば空気など）で電流値をあらかじめ校正しておけば，未知試料の電流値から酸素濃度を求めることができる．

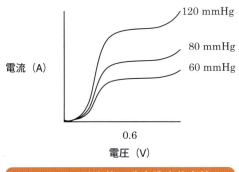

図 2-62 電流値の酸素濃度依存性

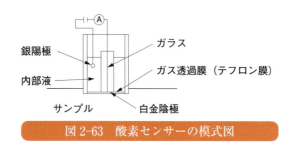

図 2-63　酸素センサーの模式図

(2) 酵素電極

　グルコース測定用のグルコース電極は，ゲルなどで白金表面にグルコースオキシダーゼを固相化したものである．試料中のグルコースはグルコースオキシダーゼにより酸化され，過酸化水素を生じさせる．

$$\text{グルコース} + O_2 + H_2O \longrightarrow \text{グルコン酸} + H_2O_2$$

生じた過酸化水素を分解するための分解電位が白金電極に印加される．

$$H_2O_2 \longrightarrow O_2 + 2H^+ + 2e^-$$

電流は過酸化水素，すなわち元のグルコースに対して定量的に発生するので，電流値からグルコース濃度を求めることができる．グルコースのほかにも，尿酸，クレアチニンなどさまざまな物質に対する同様の酵素センサーが現在市販されている．

■ 2-9-6　電量分析（クーロメトリー）

　試料に含まれる目的成分のみが分解を受ける電位で，電気分解を行う．ボルタンメトリーやアンペロメトリーにおいては試料中のごく一部だけが電気分解されるにとどまり，事実上，測定後の試料は測定前の試料と同一である．これに対してクーロメトリーでは，含まれている目的成分を完全に電気分解し，分解に要した電気量（電気量 c＝電流 A× 時間 s）から目的成分を定量する方法である．ボルタンメトリーやアンペロメトリーに比べ電気分解に時間がかかる一方，分解反応が既知であれば電気量から物質量に直接変換できるので，正確な絶対定量が可能（検量線が不要）といった利点がある．薬学に関係する領域では，例えば水分測定法（カールフィッシャー法）の電量滴定法（日局 18）や空気中の亜硫酸ガス（SO_2）の定量などに利用されている．

　カールフィッシャー法において，試料中に含まれる水分は，乾燥した有機塩基（ピリジンおよび低級アルコール）の存在下，ヨウ素と二酸化硫黄と次のように反応する．

$$\begin{aligned} & H_2O + I_2 + SO_2 + 3C_5H_5N + CH_3OH \\ & \longrightarrow 2([C_5H_6N]^+I^-) + [C_5H_6N]^+ + [CH_3SO_4]^- \end{aligned} \quad (2.159)$$

　この反応の終点は，主に定電流電位差滴定法により検出する．これは，溶液に浸した双白金電極に 10 μA 程度の定電流を流し，両極の電位差を測定する方法である．溶液中に水分が多く含まれているとき，溶液の電導性は低く大きな電位差（数百 mV）を示すが，水分がなくなると電位差が小さくなり（数十 mV），この状態が 30 秒間以上持続したところを終点とする．反応の終点に至るまでに用いられたヨウ素量を求める方法としては，容量滴定法と電量滴定法がある．容

量滴定法は，反応に必要なヨウ素を水分測定用試液中に溶解させ，水分測定用試液の滴定量から添加したヨウ素量を測定する方法である．容量滴定法では，当量点までに加えた水分測定用試液の体積をもとに定量するので，用いる水分測定用試液はあらかじめ標定しておく必要がある．これに対して電量滴定法では，ヨウ化物イオンを含む水分測定用試液を用い，電気分解によりヨウ化物イオンを酸化させてヨウ素を得る．

$$2I^- \longrightarrow I_2 + 2e^-$$

得られたヨウ素は，式 2.159 に従って，ただちに定量的に水と反応する．反応の終点までに要した電気量（電流値 A の時間 s に対する積分量）からヨウ素量，つまり試料中の水分量を求める方法である．電量滴定法は絶対定量法であるため，水分測定用試液を事前に標定しておく必要はない．一般には，水分含量が少ない場合や試料量に限りがある場合には，電量滴定法が有利である．しかし，電気分解による副反応が生じる場合には，電気量から生成したヨウ素量を求めることはできなくなるため，電量滴定法は利用できない．

Chapter 3 第3章 光の吸収・放射を利用する分析法

3-1 序論

■ 3-1-1 電磁波は光子が生み出す

　光子（フォトン）は素粒子（それ以上分けることのできない最小の構造体）の1つであり，電磁的な相互作用を媒介するものとされている．光子は素粒子であるため量子論的にふるまい，光子そのものを直接的に見ることはできない．しかし，光子のふるまいによって生まれる電磁波の一部を，われわれは光として肉眼的に感じることができる．電磁波は電場と磁場からなる波である．図3-1に示すように，電場の波と磁場の波は電磁波の進行方向に対して垂直に振動する横波であって，電場と磁場の振動面は互いに直行している．電磁波はその名のとおり波としての性質を示す．例えばシャボン玉やDVDにみられる干渉縞は電磁波が波である証拠である．一方，アインシュタインの光電効果の研究で明らかにされたように，電磁波は粒子としての性質もあわせもっている（Column：光電効果）．

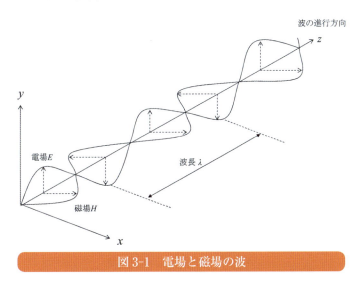

図 3-1　電場と磁場の波

■ 3-1-2 波長の違いに基づく電磁波の性質の違い

　電磁波はその波長の違いによって図3-2および表3-1に示すように分類される．われわれがふつう光と呼ぶものは可視光であり，電磁波のうち波長がおよそ380〜780 nmのものを指す．例

えば日本工業規格（JIS）では可視光の短波長限界がおよそ360〜400 nm，長波長限界がおよそ760〜830 nmとされているように，肉眼で見える光の波長の範囲を一義的に決めることは難しい．可視光以外の電磁波は肉眼で見ることはできないが，分析化学においてよく利用されるのみならず，われわれの日常生活にも深く関連するものが多い．例えばラジオ，電子レンジ，空港の手荷物検査装置などはいずれも電磁波を用いているが，それらの電磁波はそれぞれ電波（ラジオ波），マイクロ波，X線と呼ばれ，波長がまったく異なる．電磁波に限らず，一般に波は波長が長いほうが障害物を乗り越えやすく，波長が短いほうが障害物に反射（もしくは散乱）されやすい．また，波長が長いほうが一般に回折しやすく，波長が短くなると波は回折しにくい．したがって，電波（メートル単位やキロメートル単位の長い波長をもつ）は空気中の塵や水滴などの障害物によって散乱されにくく，建物や小山などの障害物があってもその裏までまわりこむ．これによりテレビやラジオの受信機は遠くの放送局から飛んでくる電波を受信することができる．一方，X線（ナノメートル単位か，それより短い波長をもつ）は障害物の構造によって透過や反射の様子が変化するので，透過または反射されたX線の強度から手荷物の中身の微細な構造差異を鋭敏に感知することができる．

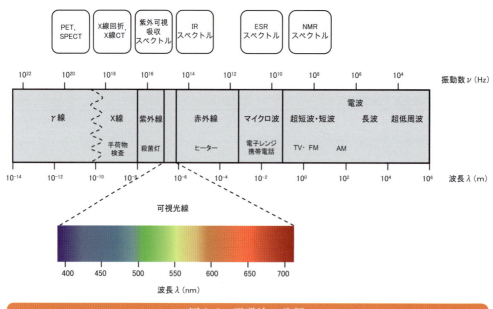

図 3-2　電磁波の分類

表 3-1 電磁波の分類

波長	名称	分析化学での利用例	日常生活での利用例
<約 0.1 nm	γ線	PET, SPECT	病院での精密検査
<10 nm	X線	X線回折, X線CT	手荷物検査
10～約 380 nm	紫外線	UV吸収スペクトル, 蛍光スペクトル, ラマン, 原子吸光, 円偏光二色性	殺菌灯, UV硬化樹脂, 日焼け
約 380～約 780 nm	可視光線	可視光吸収スペクトル, 蛍光, 原子発光, 旋光度	写真や照明, コピーなど多数
約 1 μm～1 mm	赤外線	赤外線吸収スペクトル	ヒーター, リモコン, 光ファイバー通信
1 mm～10 cm	マイクロ波	電子スピン共鳴（ESR）	電子レンジ, 携帯電話, 無線LAN
10 cm<	電波	核磁気共鳴（NMR）, MRI	テレビやラジオの放送

　また，物質は電磁波を吸収することでエネルギーを受け取ることができる．これは，日陰より日なたのほうが暖かくなることや，電子レンジで料理が温められることから経験的に理解しているであろう．受け取ることのできるエネルギー量 E は電磁波の波長 λ に依存し，次式で表される．

$$E = h\nu = h\frac{c}{\lambda} \tag{3.1}$$

h：プランク定数（6.62×10^{-34} J・s）
ν：振動数（Hz, s^{-1}）
c：真空中における光速（m・s^{-1}）
λ：波長（m）

これによると物質が電磁波を吸収する際，波長が長い電磁波ほど吸収するエネルギーが小さく，波長が短い電磁波ほど大きなエネルギーを吸収する．これとは逆に，物質がエネルギーを放出するとき，電磁波の放射としてそのエネルギーを放出することもある．例えば各種測定器の光源や赤外線ヒーターはエネルギーを電磁波として放出している．また，目覚まし時計の夜光塗料も，明るいうちに分子が蓄えたエネルギーを夜間に可視光として放出している．これらの放出される電磁波の波長もまた，放出するエネルギー量と式 3.1 で関連づけられている．

3-1-3　光速と屈折率

　光はあまりに速いため，17世紀の哲学者デカルトは，光速は無限大であると考えていた．そのおよそ30年後，デンマークの天文学者レーマーとオランダの天文学者ホイヘンスは木星の衛星の運動が地球の公転周期に応じて変化することに着目し，光速を算出することに初めて成功した．それは，光は地球の公転軌道の直径を22分で通過するというものであり，換算すると約28万 km・s^{-1} である．真空中における光速は，現在では 299,792,458 m・s^{-1}（約30万 km・s^{-1}）と正しく求められていて，これがメートルの定義に用いられている（1-9節参照）．レーマーと

ホイヘンスの計算結果の正確さは現在とは比べものにならないが，無限大に速いと考えられていた光速が実は有限の速さをもつことが初めて示され，これがきっかけになって物理学や天文学がさらに発展した．このことは，計測や分析によってそれまでに得られなかった情報が入手できるようになり，科学技術がさらに発展した良い例であろう．

　真空中における電磁波の速度（光速）は定数であるが，媒質が変わるとそれに応じて速度が変化する．光速cと媒質中の電磁波の速度vの比を絶対屈折率nといい，次式で表される．

$$n = \frac{c}{v} \tag{3.2}$$

　　　　c：光速，真空中の電磁波の速度（m・s^{-1}）
　　　　v：媒質中の電磁波の速度（m・s^{-1}）

この式は，屈折率が大きい媒質ほど電磁波の速度が遅いことを意味する．表3-2は各媒質の絶対屈折率を示す．なお，絶対屈折率が1より小さい媒質は存在しない．

表3-2　各媒質の絶対屈折率（ナトリウムのD線）

媒質	屈折率
空気	1.0003
水	1.333
石英	1.459
ダイヤモンド	2.420

　絶対屈折率の互いに異なる媒質1から媒質2に電磁波が通り抜けるとき，電磁波の進行方向が屈折する（図3-3）．このとき，入射角iと屈折角rの正弦比（$\sin i / \sin r$）が媒質1に対する媒質2の相対屈折率n_{12}と呼ばれる．これは入射光の媒質中における速度と屈折光の媒質中における速度の比でも表される．

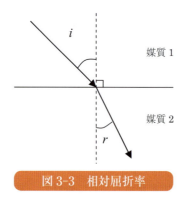

図3-3　相対屈折率

$$n_{12} = \frac{\sin i}{\sin r} = \frac{v_1}{v_2} \tag{3.3}$$

v_1, v_2：それぞれ媒質 1,2 中における電磁波の速度（m・s^{-1}）

例えば，洗面器に張った水に手を入れたとき，手の見え方が空気中と異なるのは，光が空気から水に入るときに屈折するからである．

いま，媒質2より媒質1のほうが絶対屈折率が大きいとしよう．このとき，入射角より屈折角のほうが大きくなるため，入射角を大きくしていくとあるところで屈折角が90°となる．このときの入射角を臨界角という．入射角を臨界角よりも大きくすると電磁波は媒質2へ入ることなく両媒質の界面ですべて反射される．この現象を全反射という（図3-4）．医療機器や分析機器において全反射を利用しているものは少なくない．例えば体内の画像を体外に設置された画面にまで送り届ける内視鏡は，光ファイバーが光を全反射することを用いている．

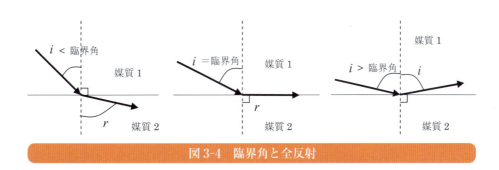

図 3-4　臨界角と全反射

なお，屈折率は波長によって異なり，長波長の電磁波は屈折しにくく，短波長になるほど屈折しやすい．換言すると，短波長の電磁波ほど媒質中で速度が減少しやすい．このことは3-1-4項で述べるように，プリズムで自然光が「なないろ」に分散する原因となっている．また，3-7節で述べる旋光分散や円偏光二色性にも関連する．屈折率の測定値には波長を表記しておく必要がある．日本薬局方の屈折率測定法では温度20℃でナトリウムのD線を用いて屈折率を測定することが定められている．

3-1-4　光の分散と分光法

太陽や蛍光灯などから放射される光を見ても，われわれは色を感じない．このように色がない光を白色光という．白色光である自然光をプリズムに照射するとプリズム内で光の速度が低下する．このとき，上述のように短波長の電磁波ほど屈折角が大きくなる性質があることから，自然光に含まれる各波長の電磁波が互いに分離し，虹のように「なないろ」の光が見えるようになる（図3-5）．この現象は，分散前の自然光が紫（短波長）から赤（長波長）までの可視光をほぼ均等に含む合成波であることを示している．このプリズムの例のように，電磁波を波長ごとに分離することを光の分散という．電磁波の分散はプリズム以外にも回折格子（グレーチング）によっても行うことができる（現在，多くの分散型分光光度計にはプリズムではなく回折格子が用いられている）．白色光をいったん分散すると，幅の狭いスリットを使えば特定の狭い波長範囲の光

のみを取り出すことができるようになる．また，プリズムや回折格子の代わりに光学フィルタ（特定の波長範囲の電磁波のみを透過するもの）を用いると，分散させることなく目的の波長領域の電磁波を取り出すこともできる．光学フィルタを用いた非分散型の分光光度計は一般的に安価であるが，分散型の分光光度計のほうが狭い波長範囲の電磁波を取り出すことができる．

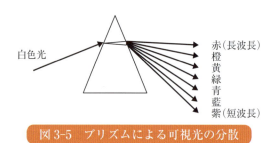

図3-5　プリズムによる可視光の分散

　電磁波を分散すると，通常は長波長ほど屈折しにくく短波長ほど屈折しやすい．これを正常分散という．石英製のプリズムは可視光をほとんど吸収しないことから正常分散を示し，分散光は屈折角の小さい順に「赤橙黄緑青藍紫」と並ぶ（図3-5）．しかし，物質によっては特定の波長領域の電磁波を吸収し，吸収が生じる波長付近ではこの屈折率の大小関係が崩れることがある．すなわち，長波長の電磁波が短波長のものより屈折率が大きくなることがある．このことを異常分散という．異常分散は円偏光二色性分析法で観察の対象となっている．

　上述のように，プリズムや回折格子，光学フィルタを用いれば目的の波長の電磁波を取り出すことができる．測定対象物質による電磁波の吸収や放射などの程度（電磁波との相互作用の程度）を調べ，これを波長の関数として表すことを分光法（spectroscopy）という．電磁波の性質は波長によって大きく異なることから，例えばX線回折法，紫外可視分光光度法，赤外線スペクトル法，電子スピン共鳴法，核磁気共鳴法など，いろいろな種類の電磁波を物質に照射することによって物質の性質や量を多角的に調べることができる．これを詳述するのが本章のねらいである．

■ 3-1-5　電磁波の検出

　電磁波のうち可視光は肉眼で「検出」できるが，肉眼による検出は実験結果を客観的に示すには向いていない．またこの方法では検出できる電磁波の波長が可視光に限られてしまう．そのため，ほとんどの実験では別の検出方法がとられる．例えばハロゲン化銀などを用いた感光フィルムは，化学的に電磁波に反応する物質を用いて電磁波の照射を受けた部分とそうでない部分とを識別するものであり，古典的な方法でありながら現在でもよく用いられている．それ以外にも，光を電気的な信号に変換し増幅することができる光電子増倍管（photoelectron multiplier，図3-6）も検出器としてよく用いられている．光電子増倍管では，光子がまず金属などの光電面（陰極）に衝突すると光電効果によりその表面から自由電子（光電子）が複数放出される（Column：光電効果）．これらの電子は陰極から遠ざかる方向に飛んでいき，次の電極（二次電極）に衝突すると，その表面から電子がさらに複数放出される．これらの電子はその次の二次電

極に衝突し，放出される電子が指数関数的に増加していく．二次電極の数は装置によるが 10 個程度あり，その間に 1 個の光子が約 100 万個の電子に増幅される．

これらの電子は最終的に陽極に到達し，その量が電気信号に変換されて記録形に出力される．光電子増倍管は信号を高効率で増幅するため感度が高い．また，入射した電磁波の強度と得られる電気信号の大きさとの線形関係が広い範囲で成立する（ダイナミックレンジが広い）ので，定量分析にも用いやすい．光電子増倍管のほか，最近では分析機器によりマルチチャンネルプレートやフォトダイオードアレイなども用いられる．

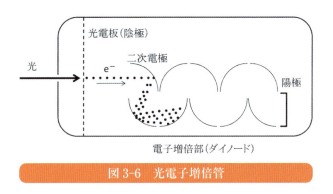

図 3-6　光電子増倍管

COLUMN　光電効果―光子のエネルギーが電子に移行する―

ドイツの物理学者ヘルツは，金属に電磁波である紫外線を照射すると荷電粒子が金属表面から飛び出すこと，すなわち光電効果を 1887 年に発見した（図 3-7）．

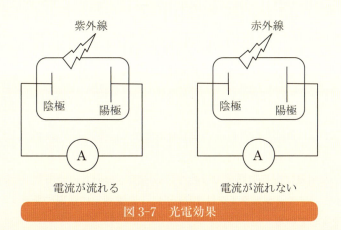

図 3-7　光電効果

その後，1900 年にこの荷電粒子は電子であることがドイツのレーナルトによって明らかにされた．電磁波のもつエネルギーによって電子が金属から弾き出されていることは当時でも

容易に推測され，紫外線よりエネルギーの小さい電磁波である赤外線を実際に照射しても電子の放出は観察されなかった．一般に波は振幅を大きくするとそのエネルギーは増すので，赤外線の振幅を大きくする（強度を増す）と電子が放出されるものと予想されたが，実験してみるといくら強度を増しても電子の放出は起こらなかった．これはつまり，光は波であるという性質だけでは光電効果が説明できないことを意味する．この事実を説明するものとして，アインシュタインは1905年に次のような光量子仮説（図3-8）を提唱した．「振動数 ν の光は $h\nu$ のエネルギーをもつ粒子（光量子）である．光量子は金属と衝突するとそのエネルギーがすべて金属内の電子に吸収され，光量子は消失する．電子がもらったエネルギー $h\nu$ が金属から電子を弾き出すのに必要なエネルギー W より大きい場合には電子は外側に放出される．したがって，出てくる光電子のエネルギーの最大値は $E = h\nu - W$ となるはずである．」

1916年，アメリカのミリカンは光電効果を引き起こす電磁波の振動数や振幅（強度）を変えてさまざまな実験を行い，次のような結果を得て光量子仮説が正しいことを示した．

(1) 光電効果により放出した光電子をすべて陽極に集めると，回路を流れる電流は陰極に照射した電磁波の強さに比例する．
(2) 物質ごとに光電効果の起こりうる最小の振動数があり，それ以下の振動数の光では光電効果は起こらない．
(3) 光電子がもちうる最大の運動エネルギー E は照射する電磁波の強度に依存しない．
(4) 光電子がもちうる最大の運動エネルギー E は光の振動数 ν に対して直線的に増加し，$E = h\nu - W$ に従う．

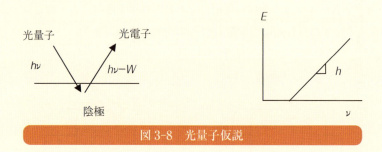

図3-8　光量子仮説

もし光が波でしかなければこれらの事実は説明がつかず，逆に光が $h\nu$ のエネルギーをもつ光量子（光子）であるとすればすべてを矛盾なく説明できる．光は波と粒子の両方の性質をあわせもつという大発見は古典物理学では絶対に説明できないものであり，その後の量子論につながっていった．アインシュタインは1921年に「光電効果の法則の発見」によってノーベル物理学賞を受賞している．

3-2 紫外可視吸光分析法

■ 3-2-1 はじめに

多くの物質は光を吸収する．例えば，黒い物体は目に見える光のほとんどを吸収する．これに対し，鏡は光をほとんど吸収しない．物質がどの色の光を吸収するのか，あるいは光をどの程度吸収するのかは物質によって異なる．したがって，物質による光の吸収の様子を調べることによって，物質の定性や定量が可能である．

■ 3-2-2 原理

(1) 光の吸収と色

われわれヒトの眼は，電磁波のうち波長が約380～780 nm のものを，光として見ることができる．この波長領域の光を可視光という．例えば太陽の光は，可視光の領域にあるほぼすべての波長の光を含んでいる．このような光は白く見えるため，白色光と呼ばれる．プリズムを用いて白色光を分離すると，赤～紫のいわゆる「なないろ」に分けることができることから，白色光は可視光の波長領域にある光を合成したものであると考えられる．

白色光を照射された物質がある波長の光を吸収すると，残りの光がその物質によって反射されるか，あるいはその物質を透過することになる．われわれが物質を見ることができるのは，物質が光を一部吸収し，残りの光が反射や透過によってわれわれの眼に届くからである．この残りの光は，ある波長領域の光を失っているので，もはや白色光ではなくなっている．われわれが見ている物質の色は，吸収されなかった光がもつ色であり，これを補色という．表3-3に光の色とその補色の関係を示す．

表3-3 光の波長と補色の関係

波長 nm	光の色	補色
400～450	紫	黄緑
450～480	青	黄
480～490	青緑	橙
490～500	緑青	赤
500～560	緑	赤紫
560～575	緑黄	紫
575～590	黄	青
590～625	橙	青緑
625～750	赤	緑青

波長が約 10～380 nm の電磁波は紫外線と呼ばれる．紫外線の波長は可視光の波長より小さく肉眼で見ることができない．しかし物質は，紫外線など可視光以外の領域の光も吸収する．物質の紫外可視光の吸収挙動を調べることによって，その物質に関する定性的あるいは定量的な情報を得る実験方法を，紫外可視吸光分析法という．紫外線のうち，波長が 200 nm より短いものは空気にも吸収されるので，この波長での測定は真空下で行う必要がある．薬学領域の実験によく用いられる紫外線は波長 200～380 nm のものであり，近紫外線と呼ばれる．近紫外線は空気や石英，水には吸収されない．

(2) 紫外可視光の吸収の原理

分子を構成している原子には電子が存在している．電子には，内殻に含まれていて共有結合に関与していない電子と，外殻に含まれていて共有結合を形成する電子，および外殻に含まれているが非共有電子対となっている電子がある．これらのうち，前者を除く後二者が近紫外光領域および可視光領域の光を吸収する電子である．電子の運動はいずれも量子化されているために，電子はとびとびのエネルギー準位をとるが，エネルギー準位の間隔（＝遷移幅）に等しいエネルギーをもつ波長（$E = h\nu = hc/\lambda$）の光が与えられると，これを吸収して高いエネルギー準位に励起される（図 3-9）．実際には，電子のエネルギー準位のほかにも分子の回転や振動に基づく多数のエネルギー準位がこれに重なって存在するので，遷移幅が微妙に異なるエネルギー準位が数多く集まっていることになり，分子に吸収される光はある単一の波長の光だけではなく，ある程度の広がりをもった波長領域の光が吸収される．したがって，吸収される光の割合（吸光度，後述）を波長に対してプロットした吸収スペクトルでは，広がりをもつ波形が得られることが多い（図 3-10）．

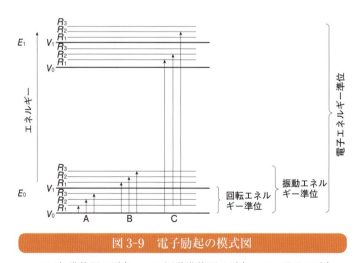

図 3-9　電子励起の模式図

A：回転準位間の励起，B：振動準位間の励起，C：電子の励起

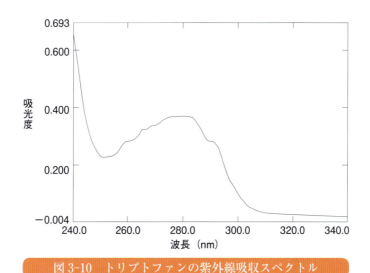

図 3-10　トリプトファンの紫外線吸収スペクトル

　電子が励起される前，共有結合している電子は結合性軌道に，孤立電子対は非結合性軌道にそれぞれ存在しているが，光によって励起されると反結合性軌道に移行し，不安定化される．反結合性軌道では，電子は 2 つの原子核の間に存在する確率が低く，原子核間の陽電荷どうしの反発を電子によって打ち消すことができないため，共有結合が切れやすい状態にある（図 3-11）．

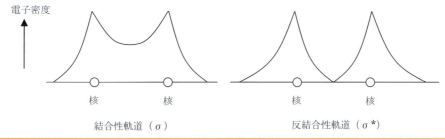

図 3-11　水素分子における，波動関数の二乗で表される電子密度（電子の存在確率）の分布
反結合性軌道には原子核間に電子の存在確率がゼロとなる面（節面）が存在する．

　結合性軌道である σ 軌道および π 軌道に入っている電子が励起されると，反結合性軌道である σ^* 軌道や π^* 軌道に入る．これらのエネルギー遷移はそれぞれ，$\sigma \rightarrow \sigma^*$ 遷移，$\pi \rightarrow \pi^*$ 遷移などと呼ばれ，孤立電子対の遷移は $n \rightarrow \sigma^*$ 遷移や $n \rightarrow \pi^*$ 遷移と呼ばれる．これらのエネルギー準位は $\sigma < \pi < n < \pi^* < \sigma^*$ の順に大きい（図 3-12）．したがって，おおまかには $\pi \rightarrow \pi^*$ 遷移よりも $\sigma \rightarrow \sigma^*$ 遷移のほうがエネルギーの大きい短波長の光を吸収する傾向がある（近紫外～可視光で生じる励起は $\pi \rightarrow \pi^*$ 遷移や $n \rightarrow \pi^*$ 遷移である）．これに対し，結合に関与しない内殻の電子のエネルギー遷移にはさらに大きなエネルギーが必要であるため，近紫外線や可視光ではなく X 線が用いられる（3-8 節参照）．

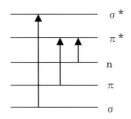

図3-12 電子軌道のエネルギー準位の模式図

　光によって電子が励起された分子は，受け取ったエネルギーを放出して元の基底状態に戻りうる．エネルギー放出の方法は熱，すなわち分子運動の増加として現れることが多い．これを無放射遷移という．日陰より日なたの方が暖かいのは，太陽光のエネルギーを受けた分子が無放射遷移するためである．これに対し，分子によってはエネルギーを光として放出することで基底状態に戻るものもある．これは後述する蛍光やリン光に相当する．受け取った光エネルギーが大きすぎる場合には基底状態には戻らず，反結合性軌道の状態から共有結合が切断されてラジカルが生成する．脂肪酸中の不飽和結合が光によって酸化されるとラジカルが生成し，酸化が連鎖的に進んでいくことはよく知られている．

(3) ランベルト-ベール (Lambert-Beer) の法則

　試料となる溶液に特定の波長の光（単色光）を強度 I_0 で照射するとき，溶液に含まれる成分がこれを吸収して励起する（光を吸収するのは溶質だけではなく溶媒も吸収する）．吸収されなかった光が試料を透過し，この透過光の強度を I とすると（図3-13），透過度 t および透過率 T は次の式3.4および式3.5で表される．

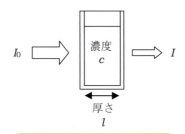

図3-13 入射光と透過光

$$t = \frac{I}{I_0} \tag{3.4}$$

$$T = \frac{I}{I_0} \times 100 \tag{3.5}$$

　つまり，透過度と透過率はそれぞれ，入射光が透過した割合と，その百分率を意味する．また，透過度の負対数を吸光度 A といい，式3.6で表される．

$$A = -\log t = \log I_0 - \log I \tag{3.6}$$

先に述べたように，光を吸収するのは溶質だけではなく，溶媒も光を吸収する．したがって，測定対象となっている溶質成分の吸光度のみを選択的に測定するには，その溶質を含まないこと以外は試料とまったく同一である対照試料を同条件で測定し，対照試料の吸光度を試料の吸光度から差し引く必要がある．一般に，試料溶液の吸光度の実測値をみかけの吸光度とよび，みかけの吸光度から対照試料の吸光度を引いた値，すなわち測定対象成分のみに由来する吸光度を真の吸光度と呼ぶ．

$$\text{真の吸光度} = \text{試料のみかけの吸光度} - \text{対照試料のみかけの吸光度} \tag{3.7}$$

ランベルト (Lambert) は，波長が一定であれば真の吸光度は測定する試料が入っているセルの厚さ l（cm，光路長という）に比例することを見出した．これをランベルトの法則というが，ブーゲ (Bouguer) の法則ということもある．またベール (Beer) は，試料が希薄溶液であるとき，真の吸光度は試料に含まれる溶質のモル濃度 c に比例することを見出した．これをベールの法則という．これらをまとめたものはランベルト-ベールの法則として知られており，式で記述すると次のようになる．

$$A = kcl \quad \text{ただし } k \text{ は比例定数} \tag{3.8}$$

比例定数 k を吸光係数という．式 3.8 の濃度 c をモル濃度（mol/L），光路長 l をセンチメートル（cm）でそれぞれ表記したときの比例定数は，モル吸光係数 ε と呼ばれる．

$$A = \varepsilon cl$$

また，濃度 c を質量パーセント濃度（%），セルの層の厚さ l をセンチメートル（cm）でそれぞれ表記したときの比例定数は，比吸光係数 $E_{1cm}^{1\%}$ と呼ばれる．比吸光係数とモル吸光係数の関係は次のようになる．

$$\varepsilon = \frac{E_{1cm}^{1\%} \times \text{MW}}{10} \quad \text{ただし MW は分子量} \tag{3.9}$$

一般には，測定対象分子をいくつかの異なる濃度水準で含む標準試料について，真の吸光度を測定して検量線を作成し，これを用いて濃度未知試料の定量を行うことが多い．吸光度の不確かさに影響を与える因子にはいろいろなものがあるが，測定対象分子そのものが少なすぎたり多すぎたりすることによって，吸光度が極端に小さいまたは大きい状態になると，正確な測定が難しくなる（図3-14，図3-15）．そのため一般的には，吸光度が 0.1〜1 の範囲で測定することが多い．

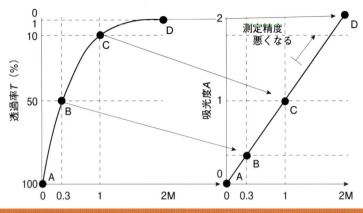

図 3-14　吸光度の検量線と透過率の関係

検量線は直線だが透過率は濃度に対して直線ではない．透過率が 80％を超える領域および 10％を下回る領域では，濃度と透過率の間の線形性が著しく低下する．

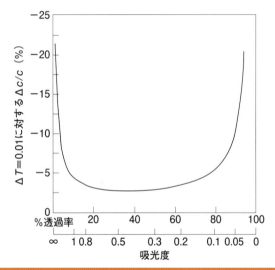

図 3-15　透過率 1％の誤差が定量結果に与える影響

(4) 吸収スペクトル

「(2) 紫外可視光の吸収の原理」で述べたように，光のうち電子エネルギーの遷移幅に等しいエネルギーをもつ波長のものが，分子に吸収される．実際には，電子遷移に細かい回転遷移や振動遷移が合わさるため，分子はある程度の広さをもつ波長領域の光を吸収することになるが，吸光係数はそれらすべての波長で一定ではなく，波長によって異なる．モル吸光係数（あるいは吸光係数）を波長に対してプロットした図を吸収スペクトルという（図 3-10）．電子エネルギーの遷移幅は，分子に含まれる化学結合の種類や分子内および分子間の電子的環境に依存するので，吸収スペクトルは個々の分子に特徴的な波形を示す．したがって，吸収スペクトルを測定することによって試料の定性的評価が可能になる．吸収スペクトル上で極大値を与える波長のことを吸

収極大波長 λ_{max} という．一般に，定量分析の際には吸光係数が大きい波長を選ぶと高感度に測定できることから，まず試料の吸収スペクトルを測定し，適当な波長を選択してから定量分析することが一般的である．

(5) 分子構造と吸収スペクトル

近紫外線や可視光を吸収する官能基を発色団という．よく知られている発色団を表3-4に示す．一般に，n→π* 遷移は遷移幅が小さいので近紫外〜可視光領域の吸収として観測され，モル吸光係数もせいぜい100程度までである．これに対し π→π* 遷移は遷移幅が大きく，近紫外光の吸収として観測され，大きなモル吸光係数を示す．π電子が共役系を形成している場合，軌道の安定化が生じて吸収波長が長波長側に変化するとともに吸光係数も増大する．表3-5には，ベンゼン，ナフタレン，アントラセン，ナフタセンの吸収帯を示す．

表3-4　代表的な発色団の吸収帯

発色団		λ_{max}（nm）	ε
亜硝酸	−ONO−	220〜230	1,000〜2,000
		300〜400	10
アゾ	−N＝N−	280〜400	5〜25
アルデヒド	−CHO	210	
		280〜300	10〜20
エチレン	−C＝C−	190	8,000
カルボキシ	−COOH	205	60
ケトン	＞C＝O	190	1,000
		270〜280	20〜30
ニトロ	−NO$_2$	210	

表3-5　共役系の大きさと吸収スペクトルの関係

	大きさ	性状	色	λ_{max}（nm）	ε
ベンゼン	1環	液体	無色	255	180
ナフタレン	2環	固体	無色	286	360
アントラセン	3環	固体	無色	375	7,100
ナフタセン	4環	固体	淡黄色	470	110,000

助色団は，それ自身は光を吸収しないが発色団に影響を及ぼして吸収波長や吸光係数を変化させる官能基をいう．例えば，非共有電子対をもつハロゲン，ヒドロキシ基やアミノ基は，発色団のπ電子と相互作用し，励起の遷移幅を減少させて吸収波長を長波長側にシフトさせることが多い．なお，吸収波長の長波長シフト，短波長シフトをそれぞれ深色移動，浅色移動といい，吸光係数の増加と減少をそれぞれ濃色効果，淡色効果という．

■ 3-2-3 装置と測定法

紫外可視吸光分析法には分光光度計またはマイクロプレートリーダーを用いる．分光光度計は大まかにいうと，光源，分光器，セル，検出器，記録計で構成される（図3-16，図3-17）．

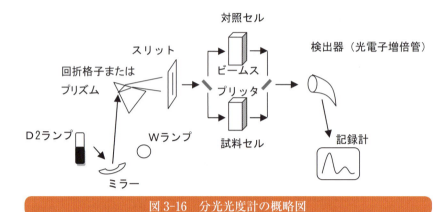

図 3-16　分光光度計の概略図

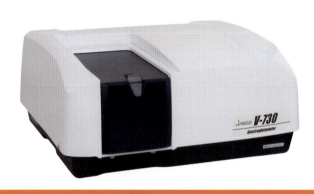

図 3-17　分光光度計の外観

（V-730 / 日本分光株式会社製）

(1) 光　源

近紫外線は可視光（波長約380〜780 nm）より波長が若干短い電磁波である．紫外可視分光光度計の光源には，近紫外線用としては波長185〜400 nmの光を発する重水素放電管（D_2ランプ）を，可視光用としては波長300 nm以上の光を発するタングステンランプを用いる（図3-18）．最近ではタングステンランプに代わりハロゲンランプが用いられることも増えてきている．近紫外から可視光領域をカバーできる光源には水銀ランプやキセノンランプがあるが，エネルギー分布のムラが大きいため，これらは分光光度計の光源としてではなく，蛍光分光光度計の光源などに用いられる．なお，吸光度は入射光と透過光の比から得られるので，入射光強度が増しても感度は本質的には変わらない．

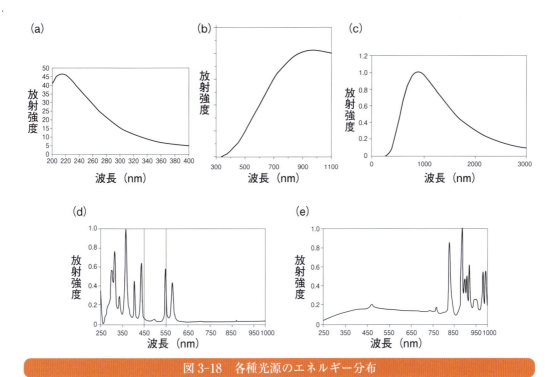

図 3-18　各種光源のエネルギー分布

(a)：重水素放電管（D_2 ランプ），(b)：タングステンランプ，(c)：ハロゲンランプ，
(d)：水銀ランプ，(e)：キセノンランプ

(2) 分光器

　さまざまな波長の光の合成波である白色光（多色光）を，特定の波長の単色光に分散する役割をする部分が分光器である．分光器にはプリズムを用いるものと回折格子（グレーチング）を用いるものがある．プリズムは屈折率の違いにより，回折格子は光干渉によって，光源からの光を波長ごとに異なる角度に屈折させる．厳密な意味での単色光を光源から取り出すことは難しく，実際には 2～10 nm 程度の波長範囲をもつ光が取り出されて，試料セルに照射される．波長範囲が広い方が入射光強度を稼ぐことができノイズの影響を受けにくいが，スペクトルの分解能が低下するなどの問題も現れやすくなる．マイクロプレートリーダーや簡単な吸光度計ではプリズムや回折格子を用いない代わりに，特定の波長範囲の光のみを透過する光学フィルタを用いて光源から入射光を取り出し，試料セルに照射する．

(3) セル

　セルの材質に求められる要素の第一は，入射光を吸収しないことである．可視光の吸光分析には透明なプラスチックセルや透明ガラスセルが利用できる．しかし，これらは近紫外線を吸収するので，近紫外線の吸光分析には石英セルを用いる．セルにはきれいに磨かれた側面とスリの入っている側面があるが，磨かれた面に光が通るようにセルを設置し，セルをもつ際にはスリの入っている側面をもつ．一般には光路長が 1 cm のセルを用いるが，さらに厚いセルを使用する

こともある．また，セルの厚さを保ちながら少量の試料でも測定できるミクロセルもある．

多くの分光光度計は二光束式（ダブルビーム式）であり，測定試料と対照試料が同時に同条件で測定できるようになっている．この方式では同一のセルを2個使用し，一方のセルには試料溶液を，もう片方には測定対象物質を含まないこと以外は試料とまったく同じ対照試料を入れる．そして，入射光を両セルに交互に照射し，両者の吸光度の差分を測定する．あらかじめ2個のセルの両方ともに対照試料を入れてベースラインを補正しておく（差分をゼロにしておく）ことで，測定対象物質の真の吸光度を測定できる．

(4) 溶 媒

試料溶液の調製にあたっては，溶媒にも注意を払う必要がある．測定に使用する波長領域において吸収の大きな溶媒を用いると，みかけの吸光度に対する真の吸光度の割合が低下し，正確な測定が難しくなる．表3-6にはいくつかの溶媒が吸収する光の波長領域を示す．また，溶媒が測定対象物質と相互作用（溶媒和）すると，スペクトルに影響を及ぼすことがあるので，溶質と相互作用のない溶媒を用いることも大切である．そのほか，可能であれば不揮発性溶媒を用いることが望ましいが，やむをえず揮発性溶媒を用いる場合には，フタつきのセルを用いて試料の濃度変化を防ぐ．

表3-6 代表的な溶媒の吸収帯

溶媒	吸収する波長の領域
アセトニトリル	<190 nm
95％エタノール	<205 nm
クロロホルム	<250 nm
シクロヘキサン	<210 nm
ヘキサン	<210 nm
メタノール	<205 nm
水	<190 nm

(5) 二波長分光光度法

近接した二波長を用いる吸光分析法は，混濁溶液中の溶質成分の定量にも用いることができる．混濁溶液の場合，真の吸光度に加えて懸濁粒子による入射光の遮蔽や散乱も透過光に影響し，みかけの吸光度は懸濁粒子の寄与も含むことになる．いま，懸濁粒子がみかけの吸光度に与える寄与を k とすると，みかけの吸光度 A は次式で表される．

$$A = \varepsilon \cdot c \cdot l + k \tag{3.10}$$

近接した異なる波長1と波長2でみかけの吸光度を測定するとき，懸濁粒子の寄与 k はほとんど一定であるので，これらの波長におけるみかけの吸光度の差をとることによって，懸濁粒子の寄与 k を消去することができる．

$$A_1 = \varepsilon_1 \cdot c \cdot l + k \qquad A_2 = \varepsilon_2 \cdot c \cdot l + k$$
$$A_1 - A_2 = (\varepsilon_1 - \varepsilon_2) \cdot c \cdot l \tag{3.11}$$

これより，吸光度差 $A_1 - A_2$ が濃度に対して直線的に変化することがわかる．この方法では2つの吸光度の差をとるので，測定値そのものは小さくなるが，対照試料の測定の必要がなく，したがってセルや溶媒の差に起因する誤差が発生しないことから，精密な測定が可能である．

また，二波長分光光度法は二成分を含む試料の分別定量にも用いることができる．試料中に2つの測定対象成分が存在していて，それらの吸収スペクトルが異なっていれば，混合試料の吸収スペクトルはそれぞれの吸収スペクトルの加重平均になる（図3-19に示すように，吸光度としては両者の和となる）．

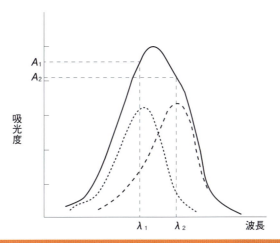

図3-19　二成分混合系の吸収スペクトル

いま，成分Xと成分Yの濃度をそれぞれ c_X, c_Y, 波長1，波長2におけるモル吸光係数をそれぞれ，ε_1, ε_2 とすると，波長1，波長2におけるみかけの吸光度は次の式3.12で表される．

$$A_1 = (\varepsilon_1 \cdot c_X + \varepsilon_1 \cdot c_Y)\, l$$
$$A_2 = (\varepsilon_2 \cdot c_X + \varepsilon_2 \cdot c_Y)\, l \tag{3.12}$$

モル吸光係数 ε_1, ε_2 が既知であれば，この式は連立2元1次方程式となり，濃度 c_X, c_Y を容易に求めることができる．

(6) 化学平衡と等吸収点

例えば酸性の解離基をもつ物質は，溶液のpHによって解離平衡状態が変化する．イオン形と分子形で吸収スペクトルが互いに異なり，それらが交点をもつとき，その交点の波長を等吸収点という（図3-20における＊の点）．

$$HA \rightleftarrows A^- + H^+$$

等吸収点におけるモル吸光係数 ε_i は HA および A^- において互いに等しく，このときの吸光度 A_i は次の式3.13で表される．

$$A_i = \varepsilon_i \cdot [HA] \cdot l + \varepsilon_i \cdot [A^-] \cdot l$$
$$= \varepsilon_i ([HA] + [A^-]) \cdot l \tag{3.13}$$

右辺かっこ内の［HA］＋［A⁻］は酸の総濃度を意味し，これは pH にかかわらず一定であることから，等吸収点における吸光度 A_i はどんな pH においても一定であることがわかる．図 3-20 には，ブロモチモールブルーの吸収スペクトルの pH 依存性を示す．このような場合には，二波長における吸光度の比と pH の関係を調べることによって，［HA］と［A⁻］の比を求めることができ，そこから溶媒の pH の値を知ることができる．一般に，平衡関係にある 2 成分がともに光を吸収し，その吸収スペクトルが互いに異なる場合には等吸収点をもつ．このことから逆に，等吸収点の存在を示すことによって試料中の 2 成分が平衡関係にあることが証明される．

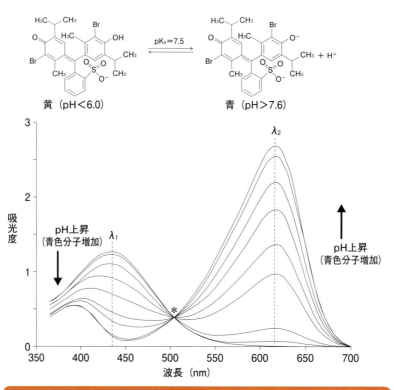

図 3-20　ブロモチモールブルーの分子構造と吸収スペクトル

■ 3-2-4　日本薬局方における吸光光度法の利用

(1) 定量分析への利用

1) 実例-1「プリミドンの定量」

　　定量法：本品およびプリミドン標準品を乾燥し，その約 20 mg ずつを精密に量り，それぞれに 20 mL のエタノール（95）を加え，加温して溶かす．冷後，エタノール（95）を加えて正確に 25 mL とし，試料溶液および標準溶液とする．試料溶液および標準溶液につき，紫外可視吸光光度法により試験を行い，波長 257 nm 付近の吸収極大波長に

おける吸光度 A_1 ならびに波長 254 nm および 261 nm 付近の吸収極小波長における吸光度 A_2 および吸光度 A_3 を測定する.

プリミドン（$C_{12}H_{14}N_2O_2$）の量（mg）$= M_s \times (2A_1 - A_2 - A_3)_T / (2A_1 - A_2 - A_3)_S$

M_s：プリミドン標準品の秤取量（mg）

ただし，$(2A_1 - A_2 - A_3)_T$ は試料溶液についての，$(2A_1 - A_2 - A_3)_S$ は標準溶液についての値である.

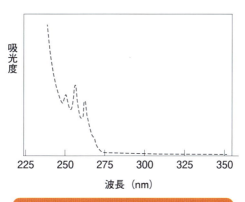

プリミドン（$C_{12}H_{14}N_2O_2$：218.25）抗てんかん薬

ランベルト-ベールの法則が成立することを前提に，既知濃度の標準試料の吸光度と比較することによって試料の濃度を定量する．2つの吸収極大と吸収極小の差（$A_1 - A_2$, $A_1 - A_3$）について和をとることによって，測定対象成分の吸光度を選択的に測定できる（図 3-21）.

図 3-21　プリミドンの吸収スペクトル

2) 実例-2「ニフェジピンの定量」

定量法：本操作は，光を避け，遮光した容器を用いて行う．本品約 0.12 g を精密に量り，メタノールに溶かし，正確に 200 mL とする．この液 5 mL を正確に量り，メタノールを加えて正確に 100 mL とする．この液につき，紫外可視吸光度測定法により試験を行い，波長 350 nm 付近の吸収極大の波長における吸光度 A を測定する.

ニフェジピン（$C_{17}H_{18}N_2O_6$）の量（mg）$= A/142.3 \times 40000$

ニフェジピン（C₁₇H₁₈N₂O₆：346.33）降圧剤：Ca²⁺チャネル拮抗薬

ニフェジピンの吸収スペクトルを図3-22に示す．比吸光度の値を用いて定量を行うため，セルや溶媒に汚れがなく，機器の校正が整っている条件で試験する必要がある．試料中におけるニフェジピンの量を x mg とすると，吸光度を測定する試料溶液におけるニフェジピンの質量対容量百分率（w/v パーセント濃度）は $\frac{x}{1000} \times \frac{1}{2} \times \frac{5}{100}$ となる．したがって，ニフェジピンの比吸光度 $E_{1\,\mathrm{cm}}^{1\%}$ である 142.3 を用いると，次式が成立する．

$$A = \frac{x}{1000} \times \frac{1}{2} \times \frac{5}{100} \times 142.3$$

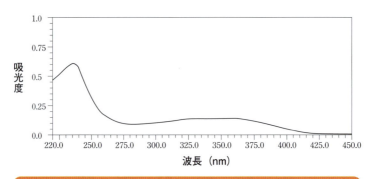

図3-22　ニフェジピンの吸収スペクトル

3）実例-3「タンパク質の定量」

タンパク質定量法として日局18の方法2．からLowry法を一部抜粋した．

定量法：本法は一般にローリー（Lowry）法と呼ばれる方法で，Folin-Ciocaltauのフェノール試液（フォリン試液）に含まれるリンモリブデン酸・タングステン酸混合物の発色基がタンパク質により還元されて，波長750 nmに吸収極大が得られることを利用した方法である．フォリン試液は主としてタンパク質のチロシン残基と反応するため，タンパク質の種類が異なると呈色度に差異を生じる場合がある．本法は妨害物質の影響を受けやすいため，試料からタンパク質を沈殿させる方法を入れることもできる．妨害物質の影響は，試料タンパク質を正確に測定できる濃度範囲内で希釈することにより影響を減らせる可能性がある．

標準溶液　医薬品各条に規定するもののほか，試料タンパク質の標準品または標準物質を，試料溶液の調製に用いた緩衝液で溶解する．この液の一部を同じ緩衝液で希釈して，1 mL あたり 5～100 μL のタンパク質を含む，標準曲線上等間隔の 5 種類以上の濃度の標準溶液を調製する．

試料溶液　試料タンパク質の適当量を適切な緩衝液に溶かし，標準溶液の濃度範囲内の液を調製する．適切な緩衝液は pH 10～10.5 の範囲である．

対照液　試料溶液および標準溶液の調製に用いた緩衝液を用いる．

硫酸銅試液　硫酸銅(II)五水和物 100 mg および酒石酸ナトリウム二水和物 200 mg を水に溶かして 50 mL とし，A 液とする．無水炭酸ナトリウム 10 g を水に溶かして 50 mL とし，B 液とする．B 液をゆっくりと A 液に振り混ぜながら加える．この試液は毎日新たに調製する．

SDS 試液，5%　ドデシル硫酸ナトリウム 5 g を水に溶かして 100 mL とする．

アルカリ性銅試液　5% SDS 試液，硫酸銅試液，水酸化ナトリウム溶液 (4→125) の混液 (2:1:1) を調製する．室温で 2 週間保存できる．

希フォリン試液　フォリン試液 10 mL に水 50 mL を加える．室温で遮光容器に保存する．

操作法　標準試液，試料溶液および対照液，各 1 mL にアルカリ性銅試液 1 mL を加えて混和し，室温で 10 分間放置する．各液に希フォリン試液 0.5 mL を加えて直ちに振り混ぜた後，室温で 30 分間放置する．標準溶液および試料溶液から得た液につき，対照液から得た液を対照とし，紫外可視吸光光度法により試験を行い，波長 750 nm における吸光度を測定する．

計算法　吸光度とタンパク質濃度に直線関係が成立する濃度範囲の標準溶液を用いて直線回帰法により標準溶液の吸光度をタンパク質濃度に対してプロットし，各点に最も近似した標準曲線を求める．得られた標準曲線と試料溶液の吸光度から，試料溶液のタンパク質濃度を求める．

(2) 定性分析への利用

1) 実例-4「注射用アムホテリシン B の確認試験」（図 3-23）

本品の表示量に従い「アムホテリシン B」25 mg（力価）に対応する量をとり，ジメチルスルホキシド 5 mL およびメタノール 45 mL を加えて振り混ぜた後，この液 1 mL をとり，メタノールを加えて 50 mL とし，必要ならばろ過する．この液につき，紫外可視吸光度測定法により吸収スペクトルを測定するとき，波長 361～365 nm，380～384 nm および 403～407 nm に吸収の極大を示す．

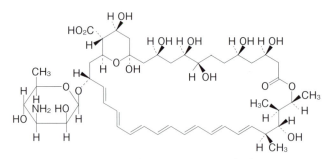

アムホテリシン B （$C_{47}H_{73}NO_{17}$：924.09）抗真菌薬

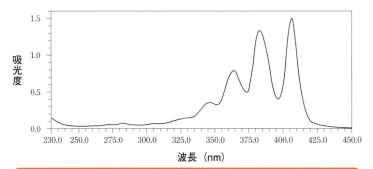

図 3-23　アムホテリシン B の吸収スペクトル

2）実例-5「ジソピラミドの確認試験」（図 3-24）

　本品の 0.05 mol/L 硫酸・メタノール試液溶液（1→25,000）につき，紫外可視吸光度測定法により吸収スペクトルを測定し，本品のスペクトルと本品の参照スペクトルを比較するとき，両者のスペクトルは同一波長のところに同様の強度の吸収を認める．

$E_{1cm}^{1\%}$(269 nm)：194〜205（10 mg，0.05 mol/L 硫酸・メタノール試液，500 mL）

ジソピラミド （$C_{21}H_{29}N_3O$：339.48）抗不整脈薬

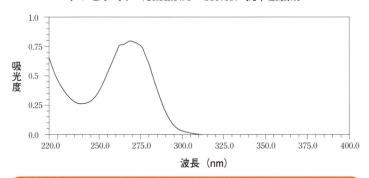

図 3-24　ジソピラミドの吸収スペクトル

3-2-5 臨床分析における吸光光度法の利用例

(1) 指先で血中酸素濃度をはかる

読者はおそらく「僕らはみんな生きている」の歌詞をご存じだろう．「手のひらを太陽に透かして見れば真っ赤に流れる僕の血潮・・・」とあるように，毛細血管内の血液の「色」を被侵襲的にみることができる．血液が赤くみえるのは赤血球中のヘモグロビンが主に青～緑色の光をよく吸収するからである．つまり，自然光のうちヘモグロビンに吸収されにくい光が我々の眼に届く結果，血液は赤くみえる．しかし血液は赤色といっても，よくみると動脈血は鮮やかな赤色であるのに対し静脈血は暗く青みを帯びた赤色である．図 3-25 にヘモグロビン (Hb) の可視光吸収スペクトルを示す．酸素と結合した Hb と酸素を解離した Hb では吸収スペクトルが異なっており，酸素と結合した Hb のほうが 665 nm 付近（赤色）の吸光度が小さいことがわかる．したがって，酸素と結合した Hb は鮮やかな赤色を呈するのに対し，酸素と結合していない Hb は赤色の補色としての青緑色の成分が相対的に強くなり，青みがかった赤色を呈する．

このことを利用すると，動脈血中の全 Hb のうち酸素と結合した Hb が占める割合（＝経皮動脈血酸素飽和度，SpO_2）を吸光度から推定することができる．このための装置をパルスオキシメータという（図 3-26）．酸素と結合した Hb と酸素と結合していない Hb の吸光度は 665 nm（赤色）では異なるが，近赤外領域の 880 nm ではほぼ等しいため，これらの吸光度の比をとることによって SpO_2 を求めることができる．パルスオキシメータは小型化されていて，装置を指先に装着しボタンを押すだけで測定できるため，喘息や慢性閉塞性肺疾患（COPD）などの呼吸器疾患をもつ患者や登山家などのスポーツ選手によく利用されている．

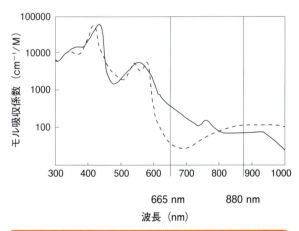

図 3-25 ヘモグロビンの可視光吸収スペクトル
実線：O_2 非結合型 Hb，破線：O_2 結合型 Hb

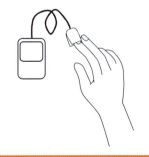

図 3-26 パルスオキシメータ

3-3 蛍光分析法

3-3-1 はじめに

　分子が吸収した光エネルギーのすべて，またはその一部を光として放出する現象（図3-27）には，蛍光（fluorescence）とリン光（phosphorescence）の2種類がある．蛍光やリン光を測定することで，分子の定性分析や定量分析に応用されている．分子に紫外可視部領域の光を照射すると，分子は電子状態に相当する強さのエネルギーを吸収して，基底状態（G）からさまざまな振動準位の励起状態（S_1, S_2, ……）へと遷移する（図3-28）．いったん，高いエネルギー準位に

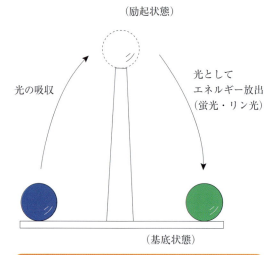

図 3-27　光の吸収と発光

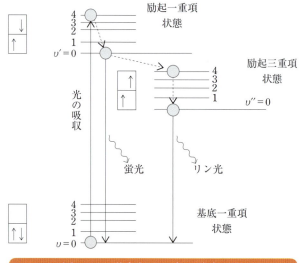

図 3-28　蛍光とリン光の発生原理

励起された電子は，衝突や運動などによってそのエネルギーを失いながら，励起状態の最低振動準位まで速やかに遷移する．次に，さらにそのエネルギー準位から基底状態へ遷移して，その際に光としてエネルギーを放出し，蛍光が生じる．一般に，分子に吸収された光エネルギーは，エネルギー準位が励起状態の最低振動準位へ遷移する間に一部は熱などとして失われる．その結果，蛍光は励起光のエネルギーより小さい長波長の光となるストークス（Stokes）の法則が成立する．また，励起状態の寿命は約 10^{-8} 秒であり，蛍光の寿命は非常に短い．

■ 3-3-2　装置と測定法

蛍光は試料から全方向に放出されるので，励起光による散乱光の影響を除くために，励起光に対して直角方向の蛍光を測定する．装置は，光源，励起側分光部（特定の波長の励起光を取り出す），試料部，蛍光分光部（蛍光を分ける），検出部および記録部から構成されている（図3-29）．

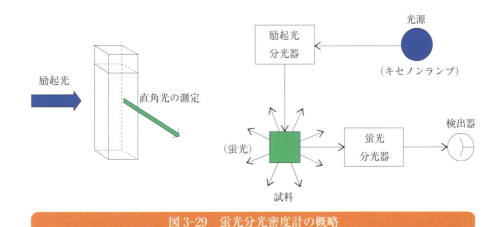

図 3-29　蛍光分光密度計の概略

光源は，紫外部から可視部まで幅広い領域の光を取り出せるキセノンランプのほかに，アルカリハライドランプやレーザーなどがある．分光部では，主に回折格子をフィルターやミラーなどと組み合わせ，さまざまな波長の光に分ける．試料部は，1 cm×1 cm の角形で四面透明な石英セルが汎用される．四面透明なのは，励起光に対して直角方向の蛍光を測定するためである．検出部は，フォトダイオードや光電子増倍管が利用される．

■ 3-3-3　励起スペクトルと蛍光スペクトル

紫外可視部領域の光を励起光として，その波長を変化させながら分子に入射したとき放出される蛍光の強度を測定すると，励起波長と蛍光強度との関係を示すスペクトルが得られる．これを，励起スペクトル（excitation spectrum）という（図3-30）．一方，一定波長の励起光を試料に入射し，放出される蛍光の強度を広い波長範囲にわたって測定すると，蛍光波長とその強度との関係を示すスペクトルが得られる．これを，蛍光スペクトル（fluorescence spectrum）という（図3-30）．励起スペクトルと蛍光スペクトルのそれぞれの極大波長を利用して蛍光強度を測定

すれば，高感度分析を行える．ストークスの法則で説明したように，蛍光スペクトルは励起スペクトルよりも長波長側に現れる．また，電子はさまざまな振動準位をもった基底状態と励起状態との間を移動するので，幅広なスペクトルになる．励起スペクトルと蛍光スペクトルの形は左右対称に近い場合が多い（鏡像関係にあるという）（図3-30）．この理由は励起状態と基底状態の振動準位が相互に類似するためである．

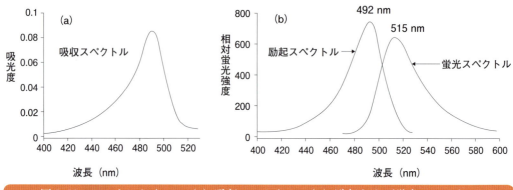

図3-30　フルオレセインの（a）吸収スペクトル，（b）励起および蛍光スペクトル

（いずれも 1 μmol/L 希 NaOH 溶液）

■ 3-3-4　有機蛍光分子の化学構造

蛍光分子（図3-31）は，光を吸収しやすく（モル吸光係数 ε が大きい），蛍光を放出しやすい（蛍光量子収率（fluorescence quantum yield）が大きい）．また蛍光分子には，次のような化学構造上の特徴がある．

① 分子中に二重結合をもつ共役 π 電子系（conjugated π electron）がある．
② 多環性の芳香族化合物などのように共役系が長く，平面性を有する．

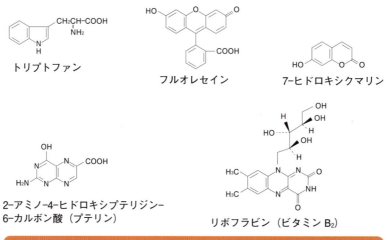

図3-31　蛍光分子の構造

③ 共役系に蛍光性を増す置換基が結合している．例えば，-OH, -NH$_2$, -OCH$_3$ などの電子供与基（electron-donating group）は蛍光を増大させる．逆に，-NO$_2$, -COOH, -CH$_2$COOH, ハロゲンなどの電子求引基（electron attracting group）は蛍光を減少させる．
④ 共役π電子系が平面に固定された分子，例えばフェノールフタレインは蛍光を発しないが，ベンゼン環が酸素で架橋されたフルオレセインは緑色の蛍光を発する．これは励起エネルギーが分子内の運動で失われにくいためである．

3-3-5 蛍光測定の実際

　光源としては，紫外可視部領域に強い光を放射するキセノンランプが用いられる．励起部の分光器によって，光源からどの波長の光を取り出して，試料に入射する励起光が決まる．前述のように，励起スペクトルと蛍光スペクトルは，理論的には鏡像関係があるが，溶液中では溶媒分子との相互作用もあり，鏡像関係が崩れる場合が多い．

　蛍光測定の際の注意は，スペクトルにシャープなピークがある場合はスペクトルのバンド幅（あるいはスリット幅）をできるだけ狭くする必要がある．広いバンド幅にすると，その波長前後の光が含まれて，シャープなスペクトルが得られない．この場合，蛍光スペクトルを測定するときは，蛍光のバンド幅は多少広くしてもスペクトル強度には影響しない．そのほうが逆に光量をかせぐことができて，感度よく測定でき，ノイズの少ないスペクトルとなる．また，試料の濃度が高すぎると，励起光が試料内部まで到達できず，セルの前面部で蛍光が起こるだけで，蛍光強度が減少することがある（濃度消光という）．したがって，蛍光測定する場合は，できるだけ薄めの試料濃度で測定することが大切である．

　溶液中の蛍光分子の濃度と蛍光強度との間には，ランベルト-ベールの式から次式の関係がある．

$$F = I_0 \phi \left(1 - 10^{-\varepsilon cl}\right)$$

ここで，F は蛍光強度，I_0 は励起光の強度，ϕ は蛍光量子収率，ε はモル吸光係数，c は溶液のモル濃度（mol/L），l は層長（cm）である．さらに，c が十分小さい場合（通常，$\varepsilon cl < 0.02$）は，近似的に，

$$F = I_0 \phi \, 2.303 \varepsilon cl$$

となる．つまり，蛍光強度は濃度に比例するという関係式となる．ここで，蛍光量子収率 ϕ は，

$$\phi = \frac{[発光した蛍光量子の数]}{[吸収した励起光量子の数]}$$

の関係にある．蛍光を発する分子の総数は多くはないが，その特異性は高い．さらに，蛍光分析法が吸光分析法に比べて高感度であるのは，蛍光強度が濃度のみでなく，励起光の強度 I_0 にも比例するからであり，レーザーのような強い励起光を用いれば，それだけ高感度分析が可能となる．

3-3-6 蛍光消光の現象

　蛍光消光（fluorescence quenching）とは，分子の蛍光強度が減少することである．蛍光は，励

起された電子が基底状態に戻るときに励起光（照射光）よりも長波長の光を発する現象であるので，この過程においては，分子衝突などによりエネルギーの一部が熱として消滅する過程も起こる．すなわち，分子衝突により，熱によるエネルギーの消滅が増えれば，それだけ光として放出されるエネルギーが減ることになる．この現象が蛍光消光である．蛍光反応の多くは溶液中で起こるが，溶液中では常に分子がブラウン運動（Brownian movement）をしている．ブラウン運動や溶媒/溶質分子の拡散を増加する要因は，結果的に分子衝突の頻度を増加させ，蛍光消光に導く．試料にイオンやほかの溶質を加えると，消光作用として働く場合がある（消光剤，quencher）．またこのとき，大きな分子は小さな分子よりも分子衝突の頻度が高くなる．例えば，K^+はNa^+よりもより強い消光剤として働く．

また，次のような要因が蛍光強度に影響する．
① 濃度：蛍光分子の濃度が濃くなると蛍光強度は減少する．
② 温度：温度の上昇とともに蛍光強度は減少する．これは分子衝突頻度が増え，発光せずに熱エネルギーなどとして失われるためと考えられる．
③ 溶媒：溶媒分子との相互作用のために，蛍光波長や強度が影響される．また，溶媒の粘度が増すと分子どうしの衝突が減少して，蛍光強度が大きくなる傾向がある．蛍光分子が酸あるいは塩基の場合，分子形とイオン形とで蛍光性が異なるため，この場合は溶媒のpHも影響する．
④ 共存物質：励起光や蛍光を吸収する物質は消光を引き起こす．また，それ以外にも金属イオン，酸素などによっても蛍光は消光するので，測定に際しては汚染物質の存在に注意しなければならない．
⑤ 光：蛍光分子は光で分解するものが多い．強い光を当てたり，長時間にわたり光にさらすことのないよう注意しなければならない．

3-3-7 蛍光測定の装置

蛍光強度は蛍光光度計（fluorophotometer）によって測定する．この装置は，主に光源，励起光分光部（モノクロメーター），試料部，蛍光分光部（モノクロメーター），検出部とその信号を増幅し，記録する記録部から構成されている．2つの分光部があることが紫外可視分光光度計と大きく異なる点である．光源としては，キセノンランプが最もよく用いられ，ほかにアルカリハライドランプ，水銀ランプ，レーザーなど安定に光を放射するものが用いられる．キセノンランプは，可視部から紫外部領域において連続スペクトルをもち，広範囲の光を放出することができる．また，レーザーはエネルギーの強い光を放出できるので，高感度分析が可能である．励起光分光部と蛍光分光部は，試料に入射する励起光と生じた蛍光を分光して取り出す部分である．主に回折格子（diffraction grating），ほかにはプリズムやフィルターが用いられる．試料部は，試料溶液が入ったセルをセットする部分である．通常，四面が透明で層長が1 cm×1 cmの無蛍光の石英製の角型セルを用いる．紫外部領域の光を励起光として用いる場合は，ガラス製セルは使用できない．蛍光は試料から全方向に放出されるが，蛍光光度計では，励起光に対して90度方向に放射される蛍光を蛍光分光部で分光して検出する．この方法では，励起光の透過する方向で蛍光を検出する場合などに比べて，より高感度な分析が可能である．検出部では光電子増倍管が用

いられる．上記のように，蛍光を励起光とは直角方向で検出するので励起光の影響を最小限に抑えることができる．

3-3-8 医薬品および生体関連物質の分析への応用

(1) 日本薬局方における定量分析への応用

次の方法により「レセルピン錠の溶出性」試験を行うとき，適合するかどうかを蛍光分析法により判断する．

溶出性：試験液にポリソルベート 80　1g を薄めた希酢酸（1→200）に溶かし 20 L とした液 500 mL を用い，パドル法により，毎分 100 回転で試験を行うとき，本品の 30 分間の溶出率は 70% 以上である．

本品 1 個をとり，試験を開始し，規定された時間に溶出液 20 mL 以上をとり，ポリエステル繊維を積層したフィルターでろ過し，はじめのろ液 10 mL を除き，次のろ液を試料溶液とする．別にレセルピン標準液を 60℃ で 3 分間減圧乾燥し，表示量の 100 倍量を精密に量り，クロロホルム 1 mL およびエタノール（95）80 mL に溶かし，試験液を加えて正確に 200 mL とする．この液 1 mL を正確に量り，試験液を加えて正確に 250 mL とし，標準溶液とする．試験溶液および標準溶液 5 mL ずつを正確に量り，褐色の共栓試験管 T および S に入れ，エタノール（99.5）5 mL ずつを正確に加えてよく振り混ぜた後，薄めた酸化バナジウム（V）溶液（1→2）1 mL ずつを正確に加え，激しく振り混ぜ，30 分間放置する．これらの液につき，蛍光光度法により試験を行い，励起波長 400 nm，蛍光波長 500 nm における蛍光の強さ F_T および F_S を測定する．

$$レセルピン（C_{33}H_{40}N_2O_9）の表示量に対する溶出率（\%）= M_S \times \left(\frac{F_T}{F_S}\right) \times \left(\frac{1}{C}\right)$$

M_S：レセルピン標準品の秤取量（mg）

C：1 錠中のレセルピン（$C_{33}H_{40}N_2O_9$）の表示量（mg）

レセルピンの溶解度（37℃）は水：約 15 μg/mL，0.005 mol/L 酢酸：約 90 μg/mL，この溶出試験液：約 100 μg/mL である．ポリソルベート 80 を 0.005% の割合で 0.005 mol/L 酢酸に加えることにより，賦形剤，ろ過剤などへの吸着が認められなくなり，よく溶出され，この溶出試験が可能となった．ろ過剤はポリエステル繊維（ファインフィルター）以外は吸着性がある．溶出液中のレセルピンの最高濃度は約 0.5，または 0.1 μg/mL であるから，高感度な蛍光法が溶出試験のために再検討された．エタノールの濃度は 50% 以上がよい．ポリソルベート 80 の混在は蛍光強度に影響を与えない．

第 18 改正日本薬局方では，上記以外にもエチニルエストラジオール錠の製剤均一性試験やメチルエルゴメトリンマレイン酸塩錠の溶出性試験に利用されている．

(2) 発蛍光試薬による蛍光誘導体化

対象物質が無蛍光性あるいは弱蛍光性の場合は，蛍光誘導体化により蛍光性物質へと変換して分析される．蛍光誘導体化には，化学反応あるいは無蛍光性試薬との反応により蛍光性へと導く

発蛍光反応法と，蛍光性試薬との反応により蛍光部位を試料に導入する蛍光ラベル化法に大別される．図3-32および図3-33に，さまざまな発蛍光反応法および蛍光ラベル化法に利用される試薬を示した．

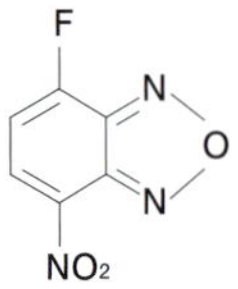

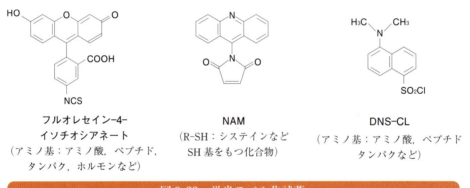

NBD-F
（アミノ酸，アミノ類）

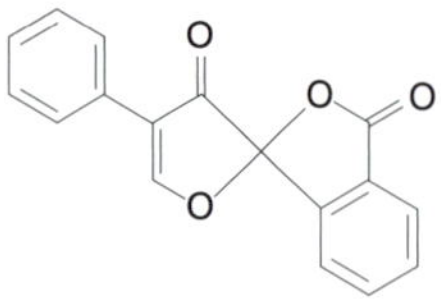

フルオレスカミン
（アミノ酸，アミノ類）

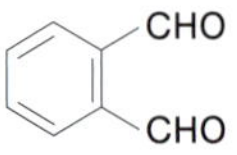

o-フタルアルデヒド
（アミン類）

図3-32 発蛍光試薬

フルオレセイン-4-イソチオシアネート
（アミノ基：アミノ酸，ペプチド，タンパク，ホルモンなど）

NAM
（R-SH：システインなどSH基をもつ化合物）

DNS-CL
（アミノ基：アミノ酸，ペプチドタンパクなど）

図3-33 蛍光ラベル化試薬

蛍光誘導体化は，アミノ酸，ペプチド，タンパク質，核酸，糖などさまざまな微量生体成分の定量，あるいは医薬品，食品添加物，環境変異原物質の定量など幅広い分野で利用されている．なお，第18改正日本薬局方では，ジギトキシン錠（強心薬）とジゴキシン錠（強心薬）が，発蛍光反応法で溶出試験に利用されている．

(3) 蛍光誘導体化によるアミノ酸のいっせい分析

NBD-Fは，第一，第二アミンおよびアミノ酸と反応して，Ex＝470 nm，Em＝530 nmに蛍光をもつ物質を生成する（図3-34）．多数のアミノ酸を含む試料でも，HPLC（高速液体クロマトグラフ）で分離すれば，アミノ酸のいっせい分析が可能である．

図 3-34　発蛍光反応によるアミノ酸の HPLC 分析

NBD-F による発蛍光反応

(4) 蛍光イメージング

紫外可視吸光光度法に比べて 1,000 倍ほどにも高感度に検出できる特徴がある．フローサイトメータや DNA シークエンサーなど，レーザーを光源とする装置が，医学・薬学の最先端で利用されている．近年では，生きた細胞を観察するために，GFP のような蛍光タンパク質を利用し，蛍光顕微鏡による分子イメージング法も開発されている．

3-3-9　蛍光 X 線分析法

物質に X 線を照射すると，入射 X 線とは異なる波長の X 線が放出される現象がある．図 3-35 に示すように，入射 X 線により内殻の軌道電子が殻外に放り出されてできる空の軌道（空孔）に，より結合エネルギーの高い外殻の軌道から電子が移る．このとき，2 つの軌道間のエネルギー差（ΔE）に等しいエネルギーに相当する X 線が放出される．これが，蛍光 X 線である．縦軸に蛍光 X 線の強度を，横軸に入射 X 線のエネルギーをとると，蛍光 X 線スペクトルが得られる．

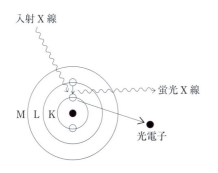
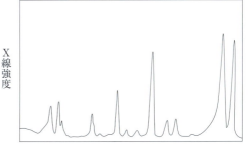

図 3-35　蛍光 X 線の発生原理および蛍光 X 線スペクトル（概略図）

元素により2つの軌道間の結合エネルギー差は異なるので，放出される蛍光X線の波長は元素に固有のものとなる．したがって，測定された蛍光X線のピークの位置およびその強度から，元素の同定あるいは定量分析が可能となる．

蛍光X線分析装置には，面間隔dがわかっている結晶（分光結晶）により分光して測定する方式（波長分散方式）と，分光機能をもつ半導体検出器で測定する方式（エネルギー分散方式）がある．後者の方式のひとつに全反射蛍光X線分析装置がある．この装置は，表面が平らな試料に表面すれすれに入射X線を入射すると全反射が起こり，高いS/N比で蛍光X線を測定できるので，極微量の試料，薄膜あるいは低濃度の試料の定性・定量分析に威力を発揮する．

光源としてのX線管の対陰極としては，主にWが利用されるが，他にCr，Au，Pt，Mo，Rhなども用いる．なお，蛍光X線の強度は，入射X線の強度に依存するので，超高感度の測定には高エネルギーのシンクロトロン放射光も利用されている．

■ 3-3-10 蛍光イメージング法への応用

現在では，EGTAの誘導体であるFura-2などが細胞内のCa^{2+}の測定などに汎用されている．Fura-2はCa^{2+}とキレートを形成すると蛍光を発する．このFura-2を細胞内へ導入し，蛍光を顕微鏡で観察すれば細胞内のCa^{2+}の存在場所や濃度変化を経時的に観察することができる．この原理を応用して，現在では，さまざまなイオン（H^+，Na^+，Mg^{2+}，Zn^{2+}など）や細胞内物質（活性酸素種，NOなど）と結合して蛍光を発する試薬（蛍光プローブ）が開発されている．

細胞内のCa^{2+}を測定する方法には，他にもタンパク質を用いる方法が開発されている．このタンパク質は，緑色蛍光タンパク質（GFP）（GFPの発見により2008年のノーベル化学賞が下村脩博士に授与された）と青色蛍光タンパク質（BFP）とをカルモジュリン（CaM）とM13というタンパク質でつないだ構造をしている．Ca^{2+}が存在しないときは，この結合したタンパク質は伸びきった構造をとっており，BFPに励起光（370 nm）を照射してもBFPの蛍光（440 nm，青色）が生じるだけである．一方，Ca^{2+}が存在すると，CaMは特異的にCa^{2+}と結合して構造は折りたたまれ，M13を包み込んでBFPとGFPとが空間的に接近する．このとき，BFPの励起光（370 nm）を照射するとBFPの蛍光エネルギー（440 nm）が近接するGFPに移動し，GFPの蛍光（510 nm，緑色）が生じる．すなわち，生じる蛍光の色（波長）を観察して，Ca^{2+}の様子を観察することができる．このような，励起された蛍光物質のエネルギーが近接する別の蛍光物質に移動して，これを励起する現象をFRETという．これを利用して，タンパク質どうしの相互作用を解析することもできる．

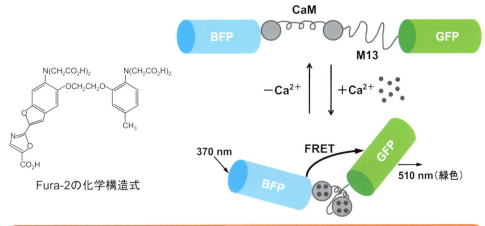

図 3-36 FRET を利用した Ca^{2+} の検出方法

3-4 発光分析法

■ 3-4-1 はじめに

化学または生物発光に基づく検出法は，極めて高感度で，直線性のダイナミックレンジが広く，反応の応答が極めて速く，選択性，特異性に優れているなどの特徴を有している．さらに検出器は，光源および分光器を必要とせず受光器のみでよいため構造が簡単で安価である．これらの理由で最近は種々の生体成分の超微量検出法として HPLC やイムノアッセイの検出に用いられている．

■ 3-4-2 発光法の原理

化学発光とは，熱を伴わない化学反応に基づき光を放出する現象で，その多くは酸化反応である．図 3-37 に化学発光反応の経過を示す．化学反応による中間生成物が反応エネルギーにより励起状態となり，基底状態に戻る際にエネルギーを光として放出する直接的化学発光反応（タイプⅠ）と，励起状態となった中間体からエネルギーを共存する蛍光性分子（エネルギーの受容体）に転移し，励起され，基底状態に戻るときに光を放出する間接的化学発光反応（タイプⅡ）に大別される．発光生物による生物発光は，酵素や発光タンパク質が関与する点が化学発光とは異なるが，発光の鍵となる機構は化学発光反応と同じと考えられる．

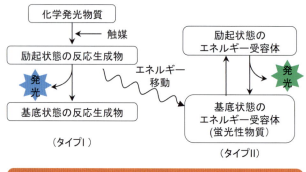

図 3-37　種々の化学発光反応の経過

　タイプⅠの直接的化学発光反応で，1 個の分子の反応により 1 個の励起分子が生成し，1 個の光量子を放出すると仮定すると，1 mol の分子の反応によって得られる光のエネルギー E は，式

$E = nhc/\lambda$　　に，
n（分子の数, 光量子）$= 6 \times 10^{23}$
h（プランクの定数）$= 6.62 \times 10^{-27}$ erg/秒
c（光速度）$= 3.0 \times 10^{10}$ cm/秒
λ（人の目によく感じる光の波長）$= 5.55 \times 10^{-5}$ cm

を代入すると，約 2×10^5 J/秒（W）になり，この反応が 1 時間続くと 55 W 時で，これは 40 W の電球 80 個を 1 時間点灯することに相当する．このように化学発光は優れた光源であり，この光を検出することにより，分子を検出できる．1 分子から 1 個の光量子が放出され，それを検知できれば 1 分子の検出が可能になる．しかし，実際には化学発光反応の過程は，図 3-37 に示したよりも複雑であり，光を放出する効率（量子収率＝放出されたフォトン数/反応分子数）は表 3-7 に示すように理想系の数％またはそれ以下である．

表 3-7　化学発光性化合物の量子収率

化学発光性化合物	Max（nm）	量子収率
ルミノール（OH-/H_2O_2/Fe(CN)$_6^{3-}$）	424	0.01
ルミノール（t-butoxide/DMSO）	285	0.015
ルシゲニン（OH-/H_2O_2）	500	0.01
シュウ酸エステル＋蛍光色素	蛍光色素の極大に依存	0.05〜0.5
バクテリア ルシフェラーゼ/ルシフェリン	480〜490	0.1〜0.2
ホタル ルシフェラーゼ/ルシフェリン	565	0.88
アクオリン	469	0.15〜0.20

■ 3-4-3　化学発光の強度

化学発光の強さ（発光強度）を測定して，発光物質や共存する物質，あるいは化学物質に関わる物質の定量を行うことができる．測定装置は，蛍光（吸光）光度計の各部のうち，光源と分光部が不要で，試料が液体の場合は，試薬や試料を導入するポンプの部分，反応を行わせる試料部と検出部とからなる．なお，液体クロマトグラフィーでは，溶離液に試薬をポンプで導入し流路内で反応させて検出することも行われている．

化学発光の収率，すなわち化学発光量子収率 ϕCL（反応した分子数に対する放射された光量子数の比）は，以下のようになる．

$$\phi_{CL} = \phi_C \times \phi_E \times \phi_F$$

ただし，ϕ_C は化学反応の収率，ϕ_E は励起状態にある分子の生成収率，ϕ_F は励起分子の蛍光量子収率．また，励起エネルギーが蛍光物質に与えられて発光する場合には，さらに ϕ_T（エネルギー伝達の収率）をかける必要がある．最も一般的な化学発光のひとつであるルミノールの化学発光量子収率がおよそ 0.03 であるのに対して，最も収率が高いといわれているホタルの生物発光は 0.88 であり，一般的に生物発光は収率が高い．

■ 3-4-4　化学発光の測定装置

発光測定装置では暗室内の試料から発せられる光を光電子増倍管で検出する．感度を上げるため光電子増倍管を冷却してノイズを減らす工夫が施されている場合もある．また，化学発光反応は瞬時に起こる場合もあるので，試薬をポンプで試料室内に注入する装置が付いていることもある．上記のように，化学(生物)発光には光源が不要である．また，分光器は通常備わっていない．光が微弱であるため分光すると検出できなくなるので直接検出する．

■ 3-4-5　蛍光分析法と比較した化学発光分析法の特徴

化学発光分析法の特徴は以下のとおりである．

① 高感度な分析法である．
　化学発光分析法では光源が必要ないので，それに由来する迷光や散乱光がなく，検出部では光のない状態で測定ができるため，蛍光分析法よりもさらに高感度となる．この場合，発光量子収率が高いほどより微量の検出ができることになる．ただし，蛍光分析法のように強い光源を用いて感度を上げるということはできない．

② 測定機器が簡単である．
　光源や分光器が不要なので，蛍光（吸光）光度計と比べて簡単な装置で測定できる．

③ 選択性は低い．
　励起波長を選択できるわけではないので蛍光分析法と比べて選択性は低い．

④ 発光強度がさまざまな条件（溶媒，共存物質，温度など）で著しく影響される．
　発光測定に際しては，特に不純物の影響に注意する必要がある．

3-4-6 化学発光反応

よく知られている化学発光性化合物を図3-38に示す．

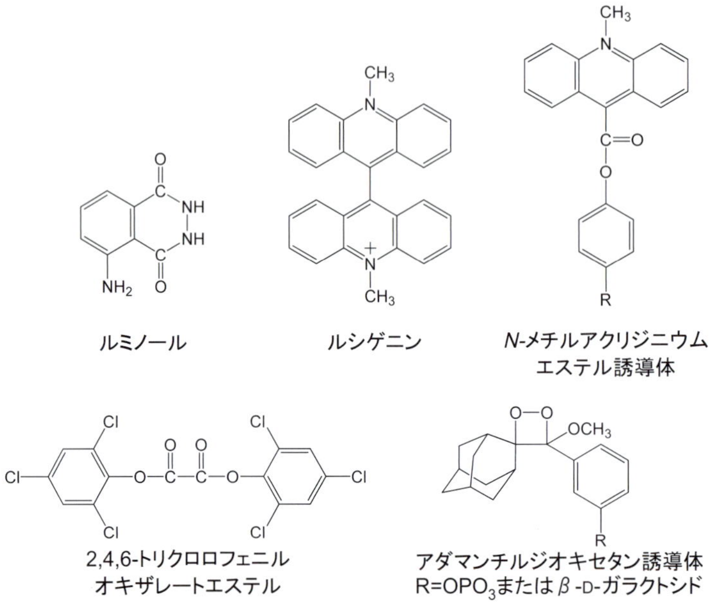

ルミノール　　　ルシゲニン　　　N-メチルアクリジニウム
エステル誘導体

2,4,6-トリクロロフェニル　　アダマンチルジオキセタン誘導体
オキザレートエステル　　　　R=OPO$_3$またはβ-D-ガラクトシド

図3-38　種々の化学発光性化合物

1）ルミノール

　ルミノールは古くから知られている化学発光性化合物で，図3-39に示すようにアルカリ性で適当な酸化剤，触媒の存在で強く発光する．発光スペクトルは反応生成物の5-アミノフタル酸の蛍光スペクトルと同一である．この反応は過酸化水素-ペルオキシダーゼ系では，中性付近のpHでも強く発光する．この反応により極めて高感度に過酸化水素（H_2O_2）が検出できるため，過酸化水素生成系の酵素との組み合わせにより，多くの生体成分の測定が可能である．臨床化学の領域で分析対象となっている物質の多くは，直接または間接的に H_2O_2 の生成あるいは消費の反応系に導くことができる．すなわち種々のオキシダーゼの反応で H_2O_2 を生成するもの，種々のデヒドロゲナーゼによる脱水素反応でNAD(P)Hを生成し，次いで H_2O_2 に変換するものなどが知られており，最終的に H_2O_2 をルミノールまたはイソルミノールで化学発光させ，関連した基質である生体成分や酵素活性を高感度に測定することができる．

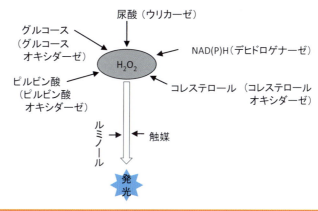

図 3-39 ルミノール化学発光反応を用いる生体成分の分析システム

2) NAD(P)H

NAD(P)H の化学発光測定法を図 3-40 に示す．NAD(P)H は電子伝達体の 1-メトキシ-5-メチルフェナジニウムスルファート（1-MPMS）と反応し，生成する 1-MPMSH$_2$ が溶存酸素と反応し，スーパーオキシドアニオン（·O$_2^-$）と H$_2$O$_2$ を生成し，この·O$_2^-$ と H$_2$O$_2$ が発光触媒のペルオキシダーゼ（POD）の存在下，イソルミノールと反応して化学発光する．本反応は NAD$^+$ 関与のデヒドロゲナーゼ酵素系（図 3-40）にはすべて適用可能である．

3) アクリジン誘導体（ルシゲニン）

ルシゲニンは図 3-41（a）に示すようにアルカリ性で H$_2$O$_2$ と反応して発光する．この系に適当な触媒を添加するとさらに強く発光する．また，溶媒などに溶存する分子状酸素と還元性物質が共存すると強く発光するので，アスコルビン酸，グルコース，クレアチンなどの分析法に応用されている．反応生成物は N-メチルアクリドンで，図 3-38 の N-メチルアクリジニウムエステル誘導体はルシゲニンの発光機構からヒントを得て標識剤として開発された化合物である．

4) シュウ酸エステル

シュウ酸エステル類自身は化学発光性を示さないが，H$_2$O$_2$ と反応して生成する反応中間体の 1,2-ジオキセタンジオンが分解する際に放出する化学エネルギーにより，共存する蛍光物質が励起されて発光する（図 3-41（b））．この発光の量子収率はルミノールに比べて非常に高く，また発光は非常に長時間持続し，H$_2$O$_2$ や蛍光色素の検出系として利用できる．

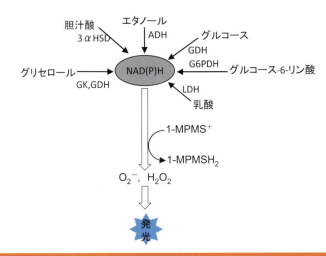

図 3-40　NAD(P)H 化学発光反応を用いる生体成分の分析システム

5）アダマンチルジオキセタン誘導体

アダマンチル 1,2-ジオキセタン誘導体は化学発光性の酵素基質である．この誘導体は図 3-41 (c) に示すように，酵素水解で生成する不安定な中間体アダマンチルフェニルジオキセタン (AMP-D) が分解していく過程で発光する．アルカリ性ホスファターゼや β-D-ガラクトシダーゼ等を標識した酵素イムノアッセイや DNA プローブアッセイに応用されている．$10^{-19} \sim 10^{-20}$ mol の酵素の検出が可能である．

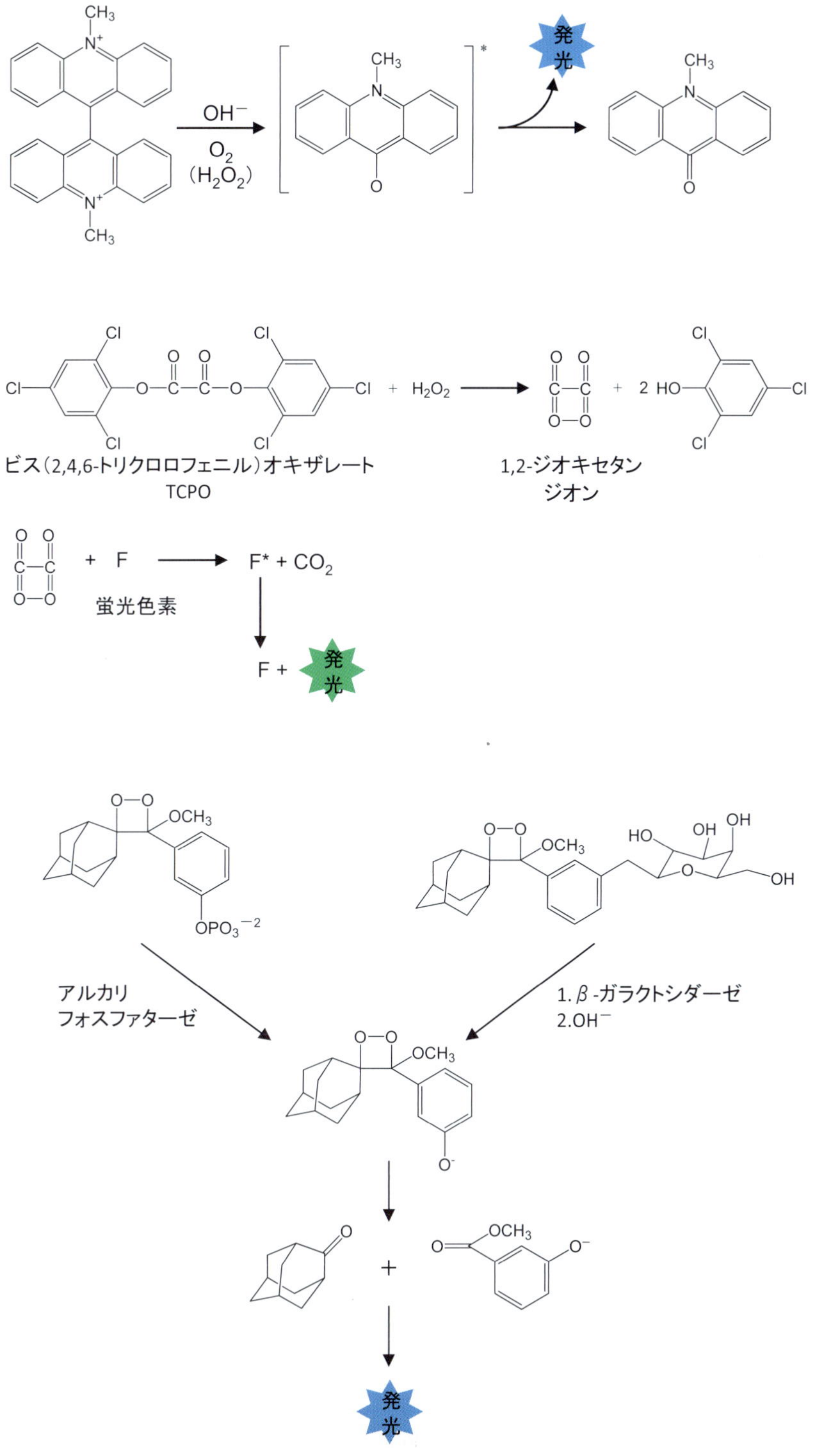

図3-41 ルシゲニン(a),シュウ酸エステル(b),およびアダマンチルジオキセタン誘導体(c)の化学発光反応

■ 3-4-7　化学発光の増強反応

ペルオキシダーゼ-ルミノール-H_2O_2 による化学発光は，急速に減衰するが，この反応系に有機化合物を共存させると，その発光が増強され，さらに発光が長時間持続する現象がみつけられ，詳細な検討の結果，種々のフェノール性化合物やチアゾール化合物などがエンハンサーとして増強効果を有することが知られている．エンハンストケミルミネセンスとしてイムノアッセイやプローブアッセイの検出系に利用されている．アダマンチルジオキセタン誘導体の化学発光反応は，高分子の存在で著しく発光が増強されるので蛍光性化合物を含む水溶性のエンハンサーが開発されている．

■ 3-4-8　生物発光反応

発光生物は多種類あり，それぞれに特有な生物発光反応が行われている．ホタルでは，ホタルルシフェリンが Mg^{2+} とアデノシン三リン酸（ATP）の存在下に，酵素であるホタルルシフェラーゼの作用によって O_2 と反応した後，オキシルシフェリンに分解されて発光が起きる．各種ルシフェラーゼの遺伝子がクローニングされ，酵素が市販されて簡単にしかも大量に入手可能になり，イムノアッセイなどに利用されている．また，ルシフェリン-ルシフェラーゼは，ルシフェラーゼ自身の高感度検出にも用いられている．遺伝子が細胞内でどの程度発現しているかを検出するためのレポーター遺伝子として，ルシフェラーゼの遺伝子が用いられている．

表3-7に示したように生物発光反応は生物由来の酵素が関与するため，化学発光反応に比べて発光効率が高い．従来は天然の生物発光関連酵素を利用していたので，不安定で高価であったが，近年は遺伝子工学技術を駆使して酵素が調製されるようになり，検出試薬としての使用が可能になった．ホタルやバクテリアのルシフェラーゼ-ルシフェリン系，カルシウム結合タンパク質のアクオリンなどが入手可能で，ビオチン-アビジン系や別の酵素との組み合わせなどにより，種々のアッセイ系の検出に利用されている．

■ 3-4-9　発光法の応用分野

これまで述べてきた発光法は，その発光反応に関与する物質の検出に利用できるので，HPLCの検出系，固定化酵素カラムリアクターとフローインジェクション分析法の組み合わせによるグルコース，胆汁酸やアミノ酸など臨床化学的に重要な種々の物質の測定，イムノアッセイやプローブアッセイの検出系に広く利用されている．

■ 3-4-10　ルミノール反応の実例（科学捜査への利用）

化学発光を利用したルミノール反応は，犯罪の科学捜査で血痕（血液残渣）の検査に使われている．血痕の色は，新鮮なときは血液の赤色をしているが，時間の経過とともに酸化反応が進み褐色や黄色へと変色していく．したがって，殺人や傷害の犯行現場で血痕らしきものが見つかっても，人による単なる目視ではそれが血痕であるかどうかの判断はつかないことが多い．そこで，血痕の判断に使われているのがルミノール反応である．ルミノール反応は，ルミノールに過

酸化水素水を加えると，過酸化水素がルミノールを酸化して青白い光（波長424 nmの青色化学発光）を出すことを利用しており，この酸化反応を生じさせるためには銅や鉄などの触媒を必要とする．血液や血痕中にはヘモグロビンに含まれるヘム由来の鉄原子が豊富に存在するため，鉄がこの反応を促進させる触媒の役割となるわけである．

血痕にルミノールと水酸化ナトリウムを混ぜたアルカリ溶液と過酸化水素水の混合液を吹きかけると，血痕が青白く光りだす．この反応は血液が数万倍以上希釈されていても起こるため，非常に感度の高い分析法である．

3-5 赤外吸収・ラマン分光スペクトル分析法

■ 3-5-1 はじめに

分子中の原子は，常に相互間で相対的位置が変動している．これが分子振動である．この分子振動を調べる方法に，赤外吸収スペクトル法とラマン分光スペクトル法がある．前者は，物質に赤外線を照射することにより吸収される位置から振動数を知る方法であり，後者は，ある振動数の光を物質に照射したとき，入射光とわずかに異なった光（ラマン光）が散乱されるので，それを測定し，入射光との振動数差より分子の振動数を知る方法である．これらの方法は，分子構造や分子のおかれている環境などに関する情報を与えてくれる．

■ 3-5-2 赤外分光光度計

(1) 原　理

分子を構成する原子どうしは，がっしりと組み合わされているわけではなく，それぞれの結合部分が伸縮したり回転したりする．伸縮振動のエネルギーは赤外線のエネルギー付近にあるため，分子は赤外線を吸収して振動する．分子の振動エネルギーのうち，双極子モーメントの変化を起こす遷移に基づく光の吸収を測定する装置を赤外分光光度計と呼ぶ．分子振動には，伸縮振動と変角振動とがあり，振動エネルギー準位の遷移は，波長が1～100 mmの範囲の赤外線と呼ばれる電磁波の吸収によって起こる（図3-42）．振動エネルギーの遷移に伴って分子の回転エネルギーの遷移も起こるので，吸収スペクトルは吸収帯として現れ，この吸収帯の位置は波数（単位はcm^{-1}，振動数を光速度で割ったものに相当する）で表される．一方，左右対称な振動でなければ赤外線に対して不活性である．例えば窒素分子や酸素分子は伸縮振動に伴って赤外線を吸収しない．一方，水分子は折れ曲がった形をしているため，赤外線を吸収する．二酸化炭素は，直線状の分子で，この分子が伸び縮みするときには，両方の結合が同時に伸び縮みする振動と，交互に伸び縮みする振動の2通りがある．この中で，交互に伸び縮みする振動だけが赤外線吸収を起こす．赤外線を吸収するということは，赤外線によって温められるということと同意である．そのため，酸素や窒素は温暖化ガスではなく，二酸化炭素は温暖化ガスとして働く．

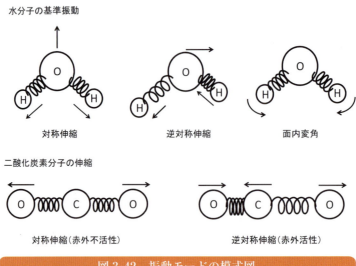

図3-42　振動モードの模式図

　赤外吸収スペクトルを測定する装置として，初期から最近まで主流だったのが，回折格子を用いた分散型赤外分光光度計である．その後，技術の進歩とともに，レーザー光による波数モニタ・移動鏡を有する干渉計・コンピュータによる電算処理部を有するフーリエ変換型赤外分光光度計（FT-IR）が現在の主流となっている（図3-43）.

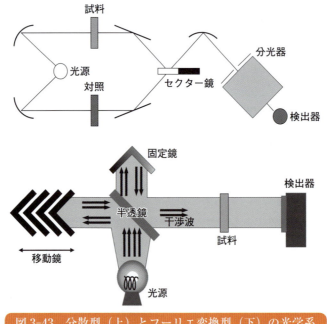

図3-43　分散型（上）とフーリエ変換型（下）の光学系

1）分散型赤外分光光度計

分散型赤外分光光度計の装置構成は，光源・試料室・分光器・検出器・記録計である．光路はすべて透明な材質を使用している．光源にグローバー（炭化珪素）を，検出器には熱電対を用いている．

2）フーリエ変換型赤外分光光度計（FT-IR）

フーリエ変換型赤外分光光度計（FT-IR：Fourier transform infrared spectrophotometer）は分光器で赤外線を分散させることはせず，すべての赤外線を同時に検出器に入れて測定する．つまり，分光器を使わず干渉計を用いることが特徴である．まず，光源から放射された赤外線を半透鏡（ビームスプリッター）によって2つに分ける．半透鏡は半分の赤外線を透過させ，半分の赤外線を反射させる鏡である．透過した赤外線は移動鏡で反射されて元に戻り，再び半透鏡で反射されて試料に向かう．一方，最初に半透鏡で反射された赤外線は固定鏡で反射されて元に戻り，今度は半透鏡を透過して試料に向かう．これら2つの赤外線は重なり合うので干渉する．移動鏡が1/4波長だけ移動したときには，2つの赤外線は波の高いところと低いところが重なりあって消失する．このように，移動鏡を少しずつ移動させると，赤外線は干渉して時間とともに強くなったり弱くなったりしながら検出器に入る．実際の赤外線は，強くなったり弱くなったりするすべての波長の赤外線の重なりであり，別々に分けて観測できない．しかし，検出器に入るすべての赤外線の強度の合計の時間変化をフーリエ変換すると，個々の赤外線強度を波長ごとに分けて知ることができる．分解能は，移動鏡の移動距離をどこまで動かすかによって決まり，1 cm動かすだけで 0.5 cm^{-1} の分解能が得られる．

フーリエ変換型赤外分光光度計は，分散型赤外分光光度計に比べ高分解能で，波数精度・波数再現性が極めて高く，積算回数を増やすことによりS/N比の向上が図れるなど，多くの利点があり，タンパク質などの生体物質の水溶液試料の測定もできる．簡単な化合物でも非常に複雑な赤外吸収スペクトルを示すことから，物質の同定にも利用できる．また，分子中のある原子団の吸収帯が，分子の他の部分の構造に無関係に生じることから，構造に関する情報が得られることが特徴である．

(2) 測定法

最も基本的な測定法として，透過法が用いられてきた．透過法は紫外可視吸収スペクトルを測定したときと同じように，赤外線を試料に入射させ，まっすぐに透過した赤外線の強度を測る．粉末個体試料ならKBr錠剤法が用いられる．また，流動パラフィンと混合してKBr結晶にはさみこむヌジョール法もよく使用される方法である．いずれの方法も，試料をKBrの粉に混ぜてプレスして，KBrの結晶の中に埋め込んだようにする（図3-44）．一方，反射法には，全反射法（ATR：attenuated total reflectance）や拡散反射法（DR：diffuse reflectance）などがある（図3-45）．ATRは，赤外線を透過するZnSeなどの結晶の平らな面に試料を密着させておき，そこへ赤外線を当てる．何回も全反射させて試料による吸収を大きくしたプリズムもある．DRは粉体試料に赤外線を当てる方法である．粉体試料にもぐり込んだ赤外線は反射されて出てくるものもあるので，それを集めて検出する．粉末の粒子径が大きいと，中にもぐり込めずに正反射するので，試料を砕いて 20 μm 以下にすることが望ましい．

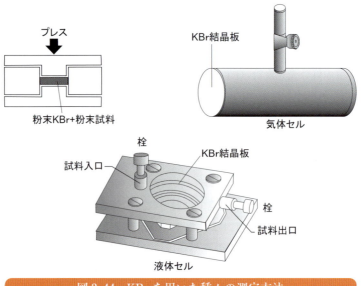

図3-44 KBrを用いた種々の測定方法

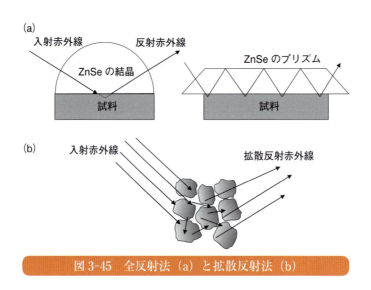

図3-45 全反射法（a）と拡散反射法（b）

　有機化合物の官能基の検出の多くはこの赤外吸収スペクトルで行う．この領域のスペクトルは紫外・可視領域とは異なり，分子中の原子間の伸縮・変角振動のエネルギー準位間の遷移に基づいており，双極子モーメントが変化する振動が赤外活性となる．例えば，2原子間で振動エネルギーの変化により吸収が起こった場合を考える．近似的に質量 m_1，m_2 の2原子間の振動を調和振動とみなし，フックの法則を適用してみる．$\tilde{\nu}$ は 1 cm あたりの波数（cm^{-1}），原子あたりの換算質量 m は A×10^{-3}/N$_A$（kg），A：原子量，N$_A$：アボガドロ数 = 6.02×10^{23}/mol，c：光速 = 3.00×10^8 m/s，振動数 $\nu = c\tilde{\nu}$，$\pi = 3.14$ とすると，1 cm あたりの波数は，

$$\tilde{\nu} = \frac{1}{2\pi c}\sqrt{\frac{k}{m}}, \quad 換算質量：m = \frac{m_1 m_2}{m_1 + m_2}$$

振動エネルギー準位は，

$$E = h\nu\left(n + \frac{1}{2}\right) = \frac{h}{2\pi}\sqrt{\frac{k}{m}}\left(n + \frac{1}{2}\right) \quad (n = 0, 1, 2, \cdots)$$

となる．

換算質量を原子 1 mol あたりの質量 kg で表したときには，C と H の結合では換算質量 μ は 0.923×10^{-3} kg となり，波数は，

$$\tilde{\nu} = 4.11979\sqrt{\frac{k}{\mu}} \quad (\text{cm}^{-1})$$

と表される．ここで k の値は C-H 結合ではおおよそ 500 N/m，C=H では 1,000 N/m，C≡H では 1,500 N/m 程度となる．C-H 結合で計算すると波数は約 3,000 cm^{-1} となる．

(3) 赤外吸収スペクトルの見方と同定

　赤外吸収スペクトルは，通常縦軸が透過率（％），横軸が波数（cm^{-1}）で表され，波数の数字が大きいほど大きなエネルギーをもつ光である．したがって，赤外スペクトルでは左側ほどエネルギーの大きな振動，右側ほど微妙な振動のピークが現れる．透過率表示の場合はピークの谷の最低部がその吸収位置となる．吸収強度は，定性的に，非常に強い（vs），強い（s），中程度（m），弱い（w），非常に弱い（vw）などと表すことが多い．

　赤外吸収スペクトルは，主として官能基に基づく吸収が現れる 4,000～1,300 cm^{-1} の官能基領域と，物質ごとによってすべて異なったスペクトルを与える 1,300 cm^{-1} 以下の指紋領域とに分けられる．前者には，OH，NH などの結合の伸縮振動や，C≡N，C=O，C=C などの多重結合の伸縮振動などによる特性吸収帯が観測される．後者には，C-C，C-N などの一重結合の伸縮振動と種々の変角振動が複雑に混じり合った結果として化合物特有の吸収パターンが現れる（図3-46）．化合物の同定，確認のために本手法を用いる場合には，既知物質のスペクトルと試料スペクトルとを比較するとよい．ただし，必ず同じ条件の測定法（KBr 法であれば両化合物ともに KBr 法で測定するなど）で比較する必要がある．IR スペクトルを解析すれば，分子構造を推定できるが，決定的な解析方法というものはない．一般的には，核磁気共鳴スペクトル法や質量分析法などのデータと併せて検討することが必要である．

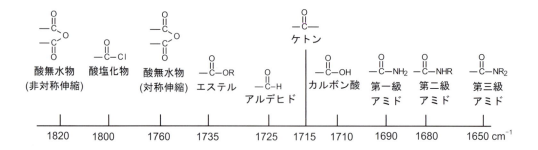

カルボニル基の種類	cm⁻¹	α,β-不飽和体	cm⁻¹	他の特性吸収帯
酸無水物 -CO-O-CO-	1820 1760			
酸塩化物 -COCl	1800			
エステル -COOR エノールエステル -COO-C=C フェノールエステル -COO-⌬	1735 1760 1760	C=C-COOR ⌬-COOR	1720	
6員環ラクトン 5員環ラクトン	1735 1770	α,β-不飽和 γ,δ-不飽和 α,β-不飽和	1720 1760 1750	
アルデヒド -CHO	1725	C=C-CHO ⌬-CHO	1685 1700	C-H 伸縮 2820, 2720
ケトン -CO-	1715	C=C-CO- ⌬-CO-	1675 1690	
α-ハロゲン -CX-CO-	1715〜1740			
環状ケトン 6員環 5員環 4員環	 1715 1745 1780	 1675 1705		
カルボン酸 -COOH	1710	C=C-COOH ⌬-COOH	1690	OH 伸縮 3200〜2500
アミド -CONH₂ -CONHR -CONR₂	非会合 1690 1680 1650	会合 1650 1655 1650		非会合 NH 伸縮 3500, 3400 非会合 NH 伸縮 3440

図 3-46　各原子団の特性波数表

(4) 日本薬局方における確認試験法

第18改正日本薬局方において，赤外吸収スペクトルを確認試験に用いるとされており，800種以上の医薬品の参照IRスペクトルが日本薬局方に添付されている．IRスペクトルによる確認は，

Ⅰ．標準品のIRスペクトルを同時に測定して比較する
Ⅱ．参照スペクトルと比較し指紋領域（600～1,300 cm^{-1}）で判定する
Ⅲ．吸収波数により確認する

のいずれかの方法で行う．

図3-47に第18改正日本薬局方に添付されているIRスペクトルの一例を示す．

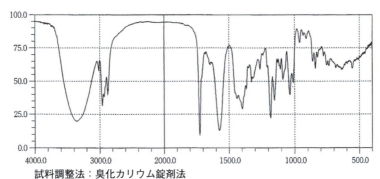

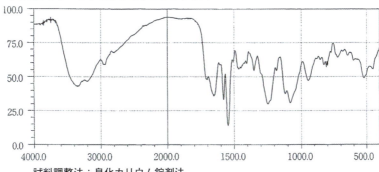

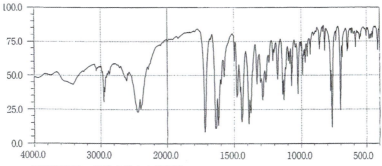

図3-47　第18改正日本薬局方添付のIRスペクトルの例

3-5-3　ラマン分光法

(1) 原理

　赤外分光光度法は分子の光による吸収を測定し，蛍光分光や化学発光分光は分子による発光を測るものであった．このラマン分光法では，ラマン散乱と呼ばれる散乱光を使用する．われわれの暮らしの中で最も身近な散乱現象は，夕焼けの「赤さ」である．この現象はレイリー散乱とも呼ばれ，光が物質に当たって単に進路が曲げられるものである．他方，このラマン散乱は，光と物質が相互作用し，散乱前の光と散乱後の光はエネルギーが異なる．この差のことをラマンシフトと呼び，ラマン散乱によってエネルギーが減った光をストークス線，増えた光をアンチストークス線と呼び，物質によってラマンシフトの大きさが異なることを利用して分析を行う．

　例えば，水素分子に 500 nm（20,000 cm^{-1}）の緑の光が当たったとする．水素分子の振動エネルギーはおよそ 4,160 cm^{-1} であるので，水素分子は緑の光から 4,160 cm^{-1} のエネルギーをもらうことができる．その結果，緑の光はエネルギーが減って，631 nm の赤の光に返信する．一方，最初から 4,160 cm^{-1} の振動エネルギーをもっていた水素分子は，緑の光にそのエネルギーを与えることができる．その結果，緑の光はエネルギーが増えて，今度は 414 nm の紫の光に変化する．このようにエネルギーが減った光をストークス線，エネルギーが増えた光をアンチストークス線という（図 3-48）．

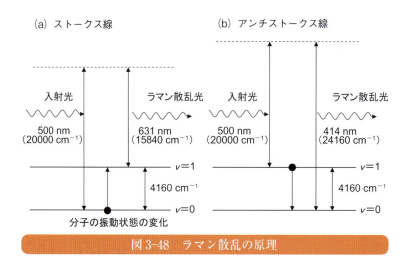

図 3-48　ラマン散乱の原理

　ただ，ラマン散乱光が現れるには，条件がある．それは，振動したときに，分子内の電子分布が変化しなければならないという条件である．水素分子では，伸びたときと縮んだときで分子の形が変わり，分子の中の電子の分布が変わるため，ラマン散乱光が現れる．ラマン分光で使われる光は，主にレーザー光を光源とする可視光線である．また，ラマンシフトの単位は，赤外分光と同じく cm^{-1} である．

(2) ラマンスペクトルの実例

ラマンスペクトルは，縦軸がラマン線強度（相対強度），横軸がラマンシフト（cm^{-1}）を表している．縦軸のラマン線の相対強度は，分子固有のものであるが，強度そのものは測定条件により変化する．ラマンスペクトルとIRスペクトルは全体のパターンはまったく異なる．測定結果を解析するためには，ラマンスペクトル用のグループ振動数の表を使用する．図3-49は，ミオグロビンが酸素の代わりに一酸化炭素と結合したときのラマン散乱スペクトルの変化を表したものである．縦軸にはラマン散乱光の強度，横軸には照射した励起光とラマン散乱光との波数の差を示している（これをラマンシフトという）．ミオグロビンの散乱スペクトルには，いくつものピークがあるが，これらがすべてミオグロビンの分子振動に対応する．1,300 cm^{-1}から1,700 cm^{-1}の領域に強く表れているピークは，ポルフィリン環の二重結合（1,584 cm^{-1}）と単結合（1,373 cm^{-1}）の振動モードに対応するラマン散乱である．どのような化学結合のときに，どのような振動数のところにピークが現れるかはおおよそ決まっている．ミオグロビンが一酸化炭素と結合すると，ポルフィリン環に関係した振動モードの振動数が約20 cm^{-1}ほど高波数側にシフトする．このように，振動スペクトルは分子が何であるかという組成分析だけではなく，その分子がどのような状態になっているか，ほかの分子とどのような相互作用をしているかといった情報も与えてくれる．

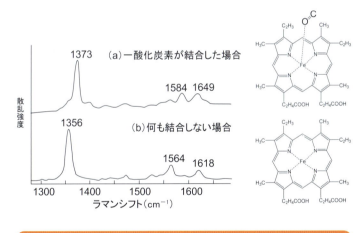

図3-49　ミオグロビンのラマンスペクトル

COLUMN　共鳴ラマン分光法

共鳴ラマン分光法は振動分光法の1種であり，生体分子などの構造を調べる有効な手段である．共鳴ラマン分光法はX線結晶構造解析の欠点を補い，活性部位の構造情報が詳細に得られ，時間分解測定にも適している．この共鳴ラマン分光法は，金属タンパク質など比較的大きな生体分子の全体構造の中から，その活性部位の構造情報のみを取り出して議論できるため，構造生物化学の研究に非常に有用である．また，金属錯体も金属部位に由来する吸収

が比較的強いため，共鳴ラマン分光法を用いれば，その金属まわりの構造を詳細に議論できる．生体機能関連物質では，X線結晶構造解析では観測されない微少な構造変化が重要な役割を担うことが多く，その変化を溶液中で詳細に得られる点で，共鳴ラマン分光法は非常に優れている．さらに，結合の次数が得られる点でも，共鳴ラマン分光法は非常に有用である．近年，銅や鉄などの金属錯体に小分子が結合した構造を水溶液中で特定するのに，共鳴ラマン分光法が頻繁に使われている．

　ヘムや銅含有の金属タンパク質では，酸素や一酸化炭素などの配位子が金属に結合した様子を詳細に観測するのに，共鳴分光法は欠くことのできない測定法となっている．そして，共鳴ラマン分光法より，さまざまな金属タンパク質の反応中間体構造が明らかになっている．

〈共鳴ラマン分光法の特長〉
・水溶液中で測定可能
・生体機能関連物質の測定に有効

〈利点〉
・活性部位構造の情報が選択的に得られる
・時間分解測定に適している
・わずかな構造変化を精度よく観測できる

〈問題点〉
・測定に技術が必要
・スペクトル解釈が難しい

　共鳴ラマン分光法では，そのスペクトルを解析することにより初めて構造情報を得ることができるため，利用しにくいという問題点もある．また，レーザーを変えて波長を変える度に共鳴ラマン装置の調整（アラインメント）が必要となる．しかし，アラインメントを自分で行えるほど共鳴ラマン分光法の測定に慣れている研究者は少なく，このことも共鳴ラマン分光法が広く普及されることの妨げとなっている．今後，共鳴ラマン分光法の知識をもった研究者の育成が必要となる．

3-6　原子吸光光度法

■ 3-6-1　はじめに

　原子吸光光度法というのは基底状態の金属原子が光を吸収して励起状態の金属原子になる過程を観測するものである．高温になった原子は光を吸収するようになり，原子によってこの光の波長は異なる．その性質を利用し，原子が吸収した既知の波長の光量を測定する分析法が原子吸光分析である．例えば，基底状態のナトリウム原子は，1s軌道に2個（K殻），2sに2個と2pに6個（L殻）の内殻電子，および結合などに関与する外殻電子をM殻に属する3s軌道に1個も

ち，3p，3d，4s，‥‥と電子が存在しない空軌道ももっている．このようなナトリウム原子を蒸気状にし，空軌道と外殻電子の軌道とのエネルギー差 ΔE に対応するボーア振動数条件に合致した光を照射すると，ナトリウム原子は照射光を吸収し，外殻電子は高いエネルギーをもつ軌道へ遷移する．つまり原子は，基底状態より励起状態へ遷移するときにある特定波長の光を吸収し，その励起状態から基底状態へ遷移するときに発熱あるいは発光する．この発光スペクトルは，原子スペクトルといい，線（輝線）スペクトルである．これらのスペクトルは，2つのエネルギー準位 E_2, E_1 間の遷移により生じる．例えば水素の場合には，

$$E_2 - E_1 = h\nu = \frac{hc}{\lambda}$$

$$\frac{1}{\lambda} = \frac{E_2 - E_1}{hc} = R\left(\frac{1}{n_1^2} - \frac{1}{n_2^2}\right)$$

で表される．

ここで，$E_2 > E_1$ また n_1, n_2 は量子数（正の整数）で $n_1 > n_2$，R はリュードベリ定数と呼び，109,737 cm^{-1} である．多電子原子の場合には，主量子数 n のほかに，全軌道量子数 L，全スピン量子数 S，全内部量子数 J が加わりスペクトルはより複雑となる．スペクトル線を生じるエネルギー遷移の様子を図示したものをグロトリアン図という（図 3-50）．ナトリウムの2本のD線は，589.6 nm および 590.0 nm のスペクトル線に相当する．

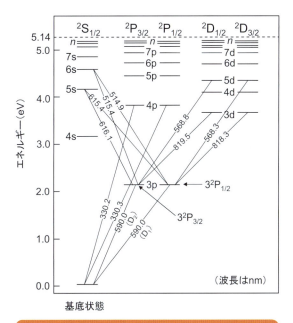

図 3-50 ナトリウム原子のグロトリアン図

さらに，原子蒸気中の原子の数と吸収される光との間には，ランベルト-ベールの法則が成り立つので，吸光度を測定することにより試料中にある原子の量を測定することができる．今，$I_{0\lambda}$ を波長 λ（吸光線の中心で，振動数 ν）における光源の強さ，I_λ を原子蒸気層を通過した後の光

の強さ，k_λ を吸光係数，l を原子蒸気層（光路）の長さ，C を原子蒸気の濃度とすれば，

$$I_\lambda = I_{0\lambda} e^{-k_\lambda lC} \quad \text{すなわち，} \quad -\log(I_{0\lambda}/I_\lambda) = k_\lambda lC$$

となる．

　原子吸光分析は，吸光光度法と原理的には類似しているが，測定対象の化学的形態が異なる．溶液中の化学種は，一般に広い波長範囲の光を吸収する．それに対して基底状態の原子の吸収スペクトルは，幅が非常に狭い線（輝線）スペクトルとなる．この分光学的特性により，他元素による吸収スペクトルと重なる可能性が小さくなるために，選択性が非常によくなる．原子吸光分析における定量範囲を図 3-51 に示す．連続スペクトルを利用する吸光光度法では，タングステンランプ 1 個で 350〜800 nm に吸収をもつ化学種が測定できる．一方で，線（輝線）スペクトルを利用する原子吸光法では，原則として各元素に 1 個の光源を必要とする．

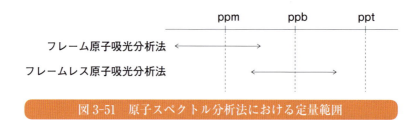

図 3-51　原子スペクトル分析法における定量範囲

3-6-2　原子吸光光度法

(1) 原理と装置のしくみ

　バラバラの原子状にした元素による光の吸収を測定するのが，原子吸光分析である．目的とする元素を原子化して原子蒸気をつくり，この気体状態の原子にその元素固有の波長の光を照射したときに起こる光の吸収を測定する．試料は 2,000℃ 程度のフレームや電気加熱炉に導入されるため，試料中の元素の化学状態（酸化状態や配位状態）によらず原子化され，定量される．原子吸光分析で特徴的なのは，光源に目的元素固有の光源，すなわち陰極がそれぞれ目的金属でできた中空陰極ランプなどを用いることである（図 3-52）．また，一般の吸光光度法では，溶液を一定の光路長をもった吸収セルに入れて，光がそのセルを通過する間の吸収から定量を行うが，原子吸光分析では，原子蒸気層が吸収セルの役割をしており，吸収セルに試料を移す操作は不要である．原子化する部分以外のしくみは，紫外・可視分光光度計と似ている．ほとんどの金属元素と一部の非金属元素（B, Si, As など）の定量に利用できる．原子化の方法で，従来から利用されている方法は，サンプルを炎の中に導くフレーム原子吸光分析法と呼ばれるものである．フレーム用のガスとしては，空気アセチレンもしくは亜酸化窒素アセチレンが用いられる．一方，炎を用いないフレームレス原子吸光分析法には，黒鉛（グラファイト）や高融点金属（タンタル，タングステン）でできた電気加熱炉に低電圧で大電流を流し，電気的に加熱高温にして原子化を行うものである．フレームレス法は，フレーム法よりも原子化効率が良好で，高い感度が得られることが特徴である．

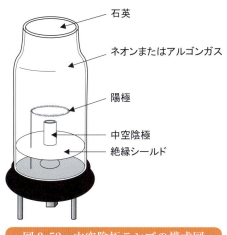

図 3-52 中空陰極ランプの模式図

　その他，水銀の測定時に用いられる冷蒸気方式，被験元素の水素化物が気体状態のもの（As, Se, Sb, Sn など）に適用される水素化物発生方式などもある．冷蒸気方式は，還元気化法と加熱気化法があり，還元気化法では，無機水銀化合物を塩化第一スズで還元して金属水銀にすると常温で気化するので，これをセル内に導いて吸光度を測定する．加熱気化法では，試料を加熱して水銀蒸気を発生させて，水銀をキレート，アマルガムなどとして捕集したのち，加熱管で加熱して水銀を気化させセル内に導いて測定する方法である．一方，水素化物発生方式は，塩酸などの酸に水素化ホウ素ナトリウムなどの還元剤を反応させて水素を発生させ，被検元素の水素化物（気体）を生成させアルゴンガスで原子化部まで導き，フレームまたは加熱セルで加熱して原子化する．

　このような原子吸光分析では，金属をはじめとする無機元素を測定でき，分析対象化合物ごとに異なったランプを光源として利用する．各ランプには対象元素そのものが光源ごとにコーティングされており，それぞれ固有の波長の光を発生する（表 3-8）．つまり，1 種類ずつ特定の元素のみを検出するということで，定性分析には不向きで，定量分析に主に利用される．

　その他，水素化物発生装置を利用して試料導入を行い，ヒ素・セレンなどを高感度で分析する方法もある．

表 3-8 主な測定元素と分析線の波長

元素	分析線波長（nm）	元素	分析線波長（nm）
Zn	213.9	Mg	285.2
Cd	228.8	Al	309.2
Co	240.7	Cu	324.7
Fe	248.3	Cr	357.9
Pb	283.3	Sr	460.7

1) 光源

原子吸光分析で最も一般的に用いられる光源としては封じ込み型の中空陰極ランプ（ホロカソードランプ（HCL））と無電極放電管の2つのタイプである．原子吸収線の線幅は非常に狭い（1,000分の1 nmのオーダー）ので，通常の連続光をもった光源（タングステンランプやキセノンランプ）は用いることができない．そこで原子吸光分析の光源には，線幅が非常に狭いHCLが用いられる．HCLは，各元素ごとにつくられているため必要に応じて差し替えて用いる．ランプの寿命は種類，用い方によって違うが，8アンペア時（例えば8 mAの電流を流したときに1,000時間）相当といわれる．

2) 原子化部

一般には液状の試料を助燃ガスで吸い上げ，霧状にしてバーナー中で燃料ガスとともに燃焼し原子化する．バーナーは全消費型（1本の炎）と魚尾状型（魚の尾のように広い幅の炎）に大別される．前者は吸い上げた試料液の全量が炎中に噴出でき，液量が少なくてすむが，炎の幅が狭く吸収が少ないので，炎の中を折りかえして光を通過させ，実質的に炎の幅が広いものと同様の感度が得られるように工夫された装置もある．魚尾状バーナーは予混合型フレームとも呼ばれるもので，アセチレンなどの燃料と空気などの助燃ガスが噴霧室で十分混合された後バーナーに導入される．使用されるバーナーは，スリットバーナーと呼ばれるもので，幅約1 mm，長さ10 cm程度の隙間からガスが供給され，幅の狭い長いフレームが形成されるため，光が炎中を1回通過するだけで十分な吸収が得られ感度は非常に高い．この型のバーナーは，前噴霧室があり，細かい霧だけがバーナーヘッドへ届き，試料液の大部分はドレインとなって落下するので液の消費量が多く，粘度の高い液や，濃度の高い液の噴霧効率が悪い．またバーナーヘッドが塩類や濃縮された有機物の析出でつまることがある．一方，バーナーを使用しない，フレームレス法の場合，黒鉛管あるいはタンタル，タングステンフィラメントなどに電流を通じ，発生するジュール熱により測定を行うため，数十 μL の試料量で高感度の測定が可能である．試料注入後，電流を通じ100〜300℃で乾燥，ついで500〜800℃になるように電流値を上げ灰化する．原子化は1,500〜2,800℃に上げて行い，このときの吸光量を測定する．元素によってはフレーム法より2〜3桁感度が高くなることもある．試料中に有機物が存在するとバックグラウンドの原因になったり，炭化物を生成して目的元素を吸着するなどの障害を起こすので，前もって灰化処理で有機物を処理しておいた方がよい．

3) 原子化の方法

① フレーム原子吸光法：試料溶液を空気アセチレンなどのガスを用いたフレーム中に噴霧して原子化する．NaやKなどを高精度で測定するのに適している（図3-53（a））．

② 黒鉛炉加熱原子吸光法（GF-AAS）：試料溶液 10〜80μL を黒鉛炉に注入し，乾燥後，2,000〜3,000℃に加熱して原子化する．比較的共存物質の影響を受けにくく，ICP-MSと同等の超微量分析を行うことができる．ICP-MSでは難がある試料（イオン化効率の悪い試料など）や元素の測定に威力を発揮している（図3-53（b））．

(a) フレーム法

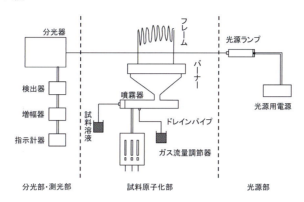

(b) フレームレス法

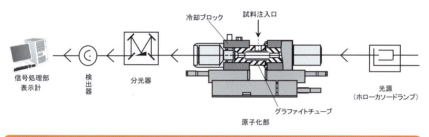

図 3-53　原子吸光分析装置の概念図

③ 水素化物発生原子吸光法（HG-AAS）：試料溶液中の As, Se, Te などを水素化ホウ素ナトリウム（NaBH$_4$）で揮発性水素化物に還元し，これを加熱石英セルに導入して原子化する．水素化物を生成する元素に限られるが，高感度で測定することができる．

④ 加熱気化原子吸光法：固体または液体試料を燃焼管に入れて加熱し，Hg を気化させて金製の網で捕捉（金-アマルガム）した後，金製の網を加熱して再び水銀を遊離（原子化）してセルに導入する．Hg を高感度で測定することができる．

⑤ 還元気化原子吸光法：試料溶液に塩化スズ水溶液などを添加し，酸化還元反応によって生じた Hg を金製の網で捕捉（金-アマルガム）した後，金製の網を加熱して再び水銀を遊離（原子化）してセルに導入する．Hg を高感度で測定することができる（図 3-54）．

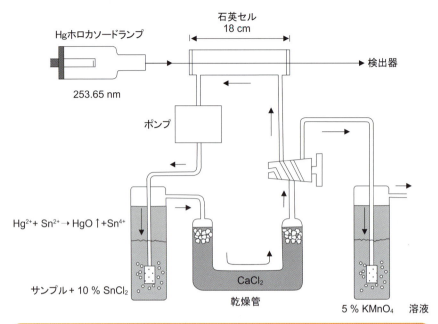

図 3-54　水銀測定用還元気化装置

(2) 干　渉

　原子吸光法では，各種の干渉が誤差となる．干渉は大きく分けて物理干渉，化学干渉，イオン化干渉，分光干渉がある．物理干渉は，標準試料と測定試料の粘性や表面張力の違いから起こる．この干渉により，溶液の吸い上げ速度が変わり，測定に影響を及ぼす．共存塩や酸の濃度が高い場合には溶液を希釈したり，標準溶液の組成を試料溶液と同じようになるように調整する．これらの対策としては，標準液と試料液で共存物質をそろえるマトリックスマッチング，標準添加法などがある．

　化学干渉は主にフレーム法でNa，K，Ca，Baなどイオン化電位の低い化合物がイオン化することで起こったり，分析目的元素が他成分と強く結合し，目的元素の原子化が妨げられたりして起こる．Caの場合，リン酸が共存すると難解離性のリン酸カルシウムを生じ，カルシウムの吸光度は減少する．分光干渉は共存物質の吸収が測定元素の波長に近接しているために起こり，標準添加法では補正できず，バックグラウンド補正を行う．バックグラウンド補正には，重水素ランプ法，ゼーマン法などがある．重水素ランプ法はフレーム分析時の補正法として標準的に用いられ，補正領域は180〜400 nm前後である．連続光源では，目的元素による光吸収は事実上無視でき，バックグラウンド吸収のみと近似的に考えられるので，中空陰極ランプ光源による吸収との差をとることによって補正できる．ゼーマン法は，原子化部または光源部を磁場の中に置くもので，全波長領域での補正が可能である．具体的には，光源からの光を偏光子を経て，磁場をかけた原子蒸気層に通すと，原子線はゼーマン効果により波長変化のないπ成分と，分裂してわずかに波長変化した$\sigma\pm$成分に分かれる．磁場に平行な偏光（$P_{/\!/}$）では測定元素のπ成分とバックグラウンドとの両方の吸収が測定できるが，磁場に垂直な成分（$P_\perp$）ではバックグラウ

ンドだけの吸収を測ることになり，両者の差を求めることによりバックグラウンドを補正することができる．また，より新しい方法として，自己反転法が実用化された．HCLに高い電流を流すと，スペクトル線のピーク幅は広くなり，2つのピークに分かれることが知られている．これは放射された光がHCLを構成している元素に吸収される現象，自己吸収によるものである．他方，バックグラウンドはこの影響を受けない．したがって，HCLに低い電流と高い電流を交互に流し，それぞれの吸収シグナルを引き算すればバックグラウンドの補正ができる．

イオン化干渉は，アルカリ金属，アルカリ土類金属などイオン化しやすい金属の場合，原子吸収に関する中性原子数が減るため吸光度が減少する．この干渉を防ぐためには，測定元素よりもイオン化エネルギーが低い元素を多量に加え，目的元素のイオン化を抑制する方法が有効である．

黒鉛炉原子吸光分析法においても干渉がある．特に問題なのは，灰化段階での目的物質の揮散である．特に目的元素の酸化物や塩化物の沸点が低く揮散しやすい場合には，著しい感度低下が起こる．As, Se, Ga, In, Tlはその典型例である．この問題の解決策としては，マトリックス修飾剤の添加がしばしば試みられている．例えば，ニッケルやパラジウムを試料に添加すれば，目的元素がニッケルやパラジウムと合金をつくり安定化するため，感度の向上や干渉の除去が可能である．Zn, Cd, Hg, Ga, In, Pb, As, Seなどがこの方法で有効である．

(3) 測定法

原子吸光光度法での定量測定には，大きく分けて (a) 検量線法，(b) 標準添加法，(c) 内標準法の3種類がある（図3-55）．

検量線法は，調製した標準溶液の濃度を横軸にとり，縦軸にはその標準溶液から得られた吸光度をプロットする．次に分析試料の吸光度を求め，濃度を逆算する．一般に標準溶液には原子吸光用として市販されている標準液を酸などで希釈して用いるが，マトリックスの影響を除くため，標準溶液と分析試料のマトリックス組成をできるだけ一緒にすることが望ましい．黒鉛炉原子吸光法はマトリックス干渉の影響を大きく受けるため，検量線法により定量する場合は，試料に標準液を添加して回収率を測定する必要がある．

標準添加法は，分析試料のマトリックスによる干渉が大きく，その対策を立てにくい場合に有効で，原子吸光光度法ではしばしば用いられる方法である．分析試料に既知量の標準試料を添加し，添加濃度を横軸に，添加前と添加後の吸光度を縦軸にプロットして横軸の交点から試料中の濃度を求める．

内標準法は，濃度の異なる被検元素の標準液に被検元素と性質の類似した内標準元素を一定量添加し，これらの溶液について，2つの元素の吸光度を同一条件下でそれぞれの分析波長で測定し，被検元素の量と内標準元素に対する被検元素の吸光度比の関係をプロットして検量線を作成する．試料溶液に内標準元素を同量加え，検量線を作成したときと同一条件で吸光度を測定し，内標準元素に対する被検元素の吸光度比から検量線より被検元素量を求める．

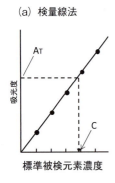
(a) 検量線法

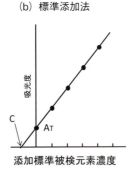
(b) 標準添加法

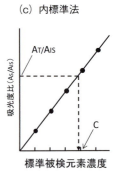
(c) 内標準法

A_T ：分析試料中被検元素の吸光度
A_S ：標準被検元素の吸光度
A_{IS}：内標準元素の吸光度
C ：分析試料中の被検元素の濃度

図 3-55　検量線の種類

(4) 対象試料

原子吸光分析法では，対象元素により測定の感度が異なる（表3-9）．例えば，最も高感度な測定が行える亜鉛では，0.01 ppb 程度までの定量が可能であり，次いで銅，カドミウム，コバルト，クロムなどでは 0.1 ppb 程度までの定量が行える．鉛やニッケルは 1 ppb 程度まで，セレンや水銀などは数百 ppb 程度までなら定量が可能である．

表 3-9　原子吸光分析装置の検出限界比較

μg/L（ppb）	フレームレス-AAS 法（黒鉛炉）	フレーム-AAS 法
0.001		
0.01	Zn	
0.1	Cd, Al, Cr, Mn, Co, Cu, Fe, Mo	Mg
1	Pb, Ni, Sb, As, Ca	Ca, Cd, Zn, Cu, Mn
10	Se	Cr, Fe, Ni, Co, Pb
100	Hg	Al, Sb, Mo, Se, Pt

(5) 日本薬局方における確認試験法

原子吸光光度法は，第18改正日本薬局方では医薬品中の金属の定量および純度試験に用いられている（表3-10）．また，公害の分野では，Hg，Cd，Pb，As，Cr などの元素，臨床分析学の分野では，Mg，Ca，Fe，Zn，Cu などの必須元素の分析のほか，他分野において種々の金属元素の微量分析法として不動の地位を獲得している．

表 3-10　原子吸光光度法を用いて評価する第 18 改正日本薬局方に掲載されている医薬品

医薬品	項目	被検元素
アルジオキサ	定量法（Al）	Al
金チオリンゴ酸ナトリウム	定量法（Au）	Au
酸化チタン	純度試験※	Pb
常水	純度試験※	Zn, Cd, Cu, Pb
水酸化ナトリウム	純度試験※	Hg
インスリン	亜鉛含量	Zn
プラスチック製医薬品容器試験法		Pd, Cd
輸血用ゴム栓試験法		Cd, Pb, Zn

※純度試験：医薬品中の混在物を試験するために行うもので，医薬品各条のほかの試験項目とともに，医薬品の純度を規定する試験でもあり，通例，その混在物の種類およびその量の限度を規定する．この試験の対象となる混在物は，その医薬品を製造する過程または保存の間に混在を予想されるものまたは有害な混在物，例えば重金属，ヒ素などである．また，異物を用いまたは加えることが予想される場合についてもその試験を行う．

COLUMN　灰化の方法

　金属元素の原子吸光法による定量において，最も重要なことは原子吸光光度計で測定できるような試料溶液を調製することにある．一般に大量の有機物中にごく少量の金属元素を含んでいるサンプルを測定する場合が多いので，特に微量元素を定量するときには，試料採取量を多くする必要があり調製が困難となる．そのため，多くの実験では，湿式分解法か乾式灰化法によって有機物を分解除去するか，目的元素だけを抽出して，試料溶液を調製する必要がある．

　湿式分解法は，ほとんどすべての金属元素を損失することなく溶液化できるが，試料量が多いと分解に多量の酸を要し，定量目的元素が酸から混入する場合もあり，精度が悪くなる懸念がある．また，湿式分解法は高温下で反応を進めるため，開放系で行う場合には沸点の低い元素をロスする可能性もある．

1) 湿式分解法

　次の 3 通りの強酸の組み合わせが一般的である．

　① 硝酸＋硫酸による分解

　微量元素，または多種類の元素を同時に定量する目的で行う．硝酸ついで硫酸をサンプルに加え加熱分解し，炭化後硝酸を加え，分解が終わるまで硝酸を何回か加えて加熱分解する．最後には，硝酸を追いだし希釈する．一般的な多量にある元素は，適当に希釈して直接定量し，微量元素は溶媒抽出法によって抽出，濃縮して測定するとより高感度に定量できる．

　② 硝酸＋過塩素酸＋過酸化水素による分解

　微量金属サンプル，あるいはタンパク含量の多いサンプルの分解によい．

③ 硝酸＋硫酸＋過塩素酸（過酸化水素）

完全分解の目的でよく用いられる．硝酸ついで過塩素酸，硫酸を順次加え，残った過塩素酸を蒸発除去する．

2）乾式灰化法

450～550℃の範囲で灰化したのち塩酸，あるいは王水処理をして溶液とする．550℃で直接灰化しても損失が認められない元素は，K・Na・Mg・Ca・Zn・Fe・Cu・Co・Mn・Sn・Cr・Mo・Sr・Sbであり，数％の損失が認められる元素は，Cd・Pb・Ag・Asである．一方，損失とは異なるが，アルカリ性を示す灰は，灰化容器の表面を溶かすため，金属元素を内包してしまい，金属元素が不溶化する．そのため実際上損失したことと同じ結果になることに注意が必要である．揮散しやすいCdなどの元素の場合は低温灰化が必要である．

3-6-3　原子発光光度法

(1) 原　理

原子吸光分析とは逆に，炎または電気放電によって生成した励起状態の原子が放射する原子スペクトル線の波長位置や発光強度を測定することにより，元素の定性・定量分析を行う方法である．

(2) 炎光分析法

試料をアセチレンや水素などの化学炎で熱解離したとき生成する励起状態の原子，分子が基底状態に戻る際に放出する発光スペクトル線の波長位置，発光強度により定性（炎色反応），定量分析をする方法である．薬局方の炎色反応試験法（一般試験法）は，ある種の元素が鋭敏にブンゼンバーナーの無色炎をそれぞれ固有の色に染める性質を利用してその元素の定性を行うものである．この方法は，Li，Na，K，Ca，Ba，ホウ酸塩およびSnの定性反応に利用され，医薬品各条での各種塩類の確認試験に用いられている．また，ネオンサインは，ガラス管の中にネオンガス，アルゴンガス，水銀などを封入し，ガラス管自体に施された着色や管の内側の蛍光塗料と相まってさまざまな色を演出する放電灯である．電子が高速で気体の中にある分子や原子に衝突すると，分子や原子は不安定な励起状態になり，元に戻ろうとし，そのときのエネルギーを分子や原子は光として放出する．この原理を利用してネオンサインは，電極からガス中の物質に電子を放出することにより発光させている．

(3) 発光分光分析

試料をアーク，スパークあるいは高周波誘導プラズマ放電によって励起状態の原子またはイオンを生成させると，これらが基底状態に戻るときに発光するが，その発光スペクトル線の波長位置および発光強度から定性・定量分析する方法である．安定な基底状態にある原子に適当なエネルギーを与えると，原子の最外殻の軌道電子が空の軌道に移り，よりエネルギー準位の高い励起

状態の原子になる．励起状態の原子は非常に早く元の基底状態に戻るが，このとき各エネルギー準位は決まっているので，発光スペクトルの波長位置から元素の同定が可能となる．

(4) ICP 発光分光分析

ICP 発光分光分析法（高周波誘導結合プラズマ発光分光分析法）が普及し始めて約25年が経過し，現在においては無機分析の最も汎用的手法のひとつとして幅広く利用されている．その特長は，原子吸光分光法と比較されるケースが多い．原子吸光分光法の空気-アセチレン炎は励起温度2,000～3,000 Kであるのに対してアルゴンICPの励起温度が5,000～7,000 Kと高温で多くの元素を効率よく励起する．

ICP（高周波誘導結合プラズマ）は英文の inductively coupled plasma の頭文字をとったものであり，発光分光分析法の手法のひとつである．分析試料にプラズマのエネルギーを外部から与えると，含有されている成分元素（原子）が励起され，その励起された原子が低いエネルギー準位に戻るときに放出される発光線（スペクトル線）を測定する方法である．発光線の位置（波長）から成分元素の種類を判定し，その強度から各元素の含有量を求めることができる．ICP発光分光分析法は同様の目的で使用される原子吸光法と比較して以下に示す特長をもつ．

① 多元素同時分析，逐次分析が可能
② 検量線の直線範囲が広い
③ 化学干渉，イオン化干渉が少なく高マトリックス試料の分析が可能
④ 測定可能元素が多い．原子吸光法で測定が困難な Zr，Ta，希土類，P，B なども容易に分析できる

3-7 円偏光二色性分析法

■ 3-7-1 はじめに

分子模型で分子の立体構造を見たとき，分子の中に対称性がない場合がある．これを分子の不斉性という．このような分子とその鏡像は互いにエナンチオマーであり，しばしば右手と左手の関係に例えられる．右手用と左手用の区別のないボールペンならばどちらの手でも使うことができるが，手袋であれば右手には右手用のものしか合わない．つまり，左右の区別がない別の物質との相互作用においてはエナンチオマーどうしを区別できないが，左右の区別がある別の物質と相互作用する場合においてはエナンチオマー間に違いが現れる．自然光にも右円偏光と左円偏光が含まれており，左右の区別がある．したがって，これらの円偏光を照射したときのふるまいがエナンチオマー間で異なる．これを利用してエナンチオマーを定性・定量的に分析することができる．本節では，まず円偏光二色性に関係する屈折率について説明し，次に旋光度測定法と円偏光二色性測定法について述べる．

3-7-2　屈折率測定法

　一般に，光がある媒質から別の媒質に進むとき，その境界面で進行方向を変える．この現象を屈折という．これは異なる媒質中において，光の速度が変化するために生じる．媒質1から媒質2へ光が進み，その速度がV_1およびV_2，入射角と屈折角をそれぞれi, rとすると，媒質1に対する媒質2の屈折率nは，正弦比として図3-56のように求められる．

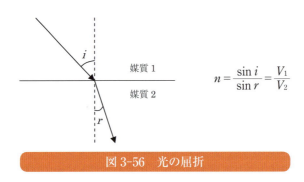

図3-56　光の屈折

　媒質1が真空であるとき，媒質2の屈折率を絶対屈折率Nという（日局18）．圧力と温度が一定のとき，波長が決まると屈折率は物質に固有の定数になる．このことから，屈折率は物質の確認や純度の評価などに用いられる．第18改正日本薬局方では，屈折率の測定にナトリウムスペクトルのD線を用いることが規定されており，その値はn_D^{20}で表される．

　屈折率の測定にはアッベ屈折計を用いることが多い．アッベ屈折計では白色光を用いてn_Dを求めることができ，精密に測定できる（小数第4位まで測定できる）利点がある．第18改正日本薬局方の医薬品各条に規定されている屈折率は，規定された温度 ±0.2℃の範囲で測定されなければならない．

3-7-3　旋光度測定法

(1) 偏　光

　電磁波である光は，電場の振動面（波動曲線がのっている平面）と磁場の振動面が互いに直交している．図3-57では，あるひとつの電場の振動面だけを表示している（a）が，通常の光は電場の振動面があらゆる方向を向いていて（磁場の振動面はそれらに直交している）（b），それらがすべて合わさった合成波である．偏光子は，これらのうち特定の振動面をもつ光だけを通す性質をもつ物質である．したがって，偏光子を透過した光は，ある振動面だけをもっているので，平面偏光や直線偏光と呼ばれる（c）．

　平面偏光の電場は，さらに右円偏光と左円偏光の2つの成分に分けられる．通常の平面偏光では，電場の右円成分と左円成分が同一の位相，強度でつりあっているので，その合成波である平面偏光においては，その振動面は左右のどちらにも傾いていない（図3-58）．

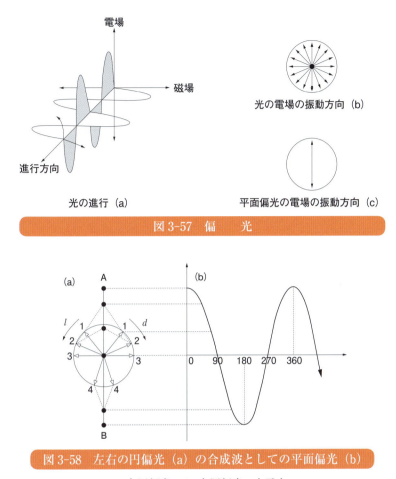

図 3-57 偏　光

図 3-58 左右の円偏光（a）の合成波としての平面偏光（b）

l：左円偏光，d：右円偏光　を示す．

(2) 旋光度

　光学活性な試料中においては左円偏光と右円偏光の速度が異なる．したがって，平面偏光が光学活性物質中を通過すると，左円偏光と右円偏光の位相がずれるので，その合成波である平面偏光の振動面が元の振動面から回転する．例えば図 3-59 では，左円偏光の速度が右円偏光の速度より小さくなる場合を示す．速度が小さい左円成分の回転が，速度の大きい右円成分の回転より小さくなり，両者の合成ベクトルは元の振動面から右側に傾く．光学活性な試料を透過している途中では，合成ベクトルが回転し続け，透過後に回転が止まる．試料を透過したあとの合成ベクトルの方向が平面偏光の新しい振動面であり，元の振動面と新しい振動面のなす角を旋光度 α といい，次式で求められる．

$$\alpha = \frac{\pi L}{\lambda}(n_l - n_d) \tag{3.14}$$

　　L：光路長
　　λ：波長
　　n_l, n_d：左円偏光および右円偏光の屈折率

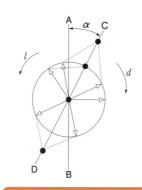

図 3-59 振動面の回転

ただし，この式で表される α の単位はラジアンである．光路長 10 cm のセルを用いて α を度数表記する場合，式 3.14 は次のようになる．

$$\alpha = \frac{1800}{\lambda}(n_l - n_d)$$

旋光度は光学活性物質の種類や濃度，波長，光路長によって変化するので，濃度，波長，光路長を一定にしたときの旋光度は物質に固有の値になる．これは，第 18 改正日本薬局方では比旋光度として次のように定義されている．

$$[\alpha]_x^t = \frac{100\alpha}{Lc} \tag{3.15}$$

α：偏光面を回転した角度
t：温度（通常 20℃）
x：波長（ナトリウム D 線の場合には D と表示）
L：光路長（通常 100 mm）
c：濃度（1 mL 中のグラム数）

第 18 改正日本薬局方では濃度 c を 1 mL 中のグラム数として定義しているが，濃度 1 mol/L あたりの旋光度を算出することも一般には可能である．その値は分子旋光度（またはモル旋光度，$[\phi]_x^t$）と呼ばれ，分子量を M とすると，次式で表される．

$$[\phi]_x^t = [\alpha]_x^t \times M/100 = \alpha M/(Lc)$$

右円偏光の速度のほうが大きい（左円偏光の屈折率が大きい）場合には振動面が右に回転し，この性質を右旋性という．右旋性をもつ物質の場合には，物質名の直前に d- と付記する．これに対し，左円偏光の速度のほうが大きい（右円偏光の屈折率が大きい）場合には振動面が左に回転し，左旋性となる．左旋性をもつ物質の場合には物質名の直前に l- と付記する．式 3.14 からわかるように，右旋性の場合には旋光度が正値となるので，d-，l- に代わって（＋）-，（−）- と表記することもある．このように，偏光面を回転させる性質をもつ物質を光学活性物質という．不斉炭素原子をもつ物質の多くは光学活性であることが多いが，ラセミ混合物やメソ体は偏光面を回転させないため，光学不活性である．

(3) 旋光度の測定

　旋光度の測定には旋光計（図3-60）を用いる．ナトリウムのスペクトルのD線を偏光子に通すと平面偏光が得られる．これを，セルに入っている試料に照射する．ナトリウムのD線は可視光であるので，セルはガラス製でよい．ただし，後述の旋光分散や円偏光二色性を測定する際には，近紫外線の領域も含まれるので，石英セルを用いる必要がある．光学活性な試料であれば，振動面が変化した平面偏光が透過する．検出器の前に回転可能な偏光子（検出子）を置き，この検出子を回転させたとき，検出子の回転角度が旋光度に一致すると，光が検出子を透過して最も多く検出器にたどりつく．このときの検出子の回転角度から旋光度を求める．

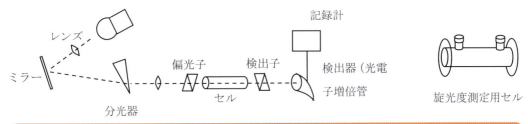

図 3-60　旋光計の構成

(4) グルコースの変旋光

　比旋光度は物質に固有の値であるが，その物質の溶液中における状態が変化すれば比旋光度も変化しうる．よく知られているのはグルコースの例である．グルコースには図3-61に示すように α-グルコース（比旋光度 +112.2°）と β-グルコース（比旋光度 +18.7°）があるが，溶液中においては両者は鎖状構造を介して平衡状態にある．α- もしくは β- グルコースを出発物質として水に溶かすと，溶液中で平衡が移動して最終的に α- グルコースを 36％，β- グルコースを 64％含む状態に落ち着き，+52.7° の比旋光度を示す．

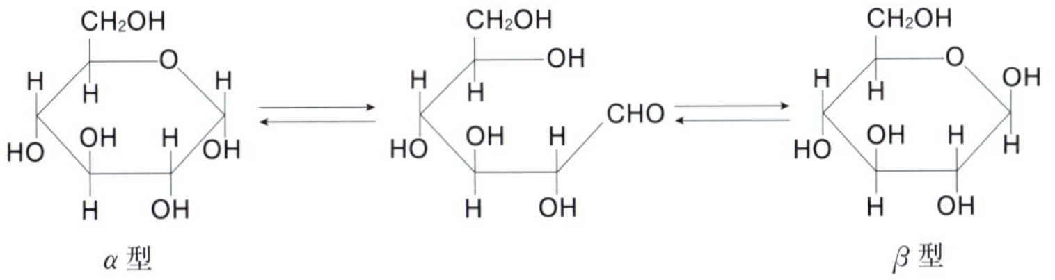

図 3-61　溶液中におけるグルコースの平衡

1) **実例-1**「ブドウ糖注射液の定量」

　　本品のブドウ糖約 4 g に対応する量を正確に量り，アンモニア試液 0.2 mL および水を加えて 100 mL とし，よく振り混ぜて 30 分間放置した後，旋光度測定法により 20±1℃，層長 100 mm で旋光度 α_D を測定する．

$$\text{ブドウ糖 } (C_6H_{12}O_6) \text{ の量 (mg)} = \alpha_D \times 1895.4$$

アンモニアで弱アルカリ条件とすることで，$\alpha-$，$\beta-$アノマー間の平衡状態に至るまでの時間を短縮することができる．試料に含まれるブドウ糖を x mg とすると，式3.15 より，

$$x = \frac{100\alpha \times 1000}{52.76} = \alpha \times 1895.4$$

が得られる．

■ 3-7-4　円偏光二色性分析法

(1) 旋光分散

式3.14 に示すように旋光度は波長に依存し，一般に長波長の光を用いるほど旋光度の絶対値は減少する．旋光度を波長に対してプロットしたものが旋光分散（ORD）スペクトルである．溶質が旋光度測定に用いる光を吸収しない場合には，ORD スペクトルは原則的に式3.14 に従い，単純曲線を与える（図3-62）．これに対し，溶質が旋光度測定に用いる光を吸収する場合には，吸収が起こる波長領域で単純曲線とは異なる ORD スペクトル（異常分散曲線）を与える（図3-63）．

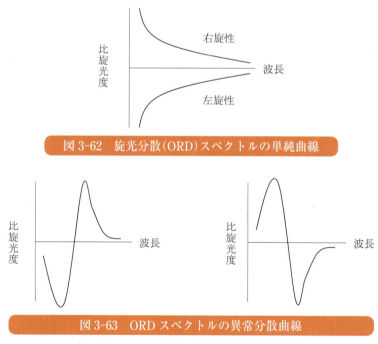

図3-62　旋光分散（ORD）スペクトルの単純曲線

図3-63　ORD スペクトルの異常分散曲線
左：正のコットン効果，右：負のコットン効果

異常分散曲線が得られることを，発見者の名前に因み，コットン効果という．長波長側に極大値，短波長側に極小値をもつ場合は正のコットン効果と呼ばれ，長波長側に極小値，短波長側に極大値をもつ場合には負のコットン効果と呼ばれる．ORD スペクトルの縦軸をモル旋光度で表しているとき，2つの極値の差をモル振幅 a_m といい，次式で表される．

$$a_m = ([\phi_1] - [\phi_2]) \times 10^{-2}$$

ϕ_1：長波長側のモル旋光度の極値

ϕ_2：短波長側のモル旋光度の極値

　正または負のコットン効果がみられるとき，モル振幅の値はそれぞれ正，負となる．極値の波長とモル振幅は物質によって固有の値となるので，異常分散曲線は物質の同定や確認，光学異性体の区別などに用いられる．

(2) 円偏光二色性（円二色性）

　3-7-3項で述べたように，光学活性な試料中では右円偏光と左円偏光の速度が異なるため，平面偏光の振動面が回転する．その波長領域の円偏光を吸収する物質は，ORDで異常分散を示すとともに，円偏光の吸光度が右円偏光と左円偏光で異なる．図3-64の左は左右の円偏光の速度に差があるが吸収されない場合を示している．これに対し，左右の円偏光の吸収の強さ，すなわちモル吸光係数に差があれば，強く吸収されるほうの偏光の電場が弱まる．その結果，図3-64の右に示すように，円偏光の電場ベクトルに差が生じるために電場ベクトルの和は楕円を描くようになる．

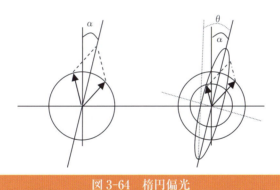

図 3-64　楕円偏光

左：円偏光のモル吸光係数に差がない場合（円偏光）
右：円偏光のモル吸光係数に差がある場合（楕円偏光）

　円が楕円につぶれる程度は楕円率 θ として表され，次式のように左円偏光と右円偏光の吸光度の差（$\Delta A = A_l - A_d$）に依存する．

$$\tan\theta = \frac{10^{-\frac{1}{2}A_d} - 10^{-\frac{1}{2}A_l}}{10^{-\frac{1}{2}A_d} + 10^{-\frac{1}{2}A_l}}$$

$$= \tanh\left\{\frac{\ln 10 (A_l - A_d)}{4}\right\}$$

一般には θ が小さい値であることが多く，次のように近似される．

$$\theta = \frac{\ln 10 (A_l - A_d)}{4} = \frac{\ln 10 \times cl(\varepsilon_l - \varepsilon_d)}{4}$$

このように，θ は溶質の濃度に依存するため，θ を単位濃度あたりの値として表記した分子楕円

率（モル楕円率，$[\theta]$）を用いることが多い．濃度 1 mol/L，光路長 1 m のとき，$[\theta]$ の単位を度数を用いて表記すると $\deg \cdot cm^{-1} \cdot mol^{-1} \cdot L = \deg \cdot cm^2 \cdot dmol^{-1}$ となる．このとき $[\theta]$ の値について，近似的に次式が成立する．

$$[\theta] = \frac{\ln 10 \times 4500}{\pi}(\varepsilon_l - \varepsilon_d)$$

$$= 3300 \times (\varepsilon_l - \varepsilon_d)$$

ε_d：右円偏光の吸光係数
ε_l：左円偏光の吸光係数

$[\theta]$ を波長に対してプロットした図を円偏光二色性（円二色性，CD）スペクトルという．CD スペクトルは後述のように，多くの低分子有機化合物やペプチド，タンパク質などの立体構造の推定に役立つ（3-7-4（4）参照）．

(3) 紫外可視吸収と旋光分散および円二色性の関係

紫外可視吸収と旋光分散（コットン効果）および円二色性は互いに関連性がある．図 3-65 には，各スペクトルの対応を示す．光学活性物質の旋光分散における単純曲線は，光吸収のない波長領域で認められるので，このとき紫外可視吸収はなく，CD スペクトルにおいても分子楕円率 $[\theta]$ はゼロとなる．光学活性物質が紫外可視光を吸収するとき，右円偏光と左円偏光のモル吸光係数に差があれば，$[\theta]$ に変化が現れ，吸収極大波長においてモル楕円率に極値が得られる．このとき，正のコットン効果であれば $[\theta]$ に極大値，負のコットン効果であれば極小値が得られる．これらの極値は ORD スペクトルにおける変曲点に相当する．また，ORD スペクトルのモル振幅 a_m は近似的に $[\theta]$ と次の関係にある．

$$a_m = 40.28(\varepsilon_l - \varepsilon_d) = 1.22 \times [\theta] \times 10^{-2}$$

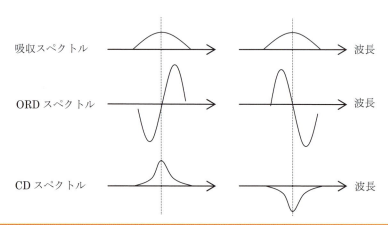

図 3-65　紫外可視吸収と旋光分散（コットン効果）および円二色性の関係

一般に，ケトンやアルデヒド，あるいは含硫化合物，ニトロ基，ニトロソ基などの発色団はコットン効果に寄与する．一方，分子内でこれらの発色団でない部分は ORD の異常分散を示さず，単純曲線を与える．したがって，これらの官能基をもつ化合物は単純曲線と異常分散が重

なったORDスペクトルを与える．発色団が複数ある場合には，さらに複雑で物質に特徴的なスペクトルとなるので，ORDスペクトルは物質の同定等に利用される．一方，CDスペクトルには，ORDスペクトルの単純曲線に相当するような背景曲線は現れない．分子内発色団が左右の円偏光を吸収する程度は，その近傍の立体構造によって影響され，その結果，分子楕円率の変化として検出される．したがって，CDスペクトルは立体化学的な研究によく利用される．

(4) 立体構造解析への応用

環状ケトンの立体構造とコットン効果の関係は，オクタント則と呼ばれる経験則として知られている．図3-66のように，シクロヘキサノンのC=Oの中心部分が原点になるように配置する．オクタントとは，3つの平面で8分割された個々の象限を意味している．シクロヘキサノンは不斉炭素をもたないが，これに置換基が導入されると不斉炭素をもち，旋光性を示すようになる．このとき，導入された置換基は8象限のいずれかに位置することになるが，その象限におけるxyzの符号の積がコットン効果の符号と一致する，というのがオクタント則である．オクタント則を用いれば，コットン効果の符号から立体構造を予測することができる．

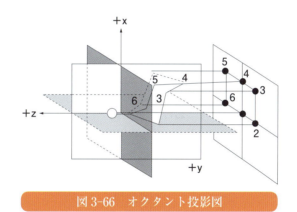

図3-66　オクタント投影図

オクタント則は環状カルボニル化合物，特にステロイド類などの置換シクロヘキサノンに利用される．図3-66でz軸の値が正になる4つの象限をまとめて前方オクタント，負になる4つの象限をまとめて後方オクタントと呼ぶ．シクロヘキサノンをわずかに置換しただけの単純な化合物では，ほとんどの置換基は後方オクタントに入る．図3-66で5位の置換基は正の，3位の置換基は負のコットン効果にそれぞれ寄与し，xz平面およびyz平面上に存在する2,4,6位の置換基はコットン効果の符号にほとんど寄与しない．例えば図3-67に示す*trans*-デカロンの2つのメチル置換体の場合，オクタント投影図から予測されたコットン効果の符号と，実際のモル振幅の符号は一致する．

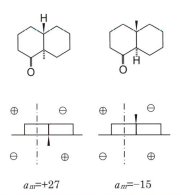

図 3-67　*trans*-デカロンのメチル置換体の後方オクタントの投影図

　ポリペプチドやタンパク質は，構成要素であるアミノ酸が光学活性であることから，特徴的なORDやCDスペクトルを与える．各スペクトルはポリペプチドの立体構造によって大きく異なる．図3-68に示すようにα-ヘリックス，β-シートおよびランダムコイルは，互いに異なるコットン効果を示すことが知られており，タンパク質の二次構造の推定に利用可能である．

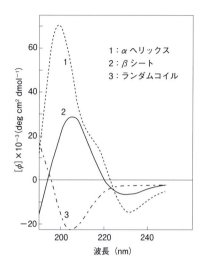
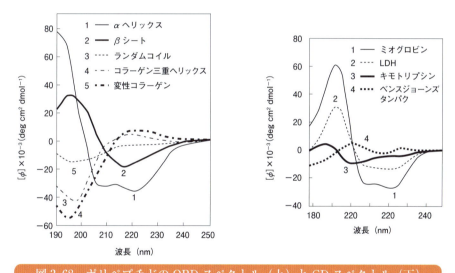

図 3-68 ポリペプチドの ORD スペクトル（上）と CD スペクトル（下）

　また，核酸も立体構造に特徴的な ORD や CD スペクトルを与える．ヌクレオシド単量体ではプリン（アデノシン，グアノシン）が負のコットン効果を示すのに対して，ピリミジン（シトシン，チミン，ウリジン）は正のコットン効果を示す．二重らせん DNA のらせん構造の違いによってもスペクトルが異なるので（図 3-69），ORD や CD スペクトルは核酸の立体構造解析にも用いられる．

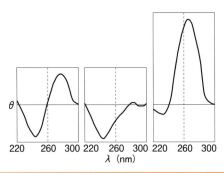

図 3-69　DNA の CD スペクトル
左：B 型二重らせん，中：Z 型二重らせん，右：A 型二重らせん

3-8　X 線構造解析法

3-8-1　はじめに

(1) X 線とは

　X 線は 1895 年ドイツの物理学者レントゲンによって発見された電磁波の 1 種で，波長は 0.01 ～ 1 mm 程度である．これは可視光の波長の数百分の一から数万分の一である．電磁波のエネルギーは波長に反比例するので，X 線のエネルギーは可視光線のエネルギーの数百倍から数万倍となる．0.01 mm 程度より短波長側を硬 X 線，1 mm 程度より長波長側を軟 X 線と呼ぶ．透過は X 線が物質と相互作用せず通り抜ける現象である．原子番号の大きい元素ほど X 線が透過しにくい性質を利用して画像データが得られる．これは結核やがんの検診，歯科治療，空港の手荷物検査などに利用されている．光電効果は，X 線の一部が物質に吸収され，そのエネルギーによって原子中の電子が弾き飛ばされて光電子が飛び出す現象である．光電子を放出した原子は，イオン化して不安定な励起状態になる．これが安定化するとき蛍光 X 線が放出される．

(2) X 線の発生と性質

　X 線の発生には，X 線管球と呼ばれる 1 種の真空管を用いる．陰極のフィラメントから熱電子を発生させ，これを高電圧で加速させターゲットに衝突させると X 線が発生する．ここで得られる X 線は，連続スペクトルと線スペクトルからなり，前者を連続 X 線，後者を特性 X 線という（図 3-70）．特性 X 線のスペクトルは対陰極の成分元素に固有の波長と強度比をもち，元素の化学結合の状態で変わることはない．X 線は光の 1 種であるため，波動とエネルギー粒子の二面性をあわせもつため，物質に照射されると，吸収，散乱，回折，透過などの減少を示す．X 線が物質を通過するとき「吸収」が起こり，この現象はランベルト-ベールの法則に従う．

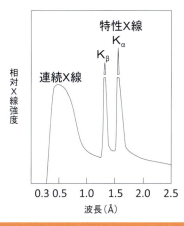

図 3-70　X 線スペクトルの分布

強度 I_0 の X 線が厚さ d，密度 ρ，物質を通過した後の強度 I には，

$$I = I_0 \exp(-\mu\rho d)$$

の関係がある．X 線が物質に当たると，電子は強制振動する．一般に電子のような荷電体が振動運動などの加速度を受けると，入射 X 線と同一波長の電磁波が発生する．これをトムソン散乱という．一方，散乱 X 線には入射した X 線よりわずかに長波長のものがあり，これをコンプトン散乱という（図 3-71）．結晶のような一定の間隔 d をもった原子網面の重なりに原子間距離に近い波長の X 線を照射すると，入射光と回折線の傾角 θ が等しく，隣接する網面からの散乱波の光路差 $2d\sin\theta$ が波長 λ の整数倍に等しいとき回折が起こる．このときの，

$$n\lambda = 2d\sin\theta$$

の関係式をブラッグ反射の条件式という．

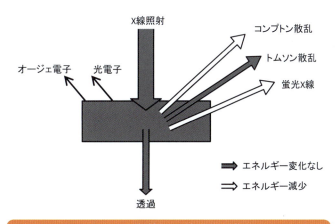

図 3-71　物質と X 線の相互作用

3-8-2 粉末X線回折法と単結晶X線構造解析法

(1) X線回折

　X線が結晶格子面で反射されると，干渉によって回折が起こる．その回折パターンから結晶構造を解析するX線回折は，昔から非常によく利用されている．X線回折の特異な点は，物質に照射されたX線がエネルギーを失うことなく反射されるトムソン散乱を利用する点であり，照射するものも出てくるものもすべて同じX線である．つまり，結晶に入射したX線は，ブラッグ反射の条件式を満たすときに位相が強めあったり弱めあったりして回折パターンをつくる（図3-72）．これを数学的に解析し，結晶の構造を調べる．比較的大きな結晶のX線回折は，構造解析に利用される（X線結晶構造解析）が，結晶が粉砕された試料からは，化学種の情報が得られる．この方法を粉末X線回折と呼ぶ．

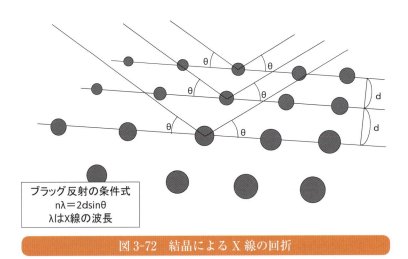

図3-72　結晶によるX線の回折

(2) 粉末X線回折法

　粉末X線回折法は，原則として無配向化した粉末試料にX線を入射し，生じる回折像の回折強度を各回折角について測定する方法である．結晶性物質のX線回折パターンは各化合物の各結晶に固有かつ特徴的である．微細な単結晶の集合体である粉末試料を測定する本法を用いると，通常は測定により得られた回折パターンをこれまで報告された既知物質のデータを集めたデータベースと比較して試料の同定を行ったり，また試料が混合物の場合には，回折線の強度からその混合比を求めたりするのに用いることができる．さらに，粉末回折による同定は，①結晶性物質を同定できる，②化学組成が同一で構造が異なる多形を区別できる，③非破壊分析である，といった長所をもつ．一方，同定可能な試料は結晶性物質に限られ，①気体，液体，非晶質物質が扱えない，②微量成分は検出できない，③既存のデータベースに登録されていない物質は同定できない，という短所がある．

1) 測定原理

　X線を物質に入射すると，原子の殻外電子によりX線が散乱される．トムソン散乱により生

じる散乱X線は入射X線と波長が等しく，二次X線とも呼ばれる．このトムソン散乱線がいろいろな方向に放出される際，お互いに干渉し合い回折現象が生じる．「回折」という言葉の本来の意味は折れ曲がることであり，入射X線の方向と異なった方向に二次X線が放射されることを表している．観察される二次X線は，入射X線の波長 λ，結晶の格子面間隔 d と回折が起こる角度 θ の間には，ブラッグ反射の条件式（$n\lambda = 2d\sin\theta$）が成立する．N は回折次数で θ はブラッグ角と呼ばれている．このように，X線回折分析法は波長既知のX線（λ）を用い，ブラッグ角（θ）を測定することにより，結晶の面間距離 d を知る方法である．

2）測定方法

① 測定装置（図3-73）

X線源，角度を測定するゴニオメーター，X線検出器の3つの部分からなる．

X線源は，通常X線管が用いられる．X線管では，加熱したフィラメントから発生する熱電子を高電圧で加速し，Cuなどの金属でできたターゲットと呼ばれる陽極（対陰極）に衝突させてX線を発生させる．X線回折ではX線源にターゲットからのKα線を用いるのがほとんどで，Kβ線や連続X線はフィルターやモノクロメーターなどを用いて除去する．例えば，Cu管球ではニッケルフィルターを用いる．検出器は，一般的にはX線光子を一個一個計数する光子計数型であるシンチレーションカウンター（SC）が広く使われている．このSCをゴニオメーターで走査して，X線を検出する．

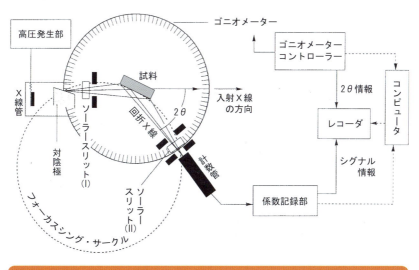

図3-73　X線回折装置の概念図

② 試料調整

粉末試料は，数 μm 程度に粉砕し，約 1×2 cm で深さ 1～1.5 mm のくぼみがある試料板に密に詰める．このとき結晶が特定の方向に選択的に配向すると，正しい回折強度が得られない．また，粒子の大きさが回折強度に大きく影響するので，回折強度の再現性を確保するためには，乳鉢や自動粉砕機などを用いて試料を粉砕する．アルコールなどの有機溶媒に浸漬

した状態で粉砕するのも一法である．無機物質の同定には，乳鉢に少量の試料とメタノールなどの揮発性有機溶媒数滴を加え，よくすりつぶして均一にした後，スライドガラスに塗布して測定用試料を作成するスミアマウント法がよく用いられる．

③ X線回折図の見方

X線回折図では，横軸に2θ，縦軸はX線（回折）強度（カウント/秒；CPS）で表され（図3-74），各ピークの大きさは，最も強いピーク強度（I_0）を100としたときのX線相対強度（I/I_0）で示される．さらに，ピーク先端の位置から試料の回折X線の2θを読み取り，面間隔dをブラッグの条件式から求める．この場合n=1とし，用いたX線の波長を用いて計算する．

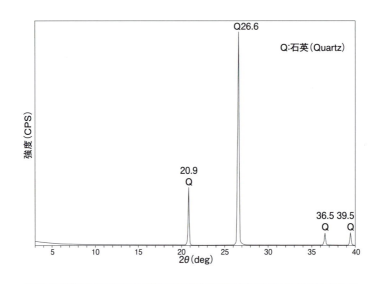

図3-74 石英のX線回折図

(3) 単結晶X線構造解析

X線結晶構造解析法は，結晶にX線を照射したときに結晶の分子を構成している原子中の電子の強制振動によって散乱したX線によって生じる回折斑点の強度を測定し，散乱の原因となった電子の密度図をフーリエ変換によって復元する方法であり，その電子の密度図へ分子モデルを当てはめることにより分子の構造を判明させる手法である（図3-75）．

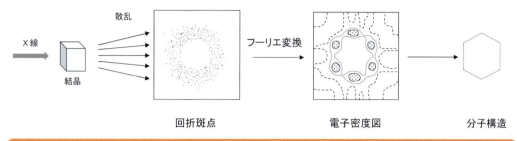

図 3-75　単結晶 X 線構造解析の基本的な手順

　X 線源として Cu または Mo が用いられ，その Kα 線（Cu 1.5418, Mo 0.71069Å）を適当な太さに絞り平行な線束にするコリメーター，結晶をのせ線束の中心にセットあるいは軸合わせのための調整機構のついたゴニオメーターヘッドおよび写真フィルムを固定するホルダーからなるカメラで測定する．

　結晶解析に必要な反射強度の測定装置には Kα 線のみを取り出すモノクロメーター，波高分析に適したシンチレーションカウンターを備え，さらに結晶の中心を通る 4 つの回転軸をコンピュータで自在に制御して結晶の傾きとカウンターの位置を決め，必要な反射データを収集する 4 軸自動回折装置をもつことが特徴である（図 3-76）．

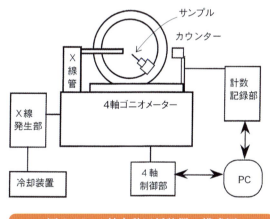

図 3-76　4 軸自動回折装置の模式図

　この解析法により，得られる情報や応用範囲は，以下のとおりである．
① 分子の化学構造の決定
　　電子密度の大きさから原子の種類がわかり，原子間の距離が精度よく決定できるため，結合の有無，結合の次数が判明し，これらの情報から分子の化学構造が決定できる．
② 分子の立体構造の判明
　　3 次元空間中の電子密度分布が得られるため，平面構造式的な情報（化学構造）だけでなく，分子の立体構造も判明する．結合距離だけでなく，結合角，ねじれ角などの構造パラメー

ターも精度よく決定できる．

③ 絶対配置の判明

不斉炭素周りの立体構造が明確になるため，光学活性体の絶対配置決定が可能で，シス-トランス異性のような立体異性体の区別もできる．

④ 結晶中の溶媒，イオンなどの存在様式の決定

結晶水のように溶媒和している結晶では，含まれている溶媒の種類や量比がわかる．塩になっている場合は，多原子イオン，単原子イオンに関係なく，その存在様式が明らかとなる．

⑤ 結晶中の分子配列

結晶中で分子がどのように配列しているかが明らかとなり，分子配列が重要となる非線形光学材料の開発などにも有用な情報を与える．

⑥ 結晶中の原子配列

無機化合物など分子性の結晶以外でも，結晶中の原子配列が明らかとなり，材料開発などに有用な情報が得られる．

COLUMN　X線解析の応用例

現代の技術により，X線解析は生体分子（タンパク質，核酸，生理活性物質）や巨大分子の単結晶を試料とした立体構造解析に応用利用されている．近年の例としては，抗インフルエンザ薬の設計に利用されたノイラミニダーゼの立体構造の解析，環状ペプチド医薬品の構造解析，巨大ねじれ芳香族化合物の解析，カリウムチャネルの機能解明，ミオグロビンおよびヘモグロビンの立体構造の解明，薬物とタンパク質の複合体に関する立体構造解析，X線小角散乱法によるタンパク質の溶液構造解析，X線溶液散乱によるタンパク質の構造変化，および凍結融解によるタンパク質のダメージ評価などがあげられる．

核磁気共鳴吸収・電子スピン共鳴吸収分析

■ 3-9-1　はじめに

磁気共鳴法には，核磁気共鳴（NMR：nuclear magnetic resonance）法と電子スピン共鳴（ESR：electron spin resonance）法がある．分子を構成している原子は原子核と電子からなり，原子核も電子も回転（自転）している．その回転の軸はランダムであるが，分子に適当な大きさの磁場をかけると，回転軸がある特定の2つの向きに限定される．この回転軸の向きの違いに由来するエネルギー差を電磁波を用いて測定するのが，磁気共鳴法の原理である．NMRは有機化合物の構造解析やタンパク質の立体構造解析などに用いられており，ESRは活性酸素種の情報などを得るのに用いられている．今日では，いずれも大変重要な分析法になっている．

3-9-2 核磁気共鳴（NMR）の原理

（1）歳差運動と核スピン量子数

原子の中央にある原子核はコマのように速く回転している．「コマのように」といっても，コマとまったく同じように回転しているわけではない．コマと異なるのは，図3-77に示すように原子核は重心が固定され，回転軸の先が円を描くように回転している点である．このような運動を歳差運動という．原子核は，このような歳差運動をしているため，核スピン量子数（核スピン）I をもつ．I は，0，1/2，1，3/2，2，・・・，n/2（ただしnは整数）の値をとる．代表的な原子核の核スピンの値を表3-11に示した．I が0の核種はNMR現象を示さず，I が1以上の核種はNMR測定が困難である．^1H，^{13}C，^{15}N，^{19}F，^{31}P のように I が1/2の核種がNMRの計測に適しており，有機化合物中に共通に含まれている ^1H や ^{13}C のNMR測定が，その構造解析によく利用されている．

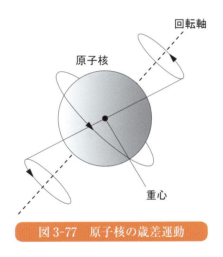

図 3-77　原子核の歳差運動

表 3-11　代表的な原子核の核スピンの性質

核種	核スピン	2.348Tにおける共鳴周波数（MHz）
^1H	1/2	100.00
^2H	1	15.35
^{12}C	0	—
^{13}C	1/2	25.15
^{14}N	1	7.23
^{15}N	1/2	10.14
^{16}O	0	—
^{17}O	5/2	13.56
^{19}F	1/2	94.09
^{31}P	1/2	40.48

(2) ゼーマン分裂と共鳴周波数

次に回転している原子核を外部磁場 B_0 の中に置くことを考えよう．それぞれの原子の原子核の回転軸はバラバラでランダムな方向を向いている．一般に，原子核が外部磁場の中に置かれると，$(2I+1)$ 個の方向に配向する．^{1}H や ^{13}C は I の値が1つなので，2個の方向に配向する．そして，図3-78のように2つの異なるエネルギー準位に分裂する．これをゼーマン分裂という．ゼーマン分裂によって生じるエネルギー差 ΔE は，γ を核磁気回転比，h をプランク定数とすると，

$$\Delta E = \gamma h B_0 / 2\pi \tag{3.16}$$

と表すことができる．ΔE は，電子や振動のエネルギー準位の差に比べて非常に小さい．

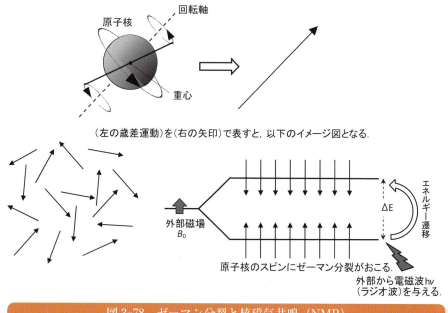

図3-78　ゼーマン分裂と核磁気共鳴（NMR）

ゼーマン分裂を起こした原子核に，ΔE に相当するエネルギーをもつ電磁波を照射すると，低いエネルギー準位の原子核がそのエネルギーを吸収して高いエネルギー準位へ遷移する．これを核磁気共鳴NMRという．電磁波のエネルギーは，振動数を ν とすると，$h\nu$ と表されるので，NMRを起こす電磁波の振動数は，式3.16より，

$$\nu = \gamma B_0 / 2\pi \tag{3.17}$$

と表すことができ，特に共鳴周波数とよばれる．NMRの共鳴周波数をもつ電磁波はラジオ波の領域である．共鳴周波数は外部磁場の強さに比例するが，磁場の強さが一定のときは核種に固有の値をとるので（表3-11），NMRのシグナル強度は共鳴核の数に比例する．一方，ラジオ波の照射を止めると，高エネルギー状態に偏った原子核は一定時間後に再び元の分布に戻る．これを緩和過程といい，緩和に要する時間を緩和時間という．

(3) 核磁気共鳴に及ぼす電子の影響

一定磁場の下で，核種が固有の共鳴周波数をとるのであれば，なぜ，NMRによって有機化合物の構造を決められるのであろうか？ それは，分子中に存在する核種（例えば ^{1}H）は，周りの官能基からの影響を受けることにより，同じ核種であっても外部から受ける磁場の強さがわずかに異なるからである．核種が周りから受ける影響とは，電子による外部磁場を弱める効果である．

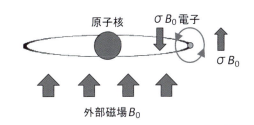

図3-79　外部磁場に対する軌道上の電子の影響

外部磁場の中に分子を置くと，原子核だけでなく，電子も磁場の影響を受ける．図3-79に示すように，原子核の周りを回っている電子は，外部磁場 B_0 によって，軌道の外側では外部磁場と同じ向きに，内側では反対向きに弱い磁場 σB_0 を発生する．したがって，軌道の内側にある原子核が外部から受ける磁場の強さ B は，

$$B = B_0 - \sigma B_0 = (1-\sigma)B_0 \tag{3.18}$$

となり，外部磁場 B_0 より小さくなる．NMRシグナルを測定するときには，照射するラジオ波の振動数を一定にし，外部磁場を徐々に強くしていきながら共鳴点を探る．電子の影響を受けた実際の原子核の共鳴点は，外部磁場を σB_0 だけ高く（高磁場側に）したところである．これを遮蔽効果という．同じ核種であっても，分子中では周りの官能基によって原子核の周りを回っている電子の密度が異なるため，遮蔽効果が異なる．電子密度が大きい核種はより高磁場側に，電子密度の小さい核種はより低磁場側にシグナルが現れると概ね考えることができる．このように分子内に存在する核種の置かれた環境（核種の電子密度）の違いによって，有機化合物の構造が決定できるのである．

NMRの測定装置は，振動磁場発生部，磁場掃引部，ラジオ波の共鳴検知部および電磁石から成り立っている（図3-80）．

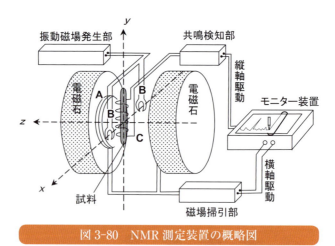

図 3-80　NMR 測定装置の概略図

A：掃引コイル，B：オシレーターコイル，C：検知コイル

■ 3-9-3　^{1}H NMR スペクトル

(1) 化学シフト

　分子内の ^{1}H の遮蔽効果の差は，化学シフトとして表現される．化学シフト δ は，基準核を決め，基準核の共鳴周波数を ν_0，試料核の共鳴周波数を ν とすると，

$$\delta = (\nu - \nu_0)/\nu_0 \times 10^6 \quad (\text{ppm}) \tag{3.19}$$

と定義される．共鳴周波数の代わりに，共鳴磁場の大きさを用いて表す（基準核と試料核の共鳴磁場の大きさをそれぞれ B_0 と B とする）と，

$$\delta = (B - B_0)/B_0 \times 10^6 \quad (\text{ppm}) \tag{3.20}$$

となる．有機化合物を測定する場合には，^{1}H の遮蔽効果が大きいテトラメチルシラン $(CH_3)_4Si$（TMS：tetramethylsilan）を基準物質として用いる．TMS の化学シフトを 0 ppm として分子内の ^{1}H の化学シフトの大きさを横軸に，NMR シグナル強度を縦軸にとったものが NMR スペクトルである．図 3-81 に示すように，NMR スペクトルの右の方（高磁場側）に現れるシグナルほど遮蔽効果の大きい（すなわち電子密度の大きい）^{1}H 由来のシグナルである．飽和結合の炭素に結合した ^{1}H は遮蔽効果が大きく，周りに二重結合や電気陰性度の大きいハロゲン X，酸素 O，窒素 N があると遮蔽効果は小さくなる．二重結合の炭素やベンゼン環に直接結合した ^{1}H のシグナルは，さらに低磁場側に現れる．

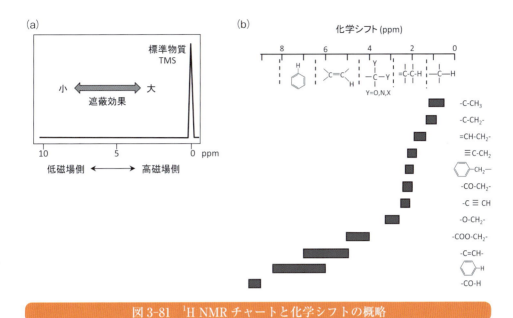

図 3-81 ¹H NMR チャートと化学シフトの概略

(2) NMR シグナル

1）積分値

図 3-82（a）に，酢酸メチルの ¹H NMR シグナルを示した．図の中の 2H, 3H は H の数を表している．前述したように，NMR のシグナル強度は共鳴核の数に比例する．一般的には，図 3-82（b）のように，シグナルの面積を積分曲線で表し（図 3-82（a）では省略されている），その大きさから H の数の比を知ることができる．したがって，図 3-82（a）の NMR シグナルから，酢酸メチルには，磁気的性質によって 2 個と 3 個と 3 個の 3 つのグループに大別できる 8 個の H が存在することを示している．では，図 3-82（c）の酢酸エチルの構造と見比べてみる．この場合，同じ炭素原子と結合している H は互いに区別できない同じ性質をもっている（磁気的等価という）ので，同じ化学シフト値をとり，シグナルが重なって表れる．それぞれの H は I，II，III で示したピークのシグナルに対応している．

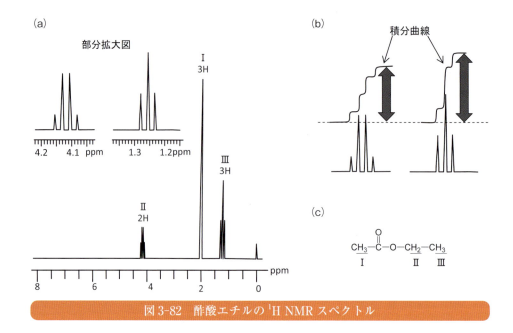

図3-82　酢酸エチルの ^{1}H NMR スペクトル

2）スピン－スピンカップリングによるピークの分裂

次に，図3-82（a）の部分拡大図に注目してみる．ピークⅠが一重線（singlet）であるのに対して，ピークⅡは四重線（quartet），ピークⅢは三重線（triplet）になっている．これは，Hの磁気的性質がわずかに異なっていることを示しているのではなく，本来一重線であるはずのシグナルが分裂しているのである．この分裂はスピン－スピンカップリングの結果であり，分裂パターンはスピン－スピンカップリングするH（隣の炭素に結合しているH）の数によって決まる．図3-83にその原理を簡単に示す．ある水素 H_a に着目して考えよう．隣の炭素にHがない場合には，H_a のピークは一重線である．しかし，隣の炭素にH（H_b と表記する）が存在すると，外部磁場中での H_b の配向が H_a のNMRに影響を与える．すなわち，H_b のスピンの向きが外部磁場と平行な場合には H_a のシグナルは低磁場側にシフトし，逆平行な場合には高磁場側にシフトする．H_b の2つの配向はほぼ同じ確率で起こるため，H_b が1つのときの H_a のシグナルは低磁場側と高磁場側に同じ間隔に2つに分裂したピーク（二重線，doublet）として現れる．H_b が2つまたは3つの場合も，同様に考えることができる．個々の H_b の配向を組み合わせて考えると，2つのときには H_a のピークは強度比1：2：1の三重線となり，3つのときには強度比1：3：3：1の四重線となることがわかる．一般に，隣の炭素にn個のHが存在すると，ピークは（n+1）本に分裂する．これらを理解した上で，図3-82（a）を見ると，ピークⅡとピークⅢがスピン－スピンカップリングに基づいて分裂していることが確認できる．

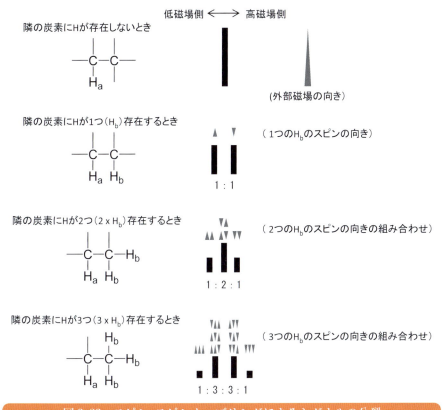

図 3-83　スピン−スピンカップリングによるシグナルの分裂

3）スピン−スピンカップリング定数

　分裂パターンからは，別の情報を得ることもできる．ピークⅡとピークⅢの分裂幅に着目してみる．ピークⅡの四重線の3つの分裂幅は等しい．また，ピークⅢの2つの分裂幅も等しい．それぞれの分裂幅のことをスピン−スピンカップリング定数といい，Jで表す（単位はHz）．また，さらによく見ると，これらのピークの5つの分裂幅（J値）はすべて等しい．これは，これらのHが互いにスピン−スピンカップリングしているからである．一般に，J値はカップリングしているHとの距離が小さいほど大きくなるので，どのHがどのHの近傍にあるのかを判断するのに有用である．例えば，4本に分裂しているからといって四重線とは限らない．−CH＝CH−CH＝の中央のHのシグナルは4本に分裂するが，それはJ値の異なる両隣の2つのHとのカップリングで，2つの二重線（double doublet）になるからである．四重線との違いを強度比やJ値に注目して見極める必要がある．

4）重水素置換

　これまでは主に炭素に結合しているHについて説明してきたが，有機化合物中には窒素や酸素に結合しているH（−NH−，−OHなど）もある．このようなHは溶媒中で結合と解離を繰り返しており，少量の重水D_2Oの添加によって容易に重水素D（^2H）に置換される．それに伴って，NMRシグナルが消失するため，窒素や酸素に結合しているHの有無やその化学シフト値を知ることができる．

3-9-4 ^{13}C NMR スペクトル

(1) 化学シフト

表3-11に示したように，^{1}Hと同様に^{13}Cも核スピン量子数として1/2の値をとる核種であり，NMRの測定対象になる．しかし，天然の存在比が少なく（約1%），測定にはより多くの試料が必要になる．^{13}C NMRの測定原理は，^{1}H NMRと同様である．TMSを基準物質として遮蔽効果の差を化学シフトとして表し，化学シフトの大きさは概ね電子密度と相関している．ただし，^{13}Cは^{1}Hとスピン-スピンカップリングを起こすため，多くのシグナルが多重線となり，NMRスペクトルが複雑になってしまう．そこで，広い範囲の周波数のラジオ波を照射して，^{1}H-^{13}Cのカップリングをすべて消す完全デカップリング法が用いられる．完全デカップリング法により，^{13}Cのシグナルはすべて一重線で観測されるようになり，解析が容易になる．

(2) NMRシグナル

図3-84 (a) に酢酸エチルの^{13}C NMRスペクトルを示した．デカップリング法を用いて測定しているので，ピークはすべて一重線で観測されている．この場合，シグナルに定量性はないが，ピークが4本観測されているので，Cが4つあることがわかる．図3-84 (b) には，構造中の炭素の大まかな化学シフト値をまとめた．^{1}H NMRと比べると化学シフト値の幅は大きいが，Hの場合と同様に電子密度の小さいCほど概ね低磁場側にピークが現れる．図3-84 (c) の酢酸エチルの構造と見比べると，それぞれのCはⅠ，Ⅱ，Ⅲ，Ⅳで示したピークのシグナルに対応していることがわかる．

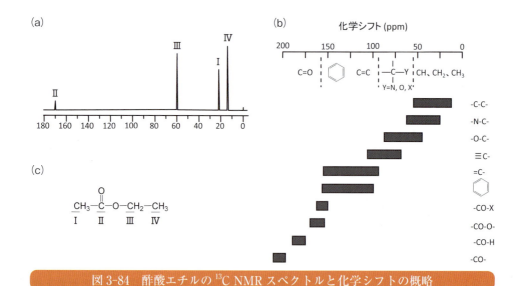

図3-84 酢酸エチルの^{13}C NMRスペクトルと化学シフトの概略

3-9-5　電子スピン共鳴（ESR）の原理

　NMRは原子核の回転（自転）運動を利用した測定法であったが，原子核の周りを回っている電子もそれ自身が回転（自転）している．電子のスピン量子数 s は 1/2 であり，外部磁場中に置かれると，エネルギー準位の異なる $\left(E=\left(\pm\frac{1}{2}\right)\times g\beta H\right)$ 2つの配向をとる．これをゼーマン分裂という（図3-85）．このエネルギー差に相当するエネルギー（$h\nu$）をもつ電磁波を照射すると，低いエネルギー準位の電子がそのエネルギーを吸収して高いエネルギー準位へ遷移する．これを電子スピン共鳴（ESR）という（図3-85）．このようにESRの測定原理はNMRと似ている．ただ，照射するのはマイクロ波の領域の周波数をもつ電磁波である．

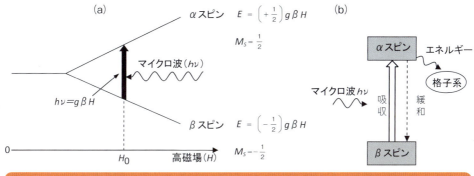

図3-85　電子スピンのゼーマン分裂（a）とマイクロ波吸収の緩和機構（b）

　通常，多くの分子がもつ電子の数は偶数であり，パウリの排他原理によると，1つの原子軌道には逆向きにスピンしている2つの電子が入っている．これにより，スピン量子数はみかけ上0となり，このような分子ではESRは観測されない．

　すなわち，パウリの排他原理に基づいて，軌道には2個の電子しか入ることができず，2個の電子が1個の軌道を占める場合，それらは異なるスピン量子数をとる．この原理に従い，結合を形成する電子対ならびに非共有電子対はスピン量子数 1/2（↑）と -1/2（↓）の対として軌道に存在する．つまり，一般的な化合物中に存在する電子では正味のスピン量子数は0（↑↓）となり，みかけ上，スピン角運動量をもたない．このような化合物ではESRは観察されない．一方，本来2個の電子により占められるべき軌道に1個の電子しか存在しない，つまり不対電子（unpaired electron）をもつラジカル（radical），三重項（triplet）状態にある化合物やd軌道に電子をもつ遷移金属化合物などの常磁性（paramagnetic）化合物はESRスペクトル法により観測することができる．具体的にESRが観測される化合物は，1つの軌道に対をなさない電子（不対電子）をもつ分子である．不対電子をもつ物質としては，スーパーオキシドアニオンラジカル・O_2^-，ヒドロキシラジカル・OH，ペルオキシルラジカル LOO・（・は不対電子を表している）などの活性酸素種や Fe^{3+}，Cu^{2+}，Mn^{2+} などの遷移金属などがあげられる．

3-9-6 ESRの測定装置

ESRの測定装置は，マイクロ波発振器，マイクロ波導波管，試料測定部の空洞共振器（キャビティー）および磁場の強さを連続的に変化させるための電磁石から成り立っている（図3-86）．さらに，検出感度を上げるために試料に交流磁場がかけられている．

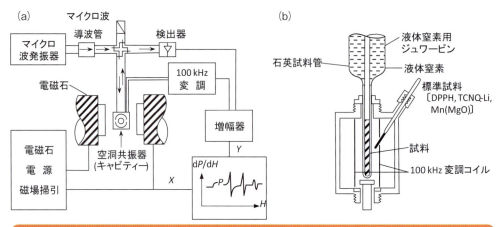

図3-86　ESR測定装置の概略（a）と検出部の空洞共振器（b）

ESRスペクトルは，横軸に外部磁場の強さ，縦軸にESRシグナルをとる．照射する電磁波には，約9 GHz（波長約3cm）のXバンドとよばれる周波数のマイクロ波が最もよく用いられており，外部磁場を徐々に変えながら測定し，ESRが起こるとシグナルが観察される．ESRシグナルは，近傍にある原子の原子核スピンの影響を受けて分裂し，これを超微細分裂という（図3-87）．ESRシグナルによる試料の構造解析には，シグナルの位置（g値）や超微細分裂のパターンなどが利用される．

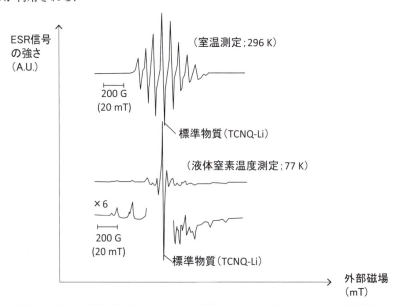

図3-87　バナジウム（Ⅳ）－アミノ酸錯体のESRスペクトル

ESR測定では，不対電子を感度よく検出するために様々な工夫がなされている．例えば，不安定で寿命が短いラジカルを検出するために，5,5-ジメチル-1-ピロリン-N-オキシド（DMPO）などのスピントラップ試薬にラジカルを捕捉させ，安定な状態にしてESRを測定するスピントラップ法が用いられている．図3-88は，活性酸素種やフリーラジカルの発生・消去過程の解析に活用されているESRスピントラップ法によるスーパーオキシドアニオンラジカル・O_2^-やヒドロキシラジカル・OHの検出方法を示している．また，創薬や医療応用への試みとして，生体内のラジカルを直接検出し，画像化する試みもなされている．その場合には，生体内の水の影響等を考慮して1GHz程度のマイクロ波（Lバンド）が用いられている．

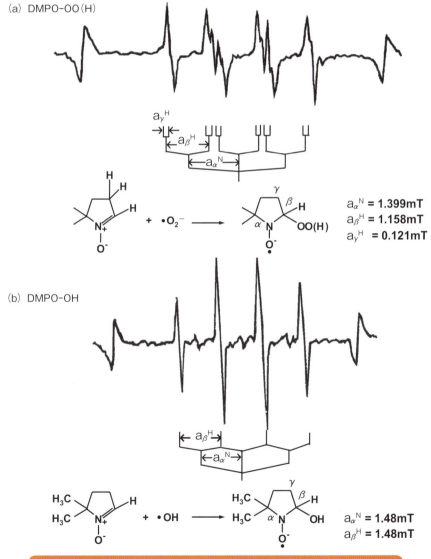

図3-88　DMPO-OO(H)の化学構造とESRスペクトル(a)
DMPO-OHの化学構造とESRスペクトル(b)

■ 3-9-7　ESR スペクトルとその解釈

安定ラジカルである 4-オキソ-2, 2, 6, 6-テトラメチルピペリジニル-N-オキシル（4-oxo-TEMPO）の化学構造式および ESR スペクトルを図 3-89 に示す．ここでは，周波数が 9.41 GHz のマイクロ波を用いて 329 mT から 349 mT まで外部磁場を徐々に増加しながら測定した ESR スペクトルが得られている．ESR シグナルが三重線として観察されているが，これは，スピン量子数 $I=1$ の N 原子に結合した O 原子上に不対電子が存在しており，NMR シグナルと同様に核スピン I の等価な n 個の原子核により ESR シグナルは $2nI+1$ 本に分裂するからである．その結果，N 原子の影響を受け $2\times1\times1+1=3$ 本に分裂した ESR スペクトルを 4-oxo-TEMPO は与える．NMR スペクトルにおける化学シフトの代わりに ESR スペクトルにおいては次式で定義される g 値が用いられる．

$$g = g_0 \times \frac{B - B_0}{B_0}$$

B_0 および B はそれぞれ標準物質および測定対象物質中の不対電子の共鳴磁場の大きさを，g_0 は標準物質中の不対電子について決定されている g 値を示す．標準物質としては酸化マンガン MnO が汎用されている．Mn 原子の核スピン I は 5/2 であるため，Mn 原子上の不対電子の ESR シグナルは六重線として観察される．一般に g 値が 2 前後である不対電子は MnO の ESR シグナルの 3 本目と 4 本目の（図 3-88, 図 3-89）の間に ESR シグナルを与える．したがって，この 4 本目のピークを基準に g 値を見積もることができる．

ESR が観測される常磁性の遷移金属イオンが検出される磁場と g 値の分布を図 3-90 に示した．

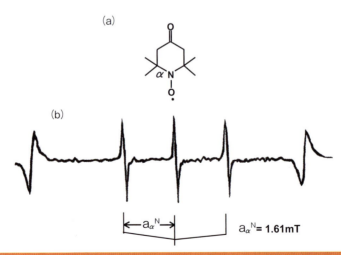

図 3-89　4-oxo-TEMPO の化学構造（a）と 4-oxo-TEMPO の ESR スペクトル（b）

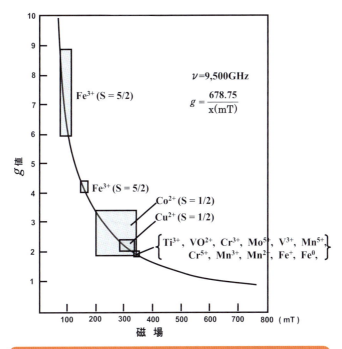

図 3-90 遷移金属イオンが観測される g 値の磁場分布

■ 3-9-8 ESR 分析法の有用性－適用される化合物や化学種

　不対電子の g 値が一般に 2 前後であるため，NMR スペクトルのようなケミカルシフトの分析法として ESR スペクトルを利用することは難しいと考えるかもしれない．しかし，一般に不対電子は分子中のある 1 つの原子上にしか存在しない．磁気的に非等価な，すなわち g 値が異なる不対電子が分子中にいくつも存在し，それらが ESR スペクトル上に重なってシグナルを示す現象は起こらない．したがって，ESR スペクトルにおいては g 値よりもシグナルの有無，強度ならびに分裂パターンが重要である．その結果，不対電子をもつ化合物の存在，その濃度ならびに不対電子近傍の原子核についての詳細な情報が ESR スペクトルから得られる．現在，ESR スペクトル法は，

① 不安定ラジカルを中間体とする反応の機構解析
② スーパーオキシド・O_2^- やヒドロキシラジカル・OH などの活性酸素種（reactive oxygen species）に起因する酸化ストレス（oxidative stress）の発生・消去過程の解析（図 3-88）
③ ヘモグロビンや遷移金属イオンなどの生体内遷移金属錯体の構造と機能の相関の解析（図 3-91）

などに威力を発揮している．

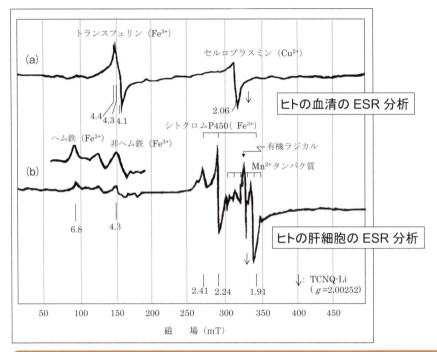

図 3-91　生体試料中に観測される ESR スペクトル

COLUMN　ESR 年代測定法

　ESR の実社会への応用として化石などの年代測定法が有名である．採取したサンプルの ESR スペクトルを測定して観測された ESR 信号強度（高さ）の変化を直線として描き，これを外挿することにより，環境中から曝露されてきた放射線量が 0 のとき，つまりは化石が「時を刻み始めた年代」を推定できる．

　これと類似の方法として，血液の ESR 年代測定法が提案されている．体内の血管に流れる血液の一部を取り出してろ紙にしみこませ，毎日常温で ESR スペクトルを測定すると，血液の ESR スペクトル形が徐々に変化していく．このときの対数値で表した ESR 信号強度（高さ）と時間との関係は，直線性を示すことが明らかとなった．これを用いれば，出血の日時あるいは年を推定できる．

COLUMN　NMR と ESR は表裏の関係

　不対電子をもち，磁性を示す金属錯体などを常磁性物質という．また，不対電子をもたず，磁性を示さない金属錯体などを反磁性物質という．例えば，Cu^{2+} や Co^{2+} の錯体は不対電子をもつ常磁性物質であり，Cu^{2+} とアスピリン (asp) を配位子とした錯体である [Cu(asp)$_2$] は常磁性である．一方，不対電子をもたない Zn^{2+} と asp との錯体である [Zn(asp)$_2$] は反磁性である．

　常磁性物質は電子スピンを有するので ESR で測定することが可能であり，一方，反磁性物質は核スピンに由来する NMR で測定することが可能となる．このように NMR と ESR はお互いに表裏の関係にある磁気共鳴の測定法である．

　常磁性錯体である [Cu(asp)$_2$] は，ESR の測定により立体構造や電子状態の情報が得られ，ESR パラメータから Cu^{2+} への配位原子（この場合は酸素原子）を予測することが可能である．これに対して，[Cu(asp)$_2$] の NMR スペクトルでは，不対電子の影響によって常磁性金属に近い asp のプロトン（^{1}H）由来のシグナル線幅が広がったり，大きな化学シフトを示したりするため，asp の NMR ピークの精度は著しく低下する．一方，反磁性錯体である [Zn(asp)$_2$] は，Zn^{2+} を結合させることで asp の NMR ピークの線幅が広がることにより，Zn^{2+} に近接している asp のプロトン（^{1}H）や炭素（^{13}C）の情報が得られ，NMR シグナルの変化から立体構造を予測することが可能である．

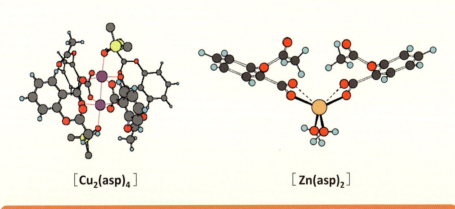

[Cu$_2$(asp)$_4$]　　　　　　　　　　[Zn(asp)$_2$]

図 3-92　[Cu$_2$(asp)$_4$] と [Zn(asp)$_2$] の立体構造

第4章 クロマトグラフィーと分離分析法

4-1 序論

　クロマトグラフィーや電気泳動法は，複数の成分が含まれている溶液からある成分を単離して定性・定量評価するための手段として用いられており，分離分析法に含まれる．クロマトグラフィーは互いに溶解しない2つの相が共存する「分離の場」をもつ．そのうちのひとつの相は移動することのない固定相であり，他方は移動する移動相である．移動相に含まれている試料成分は，まるで川に流されるかのごとく，移動相の流れにのって移動していく．ここで，試料成分が固定相に対して高い親和性をもっていると，試料は固定相に保持され，その間は移動相に流されない（移動しない）．一般に，試料成分と固定相との相互作用は可逆的な平衡関係であるため，固定相に結合した試料成分はやがて解離して移動相に戻り，再び流される．試料成分は移動相—固定相間でこのような物質移動を繰り返すが，固定相に対する親和性が大きい試料成分ほど移動しにくく，親和性が小さい試料成分ほど早く移動することになる．クロマトグラフィーとは，移動相と固定相に対する親和性が試料成分ごとに異なることを利用して，各成分を単離する方法を指す．そして，クロマトグラフィーを実施するための装置をクロマトグラフと呼び，クロマトグラフィーによる分離の結果を示す図をクロマトグラムまたは溶出曲線という（図4-1）．

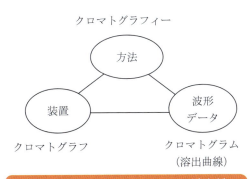

図4-1　クロマトグラフィーの派生語

(1) 分離機構によるクロマトグラフィーの分類

　クロマトグラフィーによる分離は，移動相と固定相に対する親和性の違いに基づく．親和性の種類などにより，クロマトグラフィーの分離機構は表4-1のように分けられている．

表 4-1 クロマトグラフィーにおける分離モード

吸着クロマトグラフィー	固定相には極性が大きいシリカゲルやアルミナなどが用いられる．極性の大きい試料分子ほど固定相と相互作用しやすく，その表面に吸着する．逆に極性の小さい試料分子は固定相にあまり保持されず，早く溶出する．
分配クロマトグラフィー	油－水分配メカニズムに従って試料分子が液相である固定相の内部に分配する．移動相に疎水性の液体，固定相に親水性物質を用いる場合を順相といい，移動相に水系溶媒，固定相に疎水性物質を用いる場合を逆相という．
イオン交換クロマトグラフィー	固相化されたイオン性官能基と異符号のイオンの間の静電的相互作用で結合する．固定相に4級アンモニウム基などのカチオンをもつものをアニオン交換体，スルホン酸などのアニオンもつものをカチオン交換体という．
サイズ排除クロマトグラフィー	高分子は多孔性ゲルの細孔に入れずゲルに保持されにくいが，低分子になるほど細孔に入りやすく，ゲルに保持されやすくなる．
アフィニティー（生物学的親和性）クロマトグラフィー	例えば抗原に対する抗体など，生物学的に高い親和性と特異性をもつ組合せを利用し，片方を固定相に固相化する．

1）移動相と固定相の相状態によるクロマトグラフィーの分類

　クロマトグラフィーは，移動相に気体を用いるガスクロマトグラフィーと，移動相に液体を用いる液体クロマトグラフィー，さらには液体でも気体でもない超臨界流体を移動相に用いる超臨界流体クロマトグラフィーに分類される（表4-2）．ガスクロマトグラフィーは，固定相が固体である気－固クロマトグラフィー（試料が固体である固定相の表面に吸着する）と固定相が液体である気－液クロマトグラフィー（試料が液体である固定相に分配する）に分けられる．一方，液体クロマトグラフィーは，液－固，液－液クロマトグラフィーに分けられる．固定相が液体であるとき，一般には液体を支持する支持体（担体）が必要となる（ただし，後述の液滴向流クロマトグラフィーでは支持体を用いない）．したがって，液－液クロマトグラフィーにおいては，試料と固定相のみならず，試料と支持体との相互作用も分離に影響を及ぼすことも少なくない．超臨界流体クロマトグラフィーでは，液体と気体との区別がつかない流体（臨界温度以上で液体と気体の区別がつかない状態で，いくら圧縮しても液化しない）を用いて，吸着クロマトグラフィーを行う．移動相には圧縮二酸化炭素や低級アルカンなどが用いられる．超臨界流体は液体

表 4-2 クロマトグラフィーの一般的分類

移動相による分類	形状による分類	分離モード
ガスクロマトグラフィー		分配，吸着
液体クロマトグラフィー	ペーパークロマトグラフィー	分配，吸着
	薄層クロマトグラフィー	吸着
	液滴向流クロマトグラフィー	分配
	カラムクロマトグラフィー	分配，吸着，サイズ排除，イオン交換，アフィニティー
	高速液体クロマトグラフィー（HPLC）	
超臨界流体クロマトグラフィー		分配，吸着

より粘度が低く，気体より試料の溶解度が高い利点をもつ．そのため液体クロマトグラフィーでもガスクロマトグラフィーでも分析困難な場合に用いられることが多く，光学異性体の分離・分取に関する利用例などが多い．

2) 液体クロマトグラフィーの形状による分類

ろ紙クロマトグラフィー（ペーパークロマトグラフィー）はろ紙に水あるいは親水性溶媒をしみこませ，移動相に疎水性の溶媒を用いて行うクロマトグラフィーである．ここでは水または親水性溶媒が担体としてのろ紙に保持されて固定相となる．薄層クロマトグラフィーは，乾燥シリカゲルなどの極性分子の微粒子からなる薄層を固定相とし，移動相に疎水性の溶媒を移動相として用いる．ろ紙クロマトグラフィーや薄層クロマトグラフィーでは，試料は高極性の固体固定相の表面に吸着する．カラムクロマトグラフィーは，シリカゲルや他の親水性ゲルや多孔性ゲルなどをガラス管に充填したカラムを用い，これに移動相を流すことで行うクロマトグラフィーである．カラムクロマトグラフィーの分離モードは充填材および固定相によって異なる．充填する固定相の粒子径を 2～5 μm まで小さくし，移動相を高圧ポンプを用いて送液すると，より短時間で試料を分離することができるようになる．このようなクロマトグラフィーは高速液体クロマトグラフィー（HPLC：high-performance liquid chromatography）と呼ばれる．

(2) 理 論

図 4-2 に示すように，固定相を満たしたカラムの上端に，複数成分を含む試料溶液を注入（負荷）し，移動相を一定流速で流し続ける．試料溶液中の各成分はカラム下部方向に移動するが，成分間でカラムとの親和性が異なるため，親和性の小さい成分ほどカラムに保持されにくいため速く，親和性の大きい成分ほどカラムへの保持が大きいため遅く溶出する．その結果，カラムからの試料分子の溶出挙動を示したクロマトグラムは図 4-3 のようになり，分離された試料の各成分が個々のピーク（山）を与える．このようなクロマトグラムから 1) 保持に関するパラメータ，2) ピークの広がりに関するパラメータ，3) ピークの分離に関するパラメータ，4) ピーク形状に関するパラメータが得られ，試料分子に関する定性的，定量的情報や分析条件のよしあしに関する情報を得ることができる．

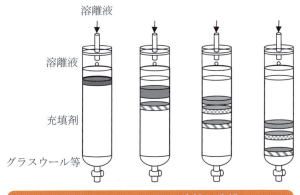

図 4-2　カラムによる試料の分離

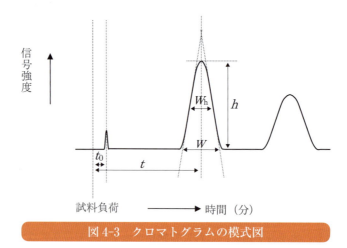

図4-3 クロマトグラムの模式図

1) 保持に関するパラメータ

保持が大きい成分ほど遅く溶出するので保持時間（試料注入後ピークが現れるまでの時間，t）は保持の強さの目安になる．カラムにまったく保持されない成分でも，試料注入口からカラムを素通りして検出器に至るまでの間に多少の時間を要することから，その成分の保持時間（t_0）はゼロにはならない．保持時間は移動相の流速や温度などに影響される．そのため保持時間は，実験条件が異なるデータ間で保持の程度を比較するには使いづらい．一方，固定相中に存在する物質量と移動相中に存在する物質量の比も，固定相への保持の強さの指標になる．これは，移動相の流速や温度には依存しないため，実験条件が異なるデータ間であっても比較することができる．

$$k = \frac{\text{固定相中に存在する物質量}}{\text{移動相中に存在する物質量}}$$

このkを保持係数といい，キャパシティーファクターやリテンションファクター，質量分布比とも呼ばれる．同一カラムについて温度，移動相が一定ならば保持係数は物質に固有の値となる．カラムにまったく保持されない成分の保持係数の値は0となり，反対にカラムに完全に保持されて移動相中に存在しない（その結果，カラムから溶出しない）成分の保持係数の値は無限大となる．一般に，保持係数kと保持時間tの間には式4.1の関係が成り立つ．

$$k = \frac{t - t_0}{t_0} \tag{4.1}$$

$$t = (1 + k) \times t_0$$

t_0：カラムに保持されない成分の保持時間

式4.1は，保持時間のうち，カラムに保持されていない時間がt_0，カラムに保持されている時間が$k \times t_0$であることを示している．

2) ピークの広がりに関するパラメータ

カラムに注入された試料はまず固定相と移動相に分布する．このとき移動相にある試料が少しカラム出口方向に流されると，そこで試料は固定相に分布する．カラム入口の固定相に保持され

た試料は，新たな移動相が流れてくると固定相から移動相に移動し，少しカラム出口方向にに流される．するとそこで再び試料は固定相に分布する．このように試料は固定相と移動相との間の移動を繰り返してカラムから溶出するので，結果として試料の各成分はクロマトグラムに山状のピークを与える（Column：理論段）．一般に，試料の溶出時間が遅いほどピークの広がりが大きくなるが，一般にピークの広がりが小さい方が各成分を分離するのに有利である．溶出時間を考慮したピークの広がりの程度を示すパラメータに，理論段数 N がある．

$$N = 16\left(\frac{t}{W}\right)^2 \tag{4.2}$$

W：ベースラインにおけるピーク幅

式4.2からわかるように，溶出時間が大きくなっても幅の小さなピークを与えるカラムは，カラム内で試料中の各成分が拡がりにくく，試料中成分の分離を効率的に行うことができる．このようなカラムの性能はカラム効率という言葉で表現され，通常その指標には理論段数 N が用いられる．すなわち，理論段数が大きいほどカラム効率がよい．理論段数はクロマトグラムから求められるが，実際にこれを求めようとすると，ピーク幅を決定するのが難しいことがわかる（ピークの山がベースラインから立ち上がる点を目視で見極めるのは困難である）．そこで，ピークが正規分布（ガウス分布）であることを仮定して，ピーク高さの半分の高さに相当する位置での幅（半値幅）を代用し，その分だけ補正した式4.3を用いて理論段数を求めることが多い．

$$N = 5.54\left(\frac{t}{W_h}\right)^2 \quad \text{ただし，} W_h \text{は半値幅} \tag{4.3}$$

この補正は，ピーク形状が正規分布のピーク幅と半値幅の関係（$W = 1.70\,W_h$）が基礎になっている．

理論段数はカラム長さが長くなるとその分大きくなるので，同じカラム充填剤を用いると長いカラムのほうが分離がよくなる．したがって，充填剤間で分離性能を比較する場合にはカラム長さを考慮する必要がある．そこで，1理論段あたりのカラム長さを理論段高さ（HETP, H）として表す．当然，理論段高さはカラム長さを理論段数で割って得られる値である．したがって，理論段高さが小さいほどカラム効率が向上する．

COLUMN　理論段

実際には連続しているカラム内部を仮想的な多数の段に分け，各段において移動相と固定相の間の分配平衡が成立していると考えるとする．移動相が流れると溶質は次の段に移り，そこで新たな平衡状態に至る．このようなモデルは分液ロートでの分液操作を何回も繰り返す向流分配法（図4-4）の考え方と同じである．分配操作を繰り返す（nを増やす）と各段における溶質量の分布は正規分布となり，分配係数の異なる溶質どうしの分離がよくなる．仮想的な段の数が図4-4のnで示されている．カラム内で仮想的な理論段数が何段あるのかは，

式 4.1 に示すようにクロマトグラムのピーク形状から算出できる．一般的な HPLC カラムでは1～数万の理論段数が得られる．有限のカラム長さの中に仮想的な理論段が多いほど，1段あたりの長さ（高さ）は小さくなる．カラム長さに影響しないカラム効率の表し方が理論段高である．

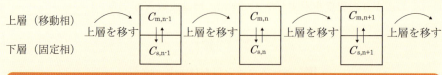

図 4-4　向流分配法

3）ピークの分離に関するパラメータ

前述のカラム効率は，その名のとおりカラムの性能を示す指標である．実際の分析においてはカラムそのものの性能ではなく，試料中の各成分が相互にどれだけ分離しているかを示すパラメータも必要になる．その指標として，分離度 R_s と分離係数 α がある．次式で表される分離度は，2つのピークの保持時間の差とピーク幅をどちらも考慮したパラメータで，ピークの裾どうしの分離まで考慮している．

$$R_s = 2 \times \frac{t_2 - t_1}{W_1 + W_2} \tag{4.4}$$

ただし，先に溶出するピークの保持時間とピーク幅はそれぞれ t_1, W_1，後に溶出するピークの保持時間とピーク幅はそれぞれ t_2, W_2 である．クロマトグラムからピーク幅を求めることは難しいので，ピーク形状が正規分布であることを仮定して半値幅を代用すると，式 4.5 になる．

$$R_s = 1.18 \times \frac{t_2 - t_1}{W_{h1} + W_{h2}} \tag{4.5}$$

これらの式からわかるように，分離度の値が大きいと両ピークはよく分離していることを示し，一般に分離度の値が 1.5 以上になると両ピークが完全分離（ベースライン分離）しているとみなすことができる．これに対し式 4.6 で表される分離係数は，保持時間を考慮するがピーク幅は考慮していないパラメータである．

$$\alpha = \frac{k_2}{k_1} = \frac{\dfrac{t_2 - t_0}{t_0}}{\dfrac{t_1 - t_0}{t_0}} = \frac{t_2 - t_0}{t_1 - t_0} \tag{4.6}$$

分離係数は保持係数の比であり，一般に分離係数が大きい方が保持の程度に大きな違いがあることを意味する．しかし，分離係数ではピーク幅が考慮されていないため，分離係数だけではピークの裾がどの程度分離しているのかを知ることはできない．

2つのピークの間で完全分離していないときの分離の程度の指標として，次式に示すピークバレー比（p/v）を用いることもある（図 4-5）．ピークバレー比は，ピークの大きさが著しく異なる場合に有用である．

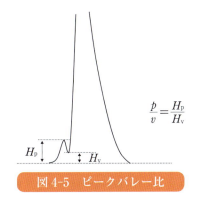

図 4-5　ピークバレー比

4）ピーク形状に関するパラメータ

ピークの山の形は正規分布になるのが理想だが，実際には正規分布のように左右対称にならないことがある（図 4-6）．ピーク形状の左右対称性の程度をシンメトリー係数 s（シンメトリーとは対称性を意味する）で表す．

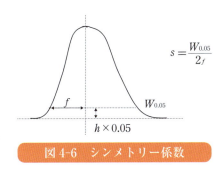

図 4-6　シンメトリー係数

$W_{0.05}$ はピークの 5% 高さにおけるピーク幅，f はピークの 5% 高さにおけるピーク前側の時間と保持時間との差である．ピーク形状が左右対称であれば（正規分布かどうかによらず），シンメトリー係数の値は 1 になる．図 4-6 に示すように，ピーク前側の裾がより広がっている場合にはリーディングといい，シンメトリー係数は 1 より小さくなる．反対に，ピーク後側の裾がより広がっている場合にはテーリングといい，シンメトリー係数は 1 より大きくなる．

COLUMN 分離係数,理論段数および保持係数が分離度に与える影響

段理論に基づくと,分離度 R_s は理論段数 N および分離係数 α,保持係数 k を用いて次式で表される.

$$R_s = \frac{1}{4}\sqrt{N}\frac{\alpha-1}{\alpha}\frac{k}{1+k}$$

理論段数,分離係数,保持係数をそれぞれ変化させると,クロマトグラムは図 4-7 のように変化する.保持係数を増大させると保持時間が遅くなり,ピークが拡散してピーク高さが減少する.分離係数を増大させると,ピークの頂点の間隔が広がる.しかし,個々のピークの広がりには影響しない.理論段数を増加させると保持時間に影響せずピークがシャープになり分離がよくなる.

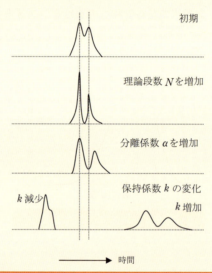

図 4-7 理論段数 N および分離係数 α,保持係数 k が分離に及ぼす効果

4-2 平面クロマトグラフィー

■ 4-2-1 はじめに

　ろ紙クロマトグラフィー(ペーパークロマトグラフィー)と薄層クロマトグラフィー(TLC)は平面状の固定相を利用することから平面クロマトグラフィーと呼ばれる.いずれも高額な機器を使用することなく試料を迅速・簡単に分析できる方法であり,その利便性は高い.一般に,ろ紙クロマトグラフィーは薄層クロマトグラフィーより再現性がよい.それに対して薄層クロマトグラフィーは,ろ紙クロマトグラフィーより分析時間が短い,試料スポットを分取できる,検出方法の選択肢が多い,などの利点がある.

4-2-2 ろ紙クロマトグラフィー

(1) 操作

1) 展開

　ろ紙の一端から（約5cm）離れた部分に少量の試料溶液をマイクロピペットやガラスキャピラリーなどを用いてスポットする．スポットが少なすぎると検出が難しく，スポットが大きすぎると成分が分離しなくなることがあるので注意を要する．複数の試料溶液を並行して分離する場合には，およそ1cm以上の間隔でスポットする．展開溶媒（移動相に相当する）となる液体を密閉容器に入れて，あらかじめこの容器内を展開溶媒で飽和させる．試料をスポットしたろ紙の下端が展開溶媒の液に浸るように，ろ紙を密閉容器内に立てる（図4-8）．ふたをして常温で展開を行い，あらかじめ決めておいた位置まで展開溶媒が上昇すると，その位置に印をつける．

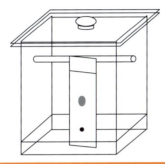

図4-8　ろ紙クロマトグラフィーの模式図

2) 検出

　測定成分に対する呈色試薬（例えばアミノ酸に対するニンヒドリン試薬，3級アミンに対するドラーゲンドルフ試薬，カロテノイドに対する塩化アンチモン（III）など）を噴霧することが多い．当然ながら，腐食性の酸（硝酸，硫酸，クロム硫酸など）でスポットを黒に変色させたり，ホットプレート上でおよそ200℃程度に加熱しスポットを変色させる方法は，後述の薄層クロマトグラフィーには適用可能であるが，ろ紙クロマトグラフィーでは支持体であるろ紙が傷んでしまうために適用できない．検出後には，図4-9に示すように，各スポットのR_f値（展開溶媒先端の移動距離に対するスポットの移動距離の比）を求める．R_f値は成分に固有の値になるので，標品を同条件で並行分析しておけば，R_f値からスポットの成分を推定することができる．ろ紙クロマトグラフィーは再現性に優れるので，後述の薄層クロマトグラフィーと比べると，実験結果の比較を行いやすい．

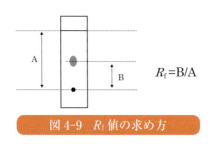

図 4-9　R_f 値の求め方

　R_f 値は retardation factor を意味し，展開溶媒先端から遅延した程度を表す．理論的には，着目成分の全分子のうち，展開溶媒中（移動相中）に存在する分子の占める割合に相当する．

(2) 分離モード

　ろ紙クロマトグラフィーでは，展開溶媒中の水がろ紙を構成するセルロースに保持されている．この水が液相の固定相となる．試料中の親水性成分は固定相である水に分配する．しかし同時に，試料分子は支持体であるセルロースにも吸着していると考えられている．固定相に対する相互作用は，静電相互作用など親水的な相互作用が中心となる．展開溶媒としては，水に低級アルコールや少量の酸やアルカリを加えたものが用いられることが多い．

4-2-3　薄層クロマトグラフィー

(1) 操　作

　第 18 改正日本薬局方の一般試験法に薄層クロマトグラフィーが規定されている．これに従って分析することも多いが，この分析方法自体の簡便さゆえに，目的に応じて各研究室で適当に条件を変更して実施されることも少なくない．

1）展開

　ガラスやプラスチック，アルミニウムの平板にシリカゲルやアルミナの粉末微粒子を均一の厚さ（およそ 0.25 mm）になるように塗布した薄層プレート（薄層板，TLC プレート）を用いる．分離したスポットを回収して試料を精製する場合には，塗布する厚さを最大約 5 mm 程度まで厚くすることによって，多量の試料を回収できるようになる．最もよく使用されるシリカゲル薄層クロマトグラフィーでは，あらかじめシリカゲルに含まれる水分を十分に乾燥・除去しておく．この操作を活性化という．活性化の温度や時間などの条件は，分析結果に大きく影響することに注意を要する．活性化した薄層板の下端から約 2 cm のところに少量の試料溶液をマイクロピペットやガラスキャピラリーなどを用いてスポットする．あとはろ紙クロマトグラフィーと同様に展開する（図 4-8）．

2）検出

　測定対象成分に選択的な呈色試薬や硫酸や硝酸など腐食性の酸を噴霧すると，スポットが変色して肉眼で検出できるようになる．またホットプレート上でプレートを 200℃ 程度まで加熱し，スポットを褐色に変色させることも行われる．ろ紙クロマトグラフィーと同様に，各スポットの R_f 値から試料成分を推定できる．一般に薄層クロマトグラフィーでは，R_f 値の再現性に劣るた

め，標準試料を並行分析して標準試料のR_f値との比（R_x値）をとることが多い．

薄層クロマトグラフィーは定性分析に利用されることが多いが，スポットの検出にデンシトメータを用いると，スポットの定量的情報も入手することもできる．デンシトメータは，呈色済みの薄層板や電気泳動のゲルに光を照射し，透過光もしくは反射光の強度を定量的に測定する装置である．

(2) 分離モード

薄層クロマトグラフィーでは，主にシリカゲルやアルミナなどの吸着材が用いられる．極性基をもつ試料成分は親水的な相互作用により，これらの吸着材に吸着する．したがって，展開溶媒に水や低級アルコールなど親水性の比較的強い溶媒を用いると溶出力が大きくなり，クロロホルムやベンゼン，n-ヘキサンなど疎水性の強い展開溶媒を用いると保持が強くなる．

表面に疎水基を化学結合した化学結合型シリカゲルを用いた薄層クロマトグラフィーでは，試料中成分は疎水基の層に分配する．この場合，試料分子と固定相の間には疎水性相互作用が働くため，展開溶媒に疎水性の強い溶媒を用いると溶出しやすく，水や親水性の強い有機溶媒を用いると保持が強くなる．図 4-10 にリン脂質を薄層クロマトグラフィーで分析した例を示す．

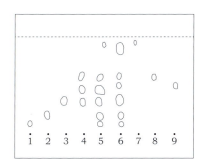

吸 着 剤：アルカリ性シリカゲル（炭酸ナトリウムに懸濁，110℃で30分間活性化）
展 開 液：クロロホルム：メタノール：酢酸：水（50：25：7：3）
呈色試薬：40%硫酸

1. リゾレシチン   6. ラット肝のリン脂質
2. スフィンゴミエリン   7. ホスファチジルエタノールアミン
3. レシチン   8. ホスファチジルセリン
4. 3,8,9の混合物   9. ホスファチジルイノシトール
5. 1,2,3,7,8,9の混合物

図 4-10　ラット肝由来リン脂質の薄層クロマトグラフィー

4-3 カラムクロマトグラフィー

4-3-1 はじめに

　液体クロマトグラフィーは表4-2のように分類されるが，カラムクロマトグラフィーまたはHPLCを指すことが多い．HPLC用カラムの充填には専用の装置が必要になるが，従来のカラムクロマトグラフィーでは，分析者自身でガラス管（クロマト管）に充填剤を充填して用いる．HPLCの特徴については4-4節に譲り，この節では液体クロマトグラフィーの分離モードについて述べる．

4-3-2 吸着クロマトグラフィー

　固体の吸着剤を固定相とし，この表面に対する吸着性（吸着平衡の程度）の違いを基に試料成分を分離するのが吸着クロマトグラフィーである．無機系の吸着剤には，シリカ（組成式 SiO_2）やアルミナ（組成式 Al_2O_3），ジルコニア（組成式 ZrO_2），チタニア（組成式 TiO_2），ヒドロキシアパタイト（組成式 $Ca_5(PO_4)_3(OH)$），活性炭などが用いられることが多い．最も代表的な固定相であるシリカゲルの場合，試料成分はシリカのシラノール基（Si-OH）との水素結合や双極子相互作用によって，シリカゲル表面に吸着する．したがって，極性の大きい官能基を有する物質ほどカラムへの保持が大きく，極性の小さい物質ほどカラムから早く溶出する（図4-11）．移動相中の極性成分やシリカゲルに残存する水分は，試料中の分子の吸着と競合する．したがって，固定相の乾燥（活性化）の程度および移動相中の極性成分含量によって保持の程度を調節することができる．無機系の吸着材以外にも，有機系の吸着材として，ポリスチレン，スチレン–ジビニルベンゼン共重合体やメタクリレートなどが用いられる．

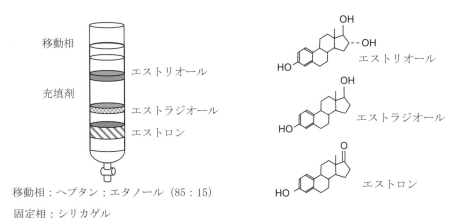

移動相：ヘプタン：エタノール（85：15）
固定相：シリカゲル

図4-11　吸着クロマトグラフィーによるエストロゲンの分離

4-3-3 分配クロマトグラフィー

液体の固定相に対し溶質が分配する程度（分配係数）の違いを基に，試料成分を分離するのが分配クロマトグラフィーである（図4-12）．油－水分配のメカニズムには，固定相，移動相および試料成分の極性が大きく関与している．親水性の固定相と疎水性の移動相を用いる場合を順相クロマトグラフィーと呼び，反対に，疎水性の固定相と親水性の移動相を用いる場合を逆相クロマトグラフィーと呼ぶ．固定相には支持体（担体）に液体成分を化学的に結合させた充填剤（化学結合型充填剤）が用いられることが多い．担体には球形のシリカゲル粒子が用いられるが，最近では有機ポリマー系の球形粒子が用いられることもある．これに対し，化学結合型でなく担体に固定相を吸着させた吸着型充填剤を用いることもある．また，支持体を用いない分配モードの液－液クロマトグラフィーとしては，後述の液滴向流クロマトグラフィーがある．

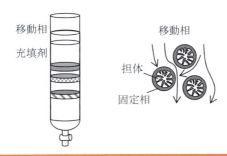

図4-12　分配クロマトグラフィーの模式図

(1) 順相クロマトグラフィー

シリカゲルやケイソウ土，セルロースなどを担体として用い，これに水や電解質溶液，極性有機溶媒などを固定相として含浸させる．最近では，極性基であるジオール基（-CH(OH)CH$_2$OH-）やアミノプロピル基（-(CH$_2$)$_2$CH$_2$(NH$_2$)-）などで表面を化学修飾したシリカゲルを固定相に用いることもある．移動相には極性の低い溶媒（水を飽和したn-ヘキサンやクロロホルム，酢酸エチル，ベンゼンなど）の混合液を用いる．保持に関わる主な相互作用は水素結合や双極子相互作用であり，一般に極性の大きい成分ほど保持が大きく，極性の小さい成分ほど早く溶出する．第18改正日本薬局方のエチニルエストラジオール錠の定量法では，ケイソウ土を担体に，塩酸を固定相に，クロロホルムを移動相にそれぞれ用いた分配クロマトグラフィーで，測定対象成分を単離している．

(2) 逆相クロマトグラフィー

シリル化シリカゲル，シリル化ケイソウ土，ゴム粉末，アセチルセルロース，ポリエチレンなどを担体として用い，これに流動パラフィン，シリコンオイル，ベンゼンなどを固定相として含浸させる．また，無極性基であるオクタデシル基（C18）やオクチル基（C8），フェニル基，ブチル基（C4），などで表面を化学修飾したシリカゲルあるいは有機ポリマーを固定相として用い

ることも多い．移動相には水または緩衝液と有機溶媒（メタノールやアセトニトリルなど水と混ざるもの）との混合液を用いる．一般的に，疎水性の大きな試料成分ほどカラムに保持されやすく，疎水性の小さい物質ほどカラムに保持されにくく，早く溶出する（図4-13）．また，移動相の有機溶媒比率が増すほど，保持が低下し溶出が早くなる．

　イオン性成分は親水性が大きいため逆相系の充填剤に保持されにくく，そのままでは逆相クロマトグラフィーでの分析が難しいことがある．そのような場合には，測定対象となるイオンに対して静電相互作用で結合し，かつ，疎水基をもつ対イオン（カウンターイオン）を移動相に添加すると，形成されたイオン対（イオンペア）はカラムに保持されるようになる（図4-14）．この方法をイオンペアクロマトグラフィーという．

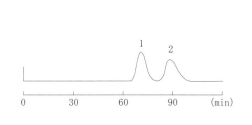

充填剤　COSMOSIL 75C18-OPN
カラム　内径10 mm　ベッド高180 mm
移動相　メタノール：水=60：40
流　速　0.2 mL/min
温　度　室温
検　出　UV 254 nm

1. p-クレゾール
2. p-エチルフェノール

図4-13　逆相クロマトグラフィーの実施例

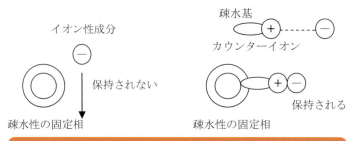

図4-14　イオンペアクロマトグラフィーの原理

（3）液滴向流クロマトグラフィー

　液滴向流クロマトグラフィーはカラムを用いない液体クロマトグラフィーである（図4-15）．鉛直方向に立てた細管に密度の小さい有機溶媒を充填し，上から密度の大きい水系溶媒を連続的に流すと，水系溶媒は重力に従って有機溶媒中を落下する．このとき，移動相（水系溶媒）中の試料のうち，疎水性の大きい分子は固定相（有機溶媒）と相互作用して溶出が遅れる．装置条件によっては密度の小さい液体を下から連続的に送液することもある．このように，支持体に支持されていない液体固定相に対し，これに溶解しない液体移動相を連続的に流すクロマトグラフィーを液滴向流クロマトグラフィーという．細管を鉛直方向に立てる代わりにコイル状に巻くことで，長いカラムでも使用できる装置が市販されている．液滴向流クロマトグラフィーでは支

持体を用いないため，カラムクロマトグラフィーでしばしば問題になる支持体への試料の吸着を回避できる．また，カラムを長くすることが容易なため，1回で多量の試料を注入，分析できる．したがって，分離後の成分を回収，生成する場合などに威力を発揮する．

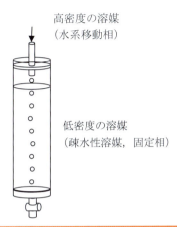

図 4-15　液滴向流クロマトグラフィーの原理を表す模式図

4-3-4　イオン交換クロマトグラフィー

　イオン交換基をもつ固定相を用いて，イオン性物質のクロマトグラフィー分離を行う方法をイオン交換クロマトグラフィーという．イオン交換基によって，カチオン交換クロマトグラフィーとアニオン交換クロマトグラフィーに分けられる．カチオン交換基にはスルホ基（強酸性），カルボキシ基（弱酸性）などがあり，アニオン交換基には四級アンモニウム基（強塩基性），三級アミノ基（弱塩基性）などがある．これらの官能基の支持体としては，スチレン－ジビニルベンゼン共重合体（図 4-16），ポリヒドロキシメタクリレート，シリカゲル，セルロース，デキストランなどが用いられる．移動相には塩濃度や pH を調整した溶液を用いる．一般に，移動相の塩

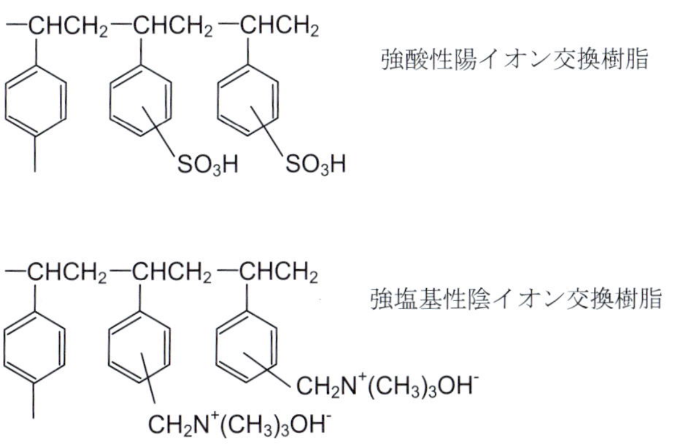

図 4-16　イオン交換クロマトグラフィー用のスチレン系イオン交換樹脂

濃度を増すと，イオン交換基上での競合が起こり溶出が早くなる．また，pHを調節し分子形とイオン形の比率を変化させることにより，溶出挙動をコントロールできる．実施例を図4-17に示す．

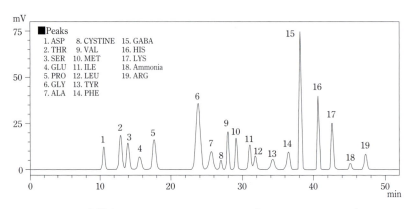

分析カラム：Shim-pack Amino-Na（100 mm×6.0 mm ID）
移　動　相：アミノ酸分析移動相セット（Na型）
流　　　量：0.4 mL/min
温　　　度：60℃
検　　　出：蛍光検出器（ポストカラム反応）

図4-17　イオン交換クロマトグラフィーによるアミノ酸の分離例

4-3-5　アフィニティークロマトグラフィー

これまで述べた吸着，分配，イオン交換の分離モードは，固定相に対する親和性が試料成分の化学的性質の違いに基づくものである．これに対し，アフィニティークロマトグラフィーは，例えば抗原と抗体のように，生物学的な親和性を利用して分離を達成するものである（図4-18）．分子間に働く相互作用としては，疎水性相互作用，イオン性相互作用，水素結合，配位結合などが関与し，それらの立体配置も関わることにより特異的な生物学的相互作用が得られる．生体分子の組合せはさまざまであるが，代表的なものとしてはアビジンとビオチン，ニッケルなどの金属とそれに対する配位子（Hisタグなど），抗原と抗体，レクチンと糖鎖，などがある．これらの相互作用する生体分子のうち，支持体に固定化するほうの分子を一般にリガンドと呼ぶことが多い．支持体にはアガロースやセルロース，多孔性シリカ，架橋ポリアクリルアミドなどが用いられる．相互作用する生体分子が活性をもつ条件で試料溶液をカラムに添加し，保持されない成分を溶出させた後，リガンドと相互作用する別の分子を移動相に添加した溶離液をカラムに流すことで，保持された成分が競合的に溶出される．

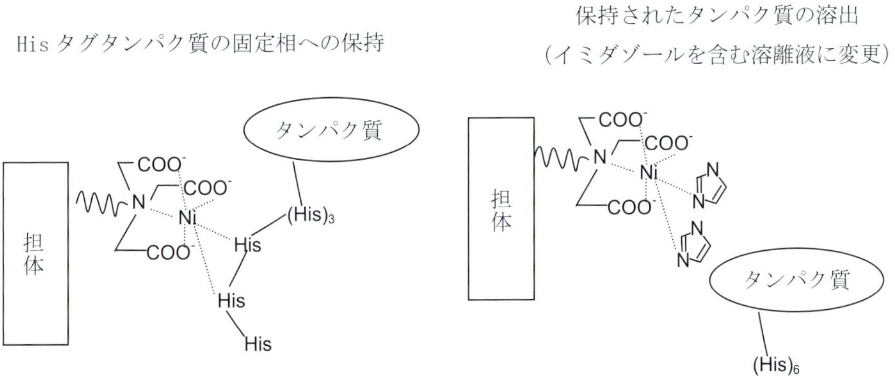

図 4-18 ニトリロトリ酢酸(NTA)を用いたアフィニティークロマトグラフィーの模式図

4-3-6 サイズ排除クロマトグラフィー

　サイズ排除クロマトグラフィーは，三次元的網目構造をもつ多孔性ゲルの粒子を用いて，試料成分の分子量の違いに基づいて分離を行うクロマトグラフィーである．古くから分子ふるいクロマトグラフィーとも呼ばれている．また，かつては親水性の移動相を用いるゲルろ過クロマトグラフィーと，疎水性の移動相を用いるゲル浸透クロマトグラフィーに分類されていたが，両者の境界は明瞭ではなく，最近では両者をあわせてサイズ排除クロマトグラフィーと呼ぶことが一般的である．

　分子サイズ（分子量がある程度その指標になる）が大きい粒子は，多孔性ゲル三次元的網目構造の細孔に入り込むことができず，細孔から「排除」される（図 4-19）．そして，主にゲル粒子のすき間を通って流れていくため，カラム内での移動距離が短く，早く溶出されることになる．これに対し，分子サイズが小さい粒子は，ゲル内部に浸透して複雑な網目構造の細孔に入るため，カラム内での移動距離が長くなり，遅く溶出される．その結果，試料成分は分子量が大きい順にカラムから溶出される（図 4-20）．なお，サイズ排除クロマトグラフィーでは，保持時間に代わって保持容量（V_R，保持時間×体積流速）で表されることが多い．実際には，分子サイズがある程度以上大きくなるとすべて細孔から排除され，分子量に違いがあっても保持容量に差が得られなくなる．この限界分子量を排除限界という．また逆に，分子量がある程度以上小さくな

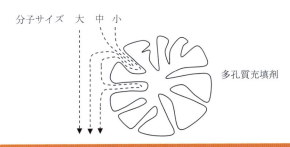

図 4-19 サイズ排除クロマトグラフィーの原理図

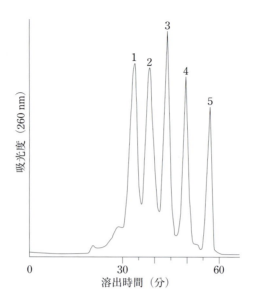

試　　料：1. サイログロブリン　　2. フェリチン
　　　　　3. ウシ血清アルブミン　4. リボヌクレアーゼA
　　　　　5. アセトン，100 μL
カ ラ ム：サイズ排除クロマトグラフィー用カラム（Superose 6 HR10/30）
溶 離 液：50 mM リン酸緩衝液（0.15 mol/L 塩化ナトリウムを含む），pH 7.0
流　　速：0.4 mL/min
検出波長：280 nm

図 4-20　サイズ排除クロマトグラフィーによる各種タンパク質の分離

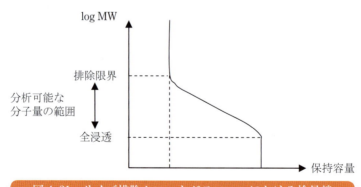

図 4-21　サイズ排除クロマトグラフィーにおける検量線

るとすべてゲル内に浸透し，分子量の違いが溶出容量に反映されなくなる．この状態を全浸透という．サイズ排除クロマトグラフィーでは，全浸透から排除限界までの範囲において，試料成分の分子量を溶出容量から推定することができる（図 4-21）．ただし保持容量は，分子量以外にも分子の形状や支持体との相互作用などにも影響されるので，分子量が「決定」できるわけではないことに留意すべきである．

多孔質充填剤には架橋デキストラン，アクリルアミド，アガロースなどの軟質のポリマーがよく用いられる．これらの軟質ポリマーは，送液圧力を上げるとゲルの細孔が押しつぶされてしまい分離が悪化する．したがって，軟質ポリマーを用いた場合には流速を上げることが難しく，ある程度の分析時間を要する．しかし現在では，耐圧性に優れた小粒子径ポリスチレン，ポリビニルアルコール，全多孔性シリカなどの充填剤が入手でき，サイズ排除クロマトグラフィーをHPLCレベルの高圧で実施できるようになっている．

また，サイズ排除クロマトグラフィー用の充填剤を使い捨ての小さなプラスチック管に充填し，溶離液を遠心によって流すタイプの簡易型カラムも市販されている．これらの商品は分子量推定を目的としたものではなく，タンパク質等の高分子溶液に含まれる無機イオンの脱塩や低分子成分の除去を目的とするものであり，大変使い勝手がよい．

高速液体クロマトグラフィー

■ 4-4-1　はじめに

　オープンカラムクロマトグラフィーは，充填剤をガラス管に充填して，移動相を重力で送液する．後述するように，充填剤の粒子径を小さくし，粒子径を均一化した方がカラム効率が増加する．このような充填剤を用いると，カラムの充填密度が増加して重力による送液が困難になる．その場合，ポンプを用いて移動相を圧力送液すればよい．数MPa程度の圧力で送液可能なものを中圧クロマトグラフィーといい，およそ10 MPaからそれ以上の圧力を要するものを高速液体クロマトグラフィー（HPLC）という．HPLCで非常に高い送液圧力が必要なのは，それだけ充填剤が微細化されているからであり，カラム効率が非常に高いことを反映している．一般に，HPLC装置は図4-22に示すように，送液ポンプ，試料注入装置（インジェクタ），カラム，カラム恒温槽，検出器，記録計からなる．カラムより上流の流路には高圧がかかるため，すべて耐圧性に優れた専用の機器が必要になる．

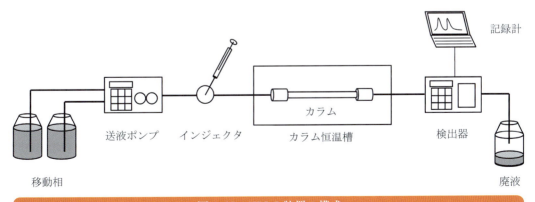

図4-22　HPLC装置の構成

4-4-2　送液ポンプ

　移動相組成を一定に保ったまま試料を溶出させることをアイソクラティック溶出法といい，基本的に送液ポンプは1台でよい．経時的に移動相組成を変化させるグラジエント溶出法（図4-23）の場合には，2～4台の送液ポンプのそれぞれの流速を，総流速が一定となるように調和させて用いる．あるいは移動相の混合比を経時的に調節して混合できるグラジエント装置を用いれば，1台のポンプでもグラジエント溶出が可能である．グラジエント溶出法は，例えば逆相分配モードにおいて，移動相の有機溶媒組成を経時的に増していき，保持の大きい成分を早く溶出させたい場合などに用いられる．また，移動相組成を段階的に変化させるステップワイズ溶出法もある．

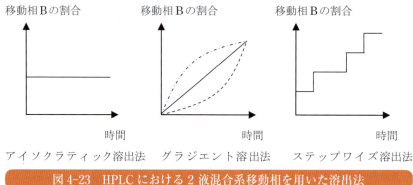

図4-23　HPLCにおける2液混合系移動相を用いた溶出法

4-4-3　カラム

　HPLCのカラムには，担体に固定相をもたせた充填剤をステンレスなどの管に充填したカラムが用いられる．このようなカラムを粒子充填型カラムという．図4-24に示すように，充填剤には表面多孔性充填剤（ペリキュラー型充填剤）と全多孔性充填剤（ポーラス型充填剤）に分けられる．表面多孔性充填剤は空隙のない球状内核の表面を多孔性担体で被覆したものであり，全多孔性充填剤は全体が多孔性担体で，球状粒子と破砕状粒子がある．一般に，表面多孔性粒子のほうが試料の拡散距離が短く平衡に達しやすいが，全多孔性充填剤のほうが試料負荷量が大きく，また，小さい粒子径が得られやすくカラムの分離効率がよいといった利点がある．現在ではシリカゲル，有機ポリマーの全多孔性充填剤がよく用いられている．しかし最近，迅速に平衡に達しやすい表面多孔性充填剤の長所を生かしつつ，従来のペリキュラー型充填剤より試料負荷量が大きく，粒子径が小さいため分離に優れた表面多孔性充填剤（コアシェル型充填剤）が開発され，利用が広がりつつある．

　一般に粒子径の小さいカラムを用いると，移動相の線速度の上昇に伴う理論段高さの増加が抑えられ，カラム効率が低下しにくいといわれている（Column：ファンデムタープロット）．充填剤粒子の形状を球形に整え，粒子径を3～5 μm にまで小さくし，粒子径のばらつきを減少させることによって，高性能なカラムが数多く開発されている．そのため，最近では粒子径を2 μm

にまで小さくした超高速液体クロマトグラフィーも利用されるようになってきている．しかし，粒子径を小さくすると移動相の送液に高い圧力をかけなければならない．高い送液圧力は，耐圧性の高い流路が必要になり，ポンプの寿命も短くなるという点でデメリットである．最近では粒子充填型カラムに代わって，高いカラム効率を低い送液圧力で得ることができるモノリスカラムも開発されている．

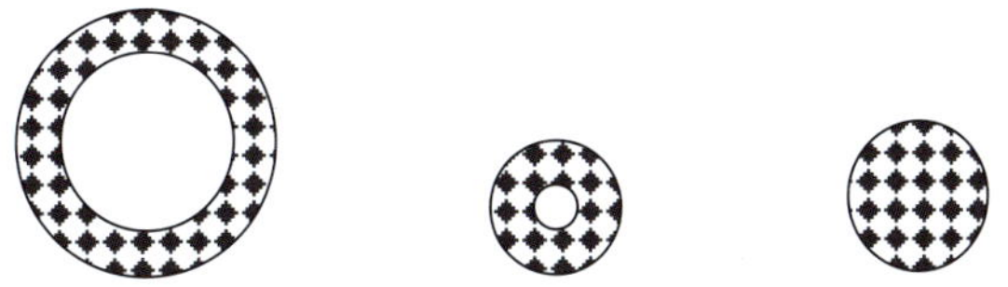

ペリキュラー型　　コアシェル型　　ポーラス型

図 4-24　表面多孔性充填剤(ペリキュラー型，コアシェル型)と全多孔性充填剤(ポーラス型)

COLUMN　ファンデムタープロット（van deemter plot）

カラム効率の指標となる理論段高さはさまざまな因子に影響され，条件を整えると低い理論段高さ（高いカラム効率）を得ることができる．理論段高さについて，充填剤の粒子径，移動相の線速度などとの関係を示すファンデムター（van deemter）の式が提唱されている．

$$H = Ad_p + \frac{B}{u} + Cd_p^2 u$$

H：理論段高さ，d_p：充填剤の粒子径，u：移動相の線速度

第1項は渦巻拡散と呼ばれる試料の拡散を表し，充填剤粒子の間隙を移動相が流れる際，流れる経路に多様性があるために試料が拡散し，その結果，カラム効率が低下する程度を示している．第2項はカラムの軸（カラム長さ）方向へ試料が拡散することによる，カラム効率の低下を示している．第3項は固定相と移動相の間の物質移動（mass transfer）に対する抵抗によるカラム効率の低下を示すものであり，粒子径に依存しやすい．この式に基づいて理論段高さを線速度に対してプロットすると図 4-25 のようになる．

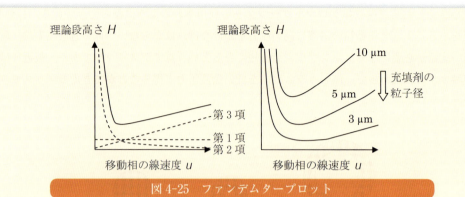

図 4-25　ファンデムタープロット

このファンデムタープロットから，粒子充填型カラムには最もカラム効率がよくなる至適流速があること，および，粒子径を小さくすることによって理論段高さが低くなるとともに，流速を大きくしても高いカラム効率が保たれることがわかる．

4-4-4　検出法

(1) 紫外可視吸光度検出法

　HPLCの検出法として，最も広く用いられている検出法であり，紫外可視光に吸収帯をもつ物質の検出に用いることができる．古くは測定波長固定型の検出器が用いられていたが，最近では測定波長可変型検出器や二波長同時測定可能型検出器が用いられることが多い．また，多波長測定可能なフォトダイオードアレイ検出器を用いると，吸収スペクトルを経時的に測定することができるので，吸光度と波長および溶出時間の3次元データを得ることができ，目的成分の推定や純度測定も可能になる．一般にグラジエント溶出法では移動相の組成が経時的に変化するため，紫外可視光のバックグラウンド吸収もそれに伴って変化し，クロマトグラムのベースラインがドリフトしやすい（傾きやすい）．可能な限り紫外可視光に吸収をもたない移動相組成に変更することで，ベースラインのドリフトを抑えることができる．

(2) 示差屈折率測定法

　試料を含む溶離液と対照となる溶離液の屈折率の差を測定する方法である．移動相中に試料成分が含まれると屈折率が変化するので，試料の種類によらず検出できる利点がある．反面，安定した屈折率を得るためには厳密な温度調節が求められ，濃度感度が高くないため希薄成分の検出には不向きである．また，移動相組成の変化が屈折率に大きく影響するので，一般にはグラジエント溶出法は使えない．示差屈折率測定法は紫外可視部の吸収が大きくない成分（糖や脂質など）の検出に用いられることが多い．

(3) 蛍光検出法

　紫外可視光に吸収帯をもつ物質のうち，蛍光を発する物質を選択的に，かつ高感度に測定でき

る．したがって，目的成分が微量であっても，蛍光誘導体化することによってその成分のみを感度よく検出できるようになる．励起波長と蛍光波長を自由に設定できる分光型蛍光検出器はさまざまなタイプの蛍光性物質を検出するのに優れ，使い勝手がよい．蛍光強度は励起光強度に依存するので，一般に強い光源を用いるほど高感度化できる．レーザー光を光源とするレーザー蛍光検出器を用いると，極めて微量な成分（10^{-15} mol のオーダー）でも検出できる．しかし，利用できる励起光波長がいくつかに限られる．

(4) 電気化学検出法

電気化学的検出器（electrochemical detector：ECD）には，ボルタンメトリー検出器やクーロメトリー検出器，電気伝導度検出器などがある．ボルタンメトリー検出器のことを指して電気化学的検出器と呼ぶこともある．ボルタンメトリー検出器では，移動相の流れを止めずに定電位で微量の電気分解を行い，流れる電流の大きさから溶離液中成分を測定する（したがって，実際にはアンペロメトリーを行っている）．クーロメトリー検出器は，移動相の流れを止めずに定電位で完全に電気分解を行い，要した電気量から溶離液中成分を絶対定量するものであり，ボルタンメトリー検出器よりも感度に優れる（ナノグラムオーダーの検出が可能）．電気伝導度検出器はイオン性成分の検出に向いており，イオンクロマトグラフィー（イオン交換クロマトグラフィーの1種で，高塩濃度の溶離液を脱塩するサプレッサーを用いたクロマトグラフィー）の検出に用いられる．

(5) 質量分析法

HPLC で効率よく分離された成分を，そのまま質量分析器に送り込んで質量分析する方法をLC/MS（エルシーエムエス）という．HPLC のピーク強度のみならず，目的成分の分子量情報も得られるので，成分の推定や選択的検出に威力を発揮する．最近では質量分析器にタンデム型質

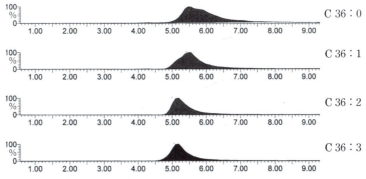

カラム：XTerra-C8（2.1ϕ×50 mm）
移動相：10 mmol/L ギ酸アンモニウム-メタノール混合液
流　速：0.3 mL/min
温　度：40℃
プリカーサーイオン：各々の対象脂質，プロダクトイオン：コリン断片（m/z＝181）

図4-26　LC/MS/MS によるラット血漿中ホスファチジルコリンの分析例

量分析計を用いた LC/MS/MS が主流になっている．このシステムではプリカーサーイオンとプロダクトイオンの組合せで検出できるため，目的成分のみを特異的に検出することができる．したがって，夾雑物質を多量に含む生体試料中の目的成分を測定する場合などに威力を発揮する（図 4-26）．HPLC のカラムから溶出した溶離液を質量分析するには，移動相成分をすべて除去する（脱溶媒する）とともに，目的成分をイオン化する必要がある．脱溶媒とイオン化を行う部分は HPLC と質量分析を連結する上で重要であり，インターフェイスといわれている．最もよく用いられているのは大気圧下で脱溶媒する，エレクトロスプレーイオン化（ESI）法と，大気圧化学イオン化（APCI）法である．移動相に含まれる成分に不揮発性物質が含まれていると，インターフェイス部に塩が析出して故障の原因となる．したがって，移動相の緩衝成分となる酸や塩基には，揮発性物質であるギ酸，酢酸，トリフルオロ酢酸，アンモニア，トリエチルアミンなどがよく用いられる．

(6) 円偏光二色性 (CD) 検出法

カラムから溶出した成分の円二色性，すなわち左右の円偏光の吸光度差を測定する検出方法である．光学活性物質のうち，旋光度に異常分散を示す物質が測定対象成分となり，例えばステロイド，アミノ酸，タンパク質，薬物などの分析に利用される．

ガスクロマトグラフ分析法

■ 4-5-1 はじめに

ガスクロマトグラフィーは不活性な気体を移動相（キャリアガス）として行うクロマトグラフィーである．移動相が気体であるため，試料は揮発性成分に限られてしまうが，移動相中の試料分子は気化しているので移動相−固定相間の移動（mass transfer）が速く，速やかに平衡に達するためシャープなピークが得られるメリットがある．

ガスクロマトグラフィーでは気相である移動相中に試料分子を導入する必要がある．したがって，揮発性の物質でなければ測定できない．もし試料が不揮発性物質の場合には，低沸点化させるための誘導体化（極性基に対するシリル化やアシル化，エステル化など）を行うと測定できる（図 4-27）．誘導体化はそのほかにも，試料の熱安定性を向上させたり，カラム基材への非特異的吸着（テーリングの原因）を抑制したりする目的でも実施される．ガスクロマトグラフィーは，分析時間が短い，分離が極めてよい，再現性に優れる，試料量が少なくてもよい，などの多くの長所をもっている．したがって，ステロイド，脂肪酸，各種生理活性物質，医薬品や農薬の分析など，多岐にわたって利用されている．

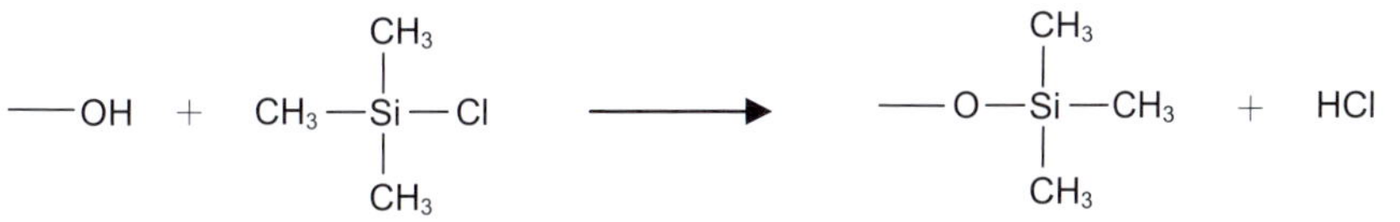

図 4-27 トリメチルクロルシランによるヒドロキシ基の誘導体化

■ 4-5-2 分離モード

ガスクロマトグラフィーは，分離モードが吸着であるものと，分配であるものに分けられる．気－固吸着クロマトグラフィーでは吸着材にシリカゲル，アルミナ，ゼオライトなどを用い，無機ガス（酸素，窒素，二酸化炭素など）やメタンなどの低沸点の有機溶媒の分析に使われる．気－液分配クロマトグラフィーでは，充填剤やフューズドシリカキャピラリーの内壁に有機化合物からなる薄膜をコーティングした固定相を用い，おもに有機化合物の分析に用いられる．

■ 4-5-3 装　置

ガスクロマトグラフィーの装置は，キャリアガス流量調節装置，試料気化室，カラム，カラム恒温槽，検出器，記録計からなる（図 4-28）．

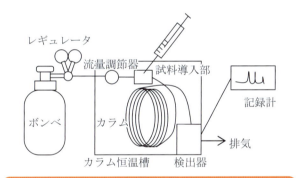

図 4-28　ガスクロマトグラフィーの装置の構成

1）キャリアガス

キャリアガスとしては窒素，ヘリウムが用いられることが多い．また，アルゴンや水素を用いることもある．高圧ボンベから流出したキャリアガスは流量調節装置で一定流速（充填カラムではおよそ 20～60 mL/min，キャピラリーカラムではおよそ 0.3～5 mL/min）に減速され，試料導入部を経てカラムに送られる．

2）試料導入装置

液体試料の場合にはマイクロシリンジで試料注入口から注入される．試料は最も高い成分の沸点より高温（およそ 50℃）に熱せられた気化器内で気体となり，キャリアガスと混合される．気体試料であれば気体専用のシリンジで注入する．

3）カラム

充填型カラムとしては，内径3～6 mm，長さ1～5 mのガラスまたはステンレス管に充填剤を充填したものが用いられる．吸着型の充填剤としては，シリカゲル，アルミナ，ゼオライトやポーラスポリマーがあり，水素，窒素，酸素，二酸化炭素，一酸化炭素，アンモニア，メタンや揮発性炭化水素の分析に用いられる．分配型の充填剤の担体としては，ケイソウ土がよく用いられる．この表面に，分枝飽和型炭化水素，ポリメチルシロキサン，ポリエチレングリコールなど，固定相となる液相がコーティングされる．その質量比はおよそ5～10%であることが多い．

キャピラリーカラムとしては，内径0.1～0.5 mm，長さ15～100 mmのフューズドシリカ管またはステンレス管が用いられる．この内壁に，固定相としてジメチルポリシロキサンやジフェニルジメチルポリシロキサン，ポリエチレングリコールなどがコーティングされる．

■ 4-5-4　検出器

ガスクロマトグラフィーの検出器には原理の異なる複数の検出器の中から目的にあったものを選択できる．

1）熱伝導度検出器

熱伝導度検出器は，カラムから溶出した試料を含むキャリアガスと，対象キャリアガスの熱伝導度の差を検出するものである．濃度感度は高くないが，無機物から有機物まで幅広い試料を検出できる利点をもつ．

2）水素炎イオン化検出器

水素炎イオン化検出器（図4-29）は，有機化合物を検出するための装置である（ただし，ホルムアルデヒド，ギ酸は検出できない）．有機化合物が水素炎で燃焼され，発生する炭素イオンを電極で感知し，電気信号に変換・増幅して記録する．

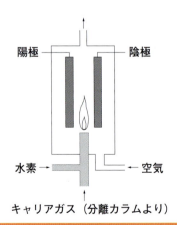

図4-29　水素炎イオン化検出器

3）電子捕獲検出器

電子捕獲検出器（図4-30）は，電子親和性の高い物質の検出に有利であり，主にポリ塩化ビフェニル（PCB）や有機ハロゲン化合物などの検出に用いられる．電子捕獲検出器では，まず

キャリアガスが β 線によってイオン化される．

$$N_2 + e^- \longrightarrow N_2^+ + 2e^-$$

ここに電圧をかけておくと，イオン電流が流れる．キャリアガスのみが流れている状態ではこの電流値は一定である．電子親和性の高い試料が検出器に入ると，発生した電子を捕獲し，電流値の減少が観測され，これをピークとして記録する．

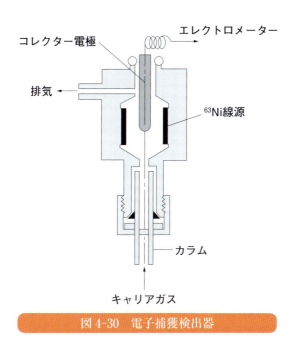

図 4-30 電子捕獲検出器

4）炎光光度検出器

炎光光度検出器は，含硫物質や含リン物質に対して特異的かつ高感度に検出できる検出器である．水素炎の中でこれらの物質を燃焼すると，イオウは 394 nm，リンは 526 nm の光を発するので，これを光電子増倍管で検出する．大気汚染の原因となるイオウ化合物や有機リン系農薬の分析に威力を発揮する．

5）アルカリ熱イオン化検出器

アルカリ熱イオン化検出器は，含窒素物質や含リン物質に対して特異的かつ高感度に検出できる検出器である．水素炎の中でこれらの物質を燃焼し，ケイ酸ルビジウム（または硫酸ルビジウム）と反応させると，イオンが発生するのでこれを電流として検出する．

6）質量分析計

ガスクロマトグラムと質量分析計を直接連結させた装置を GC/MS（ジーシーエムエス）という．GC/MS では，キャリアガスにはヘリウムが用いられる．質量分析器での検出は LC/MS の場合と同様に，プリカーサーイオンとプロダクトイオンの組み合わせで検出できるため，目的成分のみを特異的に検出することができる（図 4-31）．

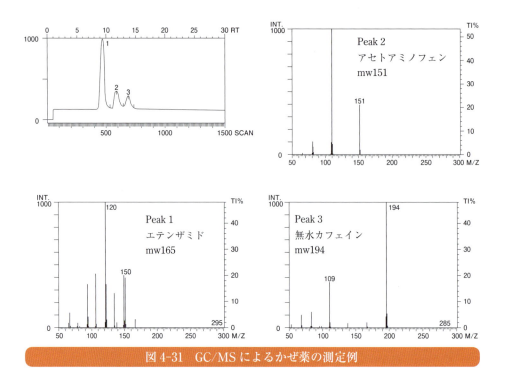

図 4-31　GC/MS によるかぜ薬の測定例

4-6　電気泳動分析法

4-6-1　はじめに

　イオン性物質を含む溶液に電圧を印加すると陽イオンは陰極側に，陰イオンは陽極側に移動する．これを電気泳動という．移動速度は原則的にはイオンの電荷と大きさの比に依存するので，電気泳動することによってさまざまなイオンを分離することができる．

(1) 電気泳動法の分類

　電気泳動は支持体電気泳動と無担体電気泳動に大きく分けられる（表 4-3）．支持体電気泳動はゾーン電気泳動とも呼ばれ，電気泳動緩衝液をしみこませたろ紙やセルロースアセテート膜，アガロースゲル，ポリアクリルアミドゲルなどの中で試料の電気泳動を行う．無担体電気泳動は支持体を用いずにガラス管の中で試料溶液を電気泳動するもので，ティセリウス（Tiselius）の移動界面電気泳動法などがある．ガラス管を用いる無担体電気泳動法では，一般に試料が拡散しやすいが，支持体を用いるゾーン電気泳動法では支持体によって試料の拡散が抑えられ，分離過程でも試料の「ゾーン」が保たれやすい．したがって，一般にはゾーン電気泳動法が用いられることが多い．最近では内径が 100 μm 以下のフューズドシリカキャピラリー（毛細管）を用いるキャピラリー電気泳動法や，石英やプラスチック製のチップに刻まれた溝の中で電気泳動を行う

チップ電気泳動（マイクロチップ電気泳動）法も行われている．

電気泳動の分離は，基本的には試料イオンの電荷と大きさの比に基づいているが，それ以外にも，支持体や共存する電気泳動緩衝液中成分との相互作用が分離を促す場合がある．電気泳動に追加される分離モードの違いにより，分子ふるい電気泳動，等電点電気泳動，アフィニティー電気泳動，等速電気泳動などに分けられる．

表 4-3　電気泳動の分類

支持体の有無による分類	無担体電気泳動
	支持体電気泳動（ゾーン電気泳動）
支持体の種類による分類	ゲル電気泳動
	セルロースアセテート膜電気泳動
	キャピラリー電気泳動
	チップ電気泳動
分離モードによる分類	分子ふるい電気泳動
	等電点電気泳動
	アフィニティー電気泳動
	等速電気泳動

(2) 原　理

電気泳動におけるイオン性物質の電気泳動速度は式 4.7 で表される．

$$u = \mu E = \mu \frac{V}{L} \tag{4.7}$$

E は電場（単位長さあたりの電位差，単位 $V\,m^{-1}$），L は電極間の距離，V は電位差（電圧）をそれぞれ表す．電気泳動速度は電場に依存し，電場あたりの電気泳動速度として電気泳動移動度 μ（単位 $m^2 V^{-1} s^{-1}$）が定義されている．電気泳動移動度がイオンによって異なるので，電気泳動により試料成分が分離される．電気泳動移動度は一般にイオンの電荷と大きさの比に依存する．イオンが球状であることを仮定するとき，電気泳動移動度は式 4.8 で表される．

$$\mu = \frac{Q}{6\pi \eta r} \tag{4.8}$$

Q は電荷，r は粒子の半径，η は溶媒（泳動緩衝液）の粘度を表す．つまり，電気泳動移動度は粒子の電荷に比例し，粒子の半径と溶媒の粘度に反比例する．

弱電解質はイオン形と分子形の比が pH に依存して変化する．イオン形は電荷をもち電気泳動するが，電荷をもたない分子形は電気泳動しない．したがって，弱電解質は解離平衡を保ちながら電気泳動され，分子形比率が増すとみかけの電気泳動移動度が減少する．

(3) 電気浸透流

支持体を用いる電気泳動では，支持体の表面に電気泳動緩衝液の電解質成分が電気二重層を形

成する．ここに電気泳動電圧を印加すると，電気二重層の拡散相が電気泳動されることにより，泳動緩衝液全体の流れを引き起こす（図4-32）．すなわち，送液ポンプなどを用いていないにもかかわらず，泳動緩衝液全体が流れることになる．これを電気浸透流という．したがって試料は，電気泳動速度（これを真の電気泳動速度という）と電気浸透流速のベクトル和であるみかけの電気泳動速度で移動する．

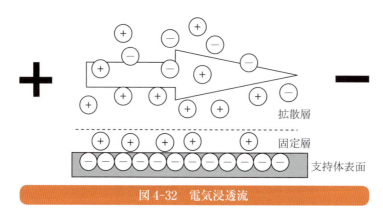

図4-32　電気浸透流

4-6-2　電気泳動法

(1) ゲル電気泳動法

　ゲル電気泳動はゲルの両端に電圧を印加し，ゲルにつくられたくぼみ（サンプルウェル）にアプライした試料を分離する方法である（図4-33）．ゲル電気泳動では分子ふるい効果によって核酸やタンパク質などの高分子が分離される．例えば，平板アガロースゲルの一点に設けたくぼみに分子量の異なるDNAを含む試料溶液を添加し，両端に電圧を印加すると，DNAはゲルの網目構造の中をすり抜けて電気泳動するが，分子量が大きいDNAほどゲルから大きな抵抗を受けるので移動度が小さくなる．したがって，分子量が小さいDNAほど遠くに移動し，分子量が大きいDNAほど移動しにくい（図4-34）．分離後には核酸を染色する試薬（臭化エチジウムなど）を用いてゲル上で分離されたDNAのスポットを可視化する．核酸の分析にはアガロースゲルとポリアクリルアミドゲルが利用されるが，タンパク質を分析するときには網目の粗いアガロースよりも，細かい網目を形成できるポリアクリルアミドゲル（図4-35）が用いられる（表4-4）．ドデシル硫酸ナトリウム（SDS）を用いてタンパク質を吸着変性させておくと，タンパク質の立体構造が壊されて分子量の違いに基づいて分離されやすくなる．この方法はSDS-PAGE（sodium dodecyl sulfate-polyacrylamide gel electrophoresis）と呼ばれている．分析する試料の分子量にあわせてゲルの濃度を変更し，網目の粗さを調節する．分離後に，タンパク質を染色する試薬（クーマジーブリリアントブルーなど）を用いてバンドを可視化する．試料タンパク質の同定を行う場合には，分離後のポリアクリルアミドゲル上のスポットを，それらの位置を保ったままニトロセルロース膜に電気的に移動させ（転写という），どのスポットに目的タンパク質が存在するのかを，標識した特異的抗体を用いて同定する．

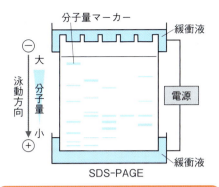

図 4-33　ゲル電気泳動の装置

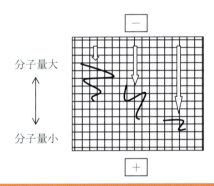

図 4-34　ゲル電気泳動の分離モード

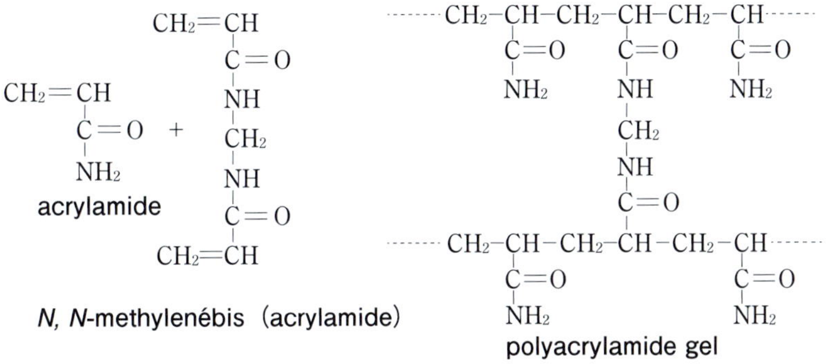

acrylamide + N,N-methylenébis (acrylamide) → polyacrylamide gel

図 4-35　ポリアクリルアミドゲルの構造

表 4-4　ゲル電気泳動で用いられるゲルの濃度

分子サイズ	ポリアクリルアミド濃度	アガロース濃度
二本鎖 DNA		
20～500 bp	5～8%	
500～5000 bp	3.5%	1～2%
2000～50000 bp	0.3～1%	<1%
タンパク質		
mw<10 kDa	10～15%	
10 kDa<mw<50 kDa	7～7.5%	
mw>50 kDa	5～7%	

(2) セルロースアセテート膜電気泳動

　セルロースアセテート膜電気泳動は，臨床において血清タンパク質の分画によく用いられる．古くはろ紙電気泳動法が採用されていたが，現在では試料タンパク質の支持体への吸着がより少ないセルロースアセテート膜が使用される（アガロースゲルが用いられることもある）．セルロースアセテート膜電気泳動では，あらかじめ pH 8.6 の電気泳動緩衝液に浸しておいた膜の一点に，試料血清を塗布する．セルロースアセテート膜による試料の分子ふるい効果は少なく，電圧を印加すると試料は電気泳動的に分離される．タンパク質は酸性解離基と塩基性解離基をもち，それらの数がタンパク質によって異なるため，正味の電荷も異なる．また，分子量も異なるので，それぞれの電気泳動移動度に従って電気泳動される．分離が完了するとバンドの染色を行い，デンシトメータで染色の程度を読み取り，図式化（図 4-36）する．陽極側からアルブミン，α_1, α_2, β, γ の順にバンドが検出されるが，この分布が健常時と異なる場合には血清タンパク質の異常が示唆される．

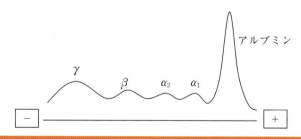

図 4-36　セルロースアセテート膜電気泳動による血清タンパク質の分画

(3) 等電点電気泳動

　タンパク質などの両性電解質は，正負それぞれの解離基の電離度が pH 環境に影響され，タンパク質全体としての正味の電荷がゼロになる等電点をもつ．等電点を与える pH（すなわち pI）はタンパク質の種類によって異なる．等電点電気泳動では，さまざまな種類のキャリアアンフォ

ライトを固定化して，pH勾配が形成されたゲルを用いる．このゲルの一点にタンパク質の混合試料を添加し，陽極液にゲルのpH勾配より低いpHの酸性緩衝液を，陰極液にゲルのpH勾配より高いpHの塩基性緩衝液をそれぞれ用い，電圧を印加する．すると，個々のタンパク質は自身のpI値に相当するゲル上の位置に向かって電気泳動する．pI値に相当する位置までくると，タンパク質は正味の電荷をもっていないので電気泳動せず，その位置にとどまる．このようにしてすべてのタンパク質をそれぞれ固有の等電点の位置に収束させて分離させることができる（図4-37）．分離の程度はキャリアアンフォライトによって形成されるpH勾配に依存し，現在さまざまなpH範囲の等電点電気泳動ゲルが市販されている．最近では等電点電気泳動に続いてSDS-PAGEを行う二次元電気泳動（図4-38）が，生体試料中タンパク質の網羅的分析手法（プロテオミクス）としてよく用いられる．

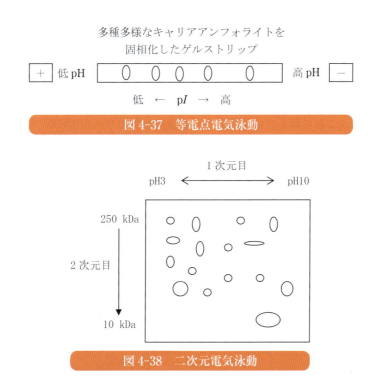

図4-37　等電点電気泳動

図4-38　二次元電気泳動

4-6-3　キャピラリー電気泳動法

キャピラリー電気泳動法では，電気泳動緩衝液を満たした内径100 μm以下の中空フューズドシリカキャピラリー（毛細管）内で電気泳動を行う．図4-39にキャピラリー電気泳動装置の模式図を示す．キャピラリー内に満たされるのは支持体のない溶液であることが多いが，管の内径が極めて小さいため拡散が生じにくくなっており，この点ではキャピラリー自体を支持体とみなすことができる．キャピラリー電気泳動は非常に分離がよい，分析時間が短い，生体物質など水溶性成分の分析に用いやすいなどの利点がある．したがって，核酸，タンパク質，糖質などの生体高分子をはじめ，医薬品，農薬，食品添加物，無機イオンなどの分析によく用いられる．

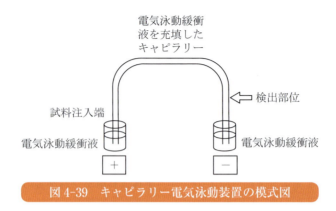

図 4-39　キャピラリー電気泳動装置の模式図

(1) 装　置

1) キャピラリー

　キャピラリーには内径 100 μm 以下，外径 150〜400 μm フューズドシリカキャピラリーが用いられることが多い．キャピラリーを折れにくくするために，外壁にはポリイミドのコーティングが施されている．これに対して内壁はシリカが露出しており，表面にシラノール基が存在する．フューズドシリカのシラノール基の量はガラスよりも少ないが，少量存在するシラノール基が解離することによって内壁表面が負電荷を帯びている．この表面負電荷に対して電気泳動緩衝液中の陽イオン成分が電気二重層を形成するため，キャピラリー電気泳動では通常，陽極から陰極に向かって電気浸透流が発生する．キャピラリー電気泳動での電気浸透流は栓流（図 4-40）であり，試料のキャピラリー長さ方向への拡散が起こりにくい（これに対し，HPLC などで行われているポンプによる送液では層流となり，拡散が生じやすい）．また，キャピラリー電気泳動では一般に充填材を用いないため，流路の多様性による拡散や，物質移動による拡散が生じにくい（Column：ファンデムタープロット）．したがって，キャピラリー電気泳動では数十万〜百万段の高い理論段数が得られる．

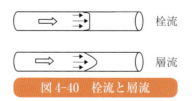

図 4-40　栓流と層流

2) 電源

　電気泳動電圧の印加には直流高圧電源が用いられる．キャピラリー電気泳動ではキャピラリー内径が極めて小さいため電気的抵抗が大きく，高電圧を印加しても電流がわずかしか流れない．一般に，電気泳動における高電圧の印加は電流値の増加をもたらし，ジュール熱を発生させる．ジュール熱は電気泳動緩衝液に熱対流を生じさせ，これは試料を拡散させる要因となる．したがって，キャピラリー電気泳動ではゲル電気泳動などよりも高い電圧（数〜30 kV）を印加する

ことができ，これによって高速分離が達成される．

3）試料注入

キャピラリー内部に試料溶液を注入する方法には，落差法，吸引注入法，加圧注入法，電気的注入法等がある．落差法はキャピラリー両端の液だめの液面の高さに差を設け，サイフォンの原理で試料溶液を直接キャピラリー内に導入する方法である．吸引注入法はキャピラリーの片端を試料溶液に浸け吸引ポンプで引くことによって，加圧注入法は試料溶液を加圧して，それぞれ試料溶液をキャピラリーに注入する．電気的注入法では，試料溶液に電圧を印加して電気泳動的に試料を導入する．したがって，電気浸透流を抑制した状態であれば，電気的注入法では試料溶液中のイオン性成分のみをキャピラリーに導入できる．

4）検出法

キャピラリー電気泳動は試料量が微量であるため，HPLCと比べて検出感度が劣る．多くの場合には紫外可視吸光度法を用いられるが，そのためにフューズドシリカキャピラリーの検出部位だけポリイミドのコーティングを剥がして用いる．高感度検出が求められる場合にはレーザー光源を用いた蛍光検出器を用いることもある．また最近では，オンラインで質量分析機と接続したCE/MSが用いられることもある．

(2) キャピラリー電気泳動法の分類

表4-5にキャピラリー電気泳動の分類を示す．ここでは最もよく用いられるキャピラリーゾーン電気泳動法，キャピラリーゲル電気泳動，動電クロマトグラフィーについて述べる．

表4-5　キャピラリー電気泳動の分類

キャピラリー内部に支持体や固定相を導入しない	キャピラリーゾーン電気泳動法
	アフィニティーキャピラリー電気泳動
	キャピラリー等電点フォーカシング
キャピラリー内部に支持体や固定相を導入する	キャピラリーゲル電気泳動
	動電クロマトグラフィー
	キャピラリー電気クロマトグラフィー

1）キャピラリーゾーン電気泳動

キャピラリーゾーン電気泳動（図4-41）では，まずフューズドシリカキャピラリーに電気泳動緩衝液を満たす．次に試料溶液をキャピラリーに注入した後，キャピラリーの検出末端をアースに接続し，試料注入端に正の高電圧を印加する．シリカ表面のシラノールの酸解離定数はおよそ 10^{-4} mol/L であるので，pH 3以上の緩衝液を用いると電気浸透流が発生する（図4-32）．電気浸透流速はシラノール基の解離の程度に依存するので，一般には高pHの電気泳動緩衝液を用いるほど速度が増す．電気浸透流のために，試料溶液中に存在する電荷をもたない中性成分も，電気浸透流にのってキャピラリー内を移動する．イオン性成分はこれに電気泳動速度が加わって移動するが，その大きさがイオンの種類によって異なるので，各成分が分離される．このとき，陽

イオン（塩基性成分）が最も早く検出され，続いて中性成分，陰イオン（酸性成分）の順に検出される．一般に陰イオンの電気泳動速度より電気浸透流速のほうが速いことが多く，そのため陰イオンも検出部まで到達する．キャピラリー内壁を陽イオン性成分でコーティングすると，電気浸透流の向きを逆転させることもできる．

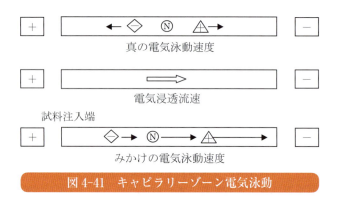

図 4-41　キャピラリーゾーン電気泳動

2）キャピラリーゲル電気泳動

キャピラリーゲル電気泳動（図 4-42）は，キャピラリー中にポリアクリルアミドゲルやアガロースゲル，または線状ポリアクリルアミドや高分子多糖類などの水溶液をキャピラリー内に充填して電気泳動を行うものである．試料の分離に分子ふるい効果を期待した方法であり，核酸やタンパク質などの高分子の分離に利用される．このことは通常のゲル電気泳動と同じであり，分子量の小さい分子ほど早く検出部に到達する．しかし前述のとおり，キャピラリー電気泳動では一般に試料が拡散しにくいため，極めて分離に優れる．したがって，平板ゲルによる電気泳動よりもはるかに高い分離が短時間で得られる．キャピラリー内に電気浸透流が発生すると充填したゲルがキャピラリーから追い出されてしまうので，親水性の中性ポリマーなどでキャピラリー内壁のシラノールを被覆してから分析を行う．DNA の塩基配列を分析する DNA シークエンサーは，キャピラリーゲル電気泳動を何百本ものキャピラリーで同時に行うことができ，ゲノム解析に必須の装置である（4-6-4：DNA シークエンサーへの応用）．

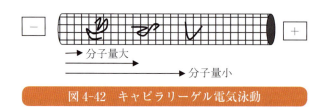

図 4-42　キャピラリーゲル電気泳動

3）動電クロマトグラフィー

動電クロマトグラフィー（図 4-43）は，電気泳動でありながら疑似固定相との親和性の違いに基づく分離モードを兼ね備えている．この方法では，まずキャピラリーに疑似固定相となる界

面活性剤ミセルやリポソームを含む緩衝液を充填する．次に試料溶液をキャピラリー内に注入して，電気泳動を開始する．試料分子は疑似固定相であるミセルやリポソームに結合（分配），解離を繰返しながらキャピラリー内を電気泳動する．このとき，試料は電気泳動と電気浸透流によってキャピラリー内を移動しているが，疑似固定相との親和性が大きい分子ほどミセルに保持される時間が長くなる．ミセルに保持されている間は，試料はミセルの電気泳動速度で移動することになる．つまり，試料は電気泳動と分配の両方の分離モードによって試料が分離される．一般に電気泳動では中性成分の分離は不可能であるが，動電クロマトグラフィーに限っては疑似固定相との親和性が異なる中性成分どうしを分離できる特徴をもつ．

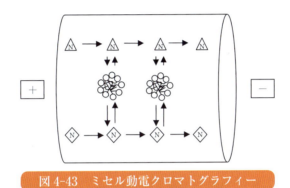

図 4-43　ミセル動電クロマトグラフィー

中性分子はすべて泳動緩衝液中では電気浸透流速で移動する．一方，ミセルに可溶化されるとミセルのみかけの移動速度で移動する．ミセル動電クロマトグラフィーではミセルへの分配係数の違いにより異なる中性分子を分離できる．

4-6-4　DNA シークエンサーへの応用

キャピラリーゲル電気泳動法は分子サイズの違いに基づいて試料を分離する方法である（分子ふるい効果）．これは，DNA 鎖長における 1 塩基分の違いをも識別できるほど分離性能がよい．したがって，キャピラリーゲル電気泳動法は DNA の塩基配列を決定するためのキャピラリー電気泳動装置（DNA シークエンサー）に用いられている．その測定原理は次のとおりである．

1）蛍光標識ジデオキシリボヌクレオチド（ddNTP）を用いた DNA 断片の複製

　PCR 法により DNA を複製する際，通常はデオキシリボヌクレオチド（dNTP）が DNA 鎖に 1 分子ずつ結合し，伸長していく．このとき，dNTP の 3′-OH 基と次の dNTP がリン酸エステルを形成する．一方，dNTP に代わって ddNTP を用いると，ddNTP は 3′-OH 基を欠くため次の ddNTP が結合できず，以降の伸長が停止する．したがって，塩基配列を調べたい DNA を PCR 法で増幅させるときに，dNTP に ddNTP を混ぜ込んでおくと，DNA 鎖に ddNTP が結合するタイミングによっていろいろな長さの複製断片ができる．4 種の ddNTP（A, G, C, T）にあらかじめ異なる蛍光標識化合物を結合させておくと，蛍光測定により得られた複製断片の末端塩基を知

ることができる（図 4-44）．

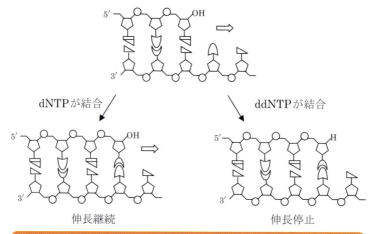

図 4-44　ddNTP の結合による DNA の伸長停止

2）キャピラリーゲル電気泳動法で分離

1）で得られたさまざまな長さの DNA 断片をキャピラリーゲル電気泳動法で分析する．その際，鎖長の小さいものほど泳動速度が速く，鎖長の大きいものほど泳動速度が遅い．DNA シークエンサーに採用されているレーザー誘起蛍光検出法では，末端の蛍光色素の発する蛍光波長の違いを検出でき，個々の DNA 断片の末端塩基が A, G, C, T のどれであるかを知ることができる．同定された末端の塩基を電気泳動速度の速い順に並べると，もとの塩基配列を知ることができる（図 4-45）．

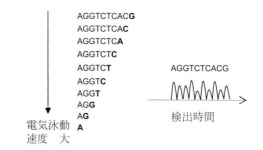

図 4-45　電気泳動速度からの塩基配列の推定

DNA シークエンサーは 386 本のキャピラリーを用いているため，386 個もの試料を同時に分析できる．1 本のキャピラリーによる 1 回の分析で 500 bp ほど DNA 断片の配列が同定でき，その所要時間はおよそ 2 時間半である．したがって，1 日に解読できる塩基対はおよそ 180 万塩基対に及ぶ．この処理速度ならば，31 億塩基対（ヒトのゲノムサイズ）を解読するのに要する時間は 5 年程度である．ヒトゲノムの完全解読が短期間で完了したことには，分析技術の向上が大きく貢献している．

Chapter 5 第5章 質量分析法

 序論

　質量分析法は，原子や分子の質量を測定する手法である．原子・分子をイオン化し，質量電荷比（m/z）に応じて，各イオンを分離した後，それぞれのイオン量を測定する方法である．特に，有機化学の基礎分野における化合物の分子量の測定を目的に普及してきた．その後発展を続け，現在は多種のイオン化法の開発およびデータベースの充実に伴い，生化学など自然科学のほとんどの分野に専門機器として普及してきている．さらに質量分析法は，生体分子配列などの解析に使われ，さらには単一の細胞や惑星探査の研究の一翼も担っている．未知試料の構造決定，環境試料や科学捜査分析，薬剤，香料，合成高分子などの品質管理などでは質量分析法が主役を演じる．一方，質量分析法においては，用語に関して微妙な問題を抱えていたことも事実であり，用語の統一が図られた．現在使われている用語は，以下の3つの権威ある刊行物に準拠している．1つ目は，アメリカ質量分析学会（ASMS）が監修したPrice編集の文献．2つ目は，国際純正・応用化学連合（IUPAC：International Union of Pure and Applied Chemistry）から公的に推薦されたTodd編集の文献，3つ目は，これまで使われてきた用語，特に矛盾する用語間の統一を図ったSparkman編集の文献であり，これらの3つの文献では，質量分析関連用語は95％以上で一致しており，これらを中心に統一するような整備が進んだ．

 質量分析装置

5-2-1　はじめに

　試料が質量分析装置でどのように分析されてデータとなっていくのかを簡単に示す．図5-1に質量分析計の模式図を簡単に5つのブロックで示したが，それぞれのブロックには種類がいくつかあり，これらが複雑に組み合わされ，測定の目的に合わせて1つの装置となっている．各ブロックはイオン化法の違いによって，すべてが高真空中に設置されている場合と，イオン化部は大気中にあって質量分離部と検出部が真空中に設置されている場合とがある．試料導入部からイオン化部に入った試料はそれぞれのイオン化法によりイオン化され，質量分離部，つまり分析管に向かって電気的に加速され飛びだす．分析管には装置を高真空にするための油拡散ポンプ（DP）やターボ分子ポンプ（TMP）があり，さらに大気との間にロータリー真空ポンプ（RP）

が働いている．装置の真空度は約 10^{-7} Torr で，テレビなどに使用されているブラウン管の真空度と同じである．この真空度はイオン化部から加速されたイオンが分析管で分離されて検出部まで安定に到達するのに必須の条件である．

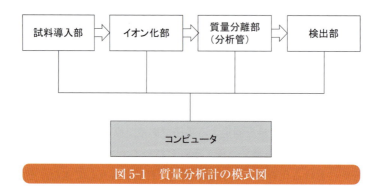

図 5-1　質量分析計の模式図

5-2-2　イオン化法

　質量分析では，化合物のイオン化した粒子を生成させる必要がある．一般に，気化しやすい化合物はイオン化されやすい．一方，極性官能基を有するペプチド，糖などの化合物や金属錯体は，揮発しにくく熱に対して不安定であるので，通常イオン化しにくい．しかし最近，これらの高い極性物質に対して優れたイオン化法も開発されている．高い極性化合物が分解されないで，分子イオンまたは擬分子イオンにイオン化させることをソフトイオン化という．各種イオン化の開発の歴史を表 5-1 に示し，詳細を以下に述べる．

表 5-1　各種イオン化法とその開発年ならびに略称

開発年	イオン化法	略称
1921	電子イオン化	EI
1963	レーザー脱離イオン化	LDI
1965	化学イオン化	CI
1973	大気圧イオン化	API
1974	プラズマ脱離イオン化	PDI
1980	サーモスプレーイオン化	TSPI
1981	高速原子衝撃イオン化	FAB
1988	エレクトロスプレーイオン化	ESI
1988	マトリックス支援レーザー脱離イオン化	MALDI

(1) 電子イオン化 (EI)

　イオン源に設置しているフィラメントから放出される熱電子を，気化した試料に衝突させてイオン化を行う方法を電子イオン化（EI：electron impact ionization）という（図 5-2）．最も普及

しているイオン化法で，分子から1個の電子を放出したラジカル陽イオン$M^{\cdot+}$が生成しやすい．衝撃に用いる熱電子のエネルギーは，イオン化電圧を変化させて調節する．通常，50〜100 eVの電圧でイオン化する．気体試料は，試料容器から一定容積のガス溜めに貯えた後，一定流速でイオン源に導かれる．気化しにくい液体や固体は，揮発性溶媒に溶かして，試料棒の先端の部分に試料を付着させ，直接イオン源に導入する．この場合，イオン源内のサンプルヒーターまたはチャンバーヒーターで加熱する場合が多い．

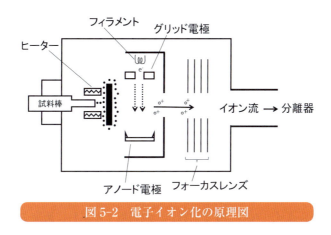

図5-2　電子イオン化の原理図

(2) 化学イオン化 (CI)

試薬ガス（反応ガスともいう）によってイオン化室の圧力を0.2〜1 Torr前後にし，試料とともに電子衝撃すると，試薬ガスがまずイオン化されて一次イオンを生成し，ついでこの一次イオンと試薬ガス分子との間で反応を起こして，試薬ガス由来のいろいろな二次イオンが生成する．このうち生成量の多い二次イオンが反応イオンとなり，試料分子と反応してイオンを生成する．ここで生成したイオンは，すべて偶数個の電子からなっているので，EIにおける奇数電子の$M^{\cdot+}$と異なり一般に安定である．このイオン化を化学イオン化（CI：chemical ionization）という．CIは大気圧下でも可能であり，大気圧化学イオン化（APCI：atmospheric pressure chemical ionization）とも呼ばれる．分子量は試薬ガスに固有の反応イオンが付加したイオンを指標にして測定できる．またフラグメントイオンはEIよりもかなり少なくなる（図5-3）．試薬ガスとしては，メタン，イソブタン，アンモニア，モノメチルアミン，ジメチルアミン，トリメチルアミン，テトラメチルシラン，水，メタノールなどがある．

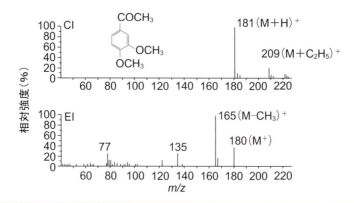

図 5-3　3,4-ジメトキシアセトフェノンの EI および CI マススペクトル

(3) 二次イオン化(SI)と高速原子衝撃イオン化(FAB)

　二次イオン化（SI：secondary ionization）では Ar^+, Xe^+, CS^+ などの重原子イオン（一次イオン）で分析対象の金属や半導体表面を衝撃し，表面から発生する二次的なイオンを質量分析して表面分析に利用する．SI では高エネルギーの重原子イオンを一次イオンとして試料に衝突させるが，この一次イオンをさらに中性の重原子と衝突させて得られる高エネルギーの中性重原子粒子（Ar, Xe など）の高速ビームを，SI と同様に，金属板上の試料に衝突させてソフトイオン化する方法を高速原子衝撃イオン化（FAB：fast atom bombardment）法（図 5-4）という．これによって ［M＋H］$^+$，［M－H］$^-$ などの擬分子イオンが生成する．FAB では，グリセロール，チオグリセロール，ニトロベンジルアルコールなどのマトリックス溶媒を用いることが必須であり，その溶媒を除くと，擬分子イオンは生成しない．しかし，バックグラウンドピークとして，マトリックス溶媒（表 5-2）のクラスターイオンも検出されるので，試料のピークと区別する必要がある．図 5-5 にマトリックス溶媒である 3-ニトロベンジルアルコールの FAB マススペクトルを示す．

　このイオン化は，イオン化の過程が瞬間的でなく数分から数十分間持続するため，難揮発性で熱不安定な極性物質に対して再現性のよいマススペクトルを与える．

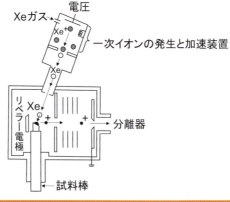

図 5-4　高速原子衝撃イオン化法の原理図

表 5-2 FAB法で使用される主なマトリックスとその特徴

種類	分子量	性質	主に検出されるマトリックスの m/z 値 (＋)：正イオンモード測定 (－)：負イオンモード測定	測定に適した試料
グリセロール	92	水溶性の試料とよく混和する．試料にプロトンを与えやすくプロトン化分子を生成させる．	(＋)：45, 57, 75$[M+H-H_2O]^+$, 93$[M+H]^+$, 115$[M+Na]^+$, 185$[2M+H]^+$, 207$[2M+Na]^+$, 277$[3M+H]^+$ (－)：91$[M-H]^-$, 183$[2M-H]^-$, 275$[3M-H]^-$	塩基性化合物 中性化合物
3-ニトロベンジルアルコール	153	試料にプロトンを与え，プロトン化分子を生成させる．また，試料から電子を引き抜きやすく，試料のラジカルイオンも生成させやすい．	(＋)：136$[M+H-H_2O]^+$, 154$[M+H]^+$, 289$[2M+H-H_2O]^+$ (－)：152$[M-H]^-$, 153 M^-, 305$[2M-H]^-$	塩基性化合物 難水溶性化合物
ジエタノールアミン	105	主に負イオンモードで用いられる．試料からプロトンを引き抜きやすく，脱プロトン化分子を生成させる．	(－)：104$[M-H]^-$	酸性化合物

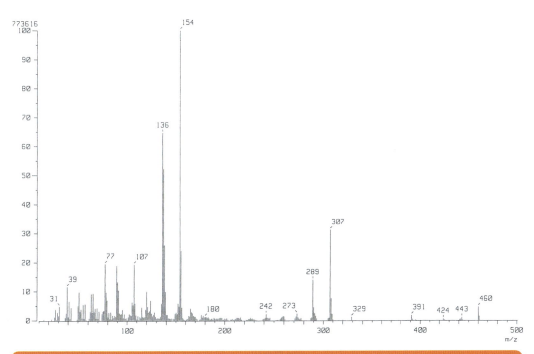

図 5-5　3-ニトロベンジルアルコールのFABマススペクトル

(4) マトリックス支援レーザー脱離イオン化(MALDI)

金属板上のくぼみに固体試料を置き，それにパルス幅およびビーム径を絞ったレーザー光を照射してイオン化させる方法を，レーザー脱離イオン化（LDI：laser desorption ionization）と呼ぶ．LDIにおける分子イオンの脱離は，レーザー照射を直接受けた部分（試料の熱分解も起こる）と隣接部位との間の極端な温度差に基づく衝撃によるものと考えられている．レーザー光を吸収し，かつプロトンドナーとなりうる物質（マトリックス）と試料の混合物をイオン化させることをマトリックス支援レーザー脱離イオン化（MALDI：matrix assisted laser desorption ionization）（図5-6）と呼び，数百程度の分子量の試料からタンパク質など数十万の分子量の高分子に対して高いイオン化効率が得られる．MALDIによって生成するイオン種はFABイオン化と類似している．MALDIに用いられるレーザーとしては，N_2，CO_2，Nd^-，YAG，Arイオンレーザーなどがある．

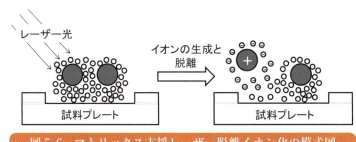

図5-6 マトリックス支援レーザー脱離イオン化の模式図

(5) エレクトロスプレーイオン化(ESI：electrospray ionization)

いままでのイオン化法は，揮発性の分子が主であり，有機物の20～30％のみが対象となるが，80％以上の有機物は難揮発性である．それらは，溶液として存在する多くの極性・非極性分子を対象とする液体クロマトグラフィー（LC）の対象でもある．LCと質量分析法のカップリング（LC-MS）は長い間の夢であったが，LCから溶離してくる成分を含む溶離液をスプレーとして霧化し，そのスプレー溶液と質量分析器の真空チャンバー内導入部との間に高電圧を印加しておくと，霧化した溶液は液滴となる際，数多くの電荷を背負って真空中に導入される（図5-7）．真空中において溶媒分子が揮発すると液滴は小さくなり，その上に電荷のみが残り，その電荷の反発で，さらにちぎれるように小さな粒になる．これを繰り返すと，溶液中の分子はそのイオンを背負って，真空中で溶媒分子となることを発見した．その電荷は，ペプチドやタンパク質のよ

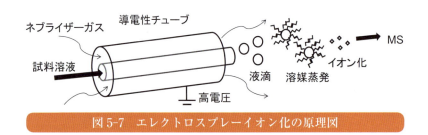

図5-7 エレクトロスプレーイオン化の原理図

うな大きな分子では，多くの極性基に依存して多価のイオンとなり，分子がフラグメント化もせず，会合体でもそのままイオン化する場合が多く，ソフトなイオン化であるのが特徴である．試料分子1分子に数個の電荷が存在するケースも多い（多価分子）．多価イオンとなると，その質量分析器の中での振舞いでは質量電荷比 m/z が小さくなり，あたかも低分子のような振舞いになり，従来の質量分析器でも解析可能な対象となる．ただし，その価数は，ある価数を中心に分布し，1つの分子に対し多くのピークを与える．そのため導入試料分子の純度が高いことが望ましく，分離法を用いないときには混合試料が多数のピークの原因となり，解析が非常に難しくなる．

(6) フィールドイオン化およびフィールドデソープション

タングステン線にカーボンまたはシリコンのウイスカ（針状の微結晶）を生成させたエミッター（emitter）に高電場（8～12 kV）をかけておき，この付近に気化した試料を導入すると，いわゆる"トンネル効果"によって試料分子の外殻電子が1個引き抜かれて容易にイオン化される．このイオン化をフィールドイオン化（FI：field ionization）という．FIでは，EIよりも過剰のエネルギーの授受が少なく，フラグメントイオンの少ないマススペクトルが得られる．エミッターに固体試料を溶かした溶液（溶媒は水，メタノール，アセトンなど）をつけ，溶媒を除去したのち，FIと同程度の高電場をかけ，そのままあるいは場合によりエミッターを加熱すると，エミッター上の固体分子は直接イオン化され，エミッターから放出（脱離）される．このイオン化をフィールドデソープション（FD：field desorption）イオン化といい，糖やペプチドなどの熱に不安定な高極性有機化合物がイオン化される．しかし，FDでは試料のイオン化および脱離の過程が瞬間的であり，得られるスペクトルの再現性が比較的乏しい．また，使用するエミッターの耐久性が低く，試料の付着操作も面倒である．

5-2-3 質量分離法

イオン化した試料は質量分離部で分けられる．イオン化方式は同じ装置である程度切り替えられるが，質量分離法は装置ごとに決まっている．つまり，イオンの分離方式は，質量分析計の性能そのものといっても過言ではない．質量分析では，どれくらい2つの質量を区別できるかを分解能（R）で表し，

$$R = \frac{m}{\Delta m}$$

で定義される．このとき，Δm は分離された2つのピークの質量差，m はピークが発生したところのみかけの質量数である．また，スペクトルのピーク区別の程度として，質量 m と m+Δm の2本のピークが10％谷間（10% valley）で分離されていることが一般的である（図5-8）．

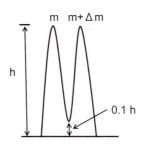

図 5-8　分解能の表し方 10%谷間による定義

　質量分離の装置として最も普及しているのは，四重極型（Q：quadrupole）である（図 5-9）．平衡に配置された 4 本の電極間に直流電圧と高周波電圧を重ね合わせてかけると，この中に入ったイオンは特定の質量電荷比（m/z）のもののみが安定に振動して四重極を通過する．このとき電圧を変化させて質量分離する．この装置は，分解能が 1,500 程度と低いが，安価・小型・ダイナミックレンジが広いことが特徴である．

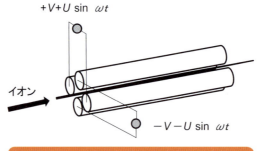

図 5-9　四重極型質量分離法の概念図

　一方，高感度の質量分離法は，イオントラップ型（図 5-10）である．四重極を環状にした構造のものと直線型のものがある．電極間に高周波電圧がかけられ，その中ではイオンが安定に振動しトラップされる．低い電圧から徐々に高くしていくと m/z の小さいものから順にイオントラップの外へ出てくるので質量スペクトルが描ける．イオントラップ型はフラグメントイオンをさらに壊して分析することが特徴であるが，ダイナミックレンジが狭く，定性分析に強みがある分離方式である．

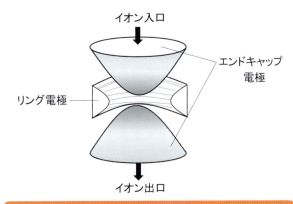

図 5-10　イオントラップ型質量分離法の概念図

　磁場型（図 5-11）は質量分析の初期から使われている分離方式である．磁場の中をイオンが飛行すると，電流が流れたときと同様の力が働く（フレミング左手の法則）．質量の小さなイオンほど大きく進路が曲げられることを利用して，質量分離を行う．電場の分離と組み合わせた二重収束質量分析計では，特に高分解能測定（10,000 以上）が可能であるが，電磁石を用いてつくることのできる磁束密度には限界があるため，測定できる質量範囲には限りがある．

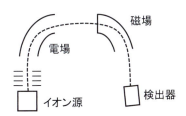

図 5-11　二重収束磁場型質量分離法の概念図

　トフマスとも呼ばれている飛行時間（TOF：time of flight）型（図 5-12）は，イオンを同じ電圧で加速して飛ばすと，軽いイオンほど速く，重いイオンほど遅く飛ぶ．この飛行時間の違いによって質量分離する方法である．この質量分離法の特徴は，多くの質量分離装置はある質量のイオンを測定しているときにはその他のイオンを捨てているのに対し，この装置はすべてのイオンを捨てることなく検出できる点があげられる．電気回路の改良やイオン反射器の改良で，分解能十数万のレベルまで得られることが特徴である．

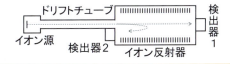

図 5-12　飛行時間型質量分離法の概念図

このTOF型の代表例として，MALDI-TOF法があり，その原理を図5-13に示す．前記のように，MALDIイオン化法でサンプルプレート上の試料分子をマトリックスと一緒にパルスレーザー照射によりイオン化し，その直後，反跳電場をサンプルプレートに印加すると，分子はいっせいに飛ぶ．その直線状に飛ぶ最終点で飛行時間を検出する場合をリニアーモード検出といい，さらに飛行距離を稼ぐため逆電場をかけ，イオンの飛行をUターンさせて検出する方法をリフレクターモードという．MALDI-TOF法の特徴は，高分子量のものでも検出できることで，タンパク質や遺伝子の同定，シークエンス解析などに非常に有用である．

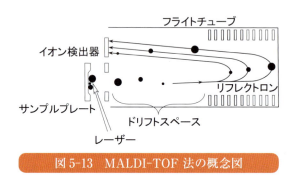

図 5-13　MALDI-TOF 法の概念図

以上の質量分離法の特徴をまとめると表5-3のようになる．

表 5-3　質量分離法の特徴

名称	測定質量範囲	分離能	用途の例
四重極型	狭い	低い	ガスクロマトグラフの検出器
イオントラップ型	狭い	低い	液体クロマトグラフの検出器
磁場型	広い	極めて高い	ダイオキシン分析
飛行時間型	極めて広い	高い	タンパクや糖の分析

■ 5-2-4　2台の質量分離装置を組み合わせた装置―MS/MS

2つの質量分析装置を連結させると，さらにさまざまなマススペクトルが得られる．1台目の質量分析装置で1種類のイオンを選び，その後このイオンを不活性ガス分子などと衝突させて分解し，2台目の質量分離装置で生成したイオンのスペクトルを測定する．このような方法をMS/MSと呼んでいる．2台の質量分析装置を直列に結合させるので，タンデム質量分析法とも呼ばれる（図5-14）．不活性ガスなどと衝突させてイオンを分解させるので，衝突誘起解離（CID）法や衝突活性化解離（CAD）法と呼ばれることもある．

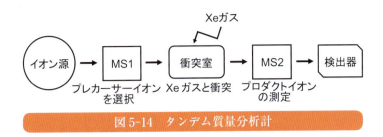

図 5-14　タンデム質量分析計

　一例として四重極型の装置を改良したものに，タンデム型四重極法がある．四重極を図 5-15 のように 2 段に，中央にコリジョンセルというイオンガイドを挟んで設置したものをタンデム型四重極法という．これは，最初の四重極で，あるイオンを選択し，そのイオンは，次に設置したイオンガイド中を通過する際，導入されたアルゴンガスなどの不活性なガス分子と衝突してフラグメント化する．それを衝突誘起解離（CID：collision induced dissociation）という．こうして生成した分子フラグメントのうち，電極をもつもののみが次の四重極に入り，2 段階目の選択を受ける．このような 2 段階の選択を行う質量分析法を MS/MS 法という．親分子の分子量のみでは候補は一般に多数あり，決定づけられないことがほとんどで，その分子のフラグメントイオンとの組み合わせで初めて分子が特異的に同定できる．構造解析に使える分析法である．

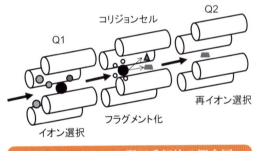

図 5-15　タンデム型四重極法の概念図

　四重極型と TOF 型を連結した OA（off axis）-TOF が近年よく用いられ，後述の LC/MS でもよく用いられている．LC-四重極に，さらに TOF を結合していることが特徴である．LC で分離されてカラムより溶出してきた分子が，ESI 法などによりイオン化され，質量分析器に導入される．そのイオンは，イオンガイドで揃えられ，図 5-16 のように最初の四重極に導入される．ここで，全イオンを通過する高周波のみのモードでイオンを通し，リペラーと呼ばれるイオンを高電圧パルスではじき飛ばす平板電極でイオンは進行方向と直角に飛ばされる．このとき，TOF の原理で，含まれるすべてのイオンの m/z が同時に測定できる．

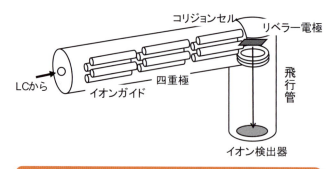

図 5-16　四重極-TOF(OA-TOF)法の概念図

　以上のように，現在ではいろいろな質量分析装置が開発されたので MS/MS 装置としてさまざまな組合せで用いられている．イオントラップ型は 1 種類，あるいはある質量範囲のイオンだけをトラップの中に残すことができるため，1 台の装置だけで MS/MS スペクトルを得ることができる．また，二重収束磁場型質量分析計でも，電場と磁場の強さを一定の関係に保ったまま掃引すると，ある質量のイオンがイオン源を出てから質量分離装置に入るまでの間に分離・生成したイオンのスペクトルが測定でき，MS/MS スペクトルを測定できることになる．

■ 5-2-5　マススペクトル

　質量分析による測定結果を記録したものをマススペクトルと呼ぶ．電子イオン化（EI）による o-エチルフェノールのマススペクトルを図 5-17 に示す．横軸は質量電荷比（m/z），縦軸はイオン強度を表す．これは最も強いイオンピーク（ベースピークまたは基準ピーク）を 100 とした相対強度（％）で表す．低分解能質量分析では，C＝12，H＝1，O＝16，N＝14 などのように分子を構成する各原子の陽子と中性子の数の総和を用いて計算した質量，すなわち整数質量を棒グラフ（イオンピーク）で示すのが一般的である．この化合物の分子量（整数質量）は組成式 $C_8H_{10}O$ より 122 であり，これが 1 価のイオンであるため質量電荷比は 122/1＝122 となる．これを $M^{+\cdot}$ と表記し，分子イオンピークと呼ぶ．

　電子イオン化では電子衝撃により分子を構成する原子間の結合が切断されることがある．これを開裂（フラグメンテーション）と呼び，この現象により分子の部分構造を検出することができる．開裂したイオンをフラグメントイオンと呼ぶ．イオン式は通常かぎカッコでくくり，右肩に正負の符号を記す．$[M-H_2O]^+$ は分子から脱水が起こり正イオンとなったことを示しており，これをマススペクトル上では脱水イオンピークという．

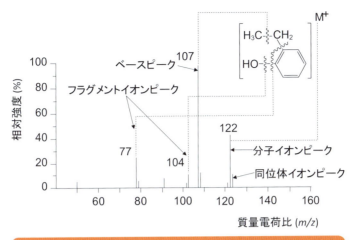

図 5-17　マススペクトルの一例（*o*-エチルフェノール）

5-2-6　同位体比率

　化学の分野で分子量というと同位体存在比を考慮した平均分子量を指す．これは，この分野において，例えば化学量論的取り扱いにおいて好都合であることなどが理由となっている．1つの分子に対して複数の分子量を考慮することの煩雑さに比べ，存在比に対応した同位体の存在を加味した質量を用いた方が実用的である．しかし，実際には同位体が存在する限り，1つの元素構成をもつ分子が複数の同位体をもつことになる．

　質量分析では，各同位体についてそれぞれの分子量を観測することができる．例えば，臭素はほぼ同比率で m/z 79 と 81 の同位体が存在する（図 5-18）．質量分析ではこれら 2 本のイオンピークがほぼ同じ強度で観測されるが，通常，濃度や重量計算等に用いられる化学質量（相対原子量または原子量）は加重平均をとっておよそ 80 として計算される．

　ほかのハロゲンの例として塩素の同位体分布を図 5-18 に示す．塩素の場合，臭素と同様に質量数で 2 隔てた 2 つの同位体由来のイオンピークがほぼ 3：1 の強度比で観測される．

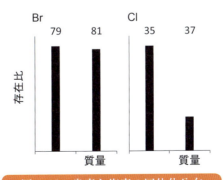

図 5-18　臭素と塩素の同位体分布

これらのハロゲンが n = 1, 2, 3・・・と複数存在する場合，イオンピーク強度は変化する．すなわち，臭素の場合，n = 1 のときは 2 隔てて 1：1 のイオンピークが観測されると近似すると，n = 2 のときは同じく 2 隔てて 1：2：1 の 3 本のイオンピークが，n = 3 のときは，1：3：3：1，n = 4 のときは 1：4：6：4：1 のイオンピークが観測される．これらの強度は以下の式の係数に相当する．

$$(a+b)^2 = a^2 + 2ab + b^2$$
$$(a+b)^3 = a^3 + 3a^2b + 3ab^2 + b^3$$
$$(a+b)^4 = a^4 + 4a^3b + 6a^2b^2 + 4ab^3 + b^4$$

　有機質量分析ではほとんどの場合炭素が含まれるため，大部分を占める ^{12}C とともにわずか約 1.1％ではあるが，^{13}C のイオンピークが常に観測される．これにより分子イオンピークなどの 1m/z 大きい位置に小さなイオンピークを伴う特徴的なパターンがみられる．また，炭素が 2 つ結合したとすると，重量数 24（$^{12}C_2$）は 98％，25（$^{12}C_1{}^{13}C_1$）は 2％程度であり，26（$^{13}C_2$）は 0.01％となる（図 5-19）．炭素数が 100 個結合した物質の場合，質量数 1,200（$^{12}C×100$ 個）よりも質量数 1,201（[$^{12}C×99$ 個] + [$^{13}C×1$ 個]）の方が強くなってしまう（図 5-19）．このような現象の原因は「同位体比率」にある．代表的な原子の同位体存在比を表 5-4 に示す．

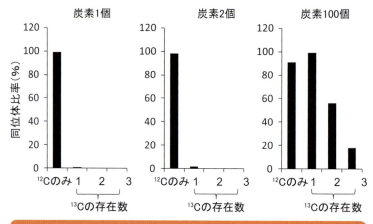

図 5-19　炭素のみから構成される分子の同位体比率

表5-4 同位体の存在比と原子量

原子	存在比（%）	質量数	原子	存在比（%）	質量数
^{1}H	99.985	1.007825	^{29}Si	4.71	28.976495
^{2}H	0.015	2.014102	^{30}Si	3.21	29.973763
^{12}C	98.892	12.000000	^{31}P	100.00	30.973764
^{13}C	1.108	13.003355	^{32}S	95.00	31.972073
^{14}N	99.635	14.003074	^{33}S	0.76	32.971462
^{15}N	0.365	15.000107	^{34}S	4.22	33.967864
^{16}O	99.759	15.994915	^{36}S	0.014	35.96708
^{17}O	0.037	16.999133	^{35}Cl	75.53	34.968851
^{18}O	0.204	17.999160	^{37}Cl	24.47	36.965898
^{19}F	100.00	18.998415	^{79}Br	50.52	78.918329
^{28}Si	92.18	27.976929	^{81}Br	49.48	80.91629

COLUMN　モノアイソトピックマスとアベレージマス

　通常使用している原子量や分子量は，天然同位体の平均値（平均質量：average mass）を使用している．質量分析の場合，天然同位体存在度が最大の同位体の精密質量（monoisotopic mass）から計算する（^{12}C = 12.00000，^{1}H = 1.00783，^{14}N = 14.00307，^{16}O = 15.994915，^{23}Na = 22.98977）．例えば，アセトアニリド（C_8H_9NO）の場合，12.00000 × 8 = 96，1.00783 × 9 = 9.07047，14.00307 × 1 = 14.00307，15.994915 × 1 = 15.994915 を合計して，135.06846 となる．水素や炭素の同位体存在比はわずかであるが，数が増えると無視できなくなり，精密質量と平均質量に差が出てくる．分子量が1,000を超えると同位体イオンのピーク強度も60%を超え，分子量2,000を超えると分子イオンピークよりも同位体イオンピークの方が大きくなる．

COLUMN　マススペクトルを解析してみよう

　実際のマススペクトルを見てみよう．図5-20は酢酸のマススペクトルの結果である．フラグメンテーションは図5-21のようになると考えられる．まず，カルボニル酸素の非共有電子対のひとつが失われラジカルイオン（m/z = 60）となる．その後，ラジカル開裂が m/z = 43，m/z = 45 の2種類で起こる．m/z = 43 のラジカル開裂においてはさらにもう一度ラジカル開裂が起こりメチルカチオン（m/z = 15）が生成する．

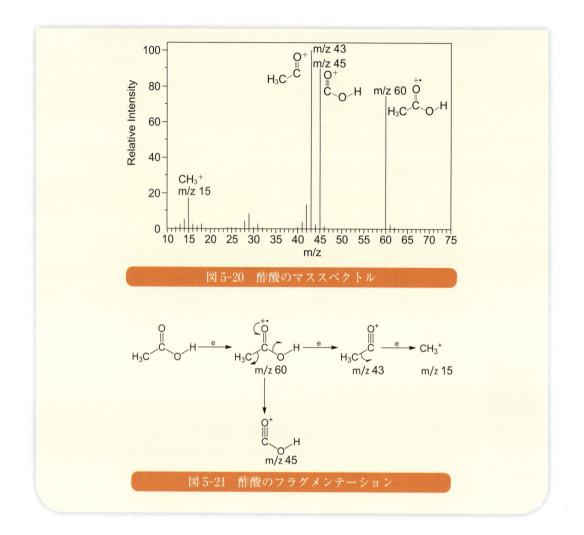

図 5-20　酢酸のマススペクトル

図 5-21　酢酸のフラグメンテーション

ハイフネーティッド（hyphenated：複合）質量分析

5-3-1　はじめに

　微量の有機化学物質を精密に測定するためには，多数の共存物質からの分離と対象物質の正確な検出・同定とが必要となる．前者の手法としては，分離能力に優れたクロマトグラフィーがあり，後者の手段としては，同定能力に優れたマススペクトロメトリー（MS：質量分析法）がある．この2種類の手法をオンラインで結合させた分析法が，ガスクロマトグラフィー/質量分析法（GC/MS）や，液体クロマトグラフィー/質量分析法（LC/MS）である．GC/MS は分離手段としてガスクロマトグラフィーを用いている点から，気化しやすく熱的安定性を有する物質を主に対象とするが，GC と MS とをつなぐインターフェイスの開発が比較的容易であったことから，早くからその方法論が確立し，多くの分野で多用されてきた．LC/MS では，クロマトグラフィー

の移動相が液体である高速液体クロマトグラフィーを用いることから，大容量の溶媒を除去し対象物質のイオン化を進めるインターフェイスの開発に困難が伴った．

■ 5-3-2 ガスクロマトグラフ/質量分析法（GC/MS：gas chromatograph mass spectrometer）

ガスクロマトグラフ/質量分析法（GC/MS）（4-5節）は，有機化合物（特に低分子量成分）の定性・定量を行う分析装置であり，ガスクロマトグラフ（GC）と質量分析装置（MS）を結合した複合装置である（図5-22）．通常分析対象物には多数の成分が含まれているが，GCでこれらの成分を分離した後，MSで定性分析を行う点がこの分析法の特徴である．一般にGCは多成分の分離は得意であるが，GCだけでは分離した各成分の詳細な同定は困難である．これに対して，MSは単一系の定性は得意であるが多成分系はピークの重なりなどの問題で不得意である．したがって，これら2つの方法を上手く組み合わせることで相補的に利用し，多成分系の定性分析を可能としている．

特徴としては，揮発性の有機化合物や気体試料の定性・定量分析が可能で，カラムを交換することによって各種有機化合物や永久ガス（N_2，O_2，Arなど）に対応できる点などがあげられる．試料の導入は，溶液やガスのいずれかで行い，感度はppm以下，場合によってはppbやpptの分析も可能である．ただし，ガス化できない試料や，高温での気化過程で分解してしまうような試料の分析には不向きである．気化できない試料の場合には，LC/MSなどのほかの分析手法の適用を検討することになる．一般的にイオン化は，EIやCIが汎用される．

代表的な用途としては，有機化合物の定性，定量であり，組成分析の他にも残留農薬やVOC，ダイオキシンなどの環境関連などで広く利用されており，食品・飲料の揮発性成分（匂い成分）の分析，食品・飲料の異臭成分の分析なども多く行われている．

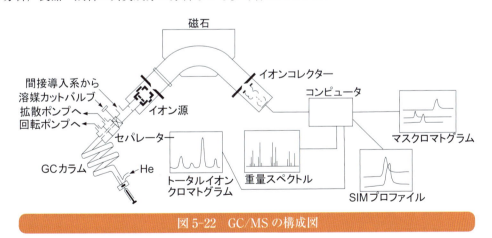

図5-22　GC/MSの構成図

5-3-3 液体クロマトグラフ／質量分析法（LC/MS：liquid chromatograph mass spectrometer）

(1) はじめに

GC/MS の最大の問題は，GC カラムの多量のキャリアガスをいかに除去し，高真空下で作動する質量分析装置へ試料のみを導入するか，ということであった．一方，不揮発性の生体高分子を分析するためには高速液体クロマトグラフィー（4-4 節）を用いなければならない．これを質量分析計に連結した場合，多量の水などの揮発性の低い極性溶媒を除去する必要がある．図 5-23 に LC/MS の構成図を示す．HPLC は 3×10^5 Torr 以上の高圧溶媒中で分離を行うのに対して，質量分析は 10^{-7} Torr 以下の高真空で分析が行われる．HPLC と質量分析計を結合させる際の非両立性を具体的にあげると次のようになる．まず，最大の相違点として LC は液相を取り扱うのに対して，質量分析は気相で行われる．また，LC は通常常温で用いるが，質量分析のイオン化では加熱され 100〜300 ℃ となる．LC ではほとんどすべての溶媒を用いることができるが，質量分析では次の事項が要請される．すなわち，LC ではすべての溶媒やバッファーに対応し，イオン対などを許容し，揮発性を問わず，さらに毎分 2 mL 程度までの流速に対応できる．これに対して，質量分析側では，ガス状態で毎分 2 mL 以下のイオン源導入量であること，ノイズを抑えるため不純物の混入は極力避けること，正負両イオンに対応し，検出感度は 1 ng 以下，そして，10^4 以上のダイナミックレンジを有することなどが要求される．これらを総合して，種々の LC/MS インターフェイスが設計され，実用化されてきた．その例を以下に示す．

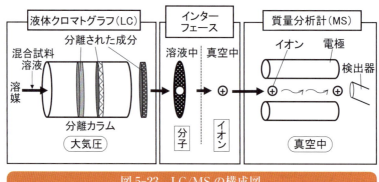

図 5-23　LC/MS の構成図

(2) 導入法

1) 直接液体導入法（図 5-24）

直接液体導入法（DLI：direct liquid introduction）では，溶媒を 1/100 程度にスプリットして導入することにより，極性溶媒を多く用いる分析にも適応できる．この手法では溶媒量を少量に抑えるため，例えば 10：1〜100：1 にスプリットされた試料溶液はプローブ先端からジェット流として脱溶媒チャンバーに導入され，イオン化室へと導かれる．溶媒を介して気化が起こるため熱に比較的不安定な化合物にも適用できる．欠点としては，ジェットをつくるダイアフラム（プローブ先端のディスク状プレート）がつまりやすいことや，不揮発性緩衝液が使えないこと，さらに LC の流速を極端に低速に設定しなければならないことなどがあげられる．

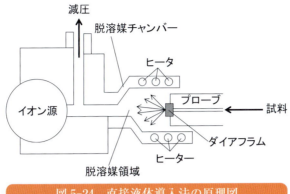

図 5-24　直接液体導入法の原理図

2）粒子ビーム法（図 5-25）

　直接溶液導入法に類似したミクロ LC を用いる簡素なインターフェイスとして，粒子ビーム法が知られている．このインターフェイスは気化，噴霧する導入部分と，比較的容積の大きな脱溶媒チャンバー，および慣性分離部より構成される．本法では溶液試料にヘリウムガスを加えて霧をつくり，脱溶媒室へ導入する．予備的に濃縮された試料はノズルを組み合わせた分離部へと導かれることが特徴である．

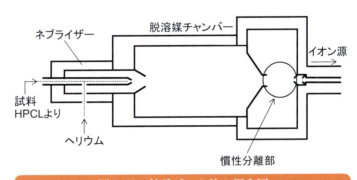

図 5-25　粒子ビーム法の概念図

3）フリット FAB 方式（図 5-26）

　FAB によるインターフェイスとしてフリット法が知られている．フリットとは多孔質ステンレス製のメッシュプレートのことで，HPLC からの導入管の先端に取り付けられており，イオン源の中心に配置される．溶液試料はフリットの中心から染出し，全面に広がる．そこへキセノンなどが照射され（FAB），イオン化が進行する．フリット表面はキセノンビームに曝されるため，溶媒はいち早く蒸発し，主に試料分子のイオン化が進行すると考えられる．

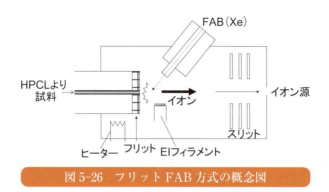

図 5-26　フリット FAB 方式の概念図

(3) LC/MS の分析システム

　検出系である MS の部分は GC/MS の場合と共通の原理を有し，イオン化された対象物質を m/z によって検出・同定する手段である．イオン化法は大気圧化学イオン化法（高分子は測定不可能）や ESI 法がよく用いられる．質量分析部には四重極型が使用されることが多いが，セクター型や，最近では TOF-MS を搭載した装置も開発されている．また，LC/MS では個々の m/z ではなく，全イオンの強度（電気量）を加算した全強度の時間変化を示すトータルイオンクロマトグラム（TIC）が得られる（図 5-27）．これは，UV のクロマトグラムに相当するものである．これは検出された総イオン量をクロマトグラム化したものであり，通常両者は類似したクロマトグラムチャートを与える．しかし，MS と UV は異なる検出原理を使用しているため，UV で検出できない化合物（特に糖質や脂質など）も LC/MS では検出することが可能である．LC/MS の代表的な用途としては，環境ホルモン分析，食品残留農薬分析，食品成分分析，食品添加物分析，医薬品分析，溶液中の添加剤分析など，多様な分野で活用されている．

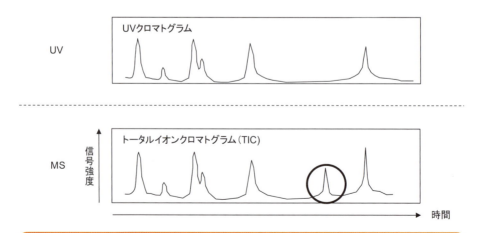

図 5-27　UV クロマトグラムとトータルイオンクロマトグラムの相違

(4) LC/MSの展望と注意点

　LC/MSがGC/MSよりも分析手法上有利な点は，難揮発性，高極性，熱不安定化合物を直接的に分析対象とすることができることである．難揮発性化合物については，GC/MS分析の場合でも，沸点を下げる誘導体化法などにより分析がなされているが，操作性，回収率，コンタミネーションなどの点で問題が残る．LC/MS分析では，イオン化法や分離法に一定の工夫は必要であるが，分析法の簡素化や操作時間の短縮をもたらす上述の特徴は，複雑なマトリックス中に存在し，分子量組成が広い微量化学物質を多量に分析対象とする環境科学の分野で，LC/MSが特に有用であることを示している．

　一方，LC/MSではLCとは異なり，不揮発性の移動層の使用はできない．そのため，リン酸緩衝液の代わりに，酢酸アンモニウムやギ酸アンモニウムの溶液の使用が多い．イオンペア試薬も同様で，不揮発性のSDSは使用できない．LC/MSでのイオン化は機種によって異なっているが，汎用の市販データベースなどの整備が進んだため，GC/MSほどの利便性が達成されている．また，測定上では，イオンサプレッションまたはマトリックス効果と呼ばれる現象に注意が必要である．この現象は，試料中に含まれる夾雑物質によってイオン化が影響を受け，定量性が得られないものである．安定同位体標準品の利用や，前処理によってできる限り夾雑物を除くなどの対処を行うことが重要である．

■ 5-3-4　創薬とLC/MSおよびGC/MSの利用

　近年，創薬の分野において，combinatorial chemistryから端を発したテクノロジーが，今では創薬とテクノロジーが融合した形となり，高品質なリード化合物を効率よく見つけるために，ドラッグデザインから化合物の提案までを一元的に統括するようになってきている．なかでも，LC/MSは高感度，コンパクト性に優れ，化合物ライブラリーの純度測定や化合物の分離精製において欠くことのできないツールとなっている．特に，近年のマススペクトルの進歩はすさまじく，感度・分離・精度の面から，年々，進化してきている．

　創薬を推し進める上で，細胞の活動によって生じる特異的な分子を網羅的に解析するメタボロミクス分析は現在の創薬の現場ではなくてはならない概念である．このメタボロミクス分析で用いられる分析機器の組み合わせとしては，LC/MSが汎用されており，HPLCカラムとイオン化法の開発により，測定対象が拡充してきている．従来脂肪酸や糖類の分析には，トリメチルシリル化剤を使用して誘導体化し，高揮発性の物質に変えることで，GC/MSを用いて分析していた．また，一方，アミノ酸などの高極性かつ低分子物質については，キャピラリーマススペクトルを用いて測定していた．しかし，これらのような水溶性の高い物質は，逆相系のHPLCカラムではほとんど保持されず，有機溶媒の少ない移動層条件で分離するため，LC/MSの感度の低下がみられることが問題となっている．

　導入するLC部分はさまざまな仕様の機器が開発され，特に流速，耐圧の面での改良は目覚ましい．一般的なLCシステム，カラム内系，流速の分類を表5-5に示す．ウルトラHPLCでは，高い分解能を有するため検出感度が向上し，さらに高速分析による測定時間の短縮を可能とした．また，粒子径2 μm以下の高い理論段数を有するカラムでは，粘性の高い溶媒での測定が高

耐圧ポンプを使用することで可能となり，対象物質も拡大することができた．

表5-5　創薬分野で使用されるLC

名称	カラム内径	流速	用途・分野
コンベンショナルLC	4.6 mm	1 mL/min	合成
セミミクロLC	2.1 mm	200 μL/min	薬物動態
ミクロLC	1.0 mm	40 μL/min	メタボロミクス
キャピラリーLC	300 μm	4 μL/min	プロテオミクス
ナノLC	75 μm	300 nL/min	プロテオミクス
ウルトラHPLC	2.0 mm	300 μL/min	多様

　セミミクロLC/MSは，流速100〜500 μL/min程度であり，薬物動態，安全性などのPK/TK試験で汎用されている．メタボロミクス分析では，対象物質の試料そのものが，マトリックスであり，クリーンアップが困難となり，試料中の混在物によるイオンサプレッション（イオン化されやすい内因性物質やマトリックスが存在すると検出感度が低下する現象）を受けやすい．イオンサプレッションを惹起しやすい夾雑物としては，血漿中ではリン脂質であるグリセロリン脂質などが，投与媒体としてはポリエチレングリコールなどがある．これらの影響を除くために，流速を数10 nL/minレベルに減少させると，イオンサプレッションを制御できるようになり，感度の向上が期待される．

　このようなメタボロミクス分析には，構造解析と定量分析の両方が必須であり，それが可能な装置としてハイブリッド型質量分析装置が多用されている．代表的なものとして，トリプル四重極型＋イオントラップ，イオントラップ＋フーリエ変換質量分析計，四重極型＋飛行時間型質量分析計などがある．

誘導結合プラズマ質量分析法（ICP/MS）

■ 5-4-1　はじめに

　原子吸光分析法と並んで，無機元素の微量成分分析法として発展している機器であり，誘導結合プラズマで生成したイオンを質量分析部に導入し，その質量数およびイオン強度より定性および定量評価ができる装置である．このICP/MSは，1980年代にホック，グレイらがICPをイオン源として利用する質量分析について報告したことが始まりで，1983年に市販機種が登場し普及が始まった．質量分析を行う際には，目的成分を必ずイオン化しなければならないが，本法では，ICPに導入された試料中の原子の90％以上がイオン化されるため，ICPはほとんどの元素のイオン化源として優れている．特に汎用されているものは，四重極型質量分析計を搭載したものであり，広い質量範囲が高速で操作できることが特徴であるため，未知試料に対して手軽に定性を

行って，存在する元素を確認してから定量操作を行うことができる．ICP/MS の検出感度を表 5-6 に示す．

表 5-6　ICP/MS の検出限界

μg/L（ppb）	元素名
0.0005	U, Fe, Pb, Mg, Ni, In, Na, Cd, Li, Co, Cr
0.005	Ca, K, Mo, Zn
0.05	I, Se
0.5	
5	Si, P

5-4-2　ICP/MS の構成

装置は，ICP 部，インターフェイス部，質量分析部に大別できる．ICP 内で生成したイオンは，微細孔を経て質量分析部へ導かれる．大気圧下にあるプラズマを，最終的に数百 Pa 程度の真空領域にまで送りこむことになる．前述のように，質量分離には通常，四重極型質量分析計が用いられている（図 5-28）．

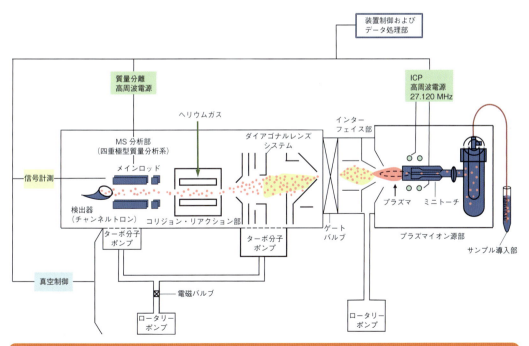

図 5-28　ICP/MS の概念図

5-4-3　ICP/MS の干渉

　目的イオンの m/z 比と同じ値をもつイオンはすべて干渉する（分光干渉）．アルゴンガスと溶媒である水に起因する分子イオン（ArO^+，$ArOH^+$，Ar_2 など）に加え，試料中の主成分元素や酸が原因となる分子イオン（CaO^+，$CaOH^+$，NaO^+，$NaOH^+$，ClO^+）が干渉を及ぼすことがわかっている．これらの分子イオンによる干渉を除去するため，He ガス導入による分子イオンの開裂を目的としたコリジョンセルが現在では装備されている．その他には，試料液性（多くは粘性）が標準試料の液性と異なるときに，試料導入量に変化が生じ，定量値にバイアスがかかる物理干渉，プラズマ中での飼料中の測定元素の解離・原子化挙動が標準試料の挙動と異なるときに，イオン強度に変化が生じ，定量値にバイアスがかかる化学干渉などがある．また，アルカリ金属元素などイオン化しやすい元素の多量共存により，測定対象元素のイオン化平衡がずれて定量値にバイアスが発生するイオン化干渉などもある．

5-4-4　創薬と ICP/MS 分析

　創薬とは，新たな医薬品が製品となるまでの一連の過程のことである．医薬品の開発では，まず化学合成や天然物をもとにして，さまざまな化学物質が「シーズ化合物」としてつくられる．次にその作用をスクリーニングし，医薬品の候補物質が選定される．選定後は，動物を用いて候補物質の詳細な有効性や安全性，体内での動きなどが精査された後，初めて健康なヒトあるいは疾患をもつ患者を対象とした臨床治験が開始される．

　新しい薬剤を開発した場合，薬剤自身や代謝物の構造的な問題，もしくは，薬剤を代謝する過程で働く酵素の問題などで，生体試料中の微量元素の割合が大きく変化する事例が数多く報告されている．このような生体試料中の微量元素の定量では，用いられる分析法の必要条件として，

① 元素間の比を調べると予期せぬ情報が得られるため，多元素同時分析ができることが望ましい
② 正確な分析結果が得られなければならない
③ 低濃度のレベルでの測定が可能でなければならない
④ 常在元素によるコンタミネーションを防ぐ環境を用意しなければならない

などがある．

　この上記条件をすべて満たす測定方法は，誘導結合プラズマ質量分析法（ICP/MS）である．さらに，この ICP/MS では各元素の同位体分析が容易であるため，一昔前には，Rb, Sr, Sm, Nd, Os, Pb などを用いての年代測定が行われており，近年では安定同位体を用いた代謝研究にも応用される場合が多い．

　今後，新たな金属含有医薬品が開発され，その吸収・代謝過程を調査研究する必要が出てきた場合や，恒常性の破綻を起因とする無機元素の代謝変動による健康への影響などを評価しなければならないときには，ICP/MS を用いて，体内における微量元素の存在量を定量分析する可能性は大いにあるため，今後 ICP/MS のますますの発展が期待されている．

第2編

応用実践編

Chapter 6 第6章 臨床における分析科学とは？

6-1 序論

　医療現場では，疾病の診断や治療方針の決定などを目的とした生体内のさまざまな物質の分析が不可欠である．分析の対象となる生体試料は，血液，尿，唾液などの体液や，単離した細胞，毛髪，肝臓，腎臓などの組織や人体そのものと極めて多岐にわたる．そのため，用いられる分析法もさまざまであるが，得られる分析結果が診断や治療方針を左右することから，臨床における分析では共通して迅速性，再現性，正確性が求められている．その中でも特に再現性と正確性の確保は，医師が臨床現場においてそれぞれの患者に対して正確な診断を下すために必要不可欠なものであるため少しのミスも許されない．つまり精度管理に対しては古くから注意が払われてきたが，その多くは検査施設内での再現性が意識されるにとどまっていた．近年の臨床検査の普及，分析機器・試薬の広域化などにより，地域内・国内にとどまらず国際的に比較可能な形でデータを取得することが求められている．臨床化学検査データの標準化は，測定機関間での相互比較が可能となることによる患者自身の負担減少だけではなく，臨床検査データと個々の症例などを組み合わせたデータベース構築や診断基準の精度向上などの効果が期待されており，標準化についての取り組みもより活発化している．

　このような状況下で臨床分析に携わる医師・薬剤師・看護師・臨床検査技師などは，多くの臨床現場で行われている分析に対して，分析サンプルの取り扱いから，分析原理，さらには分析値の判断の仕方まで，多くの知識をもっておくことが必要とされている．本章では，臨床における分析に関わる原理から精度管理まで幅広く概説する．

(1) 臨床検査の実施場所
　① 診療している場所（臨床現場）
　　　臨床現場即時検査（POCT：point of care testing）
　　　医療従事者（医師，看護師など）が行う
　② 在宅での検査
　　　医療従事者が患者の自宅で行う
　　　患者自身が行う（自己血糖モニタリングなど）
　　　一般検査薬を用いて一般の人が行う（尿糖，尿蛋白試験紙，妊娠検査薬）（OTC検査）
　③ 臨床検査室
　　　臨床検査技師が行う
　④ 衛生検査所（検査センター）
　⑤ 健診センター，試験研究機関など

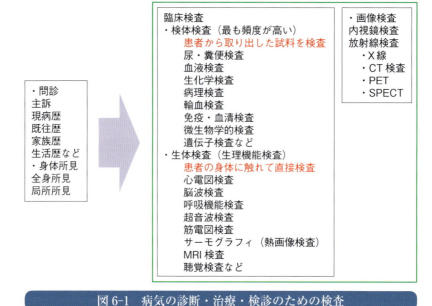

図 6-1　病気の診断・治療・検診のための検査

(2) 薬局内での検体測定

2014 年 4 月から臨床検査技師法の改正が公布され，自己採血検査に関しては診療の用に供する検体検査を伴わないことから，衛生検査所の登録は不要であることが明確化された．このことにより，いくつかの条件はあるものの，検体測定室の届け出をすればどこでも自己採血検査が可能となった．検体測定室は薬局に限っていないものの，測定は医師，薬剤師，看護師，臨床検査技師のいずれかが行うこととされているため，薬局での実施を意識した内容となっている．

1) 国のセルフメディケーション推進

検体測定室とは，自己穿刺により採取したわずかな血液をもとに，糖尿病や脂質異常症，高血圧といった生活習慣病に関係のある項目を簡易検査できるスペースである．

検体測定室でできる簡易な検査とは，利用者が自ら採取した検体について，事業者が血糖値や中性脂肪などの検体検査を行うサービスであり，診療の用に供しない検査を行うものである．このような簡易な検査を行う施設については，衛生検査所としての登録は不要になる．

検体測定室で測定可能な検査項目は，AST（GOT），ALT（GPT），γ-GT（γ-GTP），中性脂肪（TG），HDL コレステロール，LDL コレステロール，血糖，HbA1c の 8 項目である．

(a) SARS コロナウイルス抗原キット

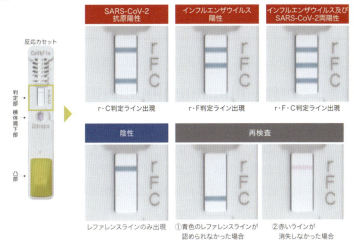

（エスプライン®SARS-CoV-2&Flu A＋B（一般用）／富士レビオ）

(b) 定性検査

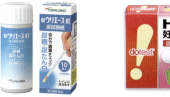

（新ウリエース™ BT／テルモ株式会社）

(c) 一般用ヒト絨毛性性腺刺激ホルモンキット

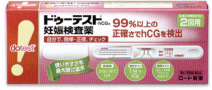

（ドゥーテスト®・hCG 妊娠検査薬／ロート製薬）

図 6-2　OTC 検査薬

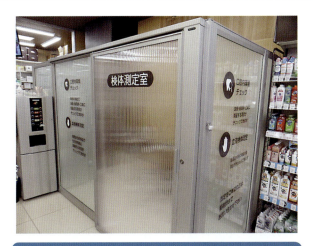

図 6-3　検体測定室

（薬事日報 web サイトより）

統計的手法

検査データの統計学的精度管理に用いる用語の多くは，統計学の用語が応用されている．

■ 6-2-1　誤差とその種類

(1) 誤差

測定値から真の値を引いた値，または真の値からの偏りの大きさのことをいう．また，真の値は，「ある特定の量の定義と合致する値」，ただし「特別な場合を除いて，観念的な値で，実際には求められないため，真の値とみなしうる値を用いることがある」とJIS法で定義されている．

(2) 誤差の種類

```
 ┌① 固有誤差
 │                      ┌ a. 比例系統誤差
 │         ┌ i. 系統誤差 ─┤
 │         │            └ b. 一定系統誤差
 └② 技術誤差─┤
           └ ii. 偶然（発）誤差
```

① 固有誤差：測定を行う技術者に関係なく，採血条件や保存，測定方法，使用器具，機器などに起因する固有の誤差（不可避因子）．

② 技術誤差：分析者，測定に関連する技術的な要因に起因する誤差（可避因子）．

　i.　系統誤差：一定の傾向をもった誤差．
　　要因－標準液や試薬の濃縮および変質と劣化，反応温度の不正確さ，分注量の不正確さ，分析機器の差，測定者の交代など．
　　a.　比例系統誤差：常に一定方向に生じ，その程度は測定成分の濃度に比例した誤差（相乗誤差ともいう）．
　　b.　一定系統誤差：測定成分の濃度が変化しても，常に同方向で同じ大きさを示した誤差（ゲタバキ誤差，相加誤差ともいう）．

　ii.　偶然(発)誤差：測定値がばらつく．再現性の低下を伴う．統計学的精度管理ではランダム誤差の呼称が広く用いられている．
　　要因－操作の不注意，未熟，器具の汚染など．

■ 6-2-2　正確度，精密度に関する事項（図6-4）

(1) 正確度

測定値が目的成分の真の値にどれだけ近いかを示す尺度（真値からの偏り）．

1) 回収試験

正確度の評価には，回収試験を用いる．

被検試料に目的成分の純物質の一定量を添加し，正確に定量されたかを調べる試験．
〈要点〉
① 添加量と回収量は同じ単位であること
② 溶液での添加は試料液量の1/10以下にとどめること
③ 望ましい回収率は100 ± 5%以内であること
④ 正確度の検定評価の1指標である

$$回収率 = \frac{添加試料値 - 無添加試料値}{添加量} \times 100(\%) = \frac{回収量}{添加量} \times 100(\%)$$

(2) 精密度（精度）
反復測定時の測定値の真値に対するばらつきの度合（再現性で示す）．

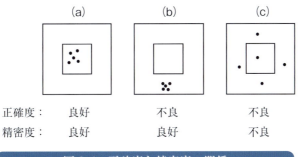

図6-4　正確度と精密度の関係

(3) 再現性
同一検体を反復測定したときの測定値のばらつき．
① 同時再現性（重複再現性）：同一検体を連続測定したときの再現性．
② 日内再現性：同じ日のうちで測定や実験の結果がどれだけ一貫しているか，すなわち再現性が高いかを示す指標（表6-1）．
③ 日間再現性（経日再現性）：同一検体を日時を変えて測定したときの再現性（表6-2）．
④ 標準偏差
⑤ 変動係数

(4) 誤差と不確かさの違い
　誤差は統計学上重要な概念であるが，真の値を知ることはできない．また，必ずしも定義が統一されていないために，個別の測定値の質を公式に表す言葉としては使用されなくなっている．現在では，測定値の正確さは不確かさで表すことが国際的に合意されたルールとなっている．この不確かさは，国家標準に対するトレーサビリティを確保した上で，真の値があると考えられる範囲を示しており，1990年代から使用されている．また不確かさとは測定結果（値）につくものであって測定装置につくものではないため「測定の不確かさ」とも呼ばれる．

表6-1　日内誤差の原因

1. 反応セルやディスペンサーの汚染
2. 試薬の劣化，継ぎ足しの誤り
3. 反応温度（試薬，試料を含む）の変動
4. 撹拌装置の不良，泡立ち
5. 洗浄機構の不良（洗浄液の不足などを含む）
6. シリンジ，チューブ内の液漏れ，空気混入
7. 電圧変動
8. 光源，フィルターの劣化
9. 分析パラメーターの変更，設定の誤り

表6-2　日間誤差の原因

1. 試薬，標準試料のロット間差
2. 試薬，標準試料の変性（溶解温度・容量誤差，汚染，有効期限，ラテックス試薬の沈殿など）
3. 検量線の作成方法の変化（試薬・標準試料の調製の誤り・汚染，希釈方法の不良，検量間隔，検量線の計算処理など）
4. 分析パラメーターの変更，設定の誤り
5. 電圧の低下，光源，フィルターの劣化
6. 反応セルのキズ，汚染
7. 洗浄，撹拌方法の不良，泡立ち
8. シリンジ，チューブ，ディスペンサーの液漏れ，詰まり
9. 反応温度の変化
10. 検体濃縮，キャリーオーバーなど

■ 6-2-3　分布に関する事項

(1) 母集団

調査対象として集められた数値のすべてを含む集団．

(2) 平均値

① 算術平均が用いられる．
② 一連の数値の平均値で表示．

$$平均値 = \bar{x} = \frac{\sum_{i=1}^{n} x_i}{n}$$

(3) 標準偏差（SD：standard deviation）

① 一連の測定値の平均値からの広がりまたは分散の程度を表す（ばらつきの大きさを表す指標）．

$$SD = \pm \sqrt{\frac{\sum_{i=1}^{n}(x_i - \bar{x})^2}{n}} \quad \cdots\cdots (\text{I})$$

または

$$SD = \pm \sqrt{\frac{\sum_{i=1}^{n}(x_i - \bar{x})^2}{n-1}} \quad \cdots\cdots (\text{II})$$

② （I）式が本来の標準偏差（分散の平方根）である．
③ n数（試料）が少数（30例以下）の場合は，（II）式の不偏分散（unbiased dispersion）の平方根をSDとして用いる．

(4) 標準誤差（SE：standard error）

① 1組のデータの平均値のばらつきを表す．
② 種々試料の平均値の比較に有用．

$$標準誤差 = SE = \frac{SD}{\sqrt{n}}$$

(5) 変動係数（CV：coefficient of variation）

① 平均値に対する標準偏差の百分率．
② 平均値を異にする精密度の指標となる．

$$変動係数 = CV = \frac{SD}{\bar{x}} \times 100 (\%)$$

(6) 分散（図6-5）

① 各測定値が母集団の平均値から平均して，どの程度離れて分布（ばらつき度）しているかを表す尺度．
② 分散は（I）式，不偏分散は（II）式，で求められる（n数，30例以下）．

$$\sigma^2 = \frac{1}{n} \sum_{i=1}^{n}(x_i - \bar{x})^2 \quad \cdots\cdots (\text{I})$$

または，

$$\mu^2 = \frac{1}{n-1} \sum_{i=1}^{n}(x_i - \bar{x})^2 \quad \cdots\cdots (\text{II})$$

③ n数が多いと分散と不偏分散はほぼ等しく，差は認められない．

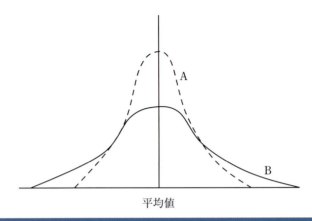

図6-5　A，B 各集団の平均値が同じでも分散の異なる分布

(7) Σ（シグマ，ギリシャ文字で英語の S にあたる）

① 累積を表す数学記号．

② 上下に添字をつけて用いる．

例） $\sum_{i=1}^{5} x^2$

1～5 までの x 値を 2 乗した合計の意．$x_1=2$，$x_2=4$，$x_3=6$，$x_4=8$，$x_5=10$ とすると，$2^2+4^2+6^2+8^2+10^2=4+16+36+64+100=220$ となる．

(8) 正規分布

① 実験や測定データの分布が左右対称（ベル型）の度数分布．

② ガウス分布ともいう．

③ 正規分布では，

    a. $\bar{x} \pm$ 1SD…全体の 68.3％

    b. $\bar{x} \pm$ 2SD…全体の 95.5％

    c. $\bar{x} \pm$ 3SD…全体の 99.7％

の試料が含まれることが知られている（図 6-6）．

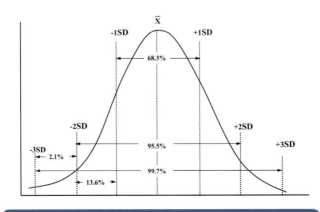

図6-6　正規分布と標準偏差

(9) 非正規分布

① 測定値が正規分布を示さない分布．
② これらには対数正規分布，二相性分布，およびその他の分布がある．
③ 測定値を対数に直し，改めて分布を書くと正規分布するものを対数正規分布という（図6-7）．
④ 対数正規分布の平均値は分布の一方（片側）に偏っている．
⑤ 多数健常者の血中化学成分濃度の分布では，成分によってそれぞれ正規分布を示すもの，対数正規分布を示すものに分けられる（表6-3）．

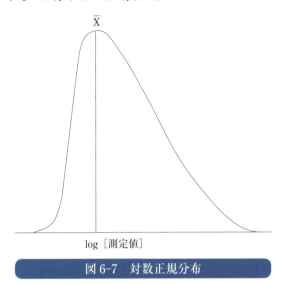

図6-7 対数正規分布

表6-3 健常者血清中成分の度数分布

種類	分布型 正規分布型	対数正規分布型
成分	ナトリウム，クロール	カリウム，BUN
	カルシウム，無機リン	クレアチニン
	尿酸	ビリルビン
	総タンパク	コレステロール
	アルブミン	AST
	ブドウ糖など	ALT
		アルカリ性ホスファターゼ（ALP）など

(10) 基準値や正常値（normal value）

① 臨床検査成績が基準値もしくは正常値範囲内かを判断するときに必要．
② 対象とする母集団やサンプル数によって異なる．
③ 測定方法や得られたデータの統計学的処理法によって異なる．

④ 正常値とは健常者が示す検査値と考えられる．しかし，正常値には個人正常値と集団正常値があり，集団正常値を基準範囲と呼ぶことがある．
⑤ 基準範囲をつくるには，多数の健常者のデータが必要となる．しかし，この集団の中に隠れた病気をもつ人がまったく含まれていないという保証はない．
⑥ 通常，集められた健常者と思われる集団から性別，年齢，生活習慣など（飲酒・喫煙など）に関する問診と主要な検査を行い，一定の基準に基づいて除外する．しかし，この除外基準の設定が難しい．
⑦ 「平均値±2標準偏差」という基準範囲がつくられるが，この平均値±2標準偏差の範囲には集団の95％が含まれることになる．この健常と思われる集団の中でも5％は異常と判断されることになるので注意が必要である．
⑧ 「正常である」，「正常範囲内である」という言葉は，「正常であって病気はない」ということを保証したように誤解されるため，最近では用いられなくなっている．

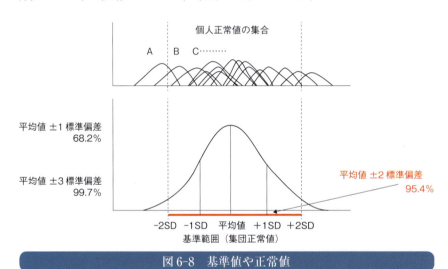

図 6-8　基準値や正常値

（11）誤差許容限界

試料（体液）中の成分測定には必ず誤差を伴う．どの程度の誤差なら許容できるかという指標である誤差許容限界が広く知られている．

① Tonks の誤差許容限界

　1963 年 Tonks が検査データの誤差の許容範囲を臨床的有用性の見地から提唱した．

$$\text{Tonks の誤差許容限界} = \pm \frac{(基準範囲の上限 - 下限) \times 1/4}{基準範囲の中央値} \times 100 \, (\%)$$

計算結果が 10％を超えた場合，最大 10％を限界とする．

② 北村の誤差許容限界

1966年北村により提唱された理論．個人の生理的変動の幅は一般的に母集団の正常値範囲に比して狭いため，許容限界も生理的変動幅を基準に求めることを提案した．

$$許容誤差 = \frac{生理的変動幅のSD}{生理的変動の平均値} \times \frac{1}{2} \times 100 \; (\%)$$

③ Barnettの許容限界

1971年Barnettにより提唱された医学的有意性の概念．臨床検査の測定成分ごとに医学的（臨床的）判断基準となる濃度レベルでの許容限界を経験的に設定したものである．

6-3 測定値に影響を与える要因

臨床分析において，種々の要因が測定値に大きく影響を及ぼすことが知られている．代表的なものを以下にあげる．また臨床検査の場における各種の測定値に影響を及ぼす変動の要因を図6-9に示す．

① 誤認識
② 抗凝固剤
③ 高ビリルビン血症
④ フィブリン
⑤ 乳び
⑥ 溶血
⑦ 患者の病態変化以外の要因
   a）系統誤差（確定誤差）
   b）偶発誤差（不確定誤差）

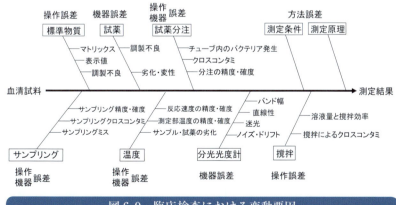

図6-9 臨床検査における変動要因

6-4 臨床検査における精度管理の方法

■ 6-4-1 臨床分析における精度管理とは

　精度管理には，管理血清を用いる方法と，管理血清を用いずその日の測定値の統計処理で精度管理を行う方法がある．また，施設内で行う内部精度管理，複数施設が共同で行う外部精度管理の２つの方法がある（図6-10）．

```
精度管理 ┬─ 内部精度管理…検査室内の分析状態の管理
         │    1. 特定の試料を用いる方法（管理血清など）
         │    2. 患者検体の測定値を利用する方法
         │    3. 個別データの管理法
         └─ 外部精度管理…検査室間の分析誤差を解析・管理
              クロスチェック
              広域的コントロールサーベイ
                  例）日臨技サーベイ，日医サーベイ，CAP
              地域的コントロールサーベイ
                  例）都道府県別のサーベイ，地区サーベイ
```

図 6-10　精度管理の種類

内部精度管理：施設内における検査の精密度・再現性などの管理

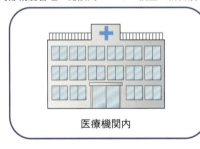
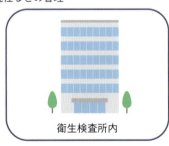

外部精度管理：検査室間の分析誤差を解析・管理

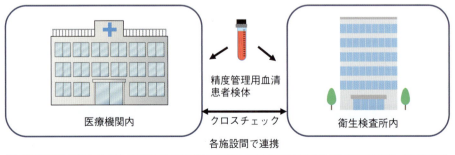

図 6-11　内部精度管理と外部精度管理

臨床分析における精度管理では以下のことが必要となる．
・日常検査で得られる誤差の種類や大きさを把握する．
・誤差が臨床的に許容されるかを判定する．許容できなければその原因を明らかにする．
・誤差の原因を排除して精度を確保する．
・より精度の高い分析技術を導入し，質の高い検査を実施する．

■ 6-4-2　内部精度管理

各施設内で行う精度管理のことを，内部精度管理と呼び，図6-12に記すような多くの方法が提案されている．以下に代表的な手法を概説する．

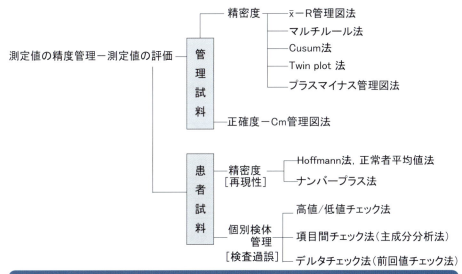

図6-12　内部精度管理法の種類と主な手法

(1) 管理試料を用いる制度管理

濃度の異なる2種類の管理試料（X，Y）を用いる．予備データの平均値，標準偏差，偏差の平均値を用いて管理試料の測定値（1日2回測定したx_1, x_2とy_1, y_2）の基準化（Z＝|(測定値－平均値)/標準偏差| からZx_1, Zx_2, Zy_1, Zy_2を求める）後，Z-V管理図（Z：統計学上基準値，V：変動を表す記号）を作成する．$\bar{x}$管理図がZ管理図に，R管理図がV管理図に，すなわち$\bar{x}$-R管理図に相当する図を作成する．管理限界と異常値の判断は，$\bar{x}$-R管理図と同様，±2 SD，±3 SDを基準とする．本法では，2種類の試料に共通した変動（系統誤差）であるか，異なった方向に発生した誤差（ランダム誤差）であるかの検出判断が容易であることが特徴である．

1) $\bar{x}$-R管理図法

最も一般的な精度管理法である．同一管理血清を2回測定し，2つの測定値（aとb）の平均値と偏差（R＝|a-b|）を求める．あらかじめ測定値が一定の水準にある時期に，20日間測定しておいた平均値と偏差の平均およびその±1 SD，±2 SD，±3 SDを記入しておき，毎日測定した平均値と偏差を次々と記入する．平均値が±2 SDを外れれば要警戒，±3 SDを越えると，ただちにその原因を確かめる必要があると判断する方法（図6-13, 図6-14）．

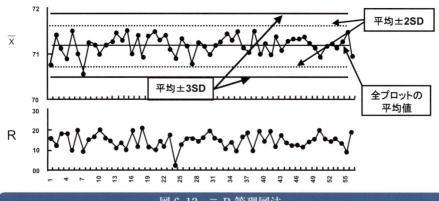

図6-13　x̄-R管理図法

管理試料の測定値の平均値(x̄)と偏差(R)を用いて，検査法の系統誤差(偏り)の変化と，偶発誤差(ばらつき)の変化を管理する方法

(a) 1個でも3SD管理限界線を越えた場合
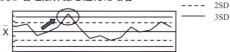

(b) 連続2個または連続3個のうち2個が2SDを越えた場合
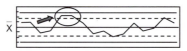

(c) 連続7個が中心線の片側に存在する場合
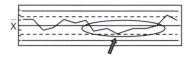

図6-14　x̄-R管理図法を用いた異常の判定

2) Cusum法(累和法)

あらかじめ管理血清を10回以上連続測定し，平均値を求める．毎日の測定値につき，平均値と測定値との差の累積和をプロットする．

$$S_1 = x_1 - \bar{x}, \quad S_2 = x_1 - \bar{x} + x_2 - \bar{x} \cdots \cdots, \quad S_n = S_n - 1 + x_n - \bar{x} = \sum_{i=1}^{n} x_i - n\bar{x}$$

通常は基準の線を上下するが，管理上問題が生ずると，上昇し続けたり，下降し続けたりする現象がみられる．ほかの管理法と異なり，管理限界を設定せず，管理線の傾向の変化で判断する．小さく継続的な変動を累積することで高感度に検出が可能である．

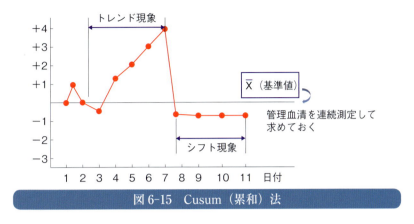

図 6-15　Cusum（累和）法

3）Twin plot 法（双値法）

　正常値および異常値の 2 種の管理血清をあらかじめ連続測定し，それぞれの平均値と標準偏差を求める．その後グラフ中の X 軸上に正常値の平均値 ±2 SD，Y 軸上に異常値の平均値 ±2 SD に囲まれる領域を記入する．毎日の測定値を座標上にプロットし測定日を記入する．このプロットは，通常上記の領域内にあり，左下角から右上角に引いた直線に沿って移動することが多い．系統誤差があれば，この直線に沿って領域外に逸脱し，偶発誤差ではこの直線上から離れ，しかも領域からも逸脱することが特徴である．

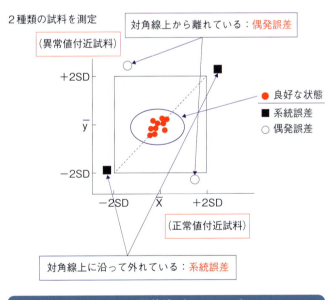

図 6-16　双値法（Twin plot）

（2）患者試料を用いる精度管理
1）患者集団データを用いた管理手法
① ナンバープラス法

　正常範囲の最頻値より高値を示した検体が全検体の中で占める割合を連日求めると，精度が

よければ施設によりほぼ一定の値を示す．検体数をn，最頻値を越えるものの割合をpとすると，予測される最頻値を越えるものの数（ナンバープラス）の95%信頼限界は，$n \times p \pm 2\sqrt{n \times p(1-p)}$ となる．これを求め，この限界を越えたとき，精度不良と判断する．一般的に日常患者の500名のデータを求めて精度管理を行う．

② 正常者平均法

患者検体の測定値分布の変動が小さく，基準範囲内にある測定値の平均は安定していることを前提とし，毎日の平均値をプロットして管理する方法．患者特性が大きく影響する．

2）個別検体を用いた管理手法

① デルタチェック法

個々の患者の臨床検査結果の測定値を経日的に管理することにより，検査過誤を検出しようとする方法．同一患者の近接した測定日のデータを比較し，通常ではありえない測定値が観測された場合は異常と判断し，精度管理を行う．

6-4-3 外部精度管理

外部精度管理は，複数の検査施設が同一試料を測定した結果を精度管理の目的に活用し，施設間差を是正していくための手段である（表6-4）．つまり，近隣数か所の検査室または関連施設の検査室が同一試料（管理血清や患者試料などの標準試料）を交換し，その試料を測定後，データ解析し精度管理を行うクロスチェックと，多数の検査室に同一の試料を配布して測定させ，その結果を統計学的に解析し評価を行う精度管理調査（コントロールサーベイともいう）に大別される．一般には，外部精度管理は，後者の精度管理調査を指す場合が多い．主な主催機関としては，米国病理医会（CAP：College of American Pathologists），日本医師会（年に1回実施し，参加施設数は2,500を超える），日本臨床衛生検査技師会（約1,800施設が参加）などがある．

表6-4 施設間差の原因

1. 標準試料の値とその信頼性
2. 測定原理，分析機器
3. 試薬（基質の種類や濃度，緩衝液，pH，安定化剤，抗原認識部位，親和力，結合力，反応媒体など）
4. 試料マトリックス効果
5. 試料希釈の精度
6. ブランク試料とその処理
7. 検量線（曲線）の計算処理
8. 測定範囲と最低検出限界
9. 試料調製，濃縮
10. 施設内精密度

(1) 外部精度管理用試料（表6-5）

外部精度管理調査は，日常検査の技術水準の評価を目的としていることから，用いる試料は内部精度管理と同様に日常検査の対象となっている患者検体に限りなく近似した性質を有することが基本である．現在使用されている試料の多くは，ヒトのプール血清をベースとした市販のコントロール血清または調査試料用に別途調製した試料が用いられている．なお，多くの場合，安定化を目的として凍結乾燥品として供給されていることが多い．

表6-5 主な生物標準試料供給機関

供給国	供給機関	主な標準物質
国連	WHO（World Health Organization）	生物学的標準品，抗生物質，抗体，抗原，血液製剤，内分泌物など
米国	NIST（National Institute of Standard and Technology）	電解質，含窒素，脂質，タンパク，糖質，血清，標準，血液ガス，酵素など
ベルギー	CBR（Community Bureau of Reference；Commission of the European Communities）	酵素，ホルモン，タンパク，電解質など
日本	国立感染症研究所	AFP，CRP，CEA，フェリチン，RF，ASO
〃	日本工業規格（JIS）	無機物質，糖質，タンパク含窒素，脂質など
〃	福祉・医療技術振興会（HECTEF）JCCLS認定機関	ISE用常用標準物質（Na，K，Cl）脂質用常用標準物質（コレステロール，中性脂肪，HDL）

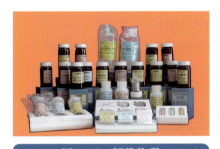

図6-17 標準物質

（日本分析化学会webサイトより）

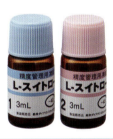

図6-18 精度管理用血清

（島津製作所webサイトより）

(2) 外部精度管理調査の限界

わが国における主な外部精度管理調査は年に1回しか実施されないので，ある時点の1断面をみているに過ぎず，少なくとも年数回実施することが望ましい．現状では，日本医師会，日本臨床衛生検査技師会など複数のプログラムに参加することも外部精度評価の効果を高めることに役立つ．また，個々の施設の測定値には，ランダム誤差と系統誤差の2種類の誤差が含まれており，外部精度管理調査に参加する以前に内部精度管理による測定値の精密さの維持が重要であることはいうまでもない．

6-5 生体試料の扱い方

■ 6-5-1 はじめに

　生体試料を用いた臨床検査は多岐にわたる．日常生活で関わりが多いのは，血液，尿，便など健康診断時に耳にするものである．血液と尿は，臨床検査や治療薬物モニタリング（TDM）に用いられる代表的な生体試料である．これらの試料は，各施設内で取り扱い方法が決まっており，その方法に準じて扱う必要がある．上記3種の生体試料以外にも，胃内容物，喀痰，髄液，腹水，結石，毛髪，呼気なども試料として利用される場合がある．一般的に，試料の保存方法としては，低温化と凍結保存が有効とされているが，凍結の過程で過冷却状態からの微細氷晶の形成など，機械的損傷や膠質的損傷をもたらす可能性も懸念されている．また，凍結した試料を解凍する過程では，浸透圧ストレスや氷晶の粗大化による損傷なども発生する．すなわち，凍結や解凍過程で生ずる損傷機序に関しても，測定する項目によっては非常に重要になってくる．そのため，生体試料の取り扱いだけに限らず，保存方法などにも細心の注意を払う必要がある．

(1) 生体試料取り扱い時の注意点

　採取された生体試料には，生きている細胞や活性を有する酵素などが含まれている場合がある．そのため，試料を常温などで放置すると測定対象物が分解することがある．それを防ぐために，冷蔵や冷凍で保存したり，適切な酵素阻害剤を加える．

　測定対象物が，温度や光，溶存酸素による酸化などで分解する可能性がある場合は，低温保存や遮光，抗酸化剤を添加するなどの処置を施す．試料が微生物で汚染されている場合は，繁殖した微生物による影響を防ぐため，抗菌薬，防腐剤を加えることがある．また，ヒト由来の生体試料の場合，感染性の病原体が含まれる可能性がある．

表6-6　臨床検査で扱う生体試料

体液	血清あるいは血漿，血球成分（白血球，赤血球，血小板）
排泄物	尿，糞便
分泌物	胃液，膵液，胆汁，唾液
穿刺液	髄液，胸水，腹水，関節腔液，羊水，水疱液
臓器組織	生検組織片，臓器片
その他	線維芽細胞，結石

■ 6-5-2 血液の採取と保存

　患者の立場を考えると1種類の採血法ですべての検査が網羅されることが望ましいが，今日では測定法，測定される物質の安定性などから，少なくとも，3〜4種類の採血法を組み合わせて

用いる必要があり，今後整理されなければならない領域である．

① 動脈採血：動脈血による血液検査は血液ガス分析および血液細菌培養が代表的．採血部位としては，上腕動脈，鼠径部大腿動脈など．
② 静脈採血：検査のための採血法としては最も一般的な採血法．多量の血液を採取できるので，血液学的検査，生化学検査，血清検査などに用いられる．
③ 毛細血管採血：足底，指頭，耳などの皮膚を穿刺．新生児，乳幼児の採血法として広く用いられている．

抗凝固剤による前処理が必要な分析項目とその種類を表6-8にまとめた．内分泌検査，特殊な微量物質，血液細胞に関する検査では抗凝固剤が必要である．

分離された血清（漿）検体は目的の検査に用いられる．① 検体の取り違い，② キャリーオーバーによる混入汚染（contamination），③ 蒸発（濃縮），④ 変性，などについて注意を要する．

表6-7 抗凝固剤の種類と特徴

EDTA (ethylene-diamine-tetraacetic acid)	二価の金属イオンをキレートする作用があり，血液が凝固するのに必要なカルシウムイオンをキレートすることで凝固を阻害する．血液1 mL当たり約1 mg用いる．血小板塊状形成により，血小板数がみかけ上低く算定され，偽血小板減少がみられることがある．
ヘパリン	アンチトロンビンⅢ（ATⅢ）の補因子として働き，ATⅢの持つ抗トロンビン作用などを促進することにより抗凝固作用を示す．抗凝固剤として検査に用いる場合は，血液1 mLに対し0.01 mgから0.1 mgの微量で効果を示す．
クエン酸ナトリウム	血液が凝固するのに不可欠なカルシウムイオンと結合することにより抗凝固作用を示す．3.8％，3.2％，および2.0％などがあるが一般に3.8％のものがよく用いられている．血液凝固検査には溶液1容量に対し血液9容量を加え，血液沈降速度検査には溶液1容量に対し血液4容量を加えて用いる．血球容積が変化するので血算関連には用いない．
フッ化ナトリウム	血液が凝固するのに不可欠なカルシウムイオンと結合することにより抗凝固作用を示す．また，解糖系酵素などの種々の酵素活性を阻害する働きをもつため，主にグルコースを測定する際に用いられる．血液1 mLに対し5～10 mg加える．
ACD (acid citrate dextrose solution)	溶液中のクエン酸がカルシウムと結合することにより抗凝固作用を示すが，デキストロースにより赤血球が良好な状態で保存されるため，主に輸血用血液保存に用いられる．血液200 mLに対し30～50 mL加える．

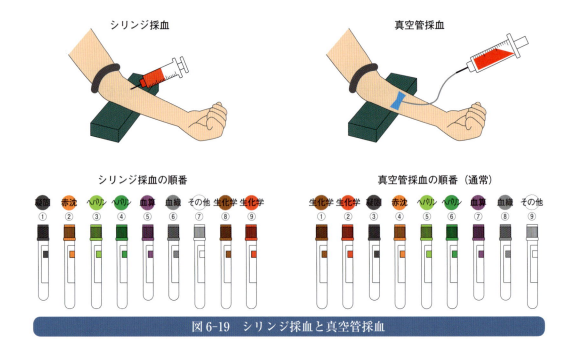

図 6-19 シリンジ採血と真空管採血

表 6-8 抗凝固剤による前処理が必要な項目とその前処理例

項　目	前処理例
グルコース	NaF 添加ヘパリン容器
乳酸，ピルビン酸など，糖代謝中間代謝産物	0.8〜1.0 M 過塩素酸溶液と等量混合，遠心分離後凍結保存
遊離コレステロール	採血後に可及的速やかに遠心分離
遊離脂肪酸	NaF 添加ヘパリン採血，直ちに冷却遠心分離
セロトニン，アンギオテンシン I と II，グリコヘモグロビン	EDTA-2Na にて採血，直ちに冷却し，冷却遠心，血漿は分析するまで冷凍保存
血球計測，白血球分類	EDTA-2K
凝固因子，凝固系計測	クエン酸ナトリウム（3.2％）水溶液の容積に対して 9 倍の容積の血液を混和．3,000 回転で 15 分遠心分離．保存は −20℃でよい

（1）検体の保存

　一般的には，血清は通常試験管に入れ密栓し冷蔵庫内で保管する．長期間保存の場合は，−80℃以下で保存することが望ましい．

　・原則として −80℃以下が望ましい．

　・−20℃では不安定な成分（アミノペプチダーゼなど）がある．

　・−20℃では自動霜取り装置つきなので温度が変動する．

(2) 検体の変化要因

- 光分解
- バクテリアによる分解
- 化学反応
- 血液細胞による代謝・分解
- 浸透圧による変化
- 蒸発などによる濃度変化

(3) 放置により変化する血清中成分（表6-9）

- 血清中生化学的成分は保存によりそれぞれ安定性が異なる．
- いかなる対策でも完全に阻止することは不可能．
- 基本的には，採血後速やかな血清分離と測定の実施が重要．

表6-9 全血放置により変化する成分

低　下	上　昇
グルコース	アンモニア
ナトリウム	無機リン
ビリルビン	カリウム
クレアチンキナーゼ	クレアチニン

■ 6-5-3 尿の採取と保存

尿にはさまざまな無機成分，有機成分が含まれており，細菌の発育には良好な培地となる．したがって，尿を室温に放置しておけば細菌が増殖し，尿中の尿素を分解，アンモニアが産生されるため，尿検査は採取直後の新鮮なものについて行うのが原則である．一般には，早朝第一尿が最適とされている．一方，タンパク，糖など，尿の化学成分の定量検査には24時間蓄尿を用いる場合もある．尿には細菌が繁殖しやすく，それにより尿成分の変化を受けるので，24時間蓄尿や長期保存の目的には防腐剤を用いることがある．24時間蓄尿にトルエンやキシレンを2〜3 mL 入れておき，ときどき混和し冷暗所に保存することがよい．

(1) 採　取

① 入院患者（早朝尿）：早朝時起床してから1番の尿．
② 外来患者（随時尿）：任意の時間に採尿（食後2時間以上，激しい運動後でない尿）．
③ 24時間蓄尿：午前8時に排尿させ（これは捨てる），翌日午前8時までの尿を蓄尿．この一部を検査に用いる．蓄尿の保存剤として，トルエン，キシレン，塩酸（6 mol/L），酢酸などが用いられている．
④ 細菌検査用の尿（中間尿）：カテーテル採取が最適（主として女性）．通常困難なので，外

陰部清拭後，排尿の最初の1/3を捨てる．中間の1/3（沈渣用にも最適）を滅菌容器に直接採尿．

⑤ 血尿，膿尿検査（分杯尿）：病変部位の推定に用いる．1回の排尿を2個（2杯試験）または3個（3杯試験）のコップに分別採尿する．

表6-10 採尿の方法

採尿方法による分類	特徴
自然排尿	患者の意思により通常の方法で排出された尿
カテーテル採取尿	尿道カテーテルを挿入して得られた尿
膀胱穿刺尿	膀胱に直接針を穿刺して得られた尿

(2) 新鮮尿で行う検査

一般定性試験も新鮮尿が原則である．特に変化の著しい成分は新鮮尿での検査が必要となる（表6-11）．

表6-11 尿放置による変化

項　目	変　化
pH（細菌−）	ほぼ一定
タンパク	ほぼ一定
ブドウ糖（細菌−）	ほぼ一定
潜血反応	陰性化
ケトン体	陰性化
ビリルビン	陰性化
ウロビリノーゲン	陰性化
亜硝酸塩	ほぼ一定
比重	陰性化

Chapter 7 免疫反応（抗原抗体反応）を用いる分析法

7-1　序　論

■ 7-1-1　免疫測定法（immunoassay）の特長

　免疫測定法（イムノアッセイ）は，抗原と抗体の結合法を利用する分析法の総称で，合成医薬品などの低分子化合物からタンパク質（細胞表面抗原や病原体に対する抗体を含む），核酸などの巨大分子まで多くの物質が測定対象となる．免疫方法を工夫することにより，このような非常に多岐にわたる物質（抗原）に対する抗体を調製することができるからである．抗原抗体反応は，高い特異性を有し，かつ両者の親和力は非常に大きい．このため，免疫測定法は極めて高感度な上，特異性に優れ，試料の前処理を省略できる場合も多い．さらに，操作が簡便で検体処理能力にも優れるため，ルーティン分析に有用である．その反面，複数の成分をいっせい分析することには不向きであり，HPLC法とは相補的な関係にある．

　このような特長のゆえに，免疫測定法は体液中に存在する特定の生理活性物質（内因性ホルモンや薬物）の超微量分析（pg/mL〜µg/mL）に威力を発揮し，病態の解析や薬物血中濃度モニタリング（TDM）に不可欠の方法となっている．

■ 7-1-2　抗体（antibody）と抗原（antigen）

　抗体は免疫測定法における分析試薬である．優れた測定系を確立するためには，標的の抗原に特異的で大きな親和力を示す抗体が必須である．抗体はグロブリンに属するタンパク質であり，免疫グロブリン（Ig：immunoglobulin）と呼ばれる．抗体はH鎖の違いによりIgG，IgA，IgD，IgE，IgMなどのサブクラスがあるが，免疫測定法で用いられる抗体は主にIgGクラスで，1分子中に2つの抗原結合部位をもつ．IgGは分子量約5万のH鎖2本と分子量約2.5万のL鎖2本がジスルフィド結合を介して結合した分子量約15万の糖タンパク質であり，可変領域，ヒンジ部，定常領域の各ドメインからなるIgGをパパインやペプシンで限定分解すると，Fab，F(ab')$_2$，あるいはFab'などの抗体フラグメントが得られるが，これらは抗原結合部位を保持しているため，IgGと同様に免疫測定法に利用されている（図7-1）．

　抗体にはポリクローナル抗体とモノクローナル抗体がある．ポリクローナル抗体は異なるエピトープ（抗原決定基）を認識する複数種の抗体分子の混合物であり，ウサギなどの皮下や腹腔に反復投与して作製される．この場合，単一抗原であっても複数のB細胞が刺激されて複数種の抗体分子が産生される．モノクローナル抗体は1種類のエピトープのみを認識する均一な抗体で

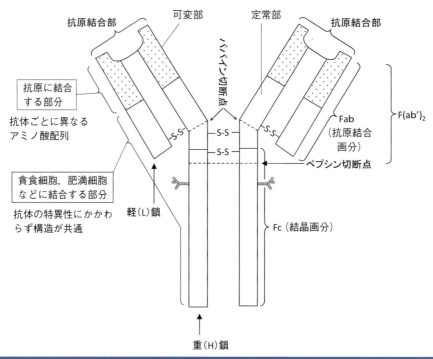

図 7-1　IgG の構造

- 4 本のポリペプチド鎖（H 鎖 2 本，L 鎖 2 本）よりなる
- 各ペプチド鎖はジスルフィド結合で結合している
- Fab を構成する H 鎖，L 鎖のそれぞれ N 末端側約 110 個のアミノ酸の並びを可変部（V 領域）といい，対応する抗原のエピトープと結合する．可変部以外の領域を定常部（C 領域）という．
- パパインやペプシンなどの酵素で切断処理をすることで，異なる抗体断片を得ることができる．

あり，その結合特性は均質である．単一の B 細胞に由来するもので，細胞融合法で作製される．免疫測定法ではモノクローナル抗体の利用価値が高い（図 7-2, 図 7-3）．

抗原との相互作用に働く力は水素結合，静電力，ファンデルワールス力や疎水結合で，共有結合は含まれない．したがって，抗原抗体反応は可逆的で，質量作用の法則に従う．抗体の親和力は親和定数（K_a）または解離定数（K_d）で表される．免疫測定法には，$10^8 \sim 10^{10}$（M^{-1}）程度の K_a 値を示す抗体が用いられている．

抗原になりうるものは一般にタンパク質，約 20 アミノ酸残基以上のペプチド，糖鎖などである．ステロイドなどのような低分子性有機化合物や分子量の小さいペプチドは抗原として認識されず，動物に投与しても特異抗体を得ることはできない．しかし，低分子化合物をタンパク質などの適当な高分子抗原に結合させて動物に投与すると，低分子化合物の部位を特異的に認識する抗体が得られる．このような免疫原性はないが，抗体との結合能をもつ低分子化合物（分子量が 1,000 未満程度）をハプテンという（図 7-4）．抗原が抗体に認識される部分は抗原の分子構造の一部であり，タンパク質の場合は 4〜6 アミノ酸残基程度である．この認識される構造をエピトープといい，1 種類の抗体は 1 つのエピトープのみを認識する．

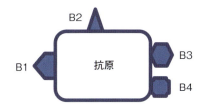

抗体と特異的に結合する最少の構造単位をエピトープ（抗原決定基）という

図 7-2　エピトープ（抗原決定基）

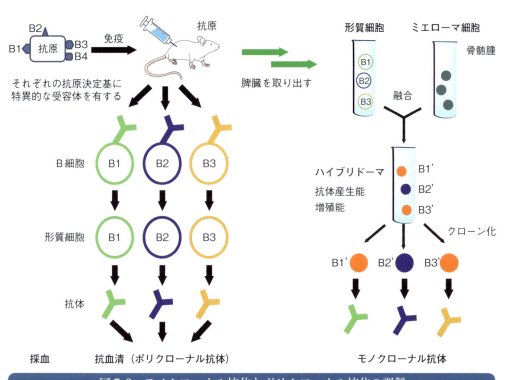

図 7-3　モノクローナル抗体とポリクローナル抗体の調製

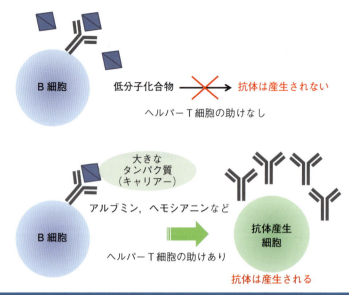

図 7-4　ハプテン

7-1-3　免疫測定法の妨害因子とバリデーション

　免疫測定法を妨害する体液由来のさまざまな因子が知られている．用いる抗体に対して大きく交差反応する物質（目的抗原の代謝物や分解産物）は，偽陽性（実際には陰性）の測定結果を与え，目的抗原と会合あるいは複合体を形成するような物質（アルブミン，内因性結合タンパク質，脂質など）が大量に共存すると，抗原がマスクされて偽陰性につながる．

　また，補体，リウマトイド因子，異好性抗体（例えば，human anti-mouse antibody（HAMA）のように異種動物の抗原と反応する抗体）などは，目的抗原の反応性ばかりか2抗体法によるB/F 分離も妨害してアッセイ値を不正確にする．

　したがって，実試料の測定に際しては，測定法のバリデーションを行い，分析値の真度，精度，直線性などの分析能パラメーターについて評価する必要がある．このために添加回収試験（既知量の目的化合物を添加した体液を測定し，値の増加を確かめる），アッセイ内・アッセイ間変動試験（同一試料を多重測定・反復測定して測定値のばらつきをみる）や試料段階希釈試験（試料を段階的に希釈した後に測定し，測定値の直線性を調べる）などが行われる．

　試料に精製効率の異なる何種類かの前処理（除タンパク，溶媒抽出，固相抽出，クロマトグラフィーなど）を施して直接測定による値と比較するのも有効である．標的物質に対する特異性に優れ，真度の高い測定法は夾雑物の影響を受けないため，前処理の有無や種類にかかわらずほぼ一定の測定値を与える．

7-1-4　免疫測定法の種類と原理

　免疫測定法は標識法と非標識法に大別され，それぞれにはいくつかの方法がある．標識法は抗

体または抗原を放射性同位元素，酵素，蛍光物質，化学発光物質などで標識し，抗原抗体複合物を標識体のシグナルで検出する方法である．

表7-1 免疫測定法

測定法	標識物質	例
ラジオイムノアッセイ（RIA），イムノラジオメトリックアッセイ（IRMA）	放射性同位元素	^{125}I, ^{3}H, ^{14}C, ^{35}S
酵素免疫測定法（EIA），ELISA	酵素	アルカリホスファターゼ，ペルオキシダーゼ，β-ガラクトシダーゼ
化学発光免疫測定法（CLIA），化学発光酵素免疫測定法（CLEIA），電気化学発光免疫測定法（ECLIA）	化学発光性化合物	アクリジニウム ルテニウム（Ru）
蛍光免疫測定法	蛍光物質	FITC

　非標識法は抗原抗体複合物を濁度や光散乱で検出する方法である．標識法はさらに競合法と非競合法に分類される．競合法は標識抗原と非標識抗原が抗体に対して競合的に結合する反応を利用したもので，非標識抗原（分析対象物）の量が増えれば標識抗原の抗体への結合割合が減り，抗原抗体複合体の標識物質によるシグナル強度が減少する．シグナル強度を縦軸，抗原量を横軸にとった検量線では右下がりのシグモイド曲線を示す．非競合法は固相表面に十分量の抗体（一次抗体）を固定化し，抗原を反応させた後，標識抗体（二次抗体）を加えて抗原抗体反応を行い，過剰の標識抗体を除いた後に標識物質のシグナル強度を測定する．非競合法では抗原の量が増えれば固定化抗体への抗原の結合量が増加し，それに伴って固定化抗体—抗原複合体への標識抗体の結合量も増加し，標識物質によるシグナル強度が増加する．シグナル強度を縦軸，抗原量を横軸にとった検量線ではある濃度範囲において右上がりの直線を示す．

　免疫測定法はB/F分離を必要とする不均一免疫測定法（heterogeneous immunoassay）と必要としない均一免疫測定法（homogeneous immunoassay）に分類することができる．不均一免疫測定法には競合法と非競合法があるが，均一免疫測定法はすべて競合法である．不均一免疫測定法は均一免疫測定法に比べて，操作に手間がかかる欠点はあるが，感度や精度の点では優れている．図7-5に測定原理による免疫測定法の分類を示す．

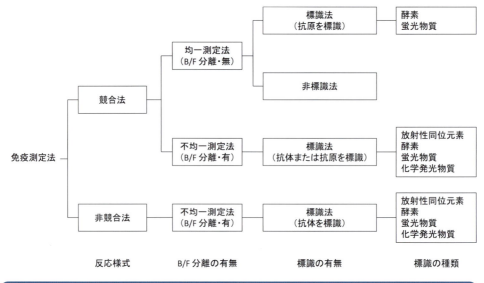

図 7-5　免疫測定法の測定原理による分類

 不均一系免疫測定法（heterogeneous immunoassay）

■ **7-2-1　はじめに**

今日，多岐にわたる免疫測定法が開発されているが，その測定原理から競合法と非競合法のいずれかに分類される．いずれの場合でも，抗原抗体反応は，小試験管あるいはマイクロタイタープレートを利用して全量 50〜500 μL 程度の緩衝液（pH 7 付近）中において 4〜37℃で行われる．

■ **7-2-2　競合法に基づいた免疫測定法**

競合法は，一定の限られた量の抗体に対して，測定対象となる抗原（Ag）を，一定量の標識抗原または固定化抗原と競合的に反応させる方法である．あらゆる抗原に適用できるが，ハプテンの測定原理として特に重要である．測定感度は通常 nmol〜fmol/assay のレベルで，用いる抗体の親和力が大きいほど高感度な測定が可能になる．

(1) 標識抗原を用いる競合法（競合法①）

一定量の抗体に，何らかのシグナルを発する標識を施した抗原（Ag*）を，一定量反応させることが基本となる（図 7-6）．ただし，抗体量は Ag*総量の 50% 程度を結合するように調整する．このとき，Ag*のうち抗体と結合した画分を bound（B），遊離の状態で残っている画分を free（F）と呼ぶ．この反応系に測定対象抗原の標準品（Ag）を加えると Ag と Ag*の間に競合が起こり，Ag の添加量に応じて B 画分の割合が減少する．そこで，適当な方法で B 画分と F 画分を分

離して（B/F 分離という）いずれかのシグナル強度を測定する．一般に B 画分のシグナル強度を測定し，加えた Ag* 総量（total Ag*：T）に対する百分率（B/T%）あるいは Ag 量がゼロの場合の B 画分（B_0）に対する百分率（B/B_0%）として表示する．これらを等間隔目盛りで縦軸に，Ag 添加量を対数目盛りで横軸にプロットすれば，標準曲線（右下がりの逆シグモイド曲線となる）が得られる（図 7-6 右）．Log-logit 変換などにより，標準曲線の直線化を図る場合もある．以上の操作と同時に濃度不明の Ag を含む試料についても同一の条件で Ag* との競合反応を行い，B/T ないしは B/B_0 の値を標準曲線に挿入すれば Ag の含量を求めることができる．

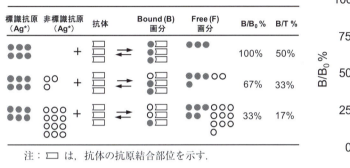

図 7-6　標識抗原を用いる競合法の原理と標準曲線

抗原の標識にはさまざまな物質が用いられているが，その増減を高感度に計測できることが必須である．放射性同位元素を用いて標識する方法はラジオイムノアッセイ（RIA），酵素を標識する方法は酵素イムノアッセイ（エンザイムイムノアッセイ：EIA）と呼ばれ，広く普及している．ほかにフルオレセインなどの蛍光色素を標識する蛍光イムノアッセイなどが開発されている．

B/F 分離の方法としては，2 抗体法と固相法が多用されている．いずれも抗原の種類を選ばず広く適用できる．2 抗体法では測定する抗原に対する抗体（第 1 抗体）を認識する抗体（第 2 抗体）を加える．第 2 抗体は第 1 抗体を架橋するように反応するので大きな免疫複合体が形成され，遠心分離により沈降する．したがって B 画分が沈殿に，F 画分は上清中に得られる．

遠心分離を省いて操作を迅速・簡略化したのが固相法で，アッセイ用試験管またはプラスチック製のビーズやマイクロタイタープレートに抗体を結合させる．この固定化抗体に対して競合反応を行った後，溶液を除去し固相を洗浄すれば B 画分が固相上に得られる．

(2) 固定化抗原を用いる競合法（競合法②）

近年の ELISA（enzyme-linked immunesorbent assay）の普及に伴い，固定化抗原を用いる競合法も多用されるようになった（図 7-7）．目的抗原の一定量を固相に吸着させて固定し，ここに測定対象の抗原と限られた量の標識抗体を添加する．固定化抗原と遊離の抗原が競合的に抗体と

反応し，遊離抗原の量が多くなるほど固相に吸着される標識抗体の量は減少する．したがって，反応後に固相を洗浄して液相中の成分を除き（B/F 分離操作に相当する），固相上に残る標識の活性を測定すれば，標識抗原を用いる方法と同様の標準曲線が得られる．

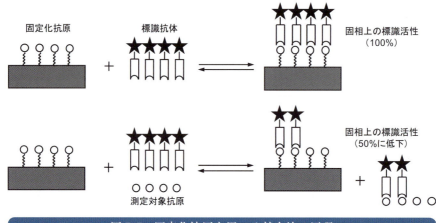

図 7-7　固定化抗原を用いる競合法の原理

■ 7-2-3　非競合法による免疫測定法

非競合法は，イムノメトリックアッセイとも呼ばれる．測定対象の抗原に対して過剰量の標識抗体を反応させて，定量的に形成される免疫複合体の量を標識のシグナル強度から計測する．

図 7-8 に，最も多用されている two-site イムノメトリックアッセイ（サンドイッチイムノアッセイ）の原理を示す．まず，一定過剰量の抗体（Ab_1）を固定化した固相に目的抗原を加えて捕捉する．この固相を洗浄した後，抗原分子状の異なる抗原決定基を認識する標識抗体（Ab_2）をやはり過剰に加えて反応させると，抗原が固定化抗体と標識抗体にサンドイッチされた複合体ができる．なお，抗原と Ab_2 を同時に添加する場合もある．反応後に固相を洗浄して固相上に残るシグナルを測定すると，標準曲線は競合法とは逆に右上がりのシグモイド曲線になる（図 7-8 右下）．

過剰の抗体を用いるため，結合反応が平衡に達するのが速く，微量の抗原を効率よくシグナル強度に変換することができる．したがって，競合法に比べて分析時間の短縮が容易で測定の精度に優れ，高い感度を得るうえで有利である．しかも，2 つの部分構造に対する認識が働くため特異性にも優れ，タンパク質の超高感度分析法として広く用いられている．ただし，複数の抗原決定基をもつ高分子抗原にのみ適用が可能で，ハプテンの測定には使えない．過剰の抗原がアッセイ中に存在すると標識抗体は遊離した抗原にも結合し，みかけ上抗原が高濃度域では固相抗体-抗原結合体に結合する放射能が減少する．これをフック（プロゾーン）現象と呼ぶ．

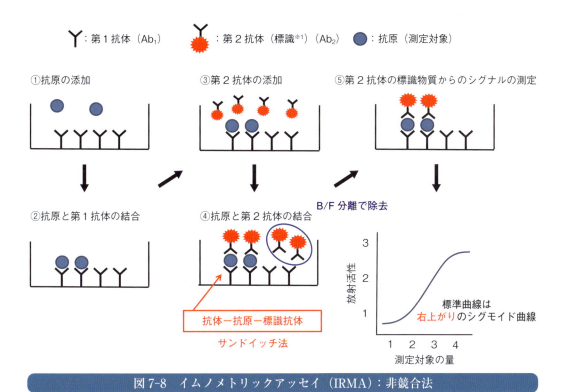

図7-8 イムノメトリックアッセイ（IRMA）：非競合法

[※1]RI，蛍光物質，化学発光物質，酵素

■ 7-2-4 代表的な標識－免疫測定法（RIA, EIA, Two-site IEMA, ELISA）

(1) RIA（radio immunoassay）

　測定対象の抗原と放射性同位元素で標識した抗原を一定量の抗体に対して競合反応させる（競合法①の原理）．B/F分離後，いずれかの画分（BかF）について放射能を測定して標準曲線を作成する．ハプテンの測定系では，標的分子が本来もっている水素をトリチウム（^{3}H）で置換した標識化合物がAg*として用いられる．^{3}Hはβ線を放出し，標識化合物量の増減は液体シンチレーション法で計測する．^{3}Hより比放射能が高い放射性ヨウ素^{125}Iを標識することにより，さらに高い感度を得ることも可能である．^{125}Iはγ線を放出し，その放射能はシンチレーション・クリスタル法で直接計測できる．この場合は，あらかじめ^{125}Iが標識されたチロシンやヒスタミンの誘導体をハプテン分子にカップリングさせておく．例えば，アミノ基をもつ化合物を標識するために，Bolton-Hunter試薬［*N*-succinimidyl 3-(4-hydroxy-5-[^{125}I] iodophenyl) propinate］が多用されている．ペプチドやタンパク質を抗原とする場合は，ほとんどの場合^{125}I標識が用いられる．N末端やリジン残基側鎖のアミノ基にBolton-Hunter試薬をカップリングさせるか，あるいはクロラミンT法や酵素法によりNa^{125}Iを反応させてチロシン残基に^{125}Iを結合させる．

　なお，これらの方法で^{125}I標識した特異抗体を用いれば，競合法②の原理に基づくRIAも可能である．RIAは，一般に感度に優れ安定した測定結果を得やすいが，放射性物質の使用に基づく制約がある．この点を克服するために，酵素，蛍光物質，化学発光物質などを標識する各種の非

放射性免疫測定法が開発された.

(2) EIA（enzyme immunoassay），Two-site IEMA（サンドイッチ EIA），ELISA

EIA は競合法①または②の原理において標識に酵素を用いる方法で，アルカリホスファターゼ，ペルオキシダーゼ，β-ガラクトシダーゼの 3 種類が主に利用される．いずれも安定で高純度品が得やすく，抗原や抗体への標識による活性の低下が少ない．しかも，発色性あるいは蛍光性の基質を用いて高感度に活性を測定することができる．競合法①の原理に基づくアッセイ系では，測定する抗原と一定量の酵素標識抗原を一定量の抗体に対して競合的に反応させた後に B/F 分離を行い，主に B 画分に基質溶液を加えて酵素反応を行う．なお，抗原の酵素標識は，両者を共有結合で連結することにより行うが，その反応例を図 7-9（a）に示す．

一方，競合法②の原理では，測定する抗原と一定量の固定化抗原を一定量の酵素標識抗体に対して競合反応させる．反応後に溶液を除去して固相を洗浄したのち，固相上に残る酵素活性を測定する．抗体の酵素標識の一例を図 7-9（b）に示す．

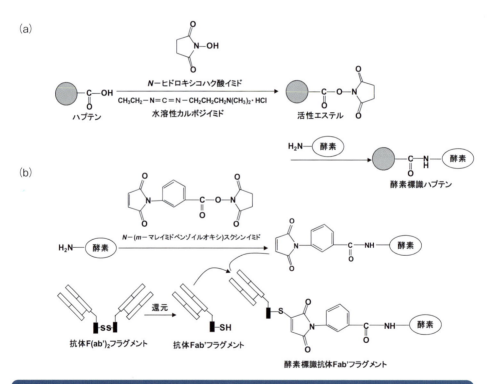

図 7-9　ハプテン抗原（a）と抗体 Fab'フラグメント（b）の酵素標識

図 7-8 に示した非競合法において，酵素標識抗体を用いる測定系は Two-site IEMA（サンドイッチ EIA）と呼ばれ，高分子抗原の超微量分析法として多用されている．前述の 3 種類の酵素が主に用いられるが，蛍光法のように高感度な活性測定法を取り入れると，amol（アトモル）の抗原を測定できる．

なお，最近では EIA や Two-site IEMA を抗体あるいは抗原を固定化したマイクロタイタープレートを用いて行う場合も多い．これらのアッセイ系は ELISA（enzyme-linked immunosorbent assay）と総称される．プレート専用の洗浄装置や吸光度測定装置を利用して多くの試料を簡便かつ迅速に分析することが可能なため，生化学や基礎医学などの領域でも日常的に利用されている．

7-3 均一系免疫測定法（homogeneous immunoassay）

■ 7-3-1 はじめに

臨床現場における測定操作は，ほとんどの検体が患者由来の生体試料（血液，尿）であるため，簡便性や迅速性に加えて汚染を避けることが求められる．それゆえ，検体と分析用試薬を混合するだけで測定が可能な均一測定法が汎用されている．

■ 7-3-2 ホモジニアス EIA（EMIT）法

免疫測定法の大部分は B/F 分離操作が必要で，これらを非均一系測定法（heterogeneous assay）と分類する．一方，特別な工夫により B/F 分離を不必要にした均一系測定法（homogeneous assay）も開発されている．非均一系に比べて感度は低く，一般に μg/mL レベルの試料に適用されるが，操作が簡便で迅速性に優れるため，日常的な薬物血中濃度の測定（TDM）に重用されている．その代表例であるホモジニアス EIA（EMIT）法の原理を図 7-10 に示す．本法はハプテ

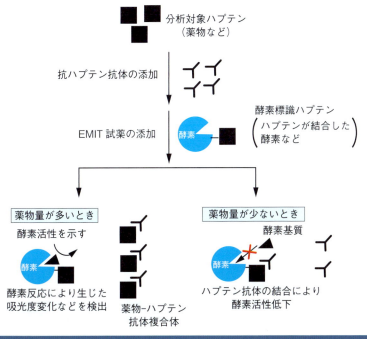

図 7-10　ホモジニアス EIA（EMIT）法の原理

ンにのみ適用が可能である．反応の形式はEIAと同様の競合法に基づいているが，標識酵素としてグルコース-6-リン酸脱水素酵素（G-6-PDH）やリンゴ酸脱水素酵素を用いる．酵素標識ハプテンに抗体が結合すると，その酵素活性が低下または増大する．この反応系に遊離のハプテンを添加すると，その量に応じて酵素活性が回復していく．したがって，抗原抗体反応液にそのまま基質を添加して酵素活性を測定すれば，ハプテン量を求めることができる．図7-10は，抗体の結合により酵素活性が低下する例であるが，縦軸に酵素活性を，横軸に添加したハプテン量をとれば図7-8と同様の標準曲線が得られる．本法による抗てんかん薬，抗うつ薬や抗生物質などの測定キットが市販されている．

■ 7-3-3 蛍光偏光イムノアッセイ(FPIA)法

一方，蛍光偏光イムノアッセイ（FPIA）法も臨床検査の場でハプテンの測定に多用される均一系の測定法である（図7-11）．フルオレセインのような低分子量の蛍光色素で標識したハプテンに平面偏光を照射して励起すると，適当な入射角で光が当たった蛍光分子が励起され，放射される蛍光も平面偏光となる．しかし，蛍光標識ハプテンはブラウン運動などにより回転するので蛍光の偏光は次第に解消する．この標識ハプテンに抗ハプテン抗体が結合して質量の大きな複合体になると，ブラウン運動の速度が遅くなり偏光の解消に長い時間を要する．しかし，測定対象のハプテンを添加すると，競合により遊離の標識ハプテンが増加するため，偏光解消の程度が増大していく．偏光度を測定して，加えたハプテン量に対してプロットすると，図7-6と同様の標準曲線が得られる．

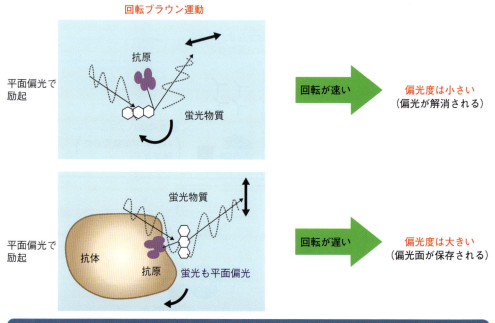

図7-11　蛍光偏光の原理

7-3-4 非標識免疫測定法

　抗原あるいは抗体を放射性同位元素，酵素などで標識することなく，免疫複合体の生成量の増減を直接モニターする測定法も開発されている．その代表例であるラテックス凝集抑制イムノアッセイによるハプテン測定の原理を図7-12に示す．直径 1 μm 以下のラテックス粒子にハプテンを固定化し，人工の多価抗原を調製する．これに抗ハプテン抗体を反応させると複合体の生成に伴ってラテックスは架橋されて凝集し，コロイド状の懸濁液となる．この懸濁液にレーザー光を照射すると光錯乱が起きるので，その強度を測定する．この反応系に遊離のハプテンを加えるとラテックスの凝集は競合的に抑制され，散乱光の強度は減少するが，やはり B/F 分離を必要としない均一系の競合型アッセイである．

　検出法の違いで免疫比濁法（タービディメトリー）と免疫比ろう法（ネフェロメトリー）がある．免疫比濁法は吸光度（透過光）を検出し，免疫比ろう法は散乱光を検出することで検体に含まれる抗原と定量化する．

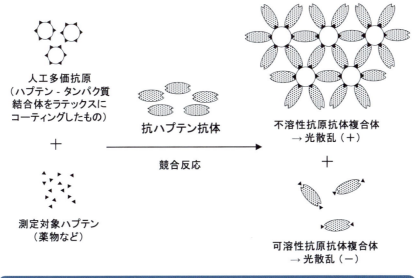

図 7-12　ラテックス凝集抑制イムノアッセイによるハプテン測定の原理

免疫比濁法 タービディメトリー （turbidimetry：比濁法）	免疫複合体の凝集塊に光を照射して，散乱による**照射光の減衰（吸光度）を計測**して検体に含まれる抗原量を測定する
免疫比ろう法 ネフェロメトリー （nephelometry：比ろう法）	免疫複合体の凝集塊に光を照射して，**散乱した光を測定**することで，検体に含まれる抗原量を測定する

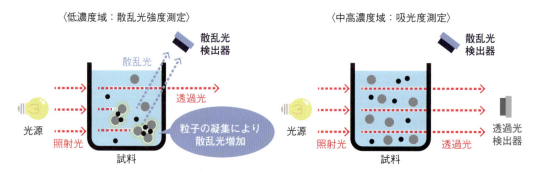

図7-13 免疫比濁法・免疫比ろう法

7-3-5 ウェスタンブロット法（western blotting）

ウェスタンブロット法は，電気泳動法によって分離したタンパク質をニトロセルロース膜などに転写した後，標識した抗体により目的タンパク質（抗原）を検出する方法である．

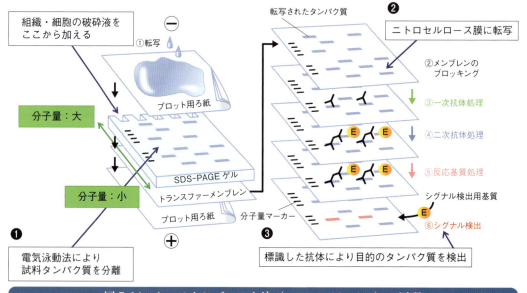

図7-14 ウェスタンブロット法（western blotting）の原理

タンパク質は立体構造や電荷をもつため，2-メルカプトエタノールでタンパク質を還元（ジスルフィド結合を切断）し，その後に負の電荷を有するSDSで処理することで，試料タンパク質はペプチド鎖に応じた負電荷をもち，一様に直鎖状に近い構造をとる．次に，溶解した試料タンパク質を，適切な大きさの網目構造をもつSDS-ポリアクリルアミドゲル中で電気泳動することで，ペプチド鎖長に応じてタンパク質を分離できる．このとき，低分子量のタンパク質ほど陽極（＋）側に移動する（図7-15）．

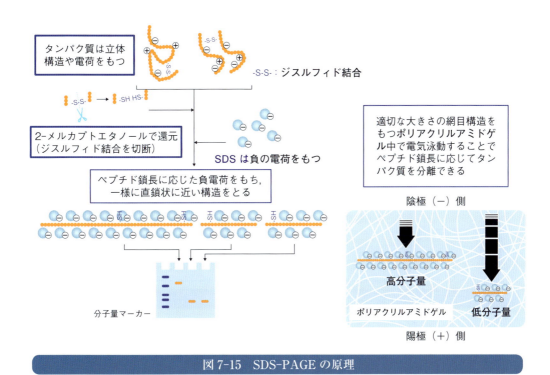

図7-15　SDS-PAGEの原理

SDS：sodium dodecyl sulfate = sodium lauryl sulfate，PAGE：poly acrylamide gel electrophoresis

さらに，電気泳動したタンパク質をSDS-ポリアクリルアミドゲルからニトロセルロース膜に転写する．転写の一般的な方法が電気ブロッティングであり，ウェット電気ブロッティング，セミドライ電気ブロッティング，ドライ電気ブロッティングなどがある（図7-16）．

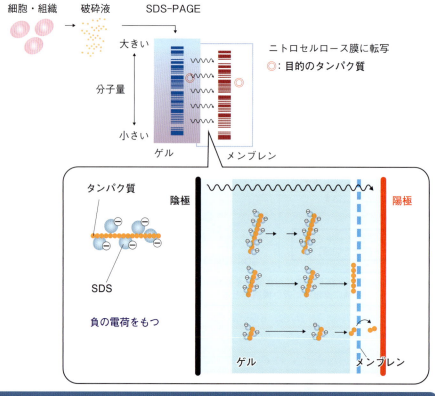

図 7-16　メンブレンへの転写

　最後に，ニトロセルロース膜上にある目的タンパク質に対する抗体（一次抗体）を加えて結合反応させる．次に，放射性同位元素や酵素，あるいは蛍光色素などで標識した二次抗体（一次抗体に結合する）を加えることにより，目的タンパク質を高感度に検出する．タンパク質の存在を検出するだけでなく，タンパク質の状態（例えば，リン酸化修飾を受けているなど）についても適切な抗体を用いることにより検出できる（図 7-17）．

1) 二次抗体を使う長所
　・二次抗体によりシグナル増幅が可能
　・あらゆる標識二次抗体が利用できる
　・標識による一次抗体の免疫反応性への影響がない
　・二次抗体を変更することにより，検出法の変更が可能
2) 二次抗体を使う短所
　・二次抗体により非特異的染色が発生する可能性がある
　・操作が煩雑

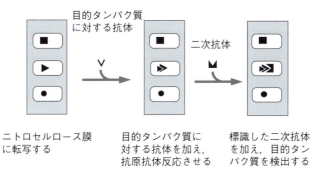

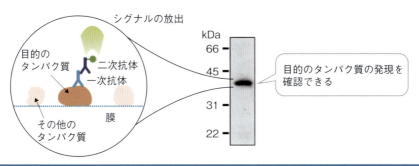

図 7-17　目的のタンパク質を検出する方法

（MBL web サイトより一部利用）

COLUMN　フローサイトメトリー（flow cytometry）

　フローサイトメトリーは，微粒子を分散させた流体を細長く流して，個々の粒子を光学分析する手法である．微粒子ごとを選択的に回収することもできる．フローサイトメトリーに用いる装置をフローサイトメーター（flow cytometers）と呼び，微粒子を分取する装置をソーターと呼ぶ．主に，血球細胞などの細部を個々に観察する実験に用いられる．

　一定波長のレーザー光線を流体に照射し，光線の方向からわずかにずれた方向の前方散乱と，光線と直角の方向の側方散乱を検出する．また，微粒子を蛍光物質で標識し，レーザー光（励起光）によって生じた蛍光を検出することによって，粒子の物理・化学的性質を推定することができる．測定対象が細胞の場合は，前方散乱からは細胞の大きさが，側方散乱からは細胞内の複雑さ（核の形，細胞内小器官，膜構造などに由来）を分析できる．

　特に，血球細胞における細胞表面のマーカー分子を解析することに威力を発揮する．急性白血病，多発性骨髄腫，および悪性リンパ腫の診断には，血球細胞の表面マーカーの解析が必須であるため，フローサイトメトリーが用いられる．これは，急性白血病や骨髄腫の多くは腫瘍細胞が半分以上を示すことが多いため，抗原の発現状態を把握しやすいからである．

免疫測定法の実際例—薬物治療モニタリング（TDM）への適用

■ 7-4-1　はじめに

血中薬物濃度の測定は，迅速かつ正確さが要求される．免疫学的測定法による微量試料の定量分析が主流となっているが，測定にあたっては，薬物ごとに交差反応，定量限界，併用薬，内因性物質，抗凝固剤による影響などを十分に考慮し，精度管理を行う必要がある．

■ 7-4-2　TDM の臨床的意義と必要条件

同じ薬物を投与して治療を行っても，患者によって効果や副作用が異なる場合，薬物治療の個体差が考えられる．個体差の原因として，pharmacokinetics と pharmacodynamics における個体変動が考えられる．この場合，まずは個々の患者の血中濃度推移から個人の PK パラメーターを推定することにより，合理的な投与量と投与間隔を設定することが推奨されている．

わが国では，1980 年にリチウムの TDM が特定薬剤治療管理料として初めて健康保険適用となった．TDM では，投与される薬物の血中濃度推移を指標とするため，薬歴（投与量，投与時間，併用薬）や薬物処理能力（肝機能，腎機能，心機能）などの患者情報を把握して総合的に結果を判断する．患者情報に基づいた薬物動態解析による適切な投与設計が必要であり，この点については通常の臨床検査値の測定と大きく異なる点である．

■ 7-4-3　TDM に用いられる生体試料

取り扱う生体試料の種類は，全血，血漿，および血清である．通常，血清中薬物濃度は血漿中薬物濃度と同じであるとして扱われるが，使用した抗凝固剤が測定の妨害となることがあるので注意を要する．検体としては一般に血清を用いるため，得られる濃度は血清中薬物濃度であり，アルブミンなど血漿タンパク質に結合した結合型薬物濃度と，結合していない遊離型の非結合型薬物濃度の和に相当する．薬効に直接関係する非結合型薬物濃度の測定には限外ろ過による分離と高感度測定法が要求される．

TDM を効果的に行うため，指標となる血中濃度として投与直後のピーク（山）値や次回投与直前のトラフ（谷）値が用いられる．頻回投与後のモニターでは，変動の少ない値を示す時期である血中濃度としてトラフ値が使用されることが多い．一方，作用部位や副作用の発現と相関する時期が選ばれることもある．このように採血時間として適切な時期を選ぶ必要がある．

薬物の標的臓器における作用部位の濃度は測定が困難である．そこで，採血部位として，通常は上腕の静脈血中の濃度を代用する．上腕において，静脈血中の濃度は全身の動脈血中の薬物濃度とほぼ等しい．薬物を静脈内に投与しているときは，投与していない腕や足から採血する．

TDM の対象となっているほとんどの薬物は血清中で分解しない．しかし，血清の腐敗や蒸発を防ぐため，採取後，密封し，冷蔵，冷凍保存する．光分解する場合もあるので注意する．凍結血清を用いて血中濃度を測定する際には，十分に混和してから測定する．

7-4-4 TDMに用いられる測定法

　TDMにおける薬物濃度測定には，迅速性と簡便性に加え，少量の血液で臨床的に満足しうる測定感度が要求されることから，酵素免疫測定法（EIA）や蛍光偏光イムノアッセイ法（FPIA）が広く用いられている．免疫学的測定法の問題点は類似化合物との交差反応である．特に腎障害患者や妊婦などでの存在が知られている内因性ジギタリス様物質はジゴキシン測定値に影響するため注意を要する．

　分離分析法としては，主に高速液体クロマトグラフィー（HPLC）法とガスクロマトグラフィー（GC）法が用いられる．HPLC法は精度と特異性が高く，低コストであり，代謝物との分離分析や多剤併用時など多成分の同時測定が求められる場合に，特に有用である．また，広範な応用性を有することから，免疫測定キットを入手できない薬物の濃度測定には欠かすことができない．しかしながら，日常業務で要求される多品目少数検体の処理には不向きであり，免疫学的測定法に比べ迅速性と簡便性は劣る．

7-4-5 TDMが行われている薬物と定量法

　TDMが実施されている薬物と血中濃度定量法を表7-2に示す．

表7-2 TDM対象の医薬品と定量法

	薬物名	治療血中濃度 （単位のない場合は μg/mL）	主な定量法	備考（記載のない場合は血清）
心疾患用薬	ジゴキシン ジギトキシン	0.8～2.0 ng/mL 15～25 ng/mL	FPIA，RIA FPIA	
抗てんかん薬	エトスクシミド カルバマゼピン クロナゼパム ゾニサミド バルプロ酸 フェニトイン フェノバルビタール プリミドン	40～100 4～12 5～50 ng/mL 10～30 50～100 10～20 15～35 5～12	FPIA，EMIT GC，HPLC	
喘息治療薬	テオフィリン	成人：10～20 小児：喘息8～20 無呼吸：6～11	FPIA EMIT GC，HPLC	
不整脈用薬	アプリンジン アミオダロン キニジン ジソピラミド シベンゾリン ピルジカイニド フレカイニド プロカインアミド プロパフェノン メキシレチン リドカイン	0.25～1.25 0.5～1.0 2～5 2～5 280～330 ng/mL 0.2～0.9 0.2～1.0 4～10 0.05～1.0 0.5～2.0 1.5～5	FPIA HPLC FPIA FPIA，EMIT HPLC HPLC HPLC FPIA HPLC HPLC FPIA	ヘパリン血漿

表7-2 （つづき）

精神神経用薬	ハロペリドール ブロムペリドール	8〜17 ng/mL 4〜15 ng/mL	EIA EIA	
躁うつ病用薬	リチウム	0.4〜1.4 mEq/L	原子吸光法	
アミノグリコシド系抗生物質	アミカシン	ピーク値：15〜25 トラフ値：<10	FPIA	
	ストレプトマイシン	ピーク値：5.0〜25.0 トラフ値：5.0 （結核治療の場合） ピーク値：25.0〜50.0	HPLC	
	アルベカシン ゲンタマイシン トブラマイシン	ピーク値：9〜20 ピーク値：5〜10 トラフ値：<2	FPIA FPIA FPIA	（アルベカシンの場合） 副作用発現域 ピーク値：>12 トラフ値：>2
グリコペプチド系抗生物質	バンコマイシン	点滴終了1〜2 hr値：25〜40, トラフ値：>5	FPIA	
	テイコプラニン	トラフ値：5〜10	FPIA	
免疫抑制薬	シクロスポリン タクロリムス	100〜400 ng/mL 5〜20 ng/mL	FPIA EIA	EDTA全血 EDTA全血
抗悪性腫瘍薬	メトトレキサート	>10^{-8} M	FPIA	
解熱鎮痛消炎薬	サリチル酸系薬物 アセトアミノフェン	150〜300 肝障害域 4時間後 300以上 12時間後 50以上	FPIA FPIA	

FPIA：fluorescence polarization immunoassay
RIA：radio immunoassay
EMIT：enzyme multiplied immunoassay technique
GC：gas chromatography
HPLC：high performance liquid chromatography
EIA：enzyme immunoassay

■ 7-4-6　TDxFLxシステムによる血中薬物濃度測定

TDxFLxシステムは，測定原理として蛍光偏光免疫測定(FPIA)法を用いている（図7-11）．

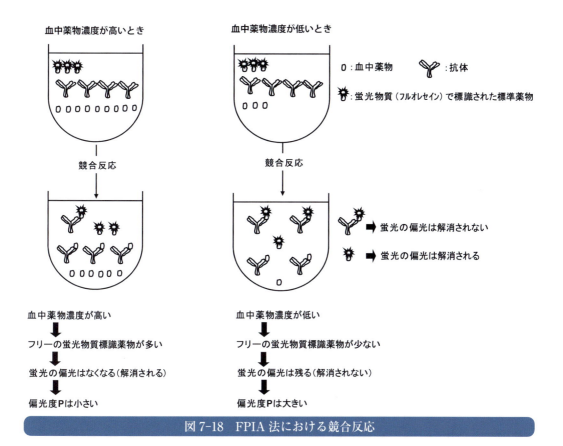

図7-18　FPIA法における競合反応

　実際の測定では，血中の薬物と試薬中の一定量の蛍光標識薬物（フルオレセインで標識した薬物）とが，その薬物に対する一定量の抗体と競合して抗原抗体反応を起こす．この抗原抗体反応の生成物（抗原抗体複合体）と蛍光偏光強度との関係は図7-18のように表される．検体測定では，未知検体の偏光度を測定し，標準液（キャリブレーター）を用いて，既に作成されている検量線から未知検体の血中薬物濃度を算出する．

$$p = \frac{1u - 1L}{1u + 1L} \quad (蛍光偏光度)$$

7-4-7　オクタロニー拡散法（二重免疫拡散法）

　沈降反応（可溶性抗原と抗体が結合すると，白濁した不溶性の抗原抗体複合体を形成する反応）を利用した方法である．

　アガロースゲルにあけた中央の孔に抗原，周囲の孔に陽性血清と検体を交互に入れる．抗原と陽性血清，抗原と検体がそれぞれアガロース中を拡散し，抗原抗体反応が起きると沈降線を生じる．沈降線により抗体を検出同定でき，同一抗原に対する2種の抗体の沈降線の形態から，抗体の特異性を知ることが可能である．

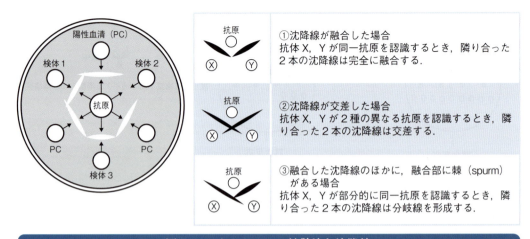

図7-19 オクタロニー拡散法と沈降線

■ 7-4-8 ワッセルマン反応

　補体結合反応により，梅毒患者の血清中に上昇する抗カルジオリピン抗体を間接的に検出する方法であり，梅毒の診断法として利用されている．ただし，必ずしも梅毒に特異的ではなく，ほかの炎症性疾患や自己免疫性疾患など梅毒以外の疾患でも陽性を示す生物学的偽陽性（BFP）が5〜20％あることに注意が必要である．

　補体結合反応：IgMおよびIgGは補体結合能をもち，これら抗体と赤血球または細菌との抗原抗体複合体に補体が結合すると溶血反応または溶菌反応が起こるため，肉眼的に検出できる．これを利用して抗原または抗体の有無を判定する方法を補体結合反応という．

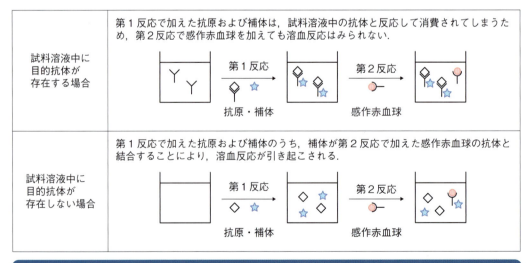

図7-20 補体結合反応

7-4-9 赤血球凝集反応による血液型判定

検査は，患者の血液と試薬（血清や血球）を使用し，肉眼で赤血球の凝集をチェックする．この検査は原則，赤血球の抗原をチェックする「オモテ試験」と血清中の抗体をチェックする「ウラ試験」を行い，2つの検査結果が一致することで，最終的にABO型が判定される．

	オモテ試験（赤血球の抗原をチェック）		ウラ試験（血清中の抗体をチェック）		
血液型	抗A抗体	抗B抗体	A血球	B血球	O血球
A型	+	−	−	+	−
B型	−	+	+	−	−
O型	−	−	+	+	−
AB型	+	+	−	−	−

※A血球・B血球・O血球は患者の血液と反応させる試薬

1) オモテ試験

　抗A・抗B抗体（試薬）に患者の赤血球を滴下し，赤血球の反応（＝凝集）をみる．
　A型：A抗原を保有しているため，抗A抗体と反応（＋）
　B型：B抗原を保有しているため，抗B抗体と反応（＋）
　O型：A抗原・B抗原どちらも保有していないため，どちらの抗体とも反応（−）
　AB型：A抗原・B抗原どちらも保有しているため，どちらの抗体とも反応（＋）

2) ウラ試験

　患者の血清とABO型の赤血球試薬を滴下し，赤血球の反応（＝凝集）をみる．
　A型：A血球・O血球で反応なし．B血球で反応あり．
　B型：B血球・O血球で反応なし．A血球で反応あり．
　O型：O血球で反応なし．A血球・B血球で反応あり．
　AB型：A血球・B血球・O血球すべてで反応なし．

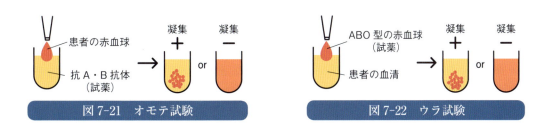

図7-21　オモテ試験　　　　　　図7-22　ウラ試験

Chapter 8 第8章 酵素を用いる分析法

序論

　酵素は基質に対する特異性が高く，その性質を利用すれば混在した成分の中から目的物質を酵素によって選別できる．従来，酵素は動物組織，微生物や植物などから分離・精製し，その触媒作用を分析に利用していたが，最近は遺伝子工学の進歩により，ほかの生物（微生物）に発現させて大量に生産することが可能となり，多種類の酵素が質・量ともに豊富に供給されるようになった．酵素を利用する分析法の特徴としては，特異性が極めて高いため，類似物質が共存してもその影響を受けにくいのでほかの機器分析のような前処理を基本的には必要としない．そして，目的物質を酵素反応によって最終的に吸光光度法などの光分析法に適した物質に変換させ，その測定によって目的物質を定量する．このように，酵素を試薬として目的物質を測定する方法を酵素的分析法といい，病態検査の分析法の多くを占める．酵素的分析法は，血清中酵素の活性測定のような酵素自体の測定法と区別する．反応は37℃付近および中性付近のpHで行うことが多いため，反応条件は緩和であるが，設定を厳密に行わないと本来の活性が発揮されない．

　さらに，酵素的分析法は反応が速く，その反応は強いアルカリ性や酸性の試薬を使用しない穏やかな条件であるため分析機器を傷めないという利点がある．また，吸光度分析が行えることから，自動分析装置への適用に向いている．自動分析は平衡分析法と速度分析法のいずれも適用可能で，複数項目を同時に分析でき，多検体処理や分析時間の短縮化などの検査の効率化に役立てることができる．

酵素反応と酵素的分析法

■ 8-2-1　はじめに

　臨床分析化学の分野では酵素が反応試薬として活用されている．生体成分の量的変動を特異性の高い酵素反応を利用して測定する酵素的分析法が汎用されている．

■ 8-2-2　酵素反応とその特徴

　酵素は，生体由来の触媒で，ある物質を他の物質に変換または転移させる性質をもつタンパク質である．その触媒能を表す単位として酵素活性の単位（国際単位，I.U.）が定義されている．

活性の単位はその酵素反応の最適条件下で，1分間あたり1 μmol の基質を変化させることのできる酵素量（μmol/min）で表される（標準測定温度30℃）．

酵素の比活性は，単位質量当たりの酵素活性（U mg^{-1}）で，純度100％の試料であれば，その酵素に固有で，触媒能の高さを示す．精製が進むにつれてこの値に近づき，酵素の純度指標として用いられる．

酵素が作用する物質を基質といい，酵素が特定の化学構造をもつ基質を認識することを基質特異性という．酵素反応は，酵素と基質が結合して酵素基質複合体となり，最終的に生じた生成物と酵素になる反応である．

$$E+S \rightleftarrows ES \rightleftarrows EP \rightleftarrows E+P$$

E：酵素 – タンパク質であり，基質から生成物をつくる反応を助ける
S：基質 – 酵素反応を受ける物質
P：生成物 – 酵素反応でつくられた物質
ES：酵素基質複合体 – 酵素と基質が一時的に結合したもの
EP：酵素生成物複合体

酵素はタンパク質なので，反応系の条件で鋭敏であり，高温，酸などの条件で失活する．

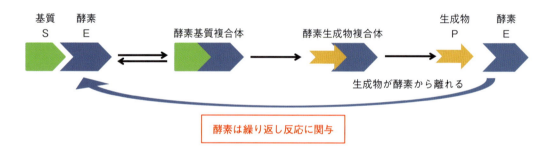

酵素には必ず基質が結合する部位があり，この部位に基質が結合することで反応が起こる（基質結合ポケット・活性部位）．

1）基質特異性

酵素は生体反応における触媒である．酵素反応は基質特異性が極めて高い．酵素反応は，特定の基質としか反応せず，これはよく，鍵（基質）と鍵穴（活性部位）モデルに例えられる．

表8-1 酵素が触媒する反応

酵素	反応	例
酸化還元酵素（オキシドレダクターゼ）	$AH_2 + B \rightarrow A + BH_2$	アルコールデヒドロゲナーゼ，乳酸デヒドロゲナーゼ
転移酵素（トランスフェラーゼ）	$AX + B \rightarrow A + BX$	アラニンアミノトランスフェラーゼ
加水分解酵素（ヒドロラーゼ）	$AB + H_2O \rightarrow AH + BOH$	トリプシン，アセチルコリンエステラーゼ
脱離・付加酵素（リアーゼ）	$AB \rightarrow A + B$	アルドラーゼ，ピルビン酸デカルボキシラーゼ
異性化酵素（イソメラーゼ）	異性体をつくる	アラニンラセマーゼ，グルコース6-リン酸イソメラーゼ
結合生成酵素（リガーゼ）	$A + B \rightarrow AB$	アシル CoA シンテターゼ，DNA リカーゼ

生きている細胞は数百種類以上の酵素をもち，それらは生命活動に必須の化学反応を触媒している．

2) pH 依存性（表 8-2）

酵素反応には最も適した pH 領域が存在する（至適 pH）．

酵素はタンパク質からできているため，pH の変化により変性が起こり，活性が変化する．

表 8-2　各種酵素における至適 pH

酵素名	至適 pH
ペプシン	1.5〜2.0
α-アミラーゼ	6.0
膵リパーゼ	8.0
トリプシン	7.8
キモトリプシン	8.0
アルカリホスファターゼ	9.0〜10.0

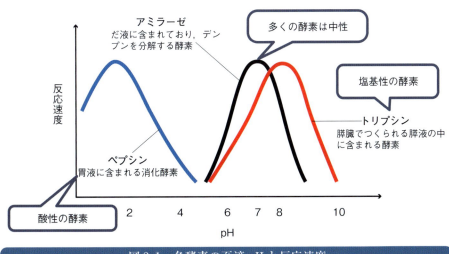

図 8-1　各酵素の至適 pH と反応速度

3）温度依存性（図8-2）

酵素反応は温度の上昇とともに活発に進む．しかし，酵素はタンパク質であるため，ある一定の温度以上になると変性し，活性を急激に失う（反応に至適温度が存在する）．

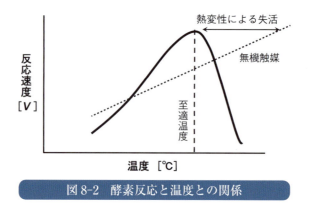

図8-2　酵素反応と温度との関係

4）補因子

ある種の酵素では，十分な酵素活性を発揮するのに無機物（金属イオンなど）または有機低分子化合物が必要であり，それらを補因子または補助因子という．有機物の補因子は，特に補欠分子族または補酵素と呼ばれる．

アポ酵素は，それ自体では酵素としての機能（活性）を有していないが，補因子が結合することで初めて活性をもった酵素（ホロ酵素）となる．

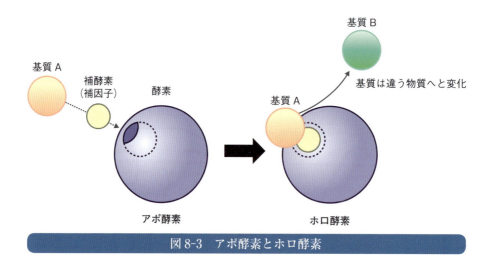

図8-3　アポ酵素とホロ酵素

酵素の中には，特定の金属イオン（亜鉛・銅・マグネシウム・鉄など）がないと作用できない酵素がある（金属酵素と呼ばれる）．

表8-3 金属イオンを補因子とする酵素

金属イオン	金属イオンを補因子とする酵素
Fe^{2+}	シトクロム P450, スーパーオキシドジスムターゼ (Fe-SOD), カタラーゼ
Cu^{2+}	スーパーオキシドジスムターゼ (Cu/Zn-SOD)
Zn^{2+}	アルコールデヒドロゲナーゼ
Mn^{2+}	スーパーオキシドジスムターゼ (Mn-SOD)
Mo^{2+}	キサンチンオキシダーゼ
Se^{2+}	グルタチオンペルオキシダーゼ

5) 基質濃度

酵素反応は基質の濃度により反応速度が大きく変化する.

酵素反応は, 以下の式で表される.

$$V = \frac{V_{max} \times [S]}{K_m + [S]}$$

V:反応速度, [S]:基質濃度, V_{max}:最大速度,
K_m:ミカエリス定数(最大速度の 1/2 の速度を示すときの基質濃度)

● 基質が低濃度のとき:[S] ≪ K_m

$V = \frac{V_{max}}{K_m} \times [S]$ となる. $\frac{V_{max}}{K_m}$ は定数であるので, V は [S] に比例する.

● 基質が高濃度のとき:[S] ≫ K_m

$V = \frac{V_{max}}{[S]} [S] = V_{max}$ となる. V は一定の値を示す.

ミカエリスメンテン式の逆数は・・・

$\frac{1}{V} = \frac{K_m + [S]}{V_{max} \times [S]}$ となりこの式を変形すると, $\frac{1}{V} = \frac{K_m}{V_{max} \times [S]} + \frac{1}{V_{max}}$ となる.

$\frac{K_m}{V_{max}}$ は定数であるので, α とおくと・・・

$\frac{1}{V} = \alpha \frac{1}{[S]} + \frac{1}{V_{max}}$ となり, 縦軸に $\frac{1}{V}$ 横軸に $\frac{1}{[S]}$ をとると, y切片が $\frac{1}{V_{max}}$ となり, V_{max} を求めることができる(二重逆数プロット(ラインウィーバー-バークプロット)図 8-4).

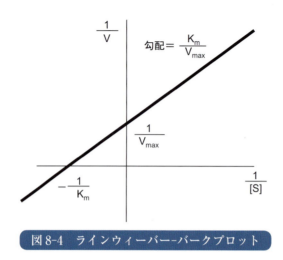

図8-4 ラインウィーバー-バークプロット

6）酵素濃度

　酵素反応において基質が大過剰（通常 K_m の10倍程度）存在する場合，一定の範囲内であれば酵素量を増加させると最大反応速度は酵素量に比例して増大する．

7）緩衝液の種類と濃度

　同じpHを示す緩衝液でも，用いる塩の種類や濃度で反応速度や基質特異性が影響を受けることがある．

　【例】　グルタミルエンドペプチダーゼ
　・炭酸水素アンモニウム緩衝液（pH7.8）
　　グルタミン酸のC末端側のみを切断
　・リン酸ナトリウム緩衝液（pH7.8）
　　アスパラギン酸のC末端側も切断

　外から少量の酸や塩基を加えても，また，希釈して濃度を変えても，その影響を緩和してpH（水素イオン指数）をほぼ一定に保つ働き（緩衝作用）をもつ水溶液を緩衝溶液という．

■ 8-2-3　酵素的分析法の実際

　酵素反応速度は酵素濃度を一定にし，基質濃度を増していくと，図8-5に示す関係がみられる．すなわち，基質濃度を増すと始めは反応速度が大きくなるが，ある時点を境に，基質濃度を増しても反応速度はそれほど変化しなくなることが特徴である．

　酵素的分析法には ① 終点分析・平衡分析，② 初速度分析（速度分析），③ 定時分析の3つの方法がある．酵素反応について時間と基質の変化量の関係を図8-6に示した．

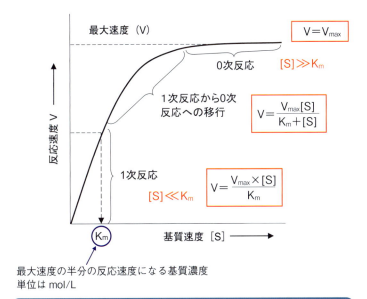

図8-5 基質濃度と反応速度の関係

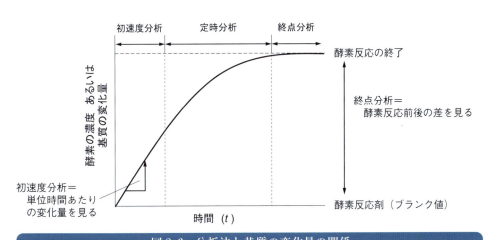

図8-6 分析法と基質の変化量の関係

1) 終点分析・平衡分析

酵素反応が平衡に達した状態で測るのが終点分析 (end point assay) であり,平衡分析 (equilibrium assay) ともいわれる.この方法は十分な酵素量の存在下で,目的物質に対する酵素反応を平衡に達するまで進行させ,生成物または未反応物質の量を定量する方法である.生成物の量が多いので測定感度が高く測定精度も良好であり,臨床化学検査に広く用いられる.反応を速やかに進行させるために多量の酵素が用いられる.

2) 初速度分析

初速度分析 (kinetic analysis, rate assay) は反応時間 0 での酵素反応速度を測定する方法であり,実際には単位時間あたりの酵素反応速度が直線である部分を測定する(反応途中の物質の変

化率を測定する）．つまり，ミカエリスメンテンプロットの1次反応領域を利用することが特徴である．

3) 定時分析

K_m値が大きかったり，酵素が高価なため十分量の酵素を用いることができない場合に使われる分析法．反応が長時間にわたり，なかなか終わらないときに，反応を一定時間で停止させて吸光度の変化分を測定する方法である．

$$V = \frac{V_{max} \times [S]}{K_m + [S]}$$

K_m ： 最大速度の1/2の速度を示すときの基質濃度
K_m ：小さい ⇒ 親和性は高い
K_m ：大きい ⇒ 親和性は低い

	速度分析法	平衡分析法
必要な検出感度	高	中
反応時間	短い	長い
時間設定	厳密	緩やか
生成物量	少ない	多い
酵素のK_m	大が望ましい	小が望ましい
使用する酵素量	少ない	多い
試薬ブランク測定	不用	必要

図8-7 速度分析法と平衡分析法の特徴

8-2-4 酵素的分析法の原理

多くの酵素的分析法は2種類以上の酵素を用いる反応の組み合わせである．最初に目的物質に作用する酵素を初発酵素といい，最後の検出反応に作用する酵素を検出酵素または指示酵素という．現在，臨床検査で用いられている検出反応系は脱水素酵素系を共役させて補酵素NAD(P)Hを測定する方法と，酸化酵素系から生成するH_2O_2を検出するためペルオキシダーゼを共役させて測定する方法がほとんどを占めている．

1) 脱水素酵素の利用

脱水素酵素は補酵素にNAD(P)$^+$を必要とするものが多い．NAD(P)$^+$は基質から水素を得て還元されてNAD(P)Hとなるが，この反応は可逆的である．また，NAD(P)$^+$はグルコース-6-リン酸などの水素で還元されNAD(P)Hとなる．NAD(P)$^+$は260 nmに極大吸収をもつが還元型であるNAD(P)Hは340 nmにも極大吸収をもつ（図8-8）．

$$\text{NAD(P)}^+ \xrightleftharpoons{2H^+ + 2e^-} \text{NAD(P)H} + H^+$$
260 nm（酸化体）　　　340 nm（還元体）

またNAD(P)Hを測定する紫外部測定に代わって，NAD(P)Hの増加をジアフォラーゼによりニトロブルーテトラゾリウム（NBT）と反応させて生成する紫色色素ホルマザンを測定する方法がある．

$$\text{NAD(P)H} + \text{NBT} + H^+ \longrightarrow \text{NAD(P)}^+ + \text{ホルマザン（570 nm）}$$

NADHおよびNAD(P)Hは自発発光（励起減衰340 nm，蛍光波長460 nm）をもつので蛍光検出による高感度化も可能である．

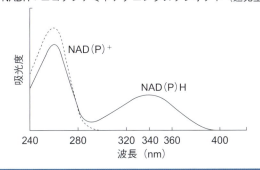

図 8-8　NAD(P)$^+$ と NAD(P)H

2）酸化酵素系の利用

　H_2O_2 を測定するには次の3つの測定系に分かれる．

　① カタラーゼによりアルデヒドを生成させ発色反応に導く系

　② ペルオキシダーゼと色原体を共役させてキノン色素を生成させる系

　③ 過酸化水素電極で直接測定する系

　これらの中で，② のペルオキシダーゼによる系が最もよく利用される．色原体は水素供与体（還元物質）であり，4-アミノアンチピリン（4-AA）とフェノールによる赤色キノン色素（500 nm）を生成させる方法は最も基本である．ただし，試料中のアスコルビン酸，ビリルビンなどの還元物質はこの反応の水素供与体となり，色原体と競合反応を起こし，呈色を妨害することがある．アスコルビン酸をあらかじめアスコルビン酸酸化酵素によって消去するなど妨害を回避する工夫が必要である．

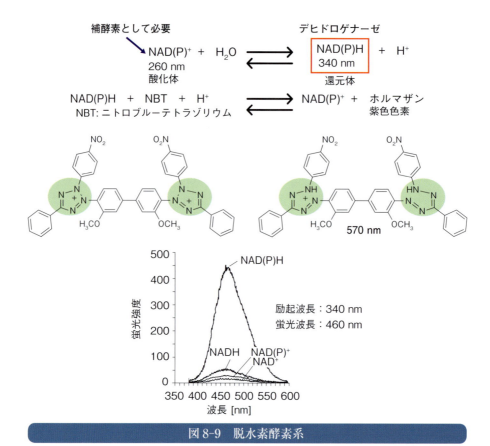

図 8-9　脱水素酵素系

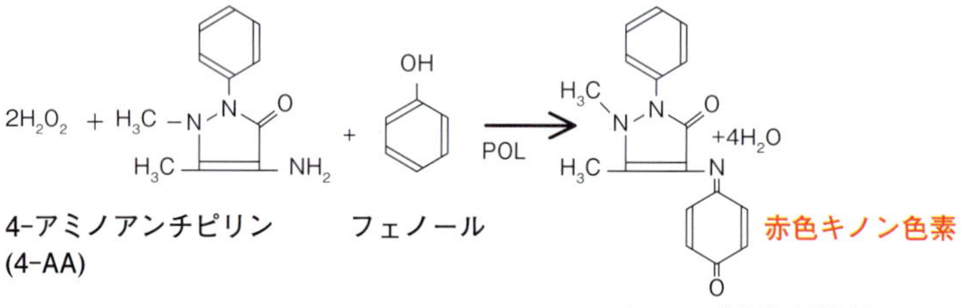

図 8-10　赤色キノン色素の生成

■ 8-2-5　酵素的分析法の実例

(1) 血中尿素窒素（BUN）の定量

尿素はウレアーゼの作用により NH_3 と CO_2 に分解される．この NH_3 と 2-オキソグルタル酸は，NAD(P)H の存在下でグルタミン酸デヒドロゲナーゼの作用によりグルタミン酸に変化し NAD(P)H は NAD(P)$^+$ になる．この NAD(P)H の 340 nm での吸光度の減少速度を測定して BUN 値を求める．

基準範囲：8～20 mg/dL

腎機能の指標

$$尿素 + H_2O \xrightarrow{\text{ウレアーゼ}} 2NH_3 + CO_2$$

$$2\text{-オキソグルタル酸} + NH_3 + NAD(P)H + H^+ \xrightarrow{\text{グルタミン酸デヒドロゲナーゼ}} \text{グルタミン酸} + NAD(P)^+ + H_2O$$

内因性の NH_3 はあらかじめ除去する必要がある．そこで第一反応で内因性の NH_3 を除去する方法がウレアーゼ-グルタミン酸脱水素酵素法である．

1) ウレアーゼ-グルタミン酸脱水素酵素法

＜第一反応＞内因性の NH_3 を消去

$$2\text{-オキソグルタル酸} + NH_3 + NAD(P)H + H^+ \xrightarrow{\text{グルタミン酸デヒドロゲナーゼ}} \text{グルタミン酸} + NAD(P)^+ + H_2O$$

$$NAD(P)^+ + L\text{-イソクエン酸} \xrightarrow{\text{イソクエン酸脱水素酵素}} 2\text{-オキソグルタル酸} + NAD(P)H + CO_2$$

＜第二反応＞尿素の測定

$$尿素 + H_2O \xrightarrow{\text{ウレアーゼ}} 2NH_3 + CO_2$$

$$2\text{-オキソグルタル酸} + NH_3 + NAD(P)H + H^+ \xrightarrow{\text{グルタミン酸デヒドロゲナーゼ}} \text{グルタミン酸} + NAD(P)^+ + H_2O$$

(2) アンモニアの定量

複数の酵素反応を共役させることで，指示酵素の生成物を繰り返し生成，増幅（サイクリング）できることから，微量の目的成分や酵素活性を高感度に検出できる．これを酵素サイクリング法という．水溶性ホルマザンの生成速度はアンモニアから変換された $NAD(P)^+$ の濃度と比例関係にあるため，水溶性ホルマザンを分光学的に測定することで検体中のアンモニア濃度を求めることが可能である．

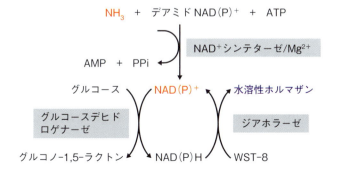

(3) シュウ酸の定量

CO_2 の発生量をマノメーターで定量することによりシュウ酸量を算出する.

$$\text{シュウ酸} \xrightleftharpoons{\text{シュウ酸デカルボキシラーゼ}} \text{ギ酸} + CO_2$$

(4) 尿酸の定量

① 検体中の尿酸はウリカーゼによりアラントイン, CO_2, H_2O_2 に分解される. 生成した H_2O_2 はペルオキシダーゼの存在下で 4-AA と色原体を酸化縮合させ, キノン色素を生成する. このキノン色素を比色定量することで尿酸値を算出する.
② 尿酸の吸収極大波長である 290 nm 付近の吸光度の減少から尿酸値を算出する.
③ もしくは CO_2 の発生量をマノメーターで定量する.

基準範囲:3.7〜7.8 mg/dL(男性), 2.6〜5.5 mg/dL(女性)

$$\text{尿酸} + O_2 + 2H_2O \xrightarrow{\text{尿酸オキシダーゼ(ウリカーゼ)}} \text{アラントイン} + H_2O_2 + CO_2$$

$$2H_2O_2 + \text{4-AA} + \text{MEHA} \xrightarrow{\text{ペルオキシダーゼ}} \text{赤紫色キノン色素} + 3H_2O$$

546 nm

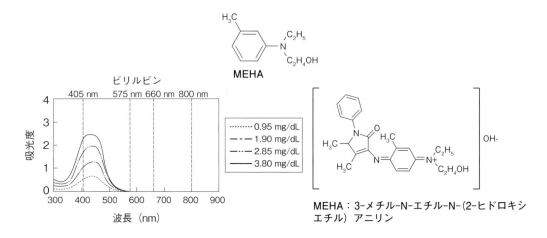

MEHA:3-メチル-N-エチル-N-(2-ヒドロキシエチル)アニリン

(5) 血液中のグルコースの定量

基準範囲:73〜109 mg/dL

血清グルコースの測定法は主に比色定量法と酵素電極法に分かれる. 比色定量法として① HK-G-6-PDH 法, ② GDH 法, ③ グルコースオキシダーゼ法が知られている.

1) 比色定量法
　① HK-G-6-PDH 法

$$\text{グルコース} + \text{ATP} \xrightarrow{\boxed{\text{ヘキソキナーゼ（HK）}}} \text{グルコース-6-リン酸} + \text{ADP}$$

$$\text{グルコース-6-リン酸} + \text{NAD(P)}^+ \xrightarrow{\boxed{\text{グルコース-6-リン酸デヒドロゲナーゼ（G-6-PDH）}}} \text{6-ホスホグルコン酸} + \text{NAD(P)H} + \text{H}^+$$

340 nm の吸光度の増加

　② GDH 法

$$\text{グルコース} + \text{NAD(P)}^+ \xrightarrow{\boxed{\text{グルコースデヒドロゲナーゼ}}} \text{グルコノラクトン} + \text{NAD(P)H}$$

　③ グルコースオキシダーゼ法

$$\text{グルコース} + \text{O}_2 \xrightarrow{\boxed{\text{グルコースオキシダーゼ}}} \text{H}_2\text{O}_2 + \text{D-グルコノ-}\delta\text{-ラクトン}$$

4-アミノアンチピリン　　フェノール　　過酸化水素　　　→ 　　赤色キノン色素 (500nm) + 4H$_2$O（ペルオキシダーゼ）

過酸化水素/ペルオキシダーゼによる呈色反応では，フェノールと 4-アミノアンチピリンの反応によって赤色キノン色素を生成させ，500 nm の吸光度で測定する．もしくは

$$\text{H}_2\text{O}_2 + \text{HPPA（単体・無蛍光性）} \xrightarrow{\boxed{\text{ペルオキシダーゼ}}} \text{HPPA-HPPA（二量体・蛍光性）}$$

の反応を利用する．この反応では，過酸化水素存在下で，ペルオキシダーゼの働きにより，HPPA が二量体化し，蛍光を発することを利用したものである．このようにアニリン系やトルイジン系の物質を使用することで，感度を上げることが可能である過酸化水素/ペルオキシダーゼは，蛍光物質や化学発光物質の触媒としても働き，それを用いた高感度検出にも利用できる．

2) 酵素電極法

酵素電極法とは固定化酵素と電気化学的検出法を組み合わせたもので，一般には固定化酵素を含む薄膜で覆われた電極であり，酵素センサーとも呼ばれる．目的物質は酵素と特異的に反応し，生成した O_2, H_2O_2, NH_3 などを近傍の電極によって検出，定量する．本法は簡便，迅速であることから，血中グルコースの専用測定器にも多く用いられている．ほかには，クレアチニン，尿酸，コレステロールなども酵素電極法によって測定される．

① 過酸化水素法

グルコースオキシダーゼ（GOD）により生成した過酸化水素を電極系にて酸化し，電流計測によりグルコースを定量する．過酸化水素の応答電極として白金がよく用いられる．

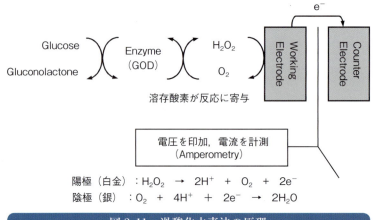

図8-11　過酸化水素法の原理

② メディエータ法

酵素反応により，グルコースから電子を奪い，その電子を電気化学活性物質の酸化体に渡し，生成した還元体を電極系にて電流計測を行う方法である．またこの反応系の電気化学活性物質をメディエータといい，本検出原理をメディエータ法という．この方法は現在，最も多くのバイオセンサに応用されている．メディエータとしては，フェリシアン化カリウム，Ru錯体，フェロセン，Os錯体などさまざまあり各社の特徴が出ている．

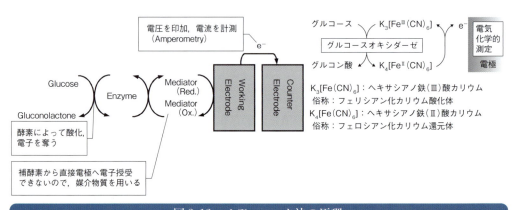

図8-12　メディエータ法の原理

【メディエータ法の例】

酵素電極法（GOD）を使用

〈形状・構造など（キットの構成）〉

　　グルコースオキシダーゼ（GOD）………1単位

　　フェリシアン化カリウム……0.078 mg

〈使用目的〉

全血中のグルコースの測定

〈測定原理〉

検体（全血）をセンサーチップの先端から吸引させると，センサーチップ中のグルコースオキシダーゼと血液中のグルコースが特異的に反応し，フェリシアン化カリウムが還元されてフェロシアン化カリウムを生成する．このフェロシアン化カリウム量は，グルコース濃度に比例しており，電気化学的に酸化することによって電流を生じ，これを測定したあと，得られた値をグルコース濃度に換算する．

$$\beta\text{-D-グルコース} + \text{フェリシアン化カリウム} \xrightarrow{\text{GOD}} \text{グルコン酸} + \text{フェロシアン化カリウム}$$

$$\text{フェロシアン化カリウム} \longrightarrow \text{フェリシアン化カリウム} + e^-$$

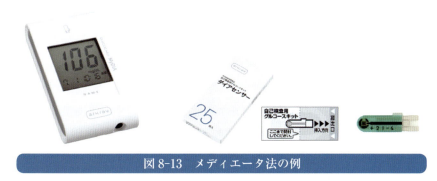

図 8-13 メディエータ法の例

（グルコカード マイダイア，血糖自己測定機器 / 写真提供：アークレイ株式会社）

③ 直接電子移動法

酵素反応により，グルコースから電子を奪い，その電子をメディエータなどを介さずに直接電極に移動し，電流計測を行う方法を直接電子移動法という．この方法が現在，多く研究されている先端測定法である．

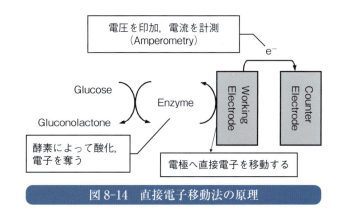

図 8-14 直接電子移動法の原理

(6) 乳酸の定量

$$乳酸 + NAD(P)^+ \xrightarrow{乳酸デヒドロゲナーゼ} ピルビン酸 + NAD(P)H + H^+$$

　乳酸デヒドロゲナーゼ（乳酸脱水素酵素：LDH）は，乳酸をピルビン酸へと酸化する際に，補酵素であるNAD(P)$^+$（β-ニコチンアミドアデニンジヌクレオチド酸化型）を還元してNAD(P)H（β-ニコチンアミドアデニンジヌクレオチド還元型）に変換する．このときの一定反応時間に増加するNAD(P)H量を340 nmにおける吸光度を用いて測定することにより，乳酸量を算出する．

(7) 総コレステロールの定量

$$コレステロールエステル + H_2O \xrightarrow{コレステロールエステラーゼ} コレステロール + 脂肪酸$$

$$コレステロール + NAD(P)^+ \xrightarrow{コレステロール脱水素酵素} コレスト-4-en-3-one + NAD(P)H$$

　コレステロールエステラーゼの作用により，エステル型コレステロールを遊離コレステロールと脂肪酸に分解し，次にコレステロール脱水素酵素の作用により，NAD(P)$^+$の存在下でコレステロールを酸化する．このときに生成するNAD(P)H量を340 nmにおける吸光度を測定することにより，総コレステロール濃度を求める．

第9章 ドライケミストリー

9-1 序論

　ドライケミストリーは,「反応に必要な試薬が,不溶性(可溶性)の基材や容器中に乾燥状態で供給され,試料の添加により反応,測定が完結する分析素子」と定義され,固相化学法(solid state chemistry)とも呼ばれてきた.ドライケミストリーの歴史は古く,文献的に残っている最初のドライケミストリーは,紀元前60年前のパピルス試験紙にまでさかのぼる.その後,酸性・アルカリ性をチェックできるリトマス試験紙,水素イオン濃度をチェックできるpH試験紙,各種生体の状況をチェックできる尿試験紙や血液試験紙が開発された(表9-1).臨床検査においては,緊急検査に限らず日常検査においてもデータの即時報告(リアルタイム報告)の要求が高まっており,多項目・多検体・高速処理を備えた各種自動分析装置が広く用いられている.しかし,これら自動分析装置は,一般に給水・排水設備が不可欠であり,日々の機器の保守・試薬の調製などが煩雑で,機器の操作も複雑である.そこで,より簡便で迅速性に優れたシステムの開発が望まれており,その要求にドライケミストリーシステムが合致したため,その優れた特長を活かし,緊急検査や臨床現場即時検査(POCT：Point of Care Testing),および大規模災害現場におけるサテライト検査においてその役割が重要視され,震災などによる大規模災害時での利用は記憶に新しい.また最近では一般用検査薬(OTC検査薬)の適正な活用による予防や健康づくりの高まりから,ますます身近なものとなっている.新型コロナウイルス感染拡大時の抗原検査キットなどは記憶に新しい.

　ドライケミストリーの分析素子は乾燥状態の試薬,電極などを組み込んだ多層フィルム,試験紙,キュベットであり,ほとんどが1項目に1分析素子を用いた使い捨てタイプである.臨床化学,免疫,血中薬物,血液凝固検査などの分野に幅広く応用される.

　ドライケミストリーの特徴は,① 試験紙上に必要なすべての試薬が含まれているため,試薬調製の必要がない,② 操作が簡単である,③ 微量の試料(数 μL～数 10 μL)で測定できる,④ 給排水の設備を必要としない,などであり,簡易検査や緊急検査の場で特に力を発揮する.また,試薬コストは通常の方式に比較して高いが,測定結果の信頼性は高く,検査の目的に応じてドライケミストリーを応用することは合理的である.一方,① 測定精度が溶液試薬を用いた分析に及ばない項目がある,② 一検体当たりの測定費用が高い,③ 検査項目に制限があり測定したい項目が限られてしまう,④ 測定が完全に遮蔽された空間で行われる場合が多いので,分析過程の点検が難しい,などが短所としてあげられる(表9-2).

第9章　ドライケミストリー

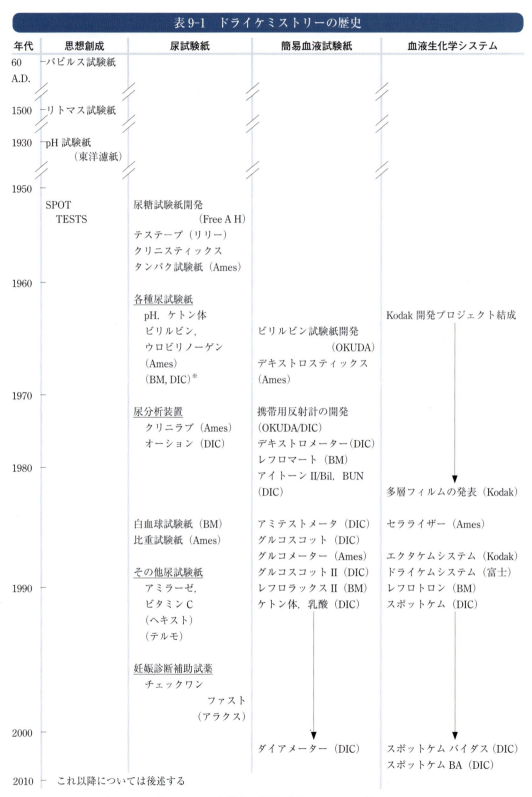

表9-1　ドライケミストリーの歴史

年代	思想創成	尿試験紙	簡易血液試験紙	血液生化学システム
60 A.D.	パピルス試験紙			
1500	リトマス試験紙			
1930	pH 試験紙 　（東洋濾紙）			
1950	SPOT TESTS	尿糖試験紙開発 　　　　　（Free A H） テステープ（リリー） クリニスティックス タンパク試験紙（Ames）		
1960		各種尿試験紙 　pH, ケトン体 　ビリルビン, 　ウロビリノーゲン 　（Ames） 　（BM, DIC）※	ビリルビン試験紙開発 　　　　　（OKUDA） デキストロスティックス （Ames）	Kodak 開発プロジェクト結成
1970		尿分析装置 　クリニラブ（Ames） 　オーション（DIC）	携帯用反射計の開発 （OKUDA/DIC） デキストロメーター（DIC） レフロマート（BM） アイトーン II/Bil, BUN（DIC）	
1980		白血球試験紙（BM） 比重試験紙（Ames）	アミテストメータ（DIC） グルコスコット（DIC） グルコメーター（Ames）	多層フィルムの発表（Kodak） セラライザー（Ames） エクタケムシステム（Kodak） ドライケムシステム（富士）
1990		その他尿試験紙 　アミラーゼ, 　ビタミンC 　（ヘキスト） 　（テルモ） 妊娠診断補助試薬 　チェックワン 　　　　ファスト 　（アラクス）	グルコスコット II（DIC） レフロラックス II（BM） ケトン体, 乳酸（DIC）	レフロトロン（BM） スポットケム（DIC）
2000			ダイアメーター（DIC）	スポットケム バイダス（DIC） スポットケム BA（DIC）
2010	これ以降については後述する			

※ BM：ベーリンガーマンハイム，DIC：京都第一科学（現：アークレイ）

表9-2 ドライケミストリーの特徴

	ドライケミストリーの特徴	運用上の利点
試薬	○ 1検体分が分包（原則として，1項目） ○ 長期間安定 ○ 調製不要 ○ 容量が小さい	○ 容器破損に伴う危険性がない ○ 無駄が少ない ○ 常時，即時に測定できる ○ 収納場所をとらない ○ 検査廃棄物量が少ない
試料	○ 微量 ○ 手動での滴下が可能	○ 微量採血に応じられる ○ 無駄なく使い切れる
装置	○ 操作が簡便（立ち上げ時間が短い，検量線の補正の必要が少ない） ○ 容積が小さい ○ 構成単位が少ない ○ 給排水が不要	○ 熟練した技術が不要 ○ 分析前後の機器洗浄が不要（その他の保守作業も簡略） ○ 検査値の施設間差が小さい ○ 設置場所をとらない ○ 故障が少ない ○ 精密さ，正確さがよい（試薬の『均一度がよい』） ○ 設置場所を選ばない

ドライケミストリーの欠点と運用上の欠点

- ○ 検査項目に制限がある
- ○ 測定範囲が狭い
- ○ 専用試薬に限られる
- ○ 分析過程の点検が難しい
- ○ 多数検体処理の場合不経済

9-2 ドライケミストリーの実用例

■ 9-2-1 はじめに

　ドライケミストリーによる生体成分の測定は，歴史的にも近年のものではなく，特に尿試験紙による測定は，尿中成分の半定量検査として半世紀以上も前から広く利用されている．また，血中の糖や尿素窒素などの試験紙検査法も古くから実用されており，緊急検査・ベッドサイド検査で活躍している．さらに，近年多くの分析手法を集結させた新しい測定原理のドライケミストリーが開発され，病態治療に直結した検査として，血中薬物濃度測定などが行える試薬開発が活発に行われており，一部のものは実用化されている．また，一般の人が日常において体調をセルフチェックすることを目的とした一般用検査薬（OTC検査薬）が薬局などで購入できるようになっている．例えば，尿糖・尿蛋白検査，妊娠検査，排卵日予測検査，新型コロナ検査，新型コロナ・インフルエンザ検査などがあげられる（図6-2参照）．

■ 9-2-2 ドライケミストリーの分析原理と試薬の特徴

　臨床検査の現場でよく用いられる測定原理としては，吸光光度法，蛍光光度法，化学発光法，

比濁法・比ろう法，反射光度法があげられる．それぞれの測定法は，分析機器の特徴によって使い分けられる．ドライケミストリーにおいては，反射光度法が用いられることが特徴である（図9-1）．

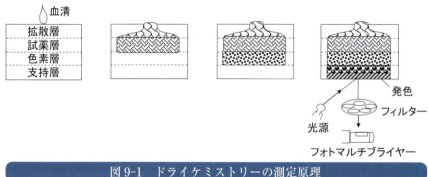

図9-1　ドライケミストリーの測定原理

反射光度法は，試薬層の化学反応結果による光学的変化を，照射した光の反射光を測定することで，定量する方法である．反射光を測定する検査は，透過光を用いる検査のように目的成分の濃度と反射光の間には比例関係がなく，ランベルト-ベールの法則に従わない．そのため，検量線式は，実験結果をまとめることにより成立し，この式から目的成分の濃度を計算する方法が用いられている．一般には，クベルカ-ムンクの式により，K/S値を求める必要がある．混濁媒体において，反射率は媒体の吸収係数Kと散乱係数Sとで表現可能である．R_∞を，下地の影響を受けないほど十分に厚い層の反射率としたとき，$\dfrac{K}{S} = \dfrac{(1-R_\infty)^2}{2R_\infty}$と表されるから反射率と濃度の間に関係式を導き，実用的に用いている場合が多い．K/S値は三次関数補正することにより，濃度値と直線関係になる．

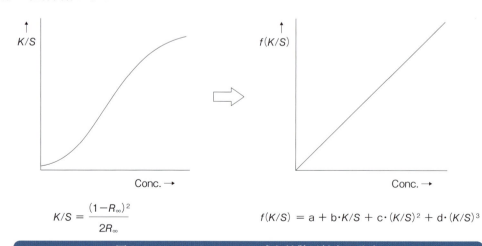

図9-2　クベルカ-ムンクの式と拡散反射光の強度

$$f(K/S) = a + b \cdot K/S + c \cdot (K/S)^2 + d \cdot (K/S)^3$$
※a，b，c，dは定数であり，各項目によって異なる

2波長で測定する場合は，次の式を用いて反射率を求めることもある．

$$R（\%） = \frac{Tm \times Br}{Tr \times Bm} \times 100（\%） = \frac{Tm/Tr}{Bm/Br} \times 100（\%）$$

Tm：テストパッドの測定波長での反射強度
Tr ：テストパッドの参照波長での反射強度
Bm：ブランクパッドの測定波長での反射強度
Br ：ブランクパッドの参照波長での反射強度

　測定に際しては，一定量の検体を拡散層（試料保持層）に点着し，一定温度で分析目的物質と試薬層中の試薬とを反応させ，形成した色素に光を照射し，積分球式反射光度法や45度反射光度法を用いて測定する（図9-3）．

積分球式反射光度法：検体が点着されて呈色した試験紙に光源から光を照射すると，発色の程度に応じて入射光の一部は吸収され，残りの光は反射光となる．反射光は積分球内で拡散され，光検出器によって光量を読み取る．

45度反射光度法：それぞれの測光部（チャンネル）では，検体が点着されて呈色した試薬パッドに光学ファイバーから出た単色光が照射される．その反射光を45度の方向に設置された2個のフォトダイオードで読み取る．

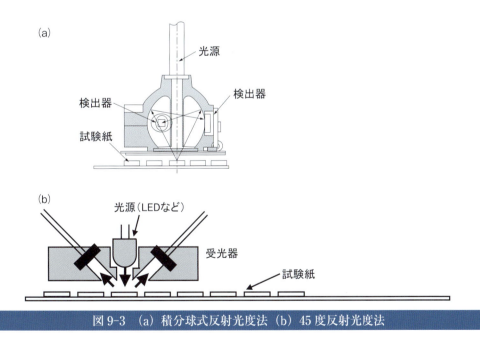

図9-3　（a）積分球式反射光度法（b）45度反射光度法

■ 9-2-3　ドライケミストリー基材の特徴

　ドライケミストリーにおいては，システムの構成により，1検体1項目処理方式（シングル試薬）と1検体多項目処理方式（マルチ試薬）の2種類が存在する（図9-4）．

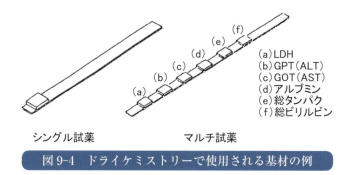

図9-4　ドライケミストリーで使用される基材の例

ドライケミストリーにおいては，添加した試料（尿・血清・血漿・全血など）が基材中に浸透して反応し，さらに反射光測定部位にまで拡散させる必要がある．その手法として，下記のものが実用的に用いられている．

(1) 不溶性単層基材

尿試験紙に代表される基材で，通常基材にはろ紙が用いられる．浸透，拡散を助けるために試薬中に適当な界面活性剤が添加されていることが多い．

短冊状の試験紙を尿に浸し，直ちに引き上げて試験紙ごとに定められた時間に比色表と比較して判定する．最近では肉眼比色判定法に代わり，反射光を利用した定量性に優れる光学的検出法を駆使した自動分析装置が汎用されつつある．

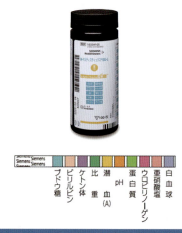

図9-5　不溶性単層基材の例：尿試験紙

（N-マルティスティックス SG-L/ シーメンスヘルスケア・ダイアグノスティクス株式会社）

(2) 不溶性多層基材（図9-6）

上方点着・下方測光方式で測定が行われる基材である．試料点着部位の多孔性拡散層で試料ができるだけ広く拡散展開した後に，試薬層に到達し，検体成分と反応して発色した呈色を下方から測光する方式である．

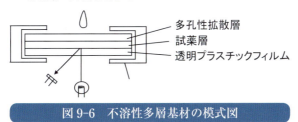

図 9-6　不溶性多層基材の模式図

(3) 可溶性多層基材（図9-7）

上方点着・上方測光方式で測定が行われる基材である．多孔性マトリックスである試薬保持層に定量的に点着された検体は，同層全体に均一になるように拡散する．その後，直下の可溶性試薬層に浸潤して反応するとともに，その基材を溶解させ，生じた呈色を上方から測光する方式である．

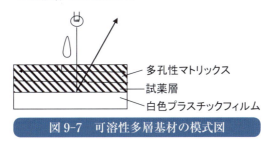

図 9-7　可溶性多層基材の模式図

(4) 血漿水平移動基材（図9-8）

図9-8に示すとおり，固定相に全血を滴下させるとすぐその下の血球分離層で血球が分離され，その下を長く伸びる血漿移動層を血漿だけが拡散していく．試薬層を上から押さえつけ，移動してきた血漿と反応させて生成した呈色を上方から測光する方式である．

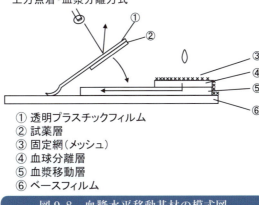

図 9-8　血漿水平移動基材の模式図

■ 9-2-4　免疫クロマトグラフィー法（イムノクロマト法）

　クロマトグラフィーと抗原抗体反応，および種々の抗体標識法を組み合わせた，免疫クロマトグラフィー法（イムノクロマト法，IC法）による診断薬が，1980年代に妊娠診断薬として登場した．妊娠診断薬は尿中ヒト絨毛性ゴナドトロピンを検出するための試薬で，数分程度の短時間で簡単に妊娠が判定できることから，一般薬局での販売が始まった．こうした背景の基，1990年代終わり頃になって，患者検体から直接，病原微生物抗原を迅速に捕らえるIC法を用いた迅速抗原検査薬が登場してきた．IC法の試薬の構造は以下のとおりである（図9-9）．本法には図9-9(a)のラテラルフロー方式と，図9-9(b)のフロースルー方式がある．ラテラルフロー方式では，バッキングシートという粘着剤を塗布したプラスチックシートにキャプチャー抗体を塗布・乾燥したメンブレン，および各種部材を貼り付けたものがストリップ状に切断されてつくられている．詳細には，標識抗体を塗布・乾燥したコンジュゲートパットを貼り付け，さらにその一端に重なるようにサンプル導入用のサンプルパットが貼り付けてある構造である．ラテラルフロー方式の場合は，患者より採取した検体を適当な前処理液で処理した試料をサンプルパットより導入すると，試料中の抗原がコンジュゲートパット中の標識抗体と複合体を形成しながら毛管現象によりメンブレン中を進む．この複合体は，メンブレンの適当な位置に固定されたもう一種の固相抗体（テストライン）により捕捉される．抗体の標識が酵素の場合はこの後に基質を導入することによりテストラインが発色して陽性像を呈する．フロースルー方式（図9-9(b)）では，吸収パットとメンブレンが層状に重なっている構造を有しており，デバイス上部から導入された標識抗体−抗原複合体が固相抗体を塗布してあるメンブレンを通過するときにキャプチャー抗体により同複合体が特異的にトラップされる．可視化は，酵素標識抗体を用いた場合では基質の供給によって，コロイド標識抗体の場合は凝集反応によって行われる．

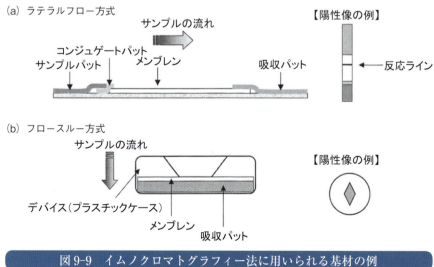

図9-9　イムノクロマトグラフィー法に用いられる基材の例

　イムノクロマトグラフィー法の試薬構造の概略を示した．各社キットにより若干の違いはあるが，原理に基づく構造はほぼ同じである．

また，最近では，細菌，真菌，寄生虫による重篤な感染症時において，炎症性サイトカインによって誘導されるプロカルシトニン（アミノ酸116個よりなるペプチド）などのタンパク質も，金コロイド標識抗体によるIC法で簡便に測定できるようになっている．

現在市販されているIC法キットはオールインワンタイプのものがほとんどである（表9-3）．

表9-3　現在国内で市販されている免疫クロマトグラフィー法を用いた病原微生物抗原迅速診断薬

細菌抗原	A群溶連菌
	C.difficile
	H.pyroli
	大腸菌O157
ウイルス抗原	ロタウイルス
	アデノウイルス
	RSウイルス
	インフルエンザウイルス
	HBS抗原
	ノロウイルス
	SARSコロナウイルス
	マイコプラズマニューモニエ

1）妊娠検査薬

尿中に排泄されたヒト繊毛性性腺刺激ホルモン（hCG）を検出する妊娠検査用キットである．この検査薬は妊娠しているかどうかを補助的に検査するものであり，妊娠の確定診断を行うものではないことに注意する．

2）薬物中毒検出用キット

金コロイド粒子表面に化学的に標識した薬物と患者より採取した尿検体中に存在する薬物が，抗薬物抗体との結合を競合することを利用している．複数の薬物を同時に検出することが可能である．例えばシグニファイERでは次の11項目の乱用薬物のスクリーニングが可能である．アンフェタミン類，バルビツール酸類，ベンゾジアゼピン類，コカイン系麻薬，大麻，モルヒネ系麻薬，フェンシクリジン類，三環系抗うつ剤，メチレンジオキシメタンフェタミン類，オキシコドン類，プロポキシフェン類．

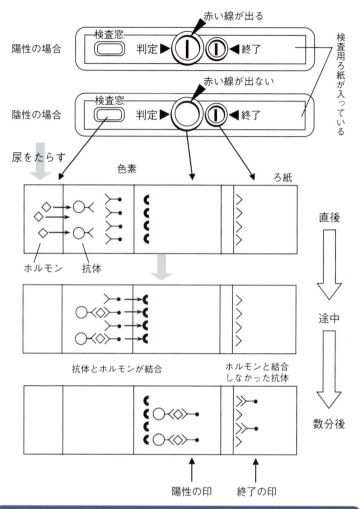

図 9-10　ドライケミストリーによる妊娠補助診断器具のしくみ

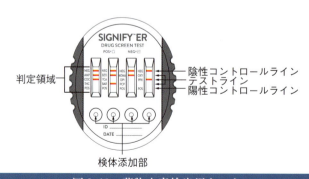

図 9-11　薬物中毒検出用キット

（シグニファイ　ER/アボット）

・陰性検体の場合には対応する薬物のテストライン上に赤色のラインが形成され，陽性検体の場合には対応する薬物のテストライン上に赤色のラインは形成されない．
・このキットは，尿中乱用薬物のスクリーニングに用い，診断を確定できるものではない．陽性と判定された場合は，GC/MS などで確認する必要がある．

COLUMN 免疫クロマトグラフィー法を用いたキット検査の限界

① 反応原理に基づいた限界

モノクローナル抗体を使った抗原抗体反応の解離定数は μM オーダー程度といわれており，非常に反応性が高い場合においても nM オーダー程度である．インフルエンザウイルス抗原検出薬キットに使用される検体中の抗原量は NP（nucleoprotein）を抗原とした場合で，せいぜい約 0.25～1.0 pM 程度と考えられ，決して強力な抗原抗体反応の場が提供されているわけではない．

② 特異性に基づいた限界

検体は千差万別であるため非特異的反応物質（粘性物質や不溶物などの固形成分，未知の成分）の影響がすべて排除できているとはいいがたい面がある．凝集反応を利用した試薬の場合は，一度凝集核が生成すると急速に凝集塊が成長してしまうため，微細な固形成分や粘性物質の存在は，非特異的反応の原因となることがある．また，細菌抗原検出薬の場合は共通抗原をもつ微生物の存在があるため，使用している抗体の交差反応性が問題となる場合があり，注意を要する．

③ 感度に基づいた限界

試薬の特異性を上げるために感度が犠牲になっている場合もあると考えられるが，抗原の血清型による抗体の交差反応性の問題や反応系自体の検出感度そのものが不足していることが考えられる．しかし一方で，感度が高ければ高いほどよい，とは一概にいえないことも考慮すべきである．

例えば，感度が PCR 並みになったとすると，検出率は飛躍的に向上すると考えられるが，一方では PCR 実施時と同じようにクロスコンタミネーションが大きな問題として浮上することは明らかである．これを避けるためには，検体前処理室と検査を行う部屋を別々にしたり，キャリーオーバーを防ぐために細心の注意を払って検体を取り扱うなどの工夫が必要になったりするが，一般的な診療所やクリニックではそういった対処は困難である．

④ 反応時間に基づいた限界

一般的に抗原抗体反応の時間と感度は相反する関係にあり，反応時間の短縮によっても感度を低下させないために，開発メーカーに求められる技術的ハードルは年々高まってきている．反応時間について注意しなくてはいけないのは，判定時間を過ぎてしまってから出現した陽性シグナルの取り扱いであり，試薬の性能の評価は設定された反応時間のものであるため，結果の判定時に決められた判定時間を守ることが検査の信頼性確保につながる．

⑤ 検体種や検体採取手技・検体採取器具に基づいた限界

インフルエンザウイルス抗原検出薬を例にとると，患者で最もウイルスが繁殖しているといわれる鼻咽頭において鼻腔拭い液と鼻腔吸引液では，鼻腔拭い液の検出率よりも明らかに鼻腔吸引液の検出率の方が高く，また，鼻腔拭い液での検出率は施設間差が大きいことがわかっている．検体採取者の手技による影響が大きい．特に，綿棒の綿球の材質や構造によっ

ては検出感度に大きな差が生じる．検体種や検体採取手技による影響を考慮するとともに検体採取も効率的な器具を使用することが大切である．

⑥ 診療現場の状況に基づいた限界

IC法を用いたキット検査はあくまでも臨床診断の補助であり，臨床所見を勘案して総合的に診断することが必要である．

■ 9-2-5　臨床現場で使用されているドライケミストリーの例

臨床の現場で使用されているドライケミストリーには，多くのタイプが存在する．近年は，多項目同時処理タイプの汎用自動分析装置に加え，スポット検査（緊急検査・POCT検査）としての需要が高まっている．

小型卓上タイプのものとしては，図9-12に示すようなタイプのものが主流で，6〜30 kg程度のものが多い．これらの装置は，生化学検査項目の中で30項目程度測定が可能であり，1台で多くの項目が測定できることから，重宝されている．

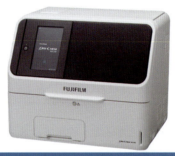

図9-12　臨床化学自動分析装置　富士ドライケム

（富士フイルムメディカル）
NX700：種々の生化学臨床パラメーターの測定が可能．

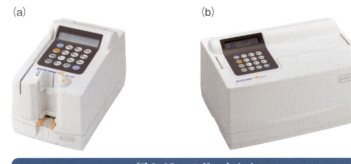

図9-13　スポットケム

（写真提供：アークレイ株式会社）
(a) EL SE-1520：尿中・血中の電解質（Na・K・Cl）の測定が可能．
(b) IM SI-3511：尿中微量アルブミン・クレアチニン，血中インスリン濃度・グルコースなどの測定が可能．

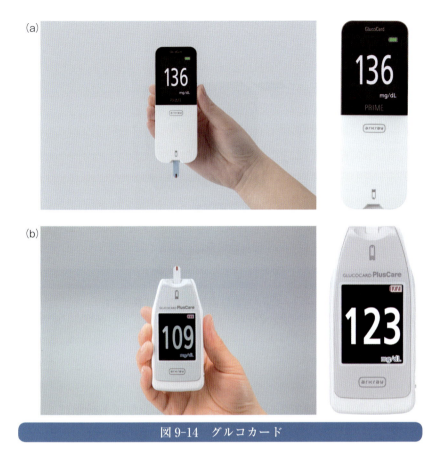

図 9-14　グルコカード

（写真提供：アークレイ株式会社）
（a）プライム GT-7510　　（b）プラスケア GT-1840
どちらも血液中のグルコース（血糖値）の測定が可能．

　一方，図 9-13（a）や（b）に示すような，単項目の測定機器も多く存在し，幅広く使用されている．図 9-13（a）は尿中，血中の電解質（Na，K，Cl）を測定する装置であり，（b）は CRP（反応性蛋白），ASO（抗ストレプトリジン O 抗体），尿中アルブミン・クレアチニン，血中インスリン・グルコースが測定でき，さらに研究用途ではアディポネクチン，酸化ストレス度，抗酸化力まで測定できる．また，生化学パラメーターのみではなく，血球数（白血球・赤血球・血小板など）を分析できる自動血球分析装置や，炎症性疾患や感染症の際に増減する CRP（C-reactive protein）を測定できる全血免疫測定装置などは現在多くの臨床現場で使用が進んでいる．

　簡易型で携帯可能な自己検査用のグルコース測定器として，図 9-14（a）や（b）に示すようなものがある．わずか 0.6 μL の血液で測定でき，5.5 秒で結果を得ることができる．原則として患者自身が自宅などで血糖値を自己管理するために利用されている．

　さらに近年，薬剤の代謝などに関わる遺伝子の SNP（遺伝子の塩基配列が 1 か所だけ違っている状態）やがんなどの遺伝子変異解析をコンパクトなスペースで迅速に，特殊技術なしで実施できる環境を実現することで，オーダーメード医療の発展に貢献できるドライケミストリーの測

定機器も開発されており，今後まだまだ発展性が見込まれる分野である（図9-15）．

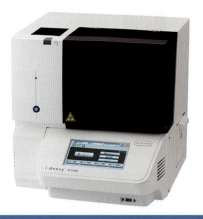

図 9-15　遺伝子解析装置

（i-densy　IS-5320/ 写真提供：アークレイ株式会社）
薬物動態関連遺伝子　CYP2C19（*2/*3），CYP2C9（*3），SULT1A1（*2），NAT2（*6/*5/*7），肥満遺伝子　β2AR/β3AR/UCP-1 の測定が可能

> **COLUMN**　その場・その時での分析を可能とするオンサイト分析による評価
>
> 　ドライケミストリーを用いての薬効評価が近年積極的に行われてきている．i-densy がその代表であるが，対象とする SNP を含む DNA 断片を PCR により増幅し，相補的な配列をもった QProbe（蛍光標識したシトシン塩基を末端にもつプローブ．DNA 断片と結合することにより蛍光が減少し，解離すると発光する）と結合させる原理をドライケミストリーのシステム中で行っている．相補配列の適合度によって QProbe の解離する温度が異なることを利用し，解離することによって得られる蛍光を検出することで SNP の判定を行うことが特徴である．このシステムで評価できる薬剤の代謝能は，
>
> 　CYP2C9（*3）；SU 剤，抗凝固剤などの薬剤の代謝能予測
>
> 　NAT2（*6/*5/*7）；結核治療薬イソニアジドなどの薬剤の代謝能予測
>
> 　SULT1A1（*2）；乳がん治療薬タモキシフェンなどの薬剤の代謝能予測
>
> であり，従来は大がかりな設備や専門の技術者を要していた遺伝子検査の操作を簡便にできるようになっている．また大幅な測定時間の短縮も可能となり，数時間を要した遺伝子解析が約 80 分で可能である（オンサイト分析が可能）．

第10章 遺伝子分析

10-1 代表的な遺伝子分析

1970年代に始まった組換えDNAの技術は，ヒトの遺伝子，mRNA（messenger RNA），およびcDNA（complementary DNA）の解析，加工，導入を可能とし，遺伝子診断や遺伝子治療への道をひらいた．その後の目覚しい遺伝子解析技術の進歩により，次々と遺伝病の病因が遺伝子レベルで明らかになってきた．また，2003年にはヒトゲノムの全塩基配列の解析が完了している．

したがって，臨床検査における染色体検査や遺伝子解析は，今後，極めて重要な領域になると予想される．ここでは，遺伝子を解読する装置の概説，染色体検査の概説，ならびに遺伝子診断（DNA診断）とその特徴，DNA診断の基本的手法，その分析対象分野について概説する．

■ 10-1-1 遺伝情報とは

生物がもつ遺伝情報を基に，色や形などといった生物の形質がつくられる．この遺伝情報を担う物質が，DNAである．DNAはヌクレオチドと呼ばれる構成単位が多数鎖状につながった物質であり，DNAを構成するヌクレオチドは，リン酸・糖・塩基から構成されている．細胞を構成する物質は動物細胞では，水についでタンパク質が多く，これらのタンパク質はすべて，DNAの遺伝情報を基に合成されている．タンパク質合成の過程ではRNAが重要な働きをしている．RNAはDNAと同様に，多数のヌクレオチドが鎖状に結合したものであるが，ヌクレオチドを構成する糖がDNAではデオキシ-D-リボースであるのに対しRNAはD-リボースとなり，塩基もDNAではチミンであるところがRNAではウラシルをもつことが大きな違いである．タンパク質合成では，DNAの特定の部分の塩基対が離れ，2本鎖がほどける．次に，ほどけた部分のDNAの一方の鎖の塩基に相補的な塩基をもつRNAのヌクレオチドが塩基同士で結合する．DNAの一方の鎖の塩基配列を写し取ったRNAが合成される過程を転写といい，転写によってできたRNAをmRNAという．次に，mRNAの塩基配列に対応したアミノ酸が順につながれる．塩基を3個ずつ組み合わせた3つ組の塩基をコドンといい，遺伝情報の基本となる．このコドンが具体的に表しているものはアミノ酸である．アミノ酸はタンパク質をつくる原料であり，身体はタンパク質でできているため，最終的にこれらのコドンの組み合わせで1人の人間を再現するためのすべての情報が表現できる．人のような生物の場合，配偶子がもつ1セットの染色体に含まれるすべてのDNAの塩基配列を示す情報をゲノムといい，そのゲノムを構成するDNAのうち，タンパク質合成に関係する情報をもつ領域を遺伝子という．

病気の中には，塩基の並びに何らかの異常が生じたものもあり，そこに，生活習慣や環境中の要因が加わって発症する．この塩基の異常は，生まれつきのものと，生まれた後に生じるものがあり，関与するコドンを調べて異常を見つければ，病気の予防や治療に役立つのではないかと期待されている．

■ 10-1-2　遺伝子を解読する装置

遺伝子を解析する装置はいろいろと存在するが，現在使用されている代表的なものが2つあり，1つはPCRという装置で，もう1つがDNAシークエンサーという装置である．

結核の診断は，旧来の方法では喀痰をガラス板に載せ，菌を着色して顕微鏡で調べるという方法で行われていた．しかし，結核菌の数が少ないと，顕微鏡だけでは見つからないということもあり，喀痰を栄養分とともに試験管に入れ，数か月をかけて増殖させるという方法も並行して行われているが，結核の診断が数か月後になるのは大きな問題であった．そこで，DNAの複製を試験管内で行わせるPCR法を用い，サンプル中のDNAから複製を数多くつくらせ，分析の精度を上げることが行われている．

一方，DNAの二重らせんの配列を決めるDNAシークエンサーは，DNAの塩基配列を自動的に読み取るための装置で，蛍光標識されたプライマーもしくは，蛍光標識された特異的競合阻害剤を用い，サンプルを電気泳動を用いて分子量の大きさに従って分離し，それをレーザー光で励起し，その蛍光を検出することにより塩基配列を順次読み取る方法である．原理は，① 高温下で，2本鎖のDNAを1本鎖に分離する．② 1本鎖になった2本のDNAにそれぞれプライマー（目的となる配列部分の両末端に結合するように設計されたDNA断片）を結合させる．③ 酵素の働きによって，プライマーの結合した場所を始点としてDNA合成反応が進む．このとき，あらかじめ混合したdNTP（4種類の塩基に糖とリン酸が結合したもの）が合成の材料として使われ，この操作を数十回繰り返すことで，目的の配列部分を100万倍ほどに増幅させる．この方法では，合成の材料であるdNTPにddNTP（dNTPの構造の一部が欠損したもの）を混ぜており，ddNTPはdNTPと同様，合成反応中のDNA断片に取り込まれるが，取り込まれた時点で合成反応はストップする．また，ddNTPの4種類の各塩基には，それぞれ異なる蛍光色素がつけられており，末端の塩基が蛍光標識されたさまざまな長さのDNA断片を得ることができ，この反応液をゲル電気泳動後，それを読み取ることで塩基配列を決定する．この方法をサンガー法とよび汎用されているが，近年では，次世代型シークエンサーが開発されている．これらの違いは，サンガー法が1つひとつDNA配列を決めていくのに対し，次世代型シークエンサーでは同時並行で短時間で複数のDNA配列を決定できることである．次世代型シークエンサーでがんの遺伝子情報を網羅的に解析し，カギを握る遺伝子異常をターゲットとする薬（分子標的薬）の投薬につなげることもでき，現在は，網羅的遺伝子解析の日常診療への導入を目指し，次世代型シークエンサーと独自の検査キットを使っての臨床研究が進められている．

■ 10-1-3　染色体検査

染色体検査は，染色体異常を伴う遺伝性疾患の出生前診断や白血病の鑑別診断に有用である

が，さらに，固形腫瘍，流産，死産および各種の原因不明の難病の研究など，幅広い分野で行われる重要な検査である．

染色体検査の試料は，末梢血液（先天性異常），骨髄細胞（白血病），組織細胞（固形腫瘍），羊水（出生前診断）などが一般的に用いられている．

染色体検査には，染色体分染法，高精度分染法，FISH 法（fluorescence *in situ* hybridization，蛍光 *in situ* 分子雑種形成法）がある．これらの検査法の利点と欠点，適応と検出限界を考慮して，染色体検査が行われている．また，染色体検査では検出できない染色体異常の検出や染色体検査の信頼性を高めるために，後述するサザンブロットハイブリダイゼーション法や PCR 法とその変法などによる検査が行われている．

(1) 染色体の基本構造と名称

染色体分染法によって区分される染色体の各領域は，国際規約（ISCN）によって規定されている．図 10-1 にヒト第 1，第 13 染色体を示した．染色体は動原体を境として短腕（p）および長腕（q）に分かれ，短腕と長腕は淡染バンド，濃染バンドを区別して動原体に近いほうから順に領域番号，バンド番号がつけられている．

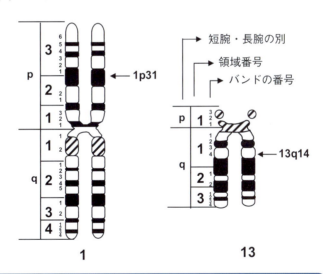

図10-1　染色体分染による染色体命名規約

(2) 染色体分染法

染色体分染法とは，染色体をギムザ染色液や蛍光色素で染色を行うことにより，染色体の横縞（バンド）を描き出す方法である（図 10-2）．染色体分染法に用いられる細胞は，細胞周期のうち分裂中期の細胞に限られる．そこで，細胞培養時にコルセミドを添加して紡錘糸形成を阻害し，分裂中期像を集め，染色体分染法を行う．

① G バンド法は，染色体分染法の基本であり，最も繁用されている方法である．染色体標本をトリプシン処理後，ギムザ染色する．濃いバンドはアデニンとチミンが豊富な部位である．

② Q バンド法は蛍光色素のキナクリン・マスタードで染色し，蛍光顕微鏡で観察する方法である．そのほかにヘキスト 33258 や DAPI による蛍光染色が行われている．
③ R バンド法はアクリジンオレンジで染色し，蛍光顕微鏡で観察する方法である．G バンドや Q バンドと，バンドの濃淡が反対になるのでこの名がある．濃いバンドはグアニンとシトシンが豊富な部位である．
④ C バンド法は染色体の動原体近傍，二次狭窄部位および Y 染色体のヘテロクロマチンを特異的に染色する方法である．動原体の位置や逆位を調べることができる．

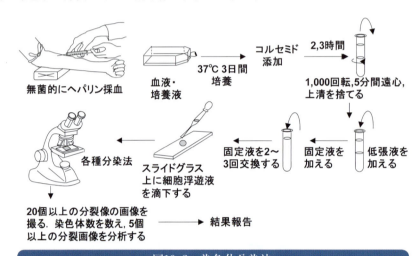

図10-2　染色体分染法

末梢血を用いる染色体分染法の操作の概略を示した．

表10-1　代表的な染色体異常

疾患	異常のみられる染色体対	
	正常	異常
21 トリソミー症候群（ダウン症候群）	21	21
18 トリソミー症候群	18	18
13 トリソミー症候群	13	13
クラインフェルター症候群	XY	XXY
ターナー症候群	XX	X
超雌（超女性）	XX	XXX

そのほかに，Nバンド法（NOR染色法）などがある．さらに，微細な染色体構造異常の同定，正確な切断点の決定などに高精度分染法（臭化エチジウム処理し，ギムザ染色する方法）が行われている．

本法により，染色体の数的異常（モノソミーやトリソミーなど）や構造異常（欠失，逆位，挿入，重複，相互転座，環状染色体，同胞染色体，染色体切断，染色体分体切断など）を検査する．代表的な常染色体異常としてダウン（Down）症候群（21トリソミー），パトウ（Patau）症候群（13トリソミー），エドワード（Edward）症候群（X8トリソミー）など，性染色体異常としてクラインフェルター症候群（XXY），ターナー（Turner）症候群（Xモノソミー），超女性（トリプルX），XYY超男性（YY症候群）などがある（表10-1）．そのほかに，姉妹染色分体交換，脆弱X染色体などがある．

(3) FISH法

FISH法は，ビオチンなどで標識したプローブ（DNA断片）を染色体にハイブリダイズさせ，染色体上の座位を蛍光シグナルとして検出する方法である（図10-3）．本法では染色体異常の検

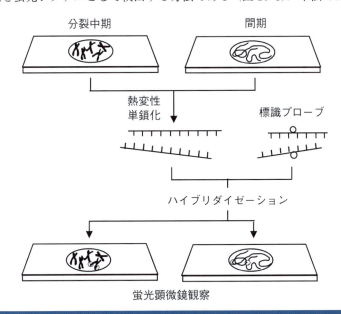

図10-3　FISH法

FISH法に用いられるプローブは，次の4種類に大別される．
① αサテライトプローブ（セントロメアプローブ）は，各染色体の動原体付近に存在するヘテロクロマチンと特異的にハイブリダイズし，動原体領域の検出に用いられる．先天異常で認められる13トリソミー，18トリソミー，21トリソミー，Xモノソミーなどが検出できる．また，血液造血器腫瘍で8トリソミーや7モノソミーなどの異数性が認められる場合や，異性間骨髄移植後の生着指標などに用いられる．
② テロメアプローブは染色体端部（テロメア領域）とハイブリダイズし，端部微細欠失・重複の解析に用いられる．
③ 全染色体着色プローブは特定の染色体の全腕にハイブリダイズし，染色体全体を彩色することができる．転座や由来不明な過剰部分を含む染色体構造異常の解析に用いられる．
④ 領域特異的プローブは特定の塩基配列のみにハイブリダイズし，通常の染色体分析で検出困難な微細欠失・重複，相互転座などの染色体構造異常の解析に用いられる．

出などが分裂中期染色体上だけでなく，間期細胞核においても可能である．本法は染色体分染法よりも精度が高く，迅速で簡便である．また，分裂中期染色体上だけでなく，間期細胞核においても検査が可能である．このため，分裂像の得られにくい末梢血細胞や腫瘍細胞でも検査が可能である．プローブのキット化が進んだことにより，FISH法は広く普及しつつある．また，FISH法を応用したSKY法（ヒト染色体24種類を染め分ける方法）による染色体検査も行われている．

本法は，染色体分染法では検出できない染色体微細欠失・重複（隣接遺伝子症候群など），白血病，固形腫瘍，異性間骨髄移植後の生着検査などに用いられている．

■ 10-1-4　遺伝子診断（DNA診断）

(1) DNA診断の特徴

細胞核内にあるDNAは同一個体においては基本的にすべての細胞で同じであるので，細胞核があれば検査可能である．したがって，採取しやすい末梢血細胞が最も多く用いられる．これ以外に皮膚（線維芽細胞），尿（尿路の扁平上皮細胞），毛髪（毛根細胞），うがい水（口腔扁平上皮細胞）などがある．出生前診断の試料としては羊水浮遊細胞，子宮細胞を除いた胎盤絨毛が用いられる．

また，どのような時期でも診断ができ（出生前診断，発症前診断が可能である），診断結果は確実である．

遺伝子マーカーを利用して疾患の病因遺伝子の同定や遺伝子検査が行われている．集団の中で1％以上の頻度で多型が存在する遺伝子座位は，多型性部位と定義されている．これはゲノム上のマーカーとして利用され，遺伝子多型と呼ばれる．

遺伝子多型には以下の種類が知られている．

① RFLP（restriction fragment length polymorphism，制限酵素断片長多型）は，制限酵素で切断したときに出現する断片の長さの多型である．

② VNTR（variable number of tandem repeat）（ミニサテライトマーカーともいう）は，VNTRと呼ばれる7～40塩基対の単純な繰返し塩基配列である．

③ マイクロサテライトマーカーは，マイクロサテライトと呼ばれる2～7塩基対の短い繰返し塩基配列である．

④ SNP（single nucleotide polymorphism，一塩基多型）は，数百塩基対から一千塩基対に1個の割合で一塩基がほかの塩基に置き換わったものである．多因子疾患の感受性遺伝子の同定や個々の体質を解析する最適の遺伝子マーカーとして注目されている．

遺伝子の変異が明らかになれば，病気の本態の解明が進み，出生前診断，遺伝カウンセリングなどが高い精度でできるようになり，さらには遺伝子治療の道がひらけるようになる．

DNA診断において原因遺伝子がわかっている場合には，挿入，欠失，制限酵素部位変化を伴うような点変異（塩基置換）の検出にはサザンブロットハイブリダイゼーション法やPCR（polymerase chain reaction）法が用いられる（図10-4，図10-5）．制限酵素部位変化を伴わない点変異には，ASO（allele specific oligonucleotide hybridization，対立遺伝子特異的オリゴヌクレオチド

ハイブリダイゼーション）法や直接シークエンス法などの手法が用いられる．

(2) DNA 診断の基礎的手法

DNA 診断の基本は，試料 DNA を 1 本鎖に変性させた後，目的の遺伝子と相補的な配列をもつ標識された 1 本鎖 DNA をハイブリダイズさせて目的とする遺伝子を検出することである．これは，起源の違う DNA 鎖（雑種：ハイブリッドと呼ぶ）から 2 本鎖を形成させることをハイブリダイゼーションと呼び，DNA 診断の基礎となる反応である．

現在の DNA 診断で最も基本的な手法は，サザンブロットハイブリダイゼーション法（図10-4）と PCR 法（図10-5）である．

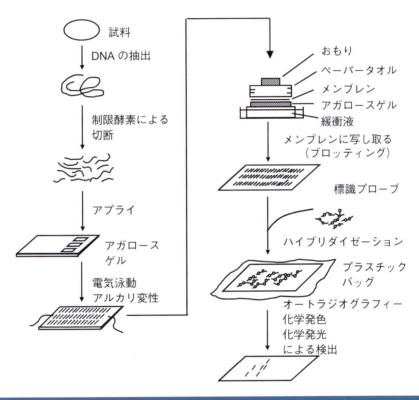

図10-4　サザンブロットハイブリダイゼーション法

DNA の特定の塩基配列を認識して切断する制限酵素を試料 DNA に加えて加水分解し，生成した DNA 断片をアガロースゲル電気泳動で分離する．分離された DNA はアルカリ変性により，1 本鎖 DNA とし，毛細管現象により，ニトロセルロースやナイロンメンブレンに転写し，標識プローブを用いてハイブリダイゼーションを行い，目的遺伝子のバンドをオートラジオグラフィー，化学発色または化学発光などにより検出する方法である．サザンブロットハイブリダイゼーション法の関連検査として，ノーザンブロットハイブリダイゼーション（northern blot hybridization）法（RNA を解析する方法），*in situ* ハイブリダイゼーション法（目的の DNA や RNA を組織や細胞上で検出する方法）などがある．

従来の遺伝子検査では特定の遺伝子のみの解析であるが，多数の遺伝子発現や塩基配列を同時に解析することができる DNA マイクロアレイ（DNA チップ）法によるがん関連遺伝子やアポトー

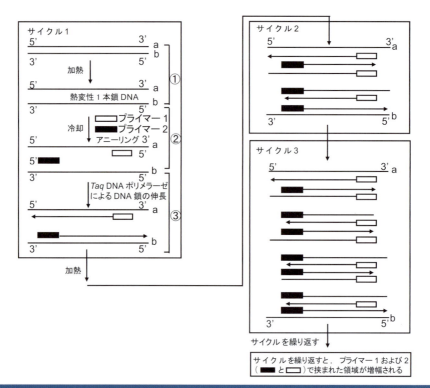

図10-5　PCR法

PCR法は，従来の試料の調製，検出感度の問題などを解決する画期的な方法であり，少量のDNA断片を特異的に増幅でき，遺伝子組換え手法を使わず操作が簡単なため，DNA診断に広く用いられている．本法の原理は，目的のDNA領域の一部と相補的な合成DNA断片（プライマー）に，耐熱性の*Taq* DNAポリメラーゼ（Thermus aquatics DNA polymerase，温泉中の菌から単離したもの）を加え，目的DNAを10万〜100万倍に増幅する方法である．PCRの1サイクルは次の3つのステップに分かれている．① 試料から精製した極めて微量の2本鎖DNAを熱変性（90〜95℃）させ1本鎖とする．② 分離した2本のDNAの増幅したい箇所を挟むように2種類の20〜30塩基程度の相補性合成DNA断片（プライマー1および2）を加えて50℃に冷却すると，アニーリングが起きて1本鎖DNAにプライマーがそれぞれ結合する．③ 70℃に温度を上げて耐熱性ポリメラーゼを加えるとプライマーの5'→3'のほうへDNAが伸長する．このサイクルを繰り返す（通常20〜40回）ことによって，目的とするDNA部分が指数関数的に増幅される．

増幅産物は，アガロースゲル電気泳動法あるいはポリアクリルアミドゲル電気泳動法で解析する．PCR法の変法としてRT（reverse transcription）-PCR法（mRNAを逆転写酵素を用いてcDNAに変換して増幅する）やリアルタイム-PCR法などがある．PCR法を組み合わせたDNA診断法として，PCR-ASO（allele specific oligonucleotide）法（正常塩基配列と変異塩基配列に相補的な2種類の標識プローブとPCRで増幅したDNA断片とハイブリダイズして変異を検出する方法），PCR-RFLP法（PCR法で増幅したDNA断片を制限酵素で処理し，アガロースゲル電気泳動法で分離して制限酵素断片の移動度の違いを検出する方法）などが行われている．

シス関連遺伝子の発現，病原体の検出・同定，患者ごとの薬剤感受性などの遺伝子解析が行われている（図10-6）．

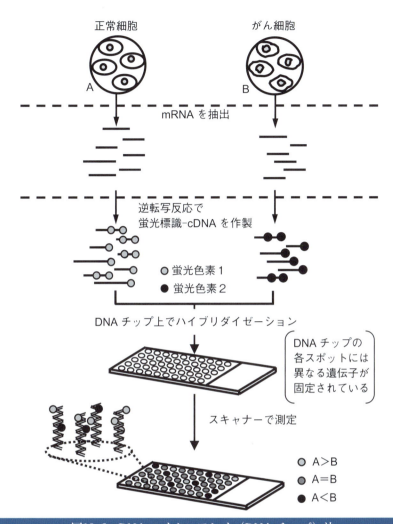

図10-6 DNAマイクロアレイ（DNAチップ）法

2種類の蛍光色素を用いたDNAマイクロアレイ法の流れを示した．異なった細胞（例えば正常細胞とがん細胞）から抽出したmRNAをそれぞれ異なる蛍光色素で逆転写反応により蛍光標識し，DNAチップ上でハイブリダイゼーションを行い，両方の蛍光を検出して2つの細胞間の遺伝子発現を比較する．蛍光色素としてよく用いられるのがCy-3とCy-5である．

そのほかに，未知の菌体から抽出して増幅した蛍光標識DNAを基準株の菌のDNAを固定化したDNAチップ上でハイブリダイゼーションを行い，蛍光を検出して菌体の検出・同定を行うことができる．また，がん関連遺伝子の発現など特定の遺伝子やヒト全遺伝子を固定化したDNAチップも開発されている．

(3) DNA診断の応用

DNA診断は遺伝病の診断だけでなく，悪性腫瘍，感染症，個人識別などに広く応用されている（表10-2）．

表10-2　DNA 診断の対象

単因子病	フェニルケトン尿症，血友病，筋緊張性ジストロフィー，アデノシンデアミナーゼ欠損症，囊胞性線維症，家族性高コレステロール血症，サラセミア，ゴーシェ（Gaucher）病，メンケス（Menkes）病，ウイルソン（Wilson）病，ハンチントン（Huntington）舞踏病，網膜芽細胞腫，家族性アルツハイマー病，脆弱 X 症候群などの DNA 診断
多因子病	高血圧症，糖尿病，リウマチ性関節炎，各種神経疾患などの遺伝子解析
悪性腫瘍	がん遺伝子，がん抑制遺伝子の DNA 診断 悪性リンパ腫，白血病の DNA 診断など
感染症	細菌感染症（メチシリン耐性黄色ブドウ球菌，結核菌，ボツリヌス菌，サルモネラ菌，コレラ菌，赤痢菌などの検出） ウイルス感染（B 型肝炎ウイルス，C 型肝炎ウイルス，HIV（human immuno-deficiency virus），アデノウイルス，日本脳炎ウイルス，麻疹ウイルス，ムンプスウイルス，エンテロウイルス，ヒトパルボウイルス，サイトメガロウイルス，単純ヘルペスウイルス，ヒトパピローマウイルス，HTLV-1（human T cell leukemia virus-I）などの検出）その他（肺炎マイコプラズマ，クラミジアなどの検出）
個人識別	HLA（human leukocyte antigen）の DNA タイピング，出生前 DNA 診断，法医鑑定における DNA 分析，Y 染色体特異 DNA 解析など
その他	遺伝子モニタリング，考古学など

10-1-5　SNP

(1) SNP とは

　疾患の発症，医薬品の投与効果や投与薬剤による副作用の発現頻度には個体差が存在する．ヒトゲノム計画の成果により，ゲノムの塩基配列には多数の部位に変異が存在し，これらの変異が個体差を規定する一因となりうることが明らかになってきた．

　なかでも，1個の塩基がほかの塩基に置き換わっている一塩基多型（SNP：1対のアレル（対立遺伝子）が同じ遺伝子型ならホモ接合体（homozygote），異なる遺伝子型の場合ならヘテロ接合体（heterozygote）という）は，ヒトゲノム中に 300 万～1,000 万個存在すると推定されており，多型のなかでも最も高頻度に存在することから，その生理的な意義が注目されている．

　特に，翻訳領域にあってアミノ酸の置換により，タンパク質の活性変化をもたらす cSNP（cording SNP）や翻訳調節領域にあってタンパク質の発現量に影響を与える rSNP（regulatory SNP）などは数千から数万個程度存在すると予想されており，機能性 SNP と呼ばれている．個体差を規定する SNP の多くはこのタイプであり，個別化医療の推進に有用な情報を提供する．

(2) SNP 解析の意義

① 疾患感受性と SNP

　個別化医療への適用対象となるのは，機能性 SNP である．これらは直接的に表現型（タンパク質の活性や発現量）に影響を与えるため，疾患発症の感受性に変化をもたらすからである．

② 薬物療法と SNP

　SNP は患者個々の，薬物に対する応答性の相違・多様性を規定する重要な因子である．薬

物代謝酵素と薬物標的分子の薬物への反応性の相違（レスポンダー/ノンレスポンダー）を規定するのは，薬物代謝酵素とレセプターなど薬物標的分子の変異による場合が多い．古くからデブリソキンの水酸化やイソニアジドのアセチル化には代謝能の低い poor metabolizer （PM）と代謝能に異常のない extensive metabolizer（EM）の存在が知られており，これらが遺伝子型（genotype）の相違である SNP によって生じていることが判明している．これまで SNP の報告されている薬物代謝酵素とその基質を表10-3 に示した．代謝酵素の SNP 解析は，実際に薬物を投与された患者の応答と密接に関連する場合が多い．また近年では細胞内への動態を規定する因子である MDR1 などをはじめとする薬物トランスポーター変異の解析も進んでいる．

表10-3 SNP の報告される主な薬物代謝酵素と基質

遺伝子	基 質
CYP1A2	カフェイン，フェナセチン，テオフィリン
CYP2A6	クマリン，ニコチン，テガフール
CYP2C8	タキソール，ピオグリタゾン
CYP2C9	ワルファリン，トルブタミド，フェニトイン，ロサルタン
CYP2C18	ジアゼパム
CYP2C19	オメプラゾール，ジアゼパム，ボリコナゾール
CYP2D6	イミプラミン，クロルプロマジン，ハロペリドール，コデイン，プロプラノロール，メキシレチン，デキストロメトルファンなど
CYP2E1	エタノール
CYP3A4	カルバマゼピン，エリスロマイシン，ミダゾラム，ニフェジピン，トリアゾラム，ベラパミル，テルフェナジン，サキナビルなど
TPMT	アザチオプリン，メルカプトプリン
DPYD	5-FU
NAT2	イソニアジド，プロカインアミド，ヒドララジン
UGT1A1	イリノテカン

CYP：シトクロム P450（cytochrome P450），TPMT：チオプリン S-メチルトランスフェラーゼ（thiopurine S-methyltransferase），DPYD（DPD）：ジヒドロピリジンデヒドロゲナーゼ（dehydropyridinedehydrogenase），NAT2：N-アセチルトランスフェラーゼ2（N-acetyltransferase2），UGT1A1：ウリジン 2 リン酸グルクロン酸転移酵素 1A1（uridine-2-phosphate glucuronidetransferase）

（3）SNP 解析法

個別化医療への応用には，SNP をそれぞれの個体で分析し，どの塩基が変化しているのかを明らかにする必要がある（SNP タイピング）．簡便かつハイスループットなタイピング手法として TaqMan PCR 法，SYBR green PCR 法，hybridization probe 法，invader 法，MALDI-TOF/MS 法などが開発されており，PCR 使用の有無，あるいは蛍光検出の有無などにより分類される．ここでは代表的な TaqMan PCR 法と invader 法について概説する．

① TaqMan PCR 法

2種類の蛍光標識したオリゴヌクレオチド（TaqManプローブ）とTaq DNAポリメラーゼを用いてPCR反応を行い，生じる蛍光によりSNPを検出する方法である（図10-7）．TaqMan PCR法はリアルタイムでDNA増幅をモニターできるので，迅速な遺伝子診断が可能になるばかりでなく，一度に多数（PCR装置で検出可能な数）の検体を処理することができるという特徴を有する．

② invader 法

PCR法は，シグナルの増幅の際に，副生成物が生じる危険性とともに，時間がかかるという欠点を有する．invader法は，PCRを用いることなくシグナルが増幅でき，操作性のよい多検体処理に適した手法である．TaqMan PCRと同様にプローブと鋳型DNAをハイブリダイズさせることによりタイピングする（図10-8）．

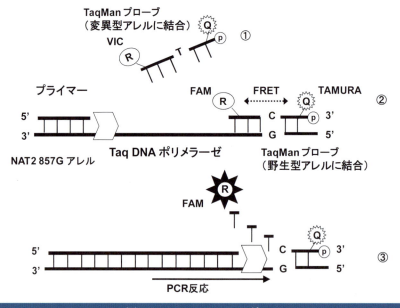

図10-7　TaqMan PCR 法

① 約20塩基程度のTaqManプローブは5'末端にFAMやVICなどのレポーター蛍光色素（R）によって標識されているが，比較的近い3'末端にTAMURA等のクエンチャー蛍光色素（Q）が標識されているため，蛍光エネルギーが吸収され（FRET（fluorescence resonance energy transfer）現象）蛍光は検出できない．また，本プローブからのPCR伸長反応を防ぐため，3'末端はリン酸化されている．
② SNPの検出には，野生型対立遺伝子（野生型アレル）と変異型対立遺伝子（変異型アレル）にそれぞれ特異的に結合し，それぞれ異なるレポーター色素で標識された2種類のTaqManプローブと，そのSNPを含む領域を増幅するように設計したプライマーを用いてTaq DNAポリメラーゼによるPCR反応を行う．
③ まず，PCRプライマーから伸長反応が進行すると，Taq DNAポリメラーゼの5'ヌクレアーゼ活性により，TaqManプローブは切断される．その際，プローブの5'末端に標識されていた蛍光レポーター色素が遊離され，クエンチャーの影響を受けなくなるため，蛍光が検出可能になる．また，PCRによって鋳型が増幅するため，蛍光強度は指数的に増強する．野生型では野生型に対するプローブを標識した色素の蛍光のみが，変異型ホモ接合体では変異型プローブを標識した色素の蛍光のみが，さらにヘテロ接合体では双方の蛍光が検出されるため，各型のタイピングが可能となる．

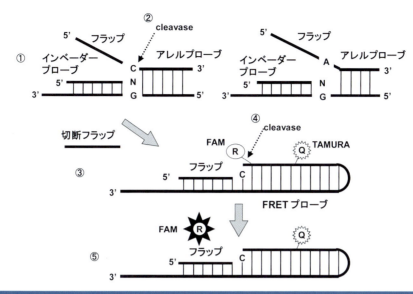

図10-8　invader法

2種類の非蛍光標識プローブと1種類の蛍光標識プローブを用いる．非標識プローブの1つは，SNP部位を中心にその3'側は鋳型DNAに相補的な配列を有し，5'側には鋳型DNA配列とは無関係な配列（フラップ）を有している（アレルプローブ）．もう1つの非標識プローブは，SNP部位の塩基は任意の塩基（N）であるが，SNP部位から鋳型の3'側に相補的に結合する（インベーダープローブ）である．蛍光標識プローブは，3'側はアレルプローブのフラップと，5'側はプローブ内で相補結合できるように設計されており，その5'末端には蛍光色素が標識されている（FRETプローブ）が，上流近傍にはクエンチャーが結合しているため，この状態では蛍光は検出できない．
①鋳型DNAと2種の非標識プローブを結合させると，SNP部位の5'側にアレルプローブが結合し，3'側にはインベーダープローブがSNP部位に1塩基（N）侵入（invasion）する形で結合する．つまり，SNP部位に3つの塩基が並び，アレルプローブの5'側はフラップ状になっている構造を呈する．②この構造を認識する酵素 cleavase を共存させると，アレルプローブからSNP部位を含むフラップが切断される．③切断されたフラップは，FRETプローブの3'側と相補結合する．このときフラップのSNP部位がFRET内の相補結合部位に侵入する．④再び cleavase がこの構造を認識し，⑤FRETプローブの蛍光色素部分を切断する．蛍光色素はクエンチャーと離れるため蛍光を発するようになる．
アレルとマッチしないアレルプローブを用いた場合は，アレルプローブは切断されない．また，FRETプローブはフラップと相補的な配列を有しているため，フラップが遊離されなくてもアレルプローブと結合しうるが，遊離されたフラップとの反応効率はアレルプローブとの反応よりも高いため，蛍光強度は強くなる．

(4) 個別化医療への応用

現在，タンパク質の遺伝的解析と個別化医療への臨床応用は，薬物代謝酵素，薬効を左右する薬物受容体，薬物の体内動態に影響を与える薬物トランスポーター，疾患の原因遺伝子などさまざまな遺伝子を対象として検討されている．多種類のSNPをいっせいに解析可能なDNAチップの使用も始まっている．また，医薬品開発においても個人ごとの薬効発現を考慮にいれた開発が行われている．SNPの解析により，これまで行われてきた人への集団的医療から，個人ごとに適切な疾患発症予防と治療法を選択する個別化（至適）医療への展開が可能になると期待される．

Chapter 11 第11章 センサー

11-1 序論

センサーとは，音・光・温度・圧力・磁気などの物理量やイオン，ガス，分子などの種類や濃度などの化学量を感知し，処理しやすい信号（電気量の場合が多い）に変換すること，またはその装置のことである．これらセンサーの歴史は1950年代までさかのぼり，酸素電極が開発されて以降，種々のセンサーの開発に凌ぎが削られてきた（表11-1）．代表的なものとして，イオン選択性膜を用いるイオンセンサー，酵素電極などのバイオセンサー，ガス選択性膜を使用するガスセンサーおよび，非観血的方法により生体の物理現象を計測する体温計，血圧計や心電計，脳波計などの医療用センサーなどがある．

表11-1 バイオセンサー年表

年代	事柄
1950	クラーク型酸素電極 ポーラログラフィ
1960	グルコースセンサー イオン感応電界効果トランジスタ（ISFET） 微生物センサー
1980	メディエーターバイオセンサー 水晶振動子バイオセンサー
1990	表面プラズモン共鳴バイオセンサー DNAチップ
2000	プロテインチップ

(1) イオンセンサー

イオンセンサーの多くは，イオン伝導性あるいはイオン交換性の膜の両端に発生する膜電位からネルンストの式に基づいてイオン濃度を算出する．特定のイオンのみを伝導あるいはイオン交換する膜が，その片面が試料溶液と接触するように電極先端部に組み込まれており，試料溶液中

のイオンにより生じる膜電位の変化を計測する．血液中の K^+，Na^+，Cl^- などの無機イオンの測定にはイオン選択性電極が分析機器中に組み入れられ用いられている．

1) 固定膜型電極

pH 測定に用いられるガラス薄膜を用いたガラス電極が最もよく知られた電極である．この電極はナトリウムイオンの測定にも用いられる．その他にも，難溶性金属塩（ハロゲン化銀など）の加圧成型薄膜を感応膜とするハロゲンセンサーや，単結晶膜（フッ化ランタンなど）を感応膜とするフッ化物イオンセンサーなどがある．

2) 液膜型電極

各種イオン担体（バリノマイシンや種々のクラウンエーテル）やイオン交換体（硝酸イオンに対する o-フェナントロリンの鉄またはニッケル錯体や，カルシウムイオンに対するドデシルリン酸カルシウムなど）を高分子中に溶解あるいは分散させ，感応膜として電極を構成し，センサーとして使用する．

(2) ガスセンサー

電極内部に pH ガラス電極やイオン選択性電極を内蔵し，その感応面が内部液を介して疎水性多孔質のガス透過膜やガス選択透過膜で被覆されている構造をしている．水溶液中のガスがガス透過膜を透過し内部液に溶解することによって変化する内部液のイオン濃度の変化をイオン選択性電極で計測する．

(3) バイオセンサー（表 11-2，図 11-1）

バイオセンサーは，日本が伝統的に優位な酵素・微生物に関する基礎・応用技術と，日本が得意とする電気・半導体技術や微細加工技術が融合して製品化されており，世界をリードしてきた分野である．バイオセンサーの測定には，生物のもつ優れた分子識別能力を利用するため，分離操作や試薬の前処理など煩雑な手法を必要としない．そのため，操作が簡単であり，装置が持ち運びできるくらい小さくて軽く，費用が安いなどの利点がある．

バイオセンサーには，検出しようとする物質を識別する部位（分子識別素子）と，この識別部分における生化学的反応により生じた物質を電気的な信号などに変換する部位（信号変換素子）から構成される．分子識別素子には酵素，抗体，DNA，細胞などが使われる．この素子の反応は，生化学的反応に基づいており，厳密な識別能をもつ特徴がある．これらの識別に用いられる物質は，支持体あるいは膜に固定化され，その反応を行う．信号変換素子は，電極，サーミスタ，受光デバイス，水晶振動子など通常の電子機器や化学センサーが使われている．

(4) 医療用センサー

医療の現場では，患者の身体の変化に関わる物理的および化学的な情報をとらえ，診断や治療に応用している．医療用センサーは，測定対象としての生体（患者）に対し，できるだけ患者の負担を軽くするため非侵襲的かつ非観血的であることが望ましく，主として体表あるいは体腔からの計測が望ましい．医療で用いられるセンサーは使用前後の厳重な消毒，衛生管理が必要である．主として非観血的に計測する代表的なものをまとめて表 11-3 と図 11-1 に示す．

表11-2　バイオセンサーの技術体系

		技術要素	例
バイオセンサー	生体物質	酵素センサー　酸化還元酵素センサー	グルコースオキシダーゼ酸化還元酵素
		酵素センサー　その他の酵素センサー	加水分解酵素，転移酵素など
		微生物センサー	硝化菌，酵母など各種微生物
		免疫センサー	抗原，抗体など
		遺伝子センサー	DNA，RNAなど
		細胞・器官センサー	ミトコンドリア，動植物組織など
		その他の生体センサー	糖鎖，ペプチドなど
	生体模擬物質	脂質・脂質膜センサー	リン脂質，脂質二重膜など
		感覚模倣センサー	においセンサー，触覚センサーなど

表11-3　代表的な医療用センサー

測定部位	センサー装置
全身	単純X線撮影装置，X線CT，超音波診断装置，MRI装置，PET，SPECT，内視鏡
起電力	脳波計，心電計，筋電計
体温	電子体温計（サーミスタ），非接触温度計・サーモグラフィー（赤外線）
心音	心音計（超音波），胎児心音計
脈波	光電容積脈波計（光）
血液	聴診法（音），オシロメトリック血圧計（圧力），超音波ドップラー血流計
呼吸	差圧式呼吸流量計（圧力），熱線式呼吸計
生体成分	呼気炭酸ガス濃度（赤外線），パルスオキシメータ（光），経皮CO_2分率測定装置

426　第11章　センサー

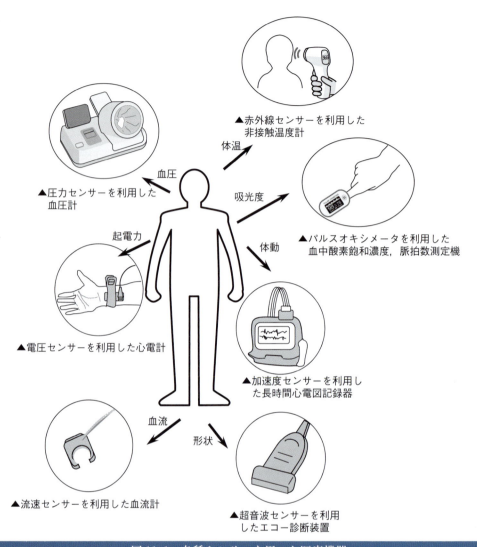

図 11-1　各種センサーを用いた医療機器

センサー各論

■ 11-2-1　はじめに

　圧力，温度，磁気計などを用いた物理センサー，およびバイオセンサーなどは，さまざまな臨床の場で利用されている．特に体温計や血圧計（パルスオキシメータ）は安価で簡便に測定できることから，医療機関に出向いての測定だけでなく，街中の電気店で測定装置を購入できるため家庭での健康管理や在宅医療などに広く利用されている．それとは対照的に，心電図や超音波を用いたセンサーなどは，非常に高額なものが多く，専門の知識をもった医療従事者でければ測定

結果を判別できないものが多い．

一方，医療分野で用いられているバイオセンサーなどを分類すると血糖値を測定するセンサーが約9割を占めており，DNAチップなどのDNAセンサーがこれに次いでいる．バイオセンサーには，多岐にわたる種類のセンサーがあるが，糖尿病を治療しなければならない人，糖尿病予備軍において日常の健康管理がいかに重要かがみてとれる．

■ 11-2-2 電子体温計

電子体温計の感温部には，温度変化により電気抵抗が変化する半導体素子（サーミスタ）が用いられている．体温計の先端に装着されたサーミスタの電気抵抗変化が，内蔵された電子回路により温度に換算されて表示される．測定には，実測式と予測式の2種類の方法がある．

① **実測式**：測定部位のそのときの温度を測定，表示する方式．脇で10分以上，口中では5分程度必要．

② **予測式**：平衡温を短時間（数十秒）で分析・演算した値を表示する方式．
　・体温計に許される誤差は±0.2℃以下
　・婦人体温計は小数点2桁まで測定できる

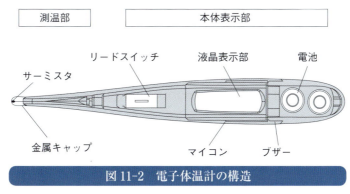

図 11-2　電子体温計の構造

（画像提供：テルモ体温研究所）

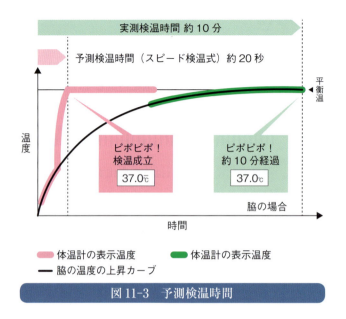

図 11-3　予測検温時間

■ 11-2-3　非接触温度計

　非接触温度計は物体から発せられる赤外線エネルギーを検出素子で受光し，赤外線エネルギーの量を温度に変換している．赤外線エネルギーが強いほど温度は高くなる．非接触温度計は 0.8〜14 μm 付近の波長を受光して温度計測する．
　すべての物体（絶対零度以上）は，赤外線エネルギーを放射している．

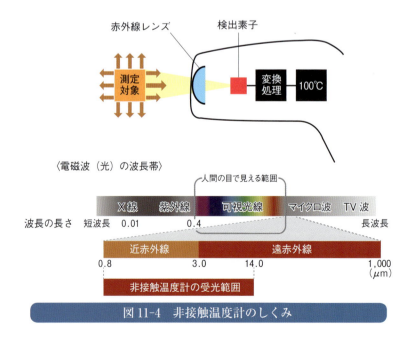

図 11-4　非接触温度計のしくみ

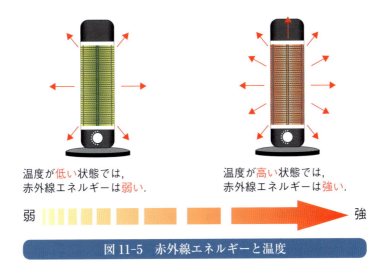

温度が低い状態では，赤外線エネルギーは弱い．　　温度が高い状態では，赤外線エネルギーは強い．

弱　　　　　　　　　　　　　　　　　　　　　　強

図11-5　赤外線エネルギーと温度

11-2-4　血圧計

　血圧計はオシロメトリック法とコロトコフ法の2つに分類される．一般的な血圧測定に使用されるオシロメトリック型血圧計では血圧の検出センサーとしてカフを使用する（図11-6）．カフを上腕部に巻きつけ，収縮期血圧より高い圧力を加え，その後徐々にカフ圧を低下させる．このとき，カフ下部で動脈の拍動が起こり，カフ内部に振動現象が生じる．その振動をストレインゲージに伝える．ストレインゲージではカフ内振動をひずみとしてとらえ，さらにストレインゲージの抵抗値の変化とし，電気的出力を得る．血流が止まるまで圧力をかけ，その後少しずつ空気を抜き圧力を下げる．圧管の圧力がカフの圧力を上回ると血流が流れ始め，心臓の鼓動にあわせるカフの圧力が大きく振動する（最高血圧）．さらにカフの圧力を下げていくと血管が正常な太さになり，カフの圧力の振動が急激に小さくなる（最低血圧）．

　聴診器を用いる聴診法（コロトコフ音検聴）ではカフ圧を上昇させた後，圧力減少時にカフ圧が収縮期血圧より低下すると動脈の急速な開放が起こり，衝撃波を伴う血流が生じる．このとき発生するコロトコフ音を動脈下流側で聴診器により検聴し，同時に血圧をマノメーター（水銀あるいはアネロイド型）で読み取る．拡張期血圧になるとコロトコフ音は消滅する．

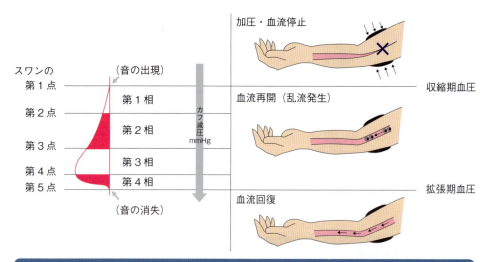

図11-6　コロトコフ音発生メカニズム

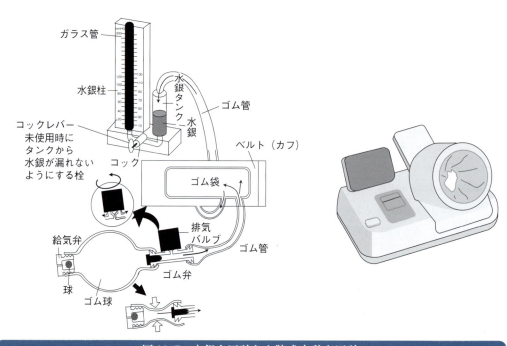

図11-7　水銀血圧計と上腕式自動血圧計

■ 11-2-5　心電計

　脳波，心電位，筋電位など生体内で生じる電気現象を計測するセンサーとして，電極が用いられる．生体内部からの電気情報を取り出す電極（導出用電極）と刺激伝達用の電極（刺激電極）を用いて測定し，目的に応じて種々の電極が考案されている．生体電気情報の計測では，通常2個以上の導出用電極が使用される．このため，各電極固有の電圧のばらつきのため電極間の差電圧（オフセット電圧）や差電圧により電極間に電流が流れて電極電圧が変化することがあるの

で，これらの値をできる限り少なくする必要がある．

　心電計は，心臓から発生する起電力によって生じる生体の部位間の電位差を利用している．最近では携帯型の心電計やウェアラブルデバイスで心電図や血圧の測定が可能になりつつある．

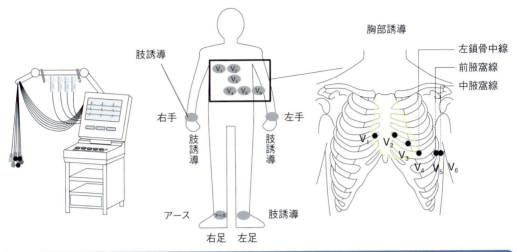

図 11-8　心電計の電極装着部位

各電極を組み合わせて波形を記録する

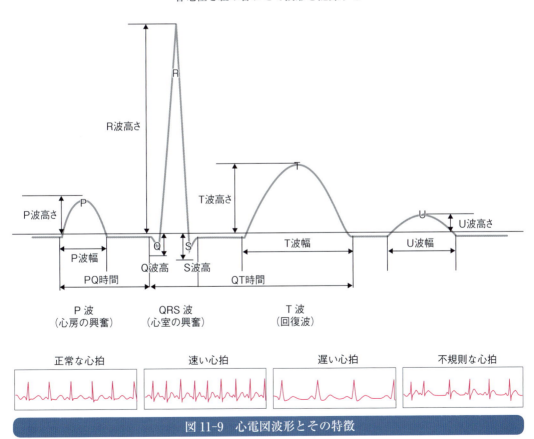

図 11-9　心電図波形とその特徴

11-2-6 パルスオキシメータ

非観血的に動脈血の酸素飽和度を連続測定する装置で，手術や救命救急時などに用いられる．測定原理は，動脈血中の酸素が結合しているヘモグロビン（Hb）の量を光学的に検出することである．可視光（赤色光）ではデオキシ Hb の方がオキシ Hb より吸光度が大きく，赤外光では関係が逆転するので，この 2 つの異なる波長の光（可視光と赤外光）の吸光度からオキシ Hb とデオキシ Hb の相対濃度を求め，下記の式より酸素飽和度を得る．

$$酵素飽和度（\%）= \frac{[オキシHb]}{[オキシHb]+[デオキシHb]} \times 100$$

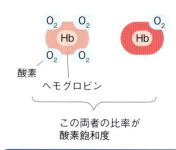

図 11-10　酸素飽和度

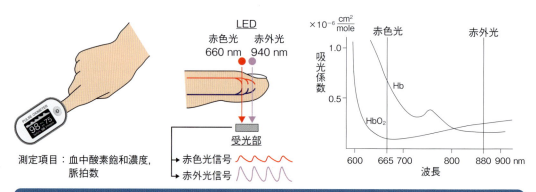

図 11-11　パルスオキシメータの原理

指先や耳たぶなどに光を当てて測定する．また，皮下に存在する動脈と静脈のうち，パルスオキシメータは動脈血の拍動に起因するパルス状に変化する吸光度成分だけを抽出して読み取っている．

11-2-7 バイオセンサー

(1) バイオセンサーの例

糖尿病の患者は，毎日の血糖コントロールが生死に関わるほど重要で，自宅で簡便かつ正確に

測定でき，また短時間で測定できる機器の開発が必要である．血液中のグルコースを測定する場合に問題となる点は，血液中に含まれるさまざまな化学成分の存在である．血液の赤い色の原因である赤血球は色を比較する測定に悪影響を及ぼす．また，上述のように，1回の測定で採取する血液量は少ないことが望ましい．測定も簡便に短時間で終わらせる必要がある．さらに，血液には化学成分や菌なども存在するため，血液が付着したセンサーチップを再利用することは好ましくないため，使い捨て可能なセンサーチップが必要である（図11-12）．

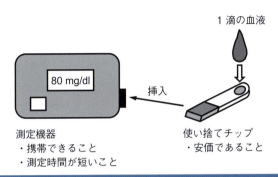

図11-12　血糖値測定用のグルコースバイオセンサー

一方，測定原理としては，種々の方法が考案されている．世界で最初に考案されたグルコースバイオセンサーは，グルコース酸化酵素と電極の組み合わせからなるセンサーである．このセンサーでは，グルコース酸化酵素の反応によりグルコースの量に応じて酸素の減少量が変わることを利用したものである．すなわち，酵素反応で消費された酸素の減少量を酸素センサーで計測し，グルコース濃度の測定を行う．

$$\text{グルコース} + \text{酸素} + \text{水} \xrightarrow{\text{グルコースオキシダーゼ}} \text{グルコン酸} + \text{過酸化水素}$$

その後，過酸化水素電極を組み合わせたセンサーや，光検出器（酵素反応によって生成した過酸化水素をペルオキシダーゼ触媒下で色原体と反応させ赤紫色に変化させ，その色調の変化からグルコース濃度を定量する）を利用したセンサー，メディエーター（フェロセン・p-ベンゾキノン・フェリシアン化カリウムなど）を利用し，酵素反応によって生じる電子を直接電極で検出する方法なども開発され，実用化されている．また近年では，持続血糖モニタリング装置も開発されており，血糖値を連続的に把握できることも可能となった（図11-12）．また，得られたデータを集約する糖尿病自己管理アプリなども開発されている（図11-13）．

1）持続血糖モニタリング：continuous glucose monitoring（CGM）

皮下に留置したセンサー（電極）により皮下組織間質液中のグルコース値を連続的に確認できる血糖モニタリングデバイスをCGMとよぶ．グルコース値をトレンドグラフとして確認することができることから，血糖値を点から線で確認できることのメリットは大きい．フラッシュグルコースモニタリング（FGM）は，近距離無線通信を利用して，センサーの上部にリーダーをかざすことでグルコース値を読み取る．

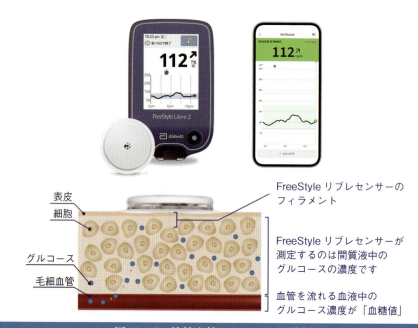

図 11-13　持続血糖モニタリング装置

(FreeStyle リブレ 2/ アボット)

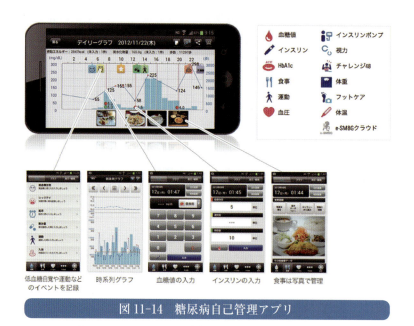

図 11-14　糖尿病自己管理アプリ

(スマート e-SMBG/ 写真提供：アークレイ株式会社)

■ 11-2-8　AIがもたらす新しい医療

最近，深層学習や強化学習などの新しいアルゴリズムやモデルの開発が進み，人工知能（AI：artificial intelligence）は爆発的な進歩を遂げている．医療分野においても，AI活用が注目されており，以下の6つは重点領域としてあげられている．

① ゲノム医療
② 画像診断技術
③ 診断治療支援（検査，疾病管理，疾病予防など）
④ 医薬品開発
⑤ 介護認知症支援
⑥ 手術支援

(1) データの取得，集積，活用とAI

これからの医療は，予防医学と在宅療法が中心となってくる．そのような社会の中でセンサーやそこから得られた情報は非常に重要なものになるであろう．例えば，腕時計型センサーで非侵襲的かつ連続的にグルコースなどを測定できるセンサーや，トイレなどに尿や便，ガスの成分をチェックできるセンサーを取り付け，タンパク質，グルコース，尿素，ウロビリノーゲン，ビリルビン出血などを測定し，その情報をリアルタイムに通信し，異常が認められれば，すぐに主治医からのアドバイスが受けられる体制を構築できれば，疾患の早期発見に非常に役立つことが期待できる．今後種々のセンサーが開発され，個人の健康管理に使用することができれば，病院に通う回数も少なくでき，国家財政の軽減にも役立てるであろう．そのためにも膨大な情報を取得，集積活用していくためにAIの活用は不可欠であろう（図11-15）．

将来的にはAIを利用することで患者個人の特性に合わせて治療を行う精密医療（precision medicine）の実現やビックデータを活用することで迅速かつ正確な病気の発見も可能となるであろう．しかし気をつけなければいけないのは，医療の効率化や進化させるためのツールとしてAIを利用することが重要であり，あくまでもAIは人や医療従事者の補助としてのツールにしかすぎないということを理解しておくべきである．

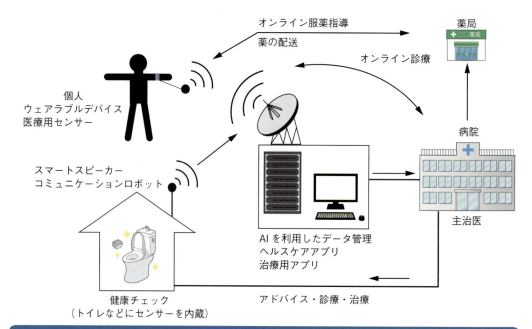

図11-15 バイオセンサーやAIを利用した健康管理や在宅医療

・ウェアラブルデバイスによる健康状態の管理や，スマホやクラウドに転送されたデータから潜在的な疾患のリスクの発見に利用可能となる．
・オンライン診療により，病院に来れない患者や本当に病院に来る必要のある患者に対して適切な医療の提供が可能となる．さらに，表情，話し声，体の動きなどを解析することで疾患のリスクの発見に利用可能となる．
・スマートスピーカーなどの会話情報を分析することにより，患者の精神状態や行動などを把握することも可能となる．

第12章 生体の物理情報を利用した画像診断

12-1 序論

　医師が診療を行うとき，患者や家族との医療面接で病状や病歴を聞き出し，身体診察を行う．これによって診断が明らかであるときには直ちに治療を開始できる．しかし，これだけでは診断ができないこともある．このようなとき，各種の臨床検査・画像検査を実施して病巣の位置や形態などに関する詳細情報を入手し，診断を確定させる．画像検査では，電磁波や超音波，X線，ガンマ線，可視光を用いるため非侵襲的な検査が可能であり，体内における病巣の位置情報や形態情報さらには機能情報の取得に極めて有用である．

1）画像診断法の種類
・超音波診断（Ultrasonography）
・内視鏡検査
・X線単純撮影（X線検査）
・X線コンピューター断層撮影（X線CT）
・MRI（Magnetic Resonance Imaging）：磁気共鳴画像診断
・Scintigraphy
・SPECT（Single Photon Emission Computed Tomography）：単光子放射型コンピューター断層撮影
・PET（Positron Emission Tomography）：陽電子放射型断層撮影

表12-1　画像診断法の特徴

画像診断法	X線検査	超音波検査	内視鏡検査	核医学検査	MRI検査
情報を担う物理的エネルギー	X線	超音波	可視光	ガンマ(γ)線	磁気，電磁波
得られる情報	X線の吸収値	反射波の強度	可視光の反射	放射性医薬品の分布	プロトン密度，緩和時間
画像診断薬	X線造影剤	超音波造影剤		放射性医薬品	MRI造影剤
特徴	形態情報	形態・機能情報	形態情報	機能情報	形態情報（機能情報も一部可）

12-2 超音波診断（Ultrasonography）

■ 12-2-1 超音波診断の原理

（1）概　要

　超音波を受信する探触子（プローブ）を体外からあて，超音波を照射した際に生じる反射波（エコー）を検出する方法である．反射波の振幅の大きさ，すなわち強さから対象物の密度を，発信から受信に要する時間から対象物までの距離を計算し，生体内部の構造を画像化する（図12-1）．

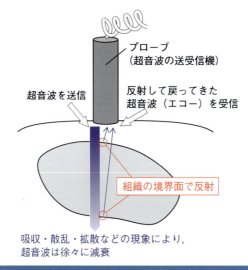

図 12-1　超音波診断における信号受信までの過程

　表12-2に超音波診断の長所と短所をまとめる．

表 12-2　超音波診断の特徴

長　所	短　所
1. 放射線被曝がなく，安全性が高い． 2. 検査が簡便（装置も小型で移動できる）で反復検査が可能． 3. 心臓や胎児の動態観察がリアルタイムで行える． 4. ドップラー効果を利用し，血流速度や心臓弁の逆流異常を測定できる（ドップラーエコー）．	1. CTやMRIと比べて解像度や位置情報量に劣る． 2. 多くの臓器が検査の対象となるが，肺や腸などのガスが多い部位や骨に囲まれた部位など，音波の減衰が激しい臓器には適用されない．また，空気や骨の影響によりアーチファクトが生じる．

（2）原　理

1）超音波と音響インピーダンス

　ヒトの可聴域（20 Hz～20 kHz）の上限を超える周波数をもつ音波を超音波と呼ぶ．診断で用いられる超音波は通常，数MHz～十数MHzである．音波を物質にあてると，異なった媒質の境

界面で吸収，反射，散乱，拡散といった現象が起こる．体内では組織境界面で生じるエコー信号を基に，組織の性状や深部情報を得る．

音響インピーダンスは音響学的な抵抗値であり，組織における「音波の伝わりやすさ」を示す数値（媒質の密度と媒質中の音速の積：$kg/m^2 \cdot s$）として扱われる．生体内の組織は超音波に対してそれぞれ固有の音響インピーダンスを有しており，音響インピーダンスが異なる組織の境界部分で超音波の一部が透過し，残りが反射される．透過と反射の割合は音響インピーダンスの差に依存し，組織間の音響インピーダンスの差が大きいほど強く反射される（表12-3）．

表12-3 生体組織（ヒト）の音響特性

組織	音速 (m/s) $\times 10^3$	密度 $(kg/m^3) \times 10^3$	音響インピーダンス $(kg/m^2 \cdot s) \times 10^6$
血液	1.57	−	1.62
肝臓	1.549	−	1.65
脾臓	1.566	−	1.64
腎臓	1.561	−	1.62
筋肉	1.585	−	1.70
脂肪	1.45	−	1.35
骨	3.38	1.80	6.08
頭蓋骨	4.08	−	7.8
水（25℃）	1.497	0.997	1.52
空気（20℃）	0.34	0.0012	0.00042

2）信号の発信と受信

プローブは超音波の送信部と受信部を兼ねており，診断の対象となる臓器の大きさや体表面からの深さに合わせ，さまざまな形状をもったものが開発されている（表12-4）．なお，空気の音響インピーダンスは生体組織の約3,000〜4,000分の1であり，超音波画像診断において音波を最も伝えにくく，よく反射する．検査時，体表面にオイルやゼリーを塗ってプローブとからだを密着させるのはこのためである．

表12-4 超音波診断用プローブの種類と用途

適応部位	甲状腺・血管	腹部	心臓
	電子リニア型	コンベックス型	電子セクタ型
画面の形	矩形（長方形）	扇形	扇形
超音波の照射方向	垂直	放射状	放射状
接触面	平面	弧状	平面
近距離視野幅	大	中	小
深部視野幅	中	大	大
探触子周波数	3〜10 MHz	3〜7 MHz	2.5〜12 MHz

12-2-2　画像の取得

(1) 画像モード

超音波診断にて取得した画像の表示法としては，いくつかのモードがある．

① A モード（amplitude mode）

エコーが発生した部位までの距離（深さ）を横軸に，反射波の振幅（信号強度）を縦軸にとったグラフ．

② B モード（brightness mode）

反射波の振幅を輝度に変換し，エコーの発生部位と信号強度を画像表示することで組織の断層像を得るモード．反射物の位置や形状を画像として表示でき，甲状腺，乳腺，心臓，腹部臓器（肝臓，胆嚢，膵臓，脾臓，腎臓），骨盤内臓器（膀胱，子宮，卵巣，前立腺）や胎児など，多くの臓器が診断の対象になる．

③ C モード（contrast range mode）

皮膚や血管などを断層像として得るモード．

④ M モード（motion mode）

B モード画像中のある部位の時間的な変化を波形として表示する（横軸に時間，縦軸に距離をとる）モード．心臓の心室や弁の観察に用いられる．

また，波が相対的に移動している構造体により反射されると，反射波の周波数が変化する現象（ドップラー効果）を利用し，心臓や血管内の血流速度を信号として抽出する方法をドップラー法（ドップラーエコー）と呼ぶ．

さらに，エコーのうち，送信した超音波（基本波）の整数倍の周波数のもの（高調波）を検出することで鮮明な画像を得る手法としてハーモニック法がある．現在は基本波の2倍の周波数をもつ第二次高調波成分を用いる方法が主流であり，造影剤を用いない「ティッシュハーモニック法」と造影剤を用いる「コントラストハーモニック法」に分類される．

(2) 臨床画像の見え方

組織間の音響インピーダンスの差が大きいほど強く反射され，高輝度に（白く）描出される．逆に組織間の音響インピーダンスの差が小さくなると画像は低輝度に（黒く）なる．ドップラー法では血流の向きや速さをカラー表示することができる（カラードップラー法）．カラードップラー法では，一般に，プローブに向かってくる血流は赤く，遠ざかる血流は青く（乱流は色の混在したモザイクパターン），また速い血流は明るく，遅い血流は暗く表示される（図 12-2）．

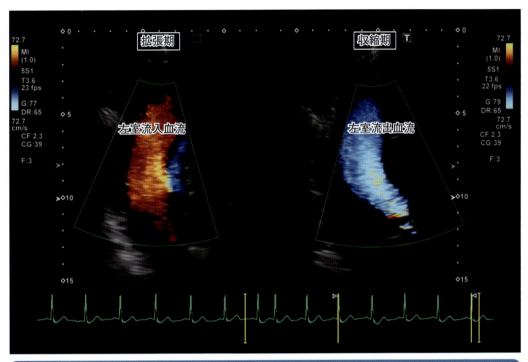

図 12-2　カラードップラーエコー画像

(提供：超音波検査法フォーラム)

12-2-3　超音波診断用造影剤

(1) 概　要

超音波診断では，造影剤が存在する部位でのエコー信号の増強を目的とし，生体との音響インピーダンスの差が大きい微小気泡が用いられる．

(2) 各　論

1) ガラクトース・パルミチン酸混合物（999：1）

ガラクトースの結晶を蒸留水に溶解すると，結晶の空隙に保持された空気が微小な気泡になることを利用している（パルミチン酸は発生した気泡を安定化させる目的で添加されている）．注射用水に溶解させて振盪すると均一な懸濁液となるが，調製後は10分以内に投与される．子宮腔内投与で子宮卵管の造影に用いられるほか，静脈内投与で心臓血管の造影や頭頸部，躯幹部，四肢血管を対象としたドップラー法による検査に用いられる．

2) ペルフルブタンマイクロバブル

直径2〜3 μmのシェルに気体のペルフルブタン（デカフルオロブタン）を内包させた製剤で，注射用水に懸濁させた後，2時間以内に静脈内投与する．コントラストハーモニック法により造影効果を高め，肝腫瘍性病変や乳房腫瘍性病変の検出に用いられる．

12-3 内視鏡検査

■ 12-3-1 光ファイバースコープ（optical fiberscope）

　測定原理は以下のとおりである．低屈折率ガラスで被覆した高屈折率ガラス繊維のグラスファイバー（柔軟性あり）を複数本束ねて作製した「イメージガイド」の端面に対物レンズを設置し，これに映った画像について内面全反射を繰り返させながらもう一方の端面に抽出させ，最終的に接眼レンズを用いて画像を拡大し観察する．体腔内を照射する光には，体外の光源から熱をもたない光（クールライト）を用いて，導光ファイバーを通して照射する．

　体腔内の病巣を直接観察して診断あるいは治療に役立てることができる．現在の装置では，電荷撮像素子（CCD）を先端に設置し，画像を電気信号により伝達し，モニターテレビで再生する電子スコープ（電子内視鏡）が使用されている．このため，多人数で観察することができ，治療協同作業が容易になっている．

　口腔，鼻腔，耳管，肛門，腟などから非観血的に挿入できる部位の観察が，主な利用対象としてあげられる．関節，腹腔，脳室を観察する場合は，小孔を開けるため観血的になる場合もある．

■ 12-3-2 カプセル内視鏡（Capsule endoscopy）

　薬のカプセルよりも少し大きなカプセルにカメラを内封したカプセル内視鏡も開発されている．口から飲み込んだカプセル内視鏡は消化管の蠕動運動によって消化管内部を移動し，内蔵されたカメラが撮影した画像を体外に送信し画像診断を行う．口から肛門まで消化管のすべてを撮影可能で，1秒間に2枚，約8時間かけて合計約6万枚撮影する．

　小腸カプセル内視鏡を内服した場合，通常は3-4日以内に排泄される．なお，カプセル内視鏡には，内蔵されたバッテリーのパワーと作動時間の問題，見たい部位への誘導が不可能なことなどの課題もある．

■ 12-3-3 進化する内視鏡

　戦後間もないころ日本のオリンパスによって，世界で初めて胃カメラが開発された．カメラというその名のとおり，挿入部の先端に光源とレンズ，感光フィルムをもっており，シャッター操作やフィルム送りをすべて手元から行うものであった．もちろん，画像をリアルタイムに見ることはできず，診断はフィルムの現像を待たねばならなかった．1958年になると，アメリカでグラスファイバーを用いたファイバースコープが開発された．これは胃カメラとは違い，体内の画像を光ファイバーで接眼部まで送り届けるものである．ファイバースコープは胃内をリアルタイムに観察できる点で胃カメラより優れていた．また，やがてファイバースコープにCCDカメラが装着されることによって，映像モニタを使って複数の医師が同時に画像を見ることができるようになった．現在の内視鏡は画像の転送のみならず，保持や切開，気体・液体の注入，洗浄など

の処置もできるので，手術で頻繁に用いられるようになっている．また，最近では小型（大きさ2 cm 程度）のカプセル型の内視鏡も実用化されている．これは口から飲み込んで消化管を完全に通過しきるまでの間，消化管内を継続的に撮影しつづけ，画像データを無線で受信機に送り届ける．カプセル型の内視鏡は，食道や胃はもちろんのこと，口や肛門からの挿管では観察が難しかった小腸などを観察することもできる．また，被験者は撮影中であっても普段どおりに過ごすことができる．

12-4 MRI（磁気共鳴画像診断）

■ 12-4-1 はじめに

MRI（Magnetic Resonance Imaging：磁気共鳴画像診断）はNMRによる画像化法である．生体内の原子のうち，NMRで測定できる原子として最も多いものは水素である．MRIは，生体の各組織中の水や脂肪などのプロトン（^{1}H）を主な測定対象とし，組織や病巣など生体内の画像データを取得する分析法である．一般に，硬組織や空気には ^{1}H は少なく，水分を多く含む軟組織や脂肪組織には ^{1}H が多い．

■ 12-4-2 MRIの原理

(1) 概　要

MRI では，生体に含まれる特定の原子核が磁場中において発信する信号を検出し，その生体内分布を画像化する．特に生体の構成成分として豊富に存在する水分子や脂肪に含まれる**水素原子核（プロトン）**の信号を検出することにより，疾患の診断に広く利用されている．すなわち，プロトンは微小な棒磁石と考えられ（図 12-3 ①），磁場中に置かれた熱平衡状態のプロトンは（図 12-3 ②）磁場強度に依存した特定の周波数（**共鳴周波数**）の電磁波（ラジオ波）を照射された際，そのエネルギーを吸収して励起状態になるが（**共鳴現象**：図 12-3 ③），この電磁波が遮断されると吸収していたエネルギーを熱エネルギーとして周囲に放出して熱平衡状態に戻る（**緩和**）．緩和の際にプロトン（棒磁石）は回転運動するので（この回転の周波数は共鳴周波数と等しい，図 12-3 ④），生体の近くにコイルを置いておくとコイル内の磁場が変動してコイルに電流が流れる（**電磁誘導現象**）．この電気信号はNMR（nuclear magnetic resonance）信号と呼ばれ，その周波数は共鳴周波数と同じである．磁場強度を3次元的に変化させた状態でNMR信号を測定すると，周波数からNMR信号が生体のどの場所から発生したかがわかるので，NMR信号強度の周波数分布を求めることによって生体内のプロトンの空間分布（断層像）を得られる．NMR信号の強度はプロトンの数が多いほど強くなるが，緩和にかかる時間（**緩和時間**）にも依存する．緩和時間はプロトンの周囲の環境によって変化する．プロトンは主に水と脂肪に由来するが，その量あるいは周囲環境は組織の種類や状態によって異なるため，これらを区別して画像化できる（図 12-3）．

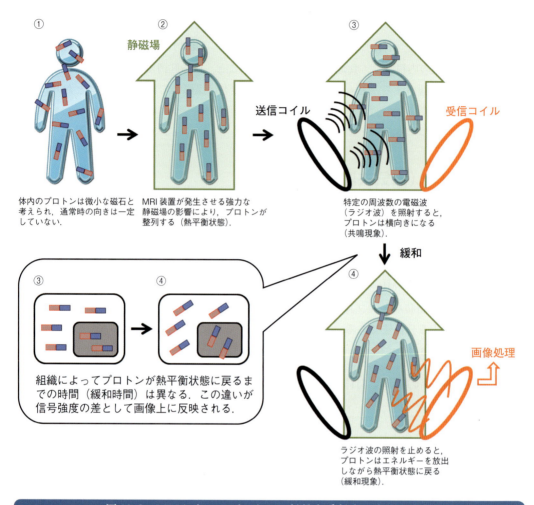

図 12-3　MRI においてプロトンの信号を受信するまでの過程

表 12-5 に MRI 診断の長所と短所をまとめる．

表 12-5　MRI 診断法の特徴

長　所	短　所
1. 軟部組織のコントラストが高い． 2. 撮像条件設定によりコントラストを変えられる． 3. 任意方向の断層像を得られる． 4. 放射線被曝がない． 5. 撮像方法によっては生化学的情報も得られる（MRS：magnetic resonance spectroscopy）．	1. 被検者が制限される（ペースメーカー，人工内耳，脳動脈瘤クリップ，人工関節，整形手術用ボルト・プレートなどが装着されている場合）． 2. 検査室への持ち込み物が制限される（緊急時対応に時間を要する）． 3. 装置内部が狭い（閉所恐怖症の患者は検査できない場合がある）． 4. 撮像時に騒音が発生する． 5. 空気や骨からのアーチファクトが多い．

(2) 原 理

1) 電磁波

電磁波とは電場および磁場という2成分から構成され，これらは互いに直交しながら光速（3×10^8 m/sec）で空間を伝播する．電磁波は電離放射線であるγ線やX線の他，紫外線，可視光線，赤外線，マイクロ波，ラジオ波などに分類される（表12-6）．MRIで扱う電磁波は**ラジオ波**の帯域に属し，周波数（振動数）が低いためエネルギーも低い（電磁波のエネルギーEは周波数νとの間に，hをプランク定数として$E=h\nu$という関係式が成り立つ）．

表12-6 電磁波の分類

	振動数（Hz）	エネルギー（eV）	波長（m）
γ線	10^{24}	4.1×10^9	3×10^{-16}
	10^{23}	4.1×10^8	3×10^{-15}
	10^{22}	4.1×10^7	3×10^{-14}
	10^{21}	4.1×10^6	3×10^{-13}
X線	10^{20}	4.1×10^5	3×10^{-12}
	10^{19}	4.1×10^4	3×10^{-11}
	10^{18}	4.1×10^3	3×10^{-10}
	10^{17}	4.1×10^2	3×10^{-9}
紫外線	10^{16}	4.1×10^1	3×10^{-8}
可視光線	10^{15}	4.1×10^0	3×10^{-7}
赤外線	10^{14}	4.1×10^{-1}	3×10^{-6}
	10^{13}	4.1×10^{-2}	3×10^{-5}
マイクロ波	10^{12}	4.1×10^{-3}	3×10^{-4}
	10^{11}	4.1×10^{-4}	3×10^{-3}
ラジオ波	10^{10}	4.1×10^{-5}	3×10^{-2}
	10^9	4.1×10^{-6}	3×10^{-1}
MRIで照射される電磁波の振動数	10^8	4.1×10^{-7}	3×10^0
	10^7	4.1×10^{-8}	3×10^1
	10^6	4.1×10^{-9}	3×10^2
	10^5	4.1×10^{-10}	3×10^3
	10^4	4.1×10^{-11}	3×10^4

2) スピンと磁気モーメント

スピンする荷電粒子は電磁場をつくり，その磁場成分によって棒磁石のような挙動を示す．つまり，原子核はS極からN極へと向かう磁気モーメントとなる．MRIにおいて画像化の対象となり得るのは正の荷電原子核であり，プロトンもこれに含まれる．

また，量子論において，個々の原子核はスピン量子数Sに関連するエネルギーレベルを有している．例えばプロトンは1/2というスピン量子数をもつ（$S(^1H) = 1/2$）が，ある核のエネルギー状態の数は次式により求まる．

　　エネルギー状態の数 = $2S+1$

すなわち，$S=1/2$のプロトンでは，エネルギー状態の数は2となる．つまり，水素原子核であるプロトンには$-1/2$と$+1/2$と表記される2つのエネルギー状態が存在することとなる．こ

れは水素原子核であるプロトンが自転して磁気モーメントを有することにより磁場を発生させており，ある大きさ（B_0 テスラ [T]）の外部磁場（静磁場）中に置かれたとき，その磁気モーメントの向きが静磁場と「平行」あるいは「逆平行」のいずれかの状態を取ることを意味している（図 12-4）．磁気モーメントは S 極から N 極に向かうベクトルで表され，一方で，静磁場は N 極から S 極に向かうベクトル（B_0）で表されるので，B_0 と磁気モーメントが「平行」の場合は，2つの棒磁石が逆平行に配置されている時と同様に，エネルギー的に安定である．また，「逆平行」の場合は，2つの棒磁石が平行に配置されている時と同様に，エネルギー的に不安定である．

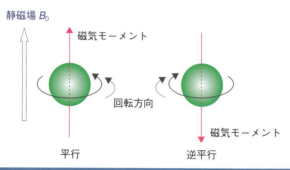

図 12-4　静磁場（B_0）中におけるプロトンのスピンの向き

静磁場中のプロトンは，「平行」と「逆平行」状態としてほぼ半数ずつ存在しているが，実際はおよそ 100 万分の 1 の比でエネルギー的に安定な「平行」状態のものが多い（時間 $t=0$ で静磁場をかけると，プロトンはただちにほぼ半数ずつ「平行」「逆平行」状態に分かれ，時間の経過とともに，2つの状態のエネルギー差に応じて指数関数的により多くのスピンが静磁場と「平行」の方向を向く）．すなわち，空間全体としては正味の巨視的磁化が発生することになる．

原子核中に偶数の陽子（プロトン）が存在しているならばすべての陽子が対になり，互いの磁気モーメントが打ち消されるため，正味の磁気モーメントはゼロになる．しかし，陽子数が奇数ならば対になっていない陽子が必ず1つ存在するので，正味の磁気モーメントが発生する．原子核のもう1つの構成要素である中性子に関しても同様のことがいえる．原子核の磁気モーメントは陽子，中性子，あるいはその両方が奇数の原子核すべてに発生するので，そのような原子核をもつ原子は MRI の対象となりうるが，水素原子は生体のおもな構成成分である水や脂肪に豊富に含まれるため，MRI において特に重要である．

3）歳差運動

前述のようにプロトンを静磁場内に置くと，磁気モーメントが静磁場と「平行」あるいは「逆平行」に向きを変えるとともに，静磁場のベクトル（B_0）を軸としてコマの首振り運動のような回転運動（歳差運動）を始める．歳差運動の周波数（ラーモア周波数）は核種に固有の定数（磁気回転比：γ [Hz/T]）と静磁場の大きさ（B_0 [T]）の積により定まる（図 12-5）．

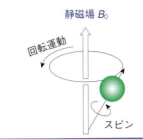

図 12-5　静磁場（B_0）中におけるプロトンの歳差運動

歳差運動中の磁気モーメントは静磁場と同じ方向（Z軸成分）とそれに垂直な方向（X-Y平面成分）に分割できる．個々の磁気モーメントを抽出するとX-Y平面成分もZ軸成分も存在しているが，歳差運動の位相はバラバラのため，全体ではX-Y平面成分は打ち消されてゼロとなる．したがって，巨視的磁化のX-Y平面成分（横磁化）は存在せず，巨視的磁化のZ軸成分（縦磁化）だけが存在している（熱平衡状態）（図12-6）．

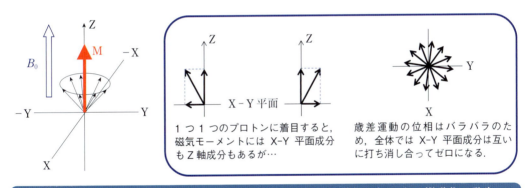

図 12-6　歳差運動による磁気モーメントの総和（巨視的磁化 M）である縦磁化の発生

4）ラジオ波の照射と磁気共鳴現象

歳差運動をしているプロトンに，ラーモア周波数と等しい周波数（共鳴周波数）の電磁波（ラジオ波）を外部からパルス状に与える（RFパルス）と，そのエネルギーを吸収して励起状態になる．これにより巨視的磁化ベクトルがX-Y平面に向かって倒れ込む（フリップ）．つまり，横磁化が生じるとともに縦磁化が小さくなる（図12-7）．

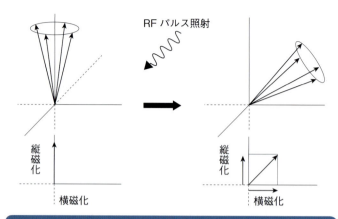

図 12-7　RF パルスの照射に伴う巨視的磁化の倒れ込み

　巨視的磁化（初期状態では縦磁化成分のみ）のフリップ角が 90°になるまで RF パルス（90°パルス）を照射すると，横磁化は最大に，縦磁化はゼロになる．

5）縦緩和（T_1 緩和）と横緩和（T_2 緩和）

　巨視的磁化がフリップした状態でラジオ波の照射を中断すると，プロトンは吸収していたエネルギーを放出しながら熱平衡状態に戻っていく．この現象を緩和，熱平衡状態に戻るまでの時間を緩和時間と呼ぶ．緩和を巨視的磁化の成分ごとに分割して考えると，縦緩和と横緩和は概念的に以下のように表すことができる．

　① 縦緩和（T_1 緩和）：縦磁化が回復する過程 – 励起された原子核が周辺環境に熱エネルギーを放出し，熱平衡状態に戻る現象．

　② 横緩和（T_2 緩和）：横磁化が小さくなる過程 – 原子核の相互間でエネルギーを交換する（位相がバラバラになる［位相分散］）現象．

　それぞれの過程は指数関数的なものであり，緩和現象は時定数（T_1, T_2）を用いて表される．縦磁化が熱平衡状態の 63.2％まで回復するのに要する時間を T_1 緩和時間（縦緩和時間），横磁化が励起状態の 36.8％まで減衰するのに要する時間を T_2 緩和時間（横緩和時間）という（図 12-8）．

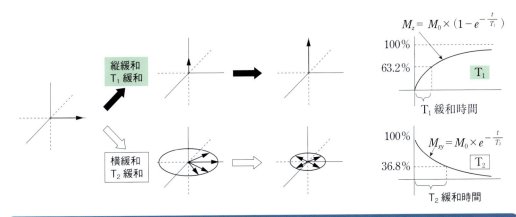

図12-8　90°パルス照射後におけるT_1緩和（縦磁化の回復）とT_2緩和（横磁化の減衰）

M_0：静磁場中で熱平衡状態にある磁化ベクトルの大きさ．

　静磁場に垂直に受信コイルを配置すると，横磁化の回転運動により受信コイルに誘導電流が流れる．こうして検出されたNMR信号は自由誘導減衰（FID）信号とも呼ばれる．実際の画像化ではNMR信号を発するプロトンの位置情報を取得するため，傾斜磁場という弱い磁場を静磁場に加えて直線的な磁場勾配を形成させる．つまり，傾斜磁場をかけることでプロトンの共鳴周波数が3次元的に変化するので，NMR信号強度の周波数分布を求めることにより（画像再構成），断層像が得られる．

■ 12-4-3　画像の取得

(1) T_1緩和時間，T_2緩和時間の大小と信号強度

　前項に記載した通り，緩和は縦緩和，横緩和の各成分に分割され，それぞれT_1，T_2という時定数をもって指数関数式で表される．時定数T_1，T_2は生体内の組織によって異なり，T_1の短い組織，T_2の長い組織ほど得られる信号は強くなる（図12-9）．

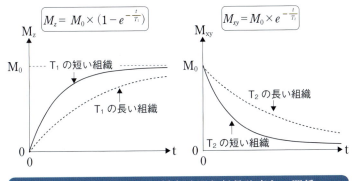

図12-9　組織T_1，T_2緩和時間と信号強度との関係

t＝0：励起状態，t→∞：熱平衡状態

(2) 臨床画像の見え方

NMR信号の強度は，生体側の内的因子としてプロトンの「緩和状態」と「密度」が大きく影響し，画像はNMR信号が強いほど白く，弱いほど黒く表示される．生体組織のMRI画像を取得するにあたり，基本となる事項は以下のとおりである（表12-7）．

表12-7　組織における T_1 および T_2 値の相対的な比較

T_1 と T_2 の関係	長い T_1（低信号）	中間	短い T_1（高信号）
短い T_2（低信号）	空気 骨皮質・石灰化組織 線維化組織 ヘモジデリン		脂肪 高タンパク液 メトヘモグロビン（細胞内）
中間		筋肉 灰白質 白質	
長い T_2（高信号）	水，脳脊髄液 病変一般 浮腫		メトヘモグロビン（細胞外）

※ T_1 signal は右方向（短い T_1 ＝高信号）、T_2 signal は下方向（長い T_2 ＝高信号）へ増加

① 脂肪成分・水成分の両方が少ないところは低信号になる．
② 水と脂肪以外の成分に由来するプロトンは，ほとんど無視してよい．
③「脂肪」は高分子であり分子運動が比較的遅いため，プロトンがエネルギーを放出しやすい状態になっているので T_1 が短く，また位相分散も生じやすい状態になっているので T_2 も短くなる．
④「高分子が近くにある水」も高分子との結合により分子運動が比較的遅くなっているため，エネルギーの放出が早く，かつ位相分散も生じやすい状態になっているので T_1，T_2 がともに短くなる．
⑤「周囲に高分子がない水（自由水）」は分子運動が比較的早く，エネルギーの放出が遅いため T_1 が長くなり，位相分散も生じにくいので T_2 も長くなる．

T_1 と T_2 は信号強度に対して相殺的に作用するが，さらに，多くの組織では T_1 値が大きい（小さい）ほど T_2 値も大きくなる（小さくなる）傾向にある．このため，一般的にはどちらかに由来する信号を強調してコントラストを上げた画像（T_1 強調画像（T_1W），T_2 強調画像（T_2W））を取得している．

以上をもとに，画像の見え方を簡潔にまとめると次のようになる．
・脂肪：T_1W で高信号，T_2W で中等度〜高信号
・血液（出血），脳脊髄液：T_1W で低信号，T_2W で高信号
・骨，空気：T_1W，T_2W ともに低信号

- 脳白質（灰白質と比較して）：T_1W で高信号，T_2W で低信号（白質は髄鞘が存在するため，灰白質に比べて脂肪含量が多い）
- 病変一般：T_1W で低信号，T_2W で高信号．しかし，以下のような特徴的な例も存在する．
- メトヘモグロビン（血腫），高タンパク液：T_1W で高信号（「高分子が近くにある水」に相当）
- 線維化・石灰化病変：T_2W で低信号（T_2 が短く水成分も少ないため）
- ヘモジデリン（陳旧性の血腫）：T_2W で低信号（T_2 が短いため）

なお，T_2W で高信号に描出される病変については，「急性炎症・良性腫瘍：著名な高信号（急性炎症は一般に浮腫や滲出液により水分含量が高い）」「慢性炎症・悪性腫瘍：中程度の高信号（慢性炎症では水分を失い，線維化を呈する場合もある）」という事例を認めるが，例外も多いのでこれらは疾患に「特異的」ではない．

以下に，MRI 画像の例をいくつか掲載する（図 12-10〜図 12-16）．

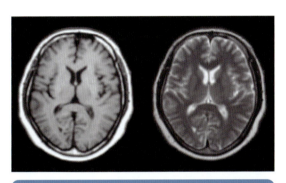

図 12-10　正常脳の T_1W および T_2W 画像

（大阪警察病院付属人間ドッククリニック）

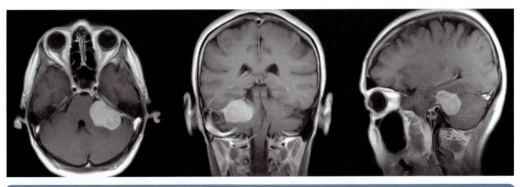

図 12-11　テント髄膜腫

（日比医院）
左：横断（transverse）画像，中央：冠状断（coronal）画像，右：矢状断（sagittal）画像

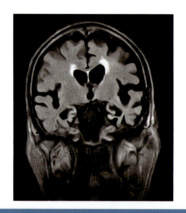

図 12-12　アルツハイマー型認知症
（日比医院）

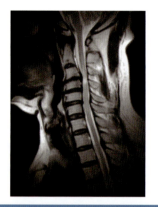

図 12-13　頸部脊髄損傷
（日比医院）

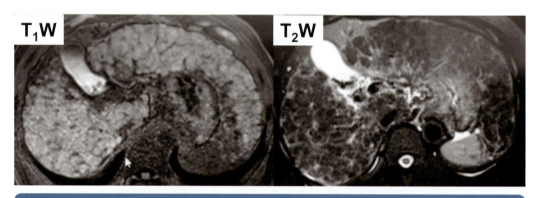

図 12-14　アルコール性肝硬変

（画像診断まとめ web サイト，http://遠隔画像診断.jp/archives/296）

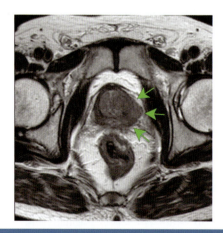

図 12-15　前立腺がん
（宇都宮セントラルクリニック）

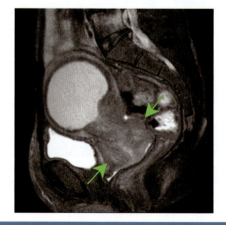

図 12-16　子宮頸がん
（宇都宮セントラルクリニック）

12-4-4 MRI造影剤

(1) 概 要

　MRIで，組織局所における信号強度を変化させ，高コントラストの画像を得る目的で投与される製剤がMRI造影剤である．具体的にはT_1**緩和時間**，T_2**緩和時間をどちらも短縮させる**目的で投与される，**常磁性化合物**あるいは**超常磁性化合物**を指す．常磁性とは不対電子，つまり対を形成していない電子スピンをもつ原子やイオンが示す磁性で，常磁性物質は静磁場と同じ向きに磁化される．常磁性体の電子スピンはプロトンの核スピンと相互作用し，T_1およびT_2緩和時間を短縮する．また，電子スピンの磁石としての強さは核スピンと比べて非常に強く，均一であった磁場の中に強い局所磁場の変化を起こす．その結果，プロトンの歳差運動の周波数にズレが生じ，位相が乱れるためT_2緩和時間が短縮する．常磁性の強さは一般に不対電子の数に依存するため，多くの不対電子を有する$Gd^{3+}(4f)^7$や$Mn^{2+}(3d)^5$，$Fe^{3+}(3d)^5$はMRI造影剤に利用される．

　NMR信号に対してT_1とT_2は相殺的に作用するため，造影剤を投与後はT_1強調もしくはT_2強調による撮像を行い，目的とする画像を得る．すなわち，T_1WではT_1**緩和時間の短い組織の信号が強くなるため陽性造影剤**として，T_2WではT_2**緩和時間の短い組織の信号は弱くなるため陰性造影剤**として作用する．代表的なものとして前者はガドリニウム製剤が，後者は超常磁性酸化鉄コロイド製剤があげられる．一方，マンガン製剤や鉄製剤は，撮像法を変えることで陽性/陰性どちらの造影剤としても利用することもある．ただし，造影剤の濃度が高くなりすぎるとT_2短縮効果の影響によりT_1強調の信号増強効果が抑制されてしまうため，T_1Wで陽性造影剤として用いる際は至適濃度が存在する点に注意が必要である（図12-17）．

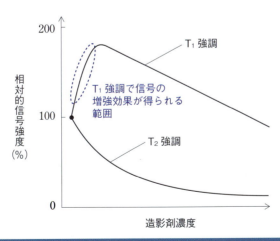

図12-17　MRI造影剤の濃度とT_1およびT_2強調画像取得時における信号強度との関係

(2) 各 論

1) ガドリニウム製剤

　Gd^{3+}はその高い毒性のため，イオンそのものの状態では生体に投与できない．すなわち安定

な錯体として投与する必要があり，tetraazacyclododecane tetraacetic acid（DOTA）や diethylene triamine pentaacetic acid（DTPA），あるいはそれらの誘導体が配位子として用いられる．X線造影剤と同様，イオン性と非イオン性に分類され，イオン性化合物はメグルミンなどの塩として投与される（表12-8）．

表12-8 ガドリニウム製剤の分類

	DOTA 骨格	DTPA 骨格
イオン性	ガドテル酸メグルミン $[Gd(DOTA)(H_2O)]^-$	ガドペンテト酸メグルミン $[Gd(DTPA)(H_2O)]^{2-}$
非イオン性	ガドテリドール $[Gd(HP-DO3A)(H_2O)]$	ガドジアミド水和物 $[Gd(DTPA-BMA)(H_2O)]$

（イオン性の左列にはメグルミンの構造式が示されている）

これらの製剤はいずれも静脈内投与され，組織において細胞外に滲出した分子が造影効果（T_1W で陽性造影）を示す．

一方，ガドキセト酸ナトリウムはガドペンテト酸（Gd-DTPA）に脂溶性のエトキシベンジル基を導入した化合物である．本薬剤は細胞外液性造影剤と肝特異性造影剤の両方の特徴をもつ．すなわち，静脈内投与後，血管内および細胞間隙に非特異的に分布した後，肝細胞内に特異的に取り込まれる．これにより肝腫瘍の血流評価と肝細胞機能の評価が可能となる（図12-18）．

2）マンガン製剤

Mn^{2+} は3d軌道上に5個の不対電子を有する．塩化マンガン四水和物は経口投与し，磁気共鳴胆道膵管撮影 magnetic resonance cholangio-pancreatography（MRCP）における消化管陰性造影に用いる（T_2W で消化管（胃・十二指腸）を陰性造影することで，それらと重複する位置にある胆道膵管を明瞭化することができる）．また，T_1W では胃・十二指腸を陽性造影する．

3）鉄製剤

Fe^{3+} は3d軌道上に5個の不対電子を有する．クエン酸鉄アンモニウムは経口投与し，T_1W で胃・十二指腸・空腸を陽性造影する．T_2W では MRCP における消化管陰性造影に用いる．

4）超常磁性酸化鉄コロイド粒子 superparamagnetic iron oxide（SPIO）製剤

超常磁性とは，強磁性体（鉄，コバルト，ニッケル，Fe_3O_4 のように自発磁化をもつ物質）の粒子が適度に小さいときに示される磁性である．超常磁性体の方が常磁性体と比べ，均一磁場中に強い局所磁場の変化を生じさせる能力が高く，主に T_2W での陰性造影剤として用いられる．

フェルカルボトランは，カルボキシデキストランで被覆された超常磁性酸化鉄微粒子を有効成分とする親水性コロイド製剤である．静脈内投与後，主に肝臓の細網内皮系細胞（クッパー細胞）に貪食される．クッパー細胞は肝臓の正常部位に存在し，悪性腫瘍には存在しないことから，T_2Wで肝臓の正常部位が陰性造影され，肝悪性腫瘍の検出能が向上する．

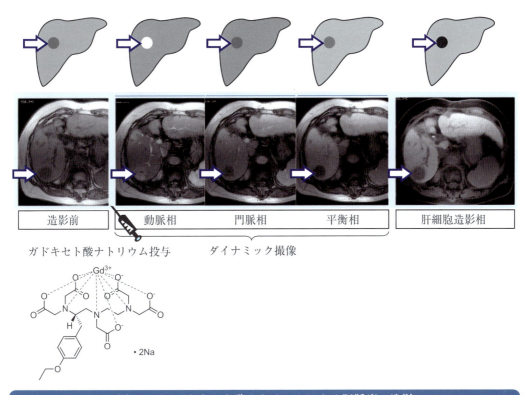

図12-18　ガドキセト酸ナトリウムによる肝腫瘍の造影

（「日経メディカル Oncology ニュース」2008年2月22日掲載記事より一部改変（イラスト提供：近畿大学医学部 放射線診断学部門［現 神戸大学医学部放射線診断学分野教授］村上卓道氏））

(3) ガドリニウム製剤の副作用

MRI 造影剤による副作用には，軽度なものとして吐き気，動悸，頭痛，かゆみ，発疹などが，重度なものとして呼吸困難，血圧低下，意識障害などがある．ただし，MRI 検査で静脈内投与される造影剤の化学量は X 線診断で投与される化学量の100分の1オーダーであり，副作用の発現頻度は高くない．その一方，ガドリニウムイオン単体は毒性が高いため，臨床で繁用されているガドリニウム製剤についてはこの点が考慮されている．すなわち，ガドリニウムイオンは，DOTA あるいは DTPA 骨格を有する配位子との間で安定度定数（対数値）が20前後という極めて安定な錯体を形成するが，さらに生体内に存在する金属元素と置換する可能性を低減する目的で，過剰の配位子を余剰リガンドの形で製剤中にあらかじめ添加してある．

また，ガドリニウム造影剤の主排泄経路は尿であり，製剤にもよるが，一般的に投与後2時間で60%以上，24時間で90～99%が排泄される．したがって，腎機能が低下している患者への投

与は慎重に行う必要がある．ガドリニウム製剤の禁忌および原則禁忌を表12-9にまとめる．

表12-9　ガドリニウム製剤の禁忌一覧

禁　忌	原則禁忌
・ガドリニウム造影剤に対して過敏症の既往がある場合	・気管支喘息の既往がある場合（アレルギー反応を誘発する危険性） ・重篤な肝障害がある場合（肝機能をさらに悪化させる危険性） ・重篤な腎障害がある場合（造影剤が排泄されない，また，腎機能をさらに悪化させる危険性）

なお，MRI造影剤にもイオン型と非イオン型が存在するが，浸透圧の観点から非イオン型の方が副作用の発現率が低いのはX線造影剤と同様である．

■ 12-4-5　MRIの応用

（1）magnetic resonance spectroscopy（MRS）

ある分子中の原子核により発生する磁場は，付近に存在する別の原子核由来の磁場の影響を受ける．したがって，同じ原子核であっても周囲の環境に依存して共鳴周波数の違いが生じる（化学シフト）．この化学シフトの大きさと信号強度を利用し，生体構成分子の組成を調べる方法をMRSという．MRSでは，通常のMRIでは測定できない細胞の活動（代謝）を反映したスペクトルを得られる．

（2）functional MRI（fMRI）

MRIを利用し，脳や脊髄の活動に関連した血流動態を視覚化する方法である．通常時，脱酸素ヘモグロビン（常磁性体）の存在下ではMRIの磁場はわずかに乱れ，信号は弱められる．しかし，神経細胞が賦活化すると，その神経細胞に酸素を供給するために酸素ヘモグロビン（反磁性体）が流入する．これによりMRI信号強度が回復する．

（3）拡散テンソルtractography

脳では白質線維の走行方向に依存して，水分子の拡散のしやすさが異なる（拡散異方性）．MRIにおいて拡散異方性を定量的に測定することにより，脳白質線維の構造を描出できる．脱髄性および萎縮性の神経変性疾患や外傷性脳損傷，脳腫瘍の診断に用いられる．

X線画像診断法

■ 12-5-1　はじめに

X線はドイツの物理学者レントゲンによって発見された（1895年）電磁波の1種で，波長が1 pm〜10 nmと紫外線よりも短い．X線撮影には主に波長0.01 nm（10 pm）程度の硬X線が用い

られる．X線の透過率は対象物によって異なるため，透過したX線の強度には対象物の構造を反映した濃淡が現れる．これを写真フィルムに記録したものがX線画像である．

■ 12-5-2　単純X線撮影（X線検査）

X線検査には撮影体位および位置を決定し，静止画像を得るX線撮影と，X線を照射しながらリアルタイムに動画で体内陰影像を観察するX線透視がある．また，X線撮影には一般撮影と，X線CT装置や乳房用X線撮影装置（マンモグラフィー）など特殊な目的のために考案された装置で撮影する特殊撮影がある．まずはじめに，X線検査の原理に関して解説する．

(1) X線検査の原理

体外から照射されたX線が体内を通過するときに，組織により吸収の差がみられる．組織や臓器による**X線の吸収率の差**が，画面上で濃淡となって現れる．X線を用いて対象物をはっきりと画像化するには，周囲の物質とのX線の吸収率の差が大きいことが望まれる．**X線吸収係数**（μ）は，被写体を構成する物質の**原子番号**（Z）**の3乗**，**密度**（ρ）に概ね比例する（図12-19）．組織におけるX線の吸収値は，骨が一番高く，肺が低くなっている．レントゲン写真で肺野が黒くなっているのは，空気の密度が非常に小さいためである（図12-20）．骨が筋肉よりも白いのは，骨がCa（$Z=20$）を豊富に含んでいるからである．

(2) 単純X線撮影の特徴

1. X線の高い組織透過性を利用している．
2. X線を用いて物質を捉えるには，対象物のX線吸収率が周囲の物質と異なる必要がある．
3. 組織や臓器によるX線の吸収率の差が，画面上での濃淡となる．
4. 組織のX線吸収率は，おおよそ以下のとおりである．
   骨≫筋肉，血液，肝臓，腎臓，心臓，腸＞脂肪≫肺

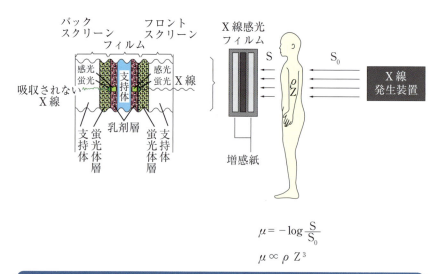

$$\mu = -\log \frac{S}{S_0}$$
$$\mu \propto \rho Z^3$$

図 12-19　X 線単純撮影の原理

X 線吸収係数（μ）：被写体に入る X 線と出てくる X 線の強さの比
　　　　　　　　　大きいほど X 線の減弱が強く，白く写る
S_0：照射する X 線量
S ：被写体を透過した X 線量
ρ ：被写体の密度
Z ：被写体の（平均）原子番号

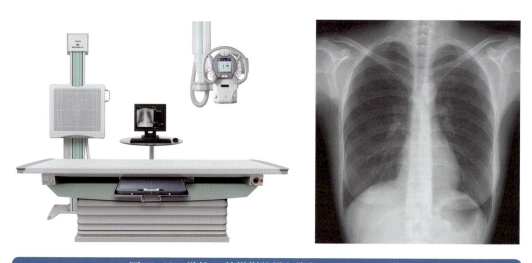

図 12-20　単純 X 線撮影装置と胸部レントゲン画像

（富士フイルムメディカル）

12-5-3 X線造影検査

X線造影剤を使用して，特定の臓器，病変に的を絞って検査を行う．X線造影検査として，消化管造影，胆嚢・胆道造影，呼吸器造影，子宮・卵管造影，泌尿器系造影，血管造影，リンパ管造影，関節腔造影，脊髄腔造影などがある．X線吸収係数（μ）が組織と異なる物質を用いることで，病変と正常組織のコントラストを増強する．通常，造影剤というと陽性造影剤を指し，原子番号の大きいヨウ素やバリウムが用いられている．陰性造影剤は，消化器系の検査時に，陽性造影剤との併用による二重造影法で使用する．空気により胃を適度に伸展させ，硫酸バリウムとのダブルコントラストによって胃粘膜の状態を見やすくする．

・陽性造影剤：μが大きい物質（ヨード化合物，硫酸バリウム）⇒白く写る
・陰性造影剤：μが小さい物質（空気，炭酸ガス，酸素）⇒黒く写る

(1) X線造影剤

1) ヨード化合物（Iの原子番号：53）

ヨウ素はX線を吸収する性質を有する．造影能力は1分子中のヨウ素含有量に相関するため，ヨード化合物1分子中には多くのヨウ素が導入されている．血管（静脈）内に投与された造影剤は，全身の血管や臓器に分布する．ヨードまたはヨード造影剤に過敏症の既往歴のある患者には禁忌である．造影剤を使用することで，異常の有無や，病変の性状など詳しく抽出することができ，より正確な診断が可能となる．ヨード造影剤は水溶性ヨード造影剤と脂溶性ヨード造影剤に大別され，さらに水溶性ヨード造影剤は，水溶性をもたせる側鎖のタイプにより，イオン性と非イオン性に分類される（図12-21）．水溶性ヨード造影剤は，いずれもトリヨードベンゼン環を基本構造にもち，1分子中のベンゼン環の数によりモノマー型とダイマー型に分けられる（図12-22）．

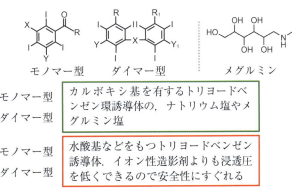

図12-21 ヨード造影剤の分類

① 尿路血管造影剤

・イオン性モノマー型
アミドトリゾ酸（水溶性注射剤）
イオタラム酸（水溶性注射剤）

amidotrizoic acid

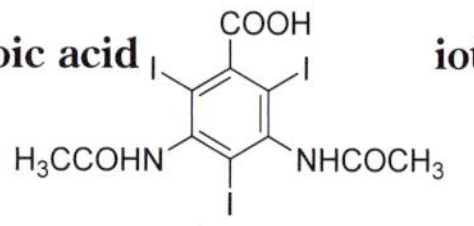

iothalamic acid

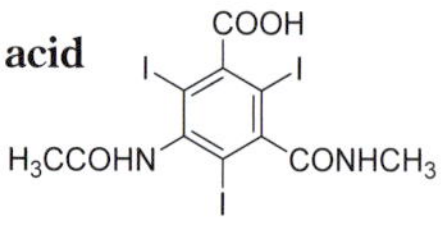

・イオン性ダイマー型
イオキサグル酸（水溶性注射剤）

ioxaglic acid

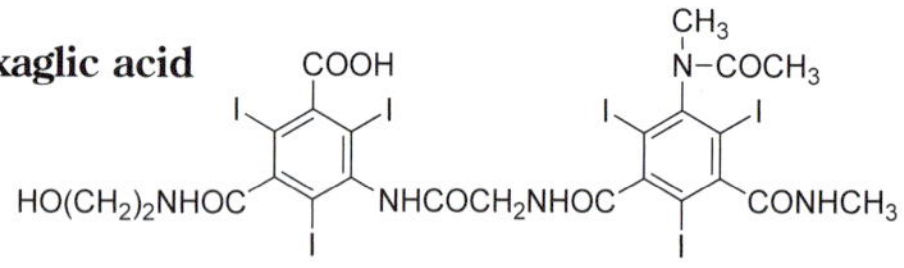

・非イオン性モノマー型
イオパミドール（水溶性注射剤）
イオベルソール（水溶性注射剤）

iopamidol

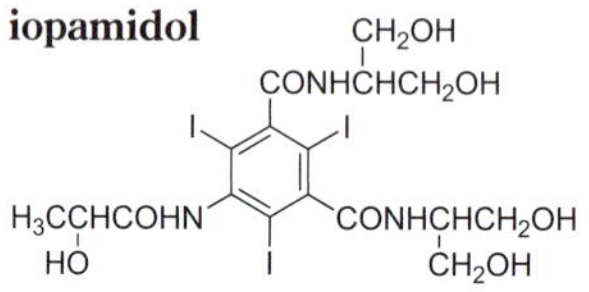

ioversol

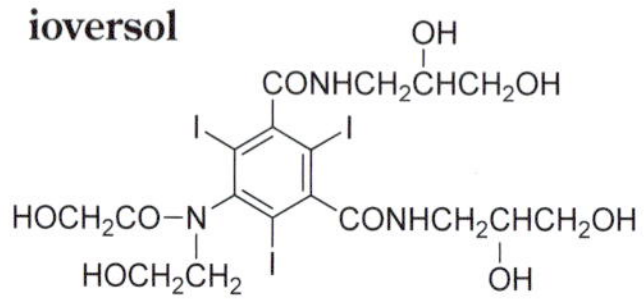

② 胆道造影剤

イオトロクス酸（水溶性注射剤）
イオパノ酸（経口剤）

iotroxic acid

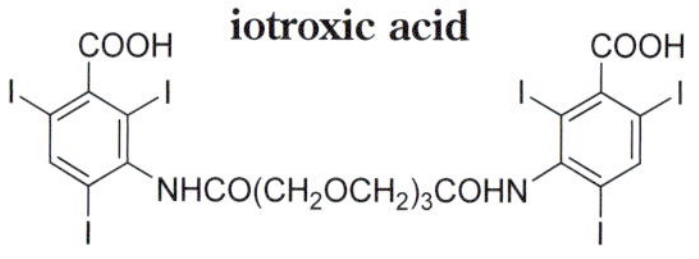

iopanoic acid

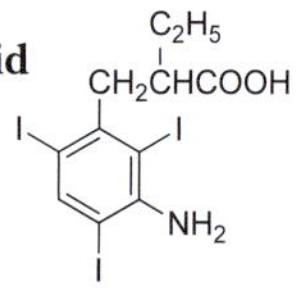

③ 消化管造影剤

アミドトリゾ酸（経口剤）

④ 脊髄造影剤

イオトロラン（水溶性注射剤）

iotrolan

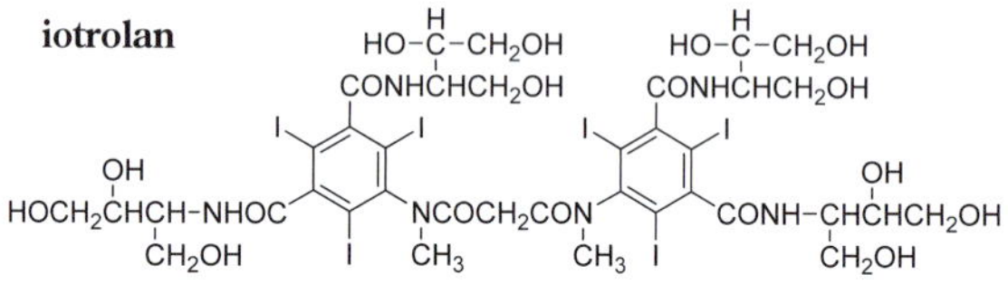

⑤ 関節造影剤

アミドトリゾ酸（水溶性注射剤）
イオタラム酸（水溶性注射剤）

⑥ 子宮卵管造影剤

イオトロラン
ヨード化ケシ油脂肪酸エチルエステル（脂溶性ヨード化合物）

図 12-22　各種造影検査とヨード造影剤の分類

2）硫酸バリウム（Ba の原子番号：56）

硫酸バリウムはX線を吸収する性質を有する．硫酸バリウムは白い粉末形状をしており，水に混ぜると白く粘りのある懸濁液となる．食道，胃・十二指腸，小腸の撮影の時は，本剤を水に懸濁させて適量経口投与する．大腸の撮影のときは，注腸する．検査後は速やかに硫酸バリウム

を排出する必要があるため，十分な水分摂取や下剤投与などの処置をする（表12-10）．

表12-10　各種造影剤の副作用と注意事項

	ヨード系造影剤	硫酸バリウム
副作用	ショック，アナフィラキシー 肝機能障害，腎不全など	ショック，アナフィラキシー 消化管穿孔，腸閉塞，腹膜炎など
禁忌	ヨードまたはヨード造影剤に過敏症の既往歴のある患者 重篤な甲状腺疾患のある患者	消化管の穿孔またはその疑いのある患者，硫酸バリウム製剤に対し，過敏症の既往歴のある患者
注意事項	投与後は十分に水分補給を行い，造影剤の速やかな排泄を促すこと	排便困難や便秘を防ぐため検査後，水分の摂取・下剤投与などの処置をすること

(2) 消化管造影

消化器系の疾患によく用いられる撮像であり，硫酸バリウムなどを用いて画像を取得する．現在は内視鏡を用いた検査が増加しているが，まだ消化管透視撮影装置を使用した検査も多い（図12-23）．

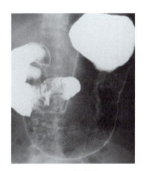
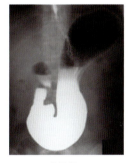

二重造影法　　　　　　　充盈法

図12-23　消化管造影の撮影法

（左：日本放射線技術学会，右：愛媛県立今治病院）

① 二重造影法

陰性造影剤と陽性造影剤を併用して行うX線検査法である．空気で消化管を伸展させた状態で硫酸バリウムを服用することで，消化管の粘膜面に薄く硫酸バリウムを付着させる．これにより，粘膜の細かい異常も発見できるようになる．

② 充盈法

硫酸バリウムを消化管内に充満させて撮影する方法である．輪郭，変形を観察するのに適している．

③ 圧迫法

外から圧迫を加えて，胃を押すように撮像する方法である．隆起性病変や陥凹性病変の検出に用いられる．

(3) 血管造影

　血管や血液は普通の方法でX線撮影しても，周辺組織とのX線の吸収の差が小さいため識別は困難である．そこで，血管内にX線を吸収する性質をもつヨード造影剤を投与し，薬剤が血液を流れているところを撮影すれば，血管の様子がわかる．循環器用X線撮影装置を利用して，血管の病変（狭窄，塞栓，動脈瘤，奇形など）やそれに伴う変化（うっ血，虚血，腫瘍の有無）の診断が可能となる．

■ 12-5-4　インターベンショナルラジオロジー（IVR）

　血管造影やX線透視画像をみながら，カテーテルや特殊な針を通して診断や治療を行う方法を，インターベンショナルラジオロジー（IVR）といい，外科的手術と比較して患者のからだに負担をかけない画期的な治療法として注目されている．画像診断技術の治療への応用という意味では重要である．IVRは，血管系と非血管系に大別される．血管系IVRとしては，選択的動脈塞栓術，選択的動注化学療法，血管形成術などがあげられる．一方，非血管系IVRとしては，生検，エタノール治療，ラジオ波治療，凍結治療，ドレナージ，ステントなどがある（図12-24）．

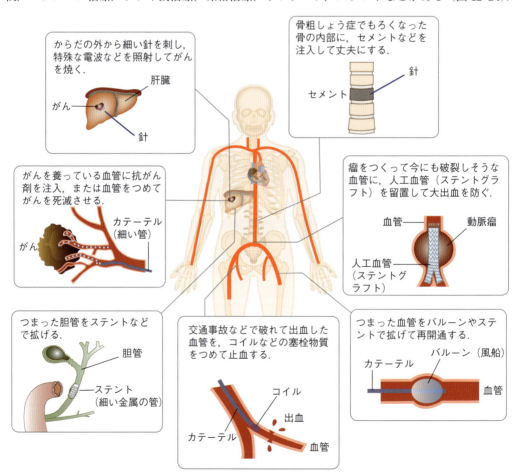

図12-24　インターベンショナルラジオロジー

12-5-5 特殊 X 線撮影装置

外科用，乳房用，泌尿器用，歯科用など特殊な撮影用に開発された専用機が臨床で用いられている（図 12-25）．

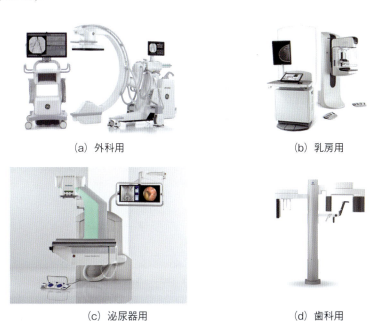

(a) 外科用　　(b) 乳房用

(c) 泌尿器用　　(d) 歯科用

図 12-25　特殊 X 線撮影装置

（画像提供：(a) GE ヘルスケア・ジャパン，(b) ホロジックジャパン，(c) シーメンスヘルスケア株式会社，(d) モリタ製作所）

(1) 外科用 X 線装置

外科用 X 線装置は術中での使用を目的としており，手術の邪魔にならないように自在な動きで撮像が可能である．外科用 X 線装置は，患者を挟むように C アームと呼ばれる半円形のアームの片方に X 線発生装置，もう片方に X 線蛍光増倍管とカメラを装備している（図 12-26）．

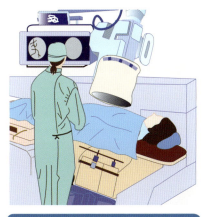

図 12-26　外科用 X 線装置

（2）乳房 X 線撮影（マンモグラフィー）

　主に乳がんの診断に用いられる．触診でもわからない微小な腫瘍を描出可能である．乳房など軟部組織で高い減弱を示す **20 keV 前後の低いエネルギーの X 線** を用いて，乳房内部の情報を描出する．マンモグラフィーでは，微小石灰化（大きさ 0.1 mm 前後）および腫瘍などの微細病変の可視化が重要である．腫瘍と乳腺組織の X 線吸収差が少ないので，高い解像力と高いコントラストが必要となる（図 12-27）．

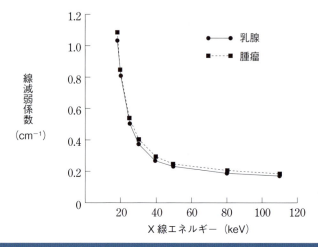

図 12-27　乳腺と腫瘍における X 線エネルギーと線減弱係数との関係

　高精度な画像を得るために，乳房を圧迫して撮像する必要がある（図 12-28）．乳房圧迫の具体的な効果として以下があげられる．

・X 線減弱・吸収の均一化：乳腺全域が観察可能
・散乱線減少：コントラスト，解像度の向上
・受像面-被写体間距離の短縮：体動による影響が抑えられ画像のボケを防止
・少ない X 線で病巣の描出が可能：被曝の軽減

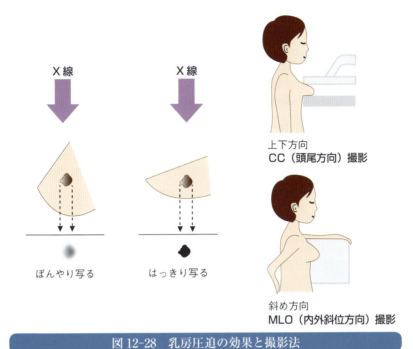

図 12-28　乳房圧迫の効果と撮影法

■ 12-5-6　X線コンピューター断層撮影（X線CT）

　X線CT装置はゴッドフリー・ハウンズフィールド（G. N. Hounsfield）によって開発され，1972年に商用第1号機であるEMI scannerが登場して以来，画像診断の中心的役割を果たしてきた．単純X線撮影では3次元のからだを2次元の面に投影するため，からだの深さ方向の情報を得ることはできないが，X線コンピューター断層撮影（X線CT検査）では，**身体の深さ方向の情報**が得られ，X線の透過に関する輪切りの画像，すなわちX線の吸収率の差に基づいた**体軸横断断層面**での形態情報を得ることができる（図12-29，図12-30）．X線CTでは，2次元断層像（体軸横断断層像）だけでなく，3次元画像（3D-CT）も得ることができる．

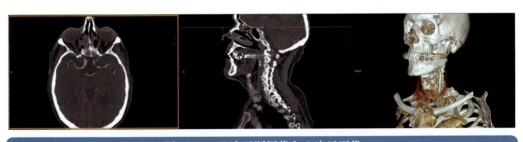

図 12-29　2次元断層像と3次元画像

（画像提供：シーメンスヘルスケア株式会社）

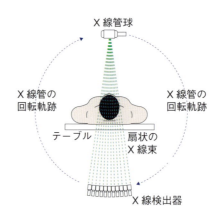

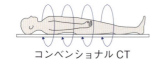

コンベンショナル CT

X線管を1回転させる度に一旦回転を止めその後ベッドを移動して次の画像を撮影する．これを撮影範囲まで繰り返す．低コントラスト分解能に優れる．

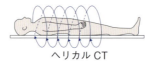

ヘリカル CT

X線管が連続回転している中を，患者の乗ったテーブルが連続的に移動する．被写体に対してらせん状にスキャンする．短時間で撮像可能．3次元CTに適している．

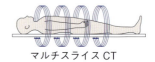

マルチスライス CT

検出器が複数列存在しているので1回転で複数スライスの画像が得られる．短時間で広範囲の撮像が可能．

図 12-30　X 線 CT の撮像原理

　水の含有率によって異なるX線の吸収線量を表現した値として，**CT値**（単位：**HU**）がある．**CT値とは，生体組織ごとに異なる減弱係数の値を，水を0，空気を−1000として相対的に表した値**であり，X線吸収係数を使いやすく便宜的に表したものである．周辺組織と明確に区別しにくい部分でも，CT値を使うことで明瞭に区別することができる（図 12-31）．

$$組織の CT 値 = \frac{\mu_t - \mu_w}{\mu_w} \times 1000 \text{ HU}$$

CT値の単位＝Hounsfield 単位（HU）：CT値の単位はX線CTの開発者にちなむ

μ_t：物質の線減弱係数

μ_w：水の線減弱係数

水の CT 値（$\mu_t = \mu_w$）＝ 0 HU

空気の CT 値（$\mu_t = 0$）＝ −1000 HU

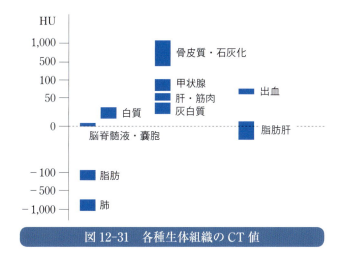

図12-31　各種生体組織のCT値

　CT値が小さいものほど黒く写り，逆にCT値が大きいものほど白く写る．これは，単純X線撮影と同じである．

・高吸収病変（白く写る）：石灰化，急性期血腫など
・低吸収病変（黒く写る）：大分部の病変

　造影CTをするときは，水溶性のヨード製剤を用いる．造影効果が強い病変には次のものがある．

・血管が豊富な組織：肝細胞がん，腎細胞がん，膠芽腫
・血管腔の拡張：動脈瘤，脳動静脈奇形
・血液脳関門の破綻：膠芽腫

12-6 ガンマカメラ，SPECT（単光子放射型コンピューター断層撮影），PET（陽電子放射型断層撮影）

■ 12-6-1　はじめに

　ガンマカメラ，PETおよびSPECTは，放射性医薬品を投与し，病変部位や病態分子に集積した放射性医薬品から放出されたγ線を体の外にある検出器で検出して画像化する．そうすることで生理機能情報や代謝機能情報を得ることができる．

■ 12-6-2　ガンマカメラ

　ガンマカメラ（シンチレーションカメラ）では，単光子放出核種を用いて画像化し，この画像撮像法を**シンチグラフィー**という．患者に診断用の放射性医薬品を投与し，病変部位に集積した薬剤から放出されるγ線（あるいは特性X線）を，身体の外にあるガンマカメラを用いて画像化する（図12-32）．検査に用いられる放射性医薬品は，50～350 keV程度の比較的低いエネル

ギーのγ線放出核種である．また，被曝の低減のため，半減期の短い核種が用いられている（表12-11）．

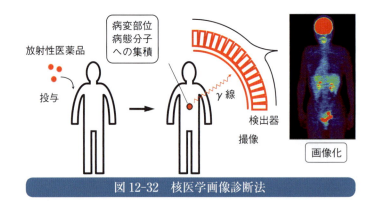

図 12-32　核医学画像診断法

表 12-11　ガンマカメラや SPECT で用いられる放射性同位元素

核　種	半減期
^{67}Ga（ガリウム-67）	3.3 日
^{99m}Tc（テクネシウム-99m）	6.0 時間
^{123}I（ヨウ素-123）	13.2 時間
^{201}Tl（タリウム-201）	3.0 日
^{81m}Kr（クリプトン-81m）	13 秒
^{111}In（インジウム-111）	2.8 日
^{133}Xe（キセノン-133）	5.3 日

　得られる画像は2次元平面画像（シンチグラム）であり，静態収集像と動態収集像がある．核医学検査では，対象臓器（脳，心臓，腎臓など）に合わせた収集法や解析法が存在しており，生理機能情報や代謝機能情報を得ることが可能である．X線CTやX線単純撮影の形態画像とはこの点が大きく異なる．

　γ線は患者の体内よりランダムに放出される．このランダムに放出されたγ線のうち，特定の方向から放出されたγ線のみをシンチレータに到達させるためにコリメータを利用している．その材質は鉛やタングステンのようにγ線を遮蔽する能力の高い金属が用いられている．コリメータには多数の穴があけられており，そこを通過したγ線のみがシンチレータに到達する（図12-33）．

　ある種の物質に放射線が入射すると，物質内の電子が高エネルギー状態（励起状態）となり，これが元の状態（基底状態）に戻るときにそのエネルギーの差分を光（蛍光）として放出する．これを**シンチレーション**といい，この現象を起こす物質をシンチレータという．代表的なシンチレータとして，NaI(Tl)，CsI(Tl) がある．ガンマカメラの基本性能は，空間分解能，視野均一性，空間直線性，エネルギー分解能，感度などで評価される．ガンマカメラは，体内の3次元的な放射性同位元素の分布を2次元的に表現しているため，身体の深さ方向の情報を得ることはできなかった．そこで，特定の断層面における放射性同位元素の分布を画像化する検討が行われ，最終的にはSPECT開発へとつながった．

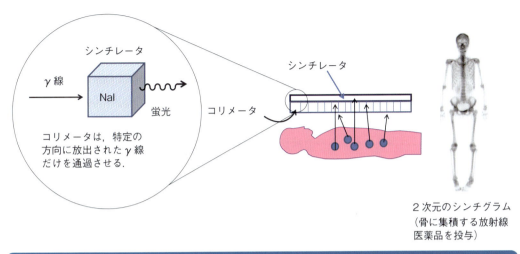

図 12-33　ガンマカメラの画像化のしくみ

■ 12-6-3　SPECT（単光子放射型コンピューター断層撮影）

　断層画像を得るためには，X線CTと同様に360°方向からの計測が必要となる．このためSPECTでは，患者の周りに1個または複数の検出器を配置し，それを回転させデータを収集する．この検出部の数によって，単検出，多検出SPECT装置とよばれる．ガンマカメラを360°あるいは180°回転することにより体内に投与された放射性医薬品から放出されるγ線を検出し，画像再構成処理することで2次元断層像が得られる．全身を測定する装置だけでなく，部位別（心臓，脳など）の専用機も市販されている（図12-34）．

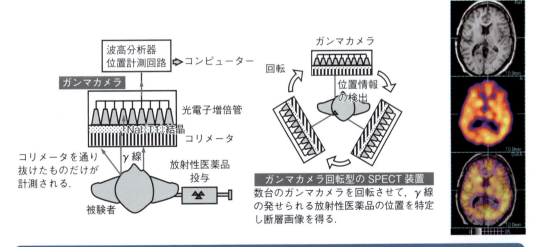

図 12-34　SPECTの撮像原理と脳の画像

12-6-4 PET（陽電子放射型断層撮影）

　PETは極めて高い感度を有するため，極微量の放射性薬剤の体内動態や臓器集積を可視化することが可能である．C，N，Oなどの生体の構成元素または生体で代謝される物質に標識が可能なため，これらの生体での機能をより正確に調べることが可能な検査法である．さらに，全身をほぼ同時に一様な感度で撮像することも可能である．PETは，陽電子が陰電子と結合するときに正反対の方向に放出される2本の消滅放射線（2本のγ線）を，被検者を囲むように円形状に配置したシンチレータ（リング状検出器）で同時計測することで，両検出間を結ぶ直線上に存在する放射性同位元素を検出可能である（図12-35）．PETのシンチレータとして，BGO（$Bi_4Ge_3O_{12}$），LSO（Lu_2SiO_5），GSO（Gd_2SiO_5），NaI(Tl)などが用いられている．ほとんどの装置の検出器はBGO（$Bi_4Ge_3O_{12}$）であり，NaI(Tl)に比べて検出効率が高い．最近は，シリコン光電子増倍管（SiPM），テルル化亜鉛カドミウム（CZT），テルル化カドミウム（CdTe）検出器を搭載した半導体PETも市販されている．

　PETは，一般にSPECT装置に比べ，感度，解像力および定量性の点ですぐれている．またSPECTとは異なり，コリメータが不要である．しかしながら，PETに用いられる核種は半減期が短いため，核種の製造および放射性医薬品の合成を院内で行う必要がある（表12-12）．そのため，院内にサイクロトロンや自動合成装置が必要となり，設備や維持費にコストがかかる．PET，SPECT両者の比較を表12-13に示す．

表12-12　PETで用いられる放射性同位元素

核　種	半減期
^{11}C（炭素-11）	20分
^{13}N（窒素-13）	10分
^{15}O（酸素-15）	2分
^{18}F（フッ素-18）	110分

表12-13　PETとSPECTの比較

項　目	SPECT	PET
核種	X線，γ線放出核種	ポジトロン放出核種
臨床で利用される核種の半減期	6時間〜数日	数分〜110分
コリメータ	必要	不要
感度	PETよりも劣る	高い
院内設置台数	多い	限られている SPECTよりも少ないが近年増加傾向にある
薬剤	製薬会社からのデリバリー，院内調製	基本的に院内合成（[^{18}F]FDGに関しては製薬会社からのデリバリーもある）

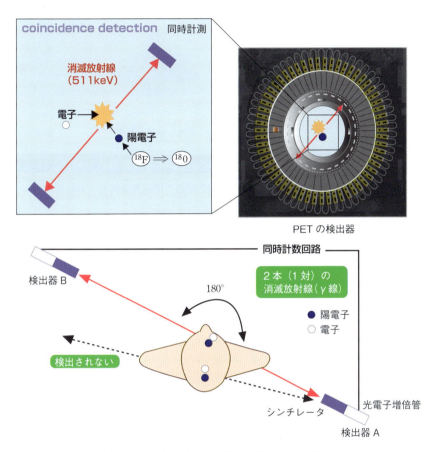

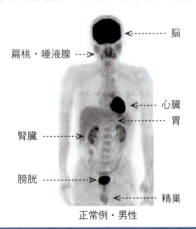

2本の消滅放射線を被験者の周りに円形に配列した検出器（BGO）で検出．同時に計測された放射線のみを正しい信号として捉える．

図 12-35　PET の撮像原理と [^{18}F]FDG PET 画像

　最近では乳房専用 PET（マンモ PET）も市販されており，一般的な乳がんのスクリーニングに用いられているマンモグラフィー，超音波検査，MRI などと並ぶ乳がんの診療に有効な手法になると期待されている（図 12-36）．

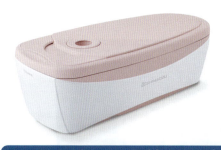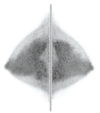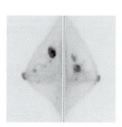

正常：高濃度乳腺　　乳がん

図12-36　乳房専用PET（Elmammo）と乳房の断層撮影画像
（左：島津製作所，右：社会医療法人高清会 高井病院乳腺外科より提供）

Appendix

1. 元素の周期表　*474*

2. 日本薬局方における主な単位と記号　*475*

3. ガラス器具，陶磁器具・金属器具類ほか　*476*

4. 化合物の命名法　*478*

5. 分析化学で用いられる酸・塩基および生体内の酸・塩基　*482*

6. 有機物質の確認試験　*487*

7.1 代表的な標準酸化還元電位　*490*

7.2 代表的な生体成分の酸化還元電位　*491*

8. 知っておくべき略語一覧　*492*

9. 臨床検査項目　*496*

10. 臨床検査項目の基準値　*500*

11. 主な腫瘍マーカーと正常値　*502*

1. 元素の周期表

元素の周期表（2024）

周期\族	1	2	3	4	5	6	7	8	9	10	11	12	13	14	15	16	17	18
1	1 **H** 水素 1.00784〜1.00811																	2 **He** ヘリウム 4.002602
2	3 **Li** リチウム 6.938〜6.997	4 **Be** ベリリウム 9.0121831											5 **B** ホウ素 10.806〜10.821	6 **C** 炭素 12.0096〜12.0116	7 **N** 窒素 14.00643〜14.00728	8 **O** 酸素 15.99903〜15.99977	9 **F** フッ素 18.998403162	10 **Ne** ネオン 20.1797
3	11 **Na** ナトリウム 22.98976928	12 **Mg** マグネシウム 24.304〜24.307											13 **Al** アルミニウム 26.9815384	14 **Si** ケイ素 28.084〜28.086	15 **P** リン 30.973761998	16 **S** 硫黄 32.059〜32.076	17 **Cl** 塩素 35.446〜35.457	18 **Ar** アルゴン 39.792〜39.963
4	19 **K** カリウム 39.0983	20 **Ca** カルシウム 40.078	21 **Sc** スカンジウム 44.955907	22 **Ti** チタン 47.867	23 **V** バナジウム 50.9415	24 **Cr** クロム 51.9961	25 **Mn** マンガン 54.938043	26 **Fe** 鉄 55.845	27 **Co** コバルト 58.933194	28 **Ni** ニッケル 58.6934	29 **Cu** 銅 63.546	30 **Zn** 亜鉛 65.38	31 **Ga** ガリウム 69.723	32 **Ge** ゲルマニウム 72.630	33 **As** ヒ素 74.921595	34 **Se** セレン 78.971	35 **Br** 臭素 79.901〜79.907	36 **Kr** クリプトン 83.798
5	37 **Rb** ルビジウム 85.4678	38 **Sr** ストロンチウム 87.62	39 **Y** イットリウム 88.905838	40 **Zr** ジルコニウム 91.224	41 **Nb** ニオブ 92.90637	42 **Mo** モリブデン 95.95	43 **Tc*** テクネチウム (99)	44 **Ru** ルテニウム 101.07	45 **Rh** ロジウム 102.90549	46 **Pd** パラジウム 106.42	47 **Ag** 銀 107.8682	48 **Cd** カドミウム 112.414	49 **In** インジウム 114.818	50 **Sn** スズ 118.710	51 **Sb** アンチモン 121.760	52 **Te** テルル 127.60	53 **I** ヨウ素 126.90447	54 **Xe** キセノン 131.293
6	55 **Cs** セシウム 132.9054519	56 **Ba** バリウム 137.327	57〜71 ランタノイド	72 **Hf** ハフニウム 178.486	73 **Ta** タンタル 180.94788	74 **W** タングステン 183.84	75 **Re** レニウム 186.207	76 **Os** オスミウム 190.23	77 **Ir** イリジウム 192.217	78 **Pt** 白金 195.084	79 **Au** 金 196.966570	80 **Hg** 水銀 200.592	81 **Tl** タリウム 204.382〜204.385	82 **Pb** 鉛 206.14〜207.94	83 **Bi** ビスマス 208.98040	84 **Po*** ポロニウム (210)	85 **At*** アスタチン (210)	86 **Rn*** ラドン (222)
7	87 **Fr*** フランシウム (223)	88 **Ra*** ラジウム (226)	89〜103 アクチノイド	104 **Rf*** ラザホージウム (267)	105 **Db*** ドブニウム (268)	106 **Sg*** シーボーギウム (271)	107 **Bh*** ボーリウム (272)	108 **Hs*** ハッシウム (277)	109 **Mt*** マイトネリウム (276)	110 **Ds*** ダームスタチウム (281)	111 **Rg*** レントゲニウム (280)	112 **Cn*** コペルニシウム (285)	113 **Nh*** ニホニウム (278)	114 **Fl*** フレロビウム (289)	115 **Mc*** モスコビウム (289)	116 **Lv*** リバモリウム (293)	117 **Ts*** テネシン (293)	118 **Og*** オガネソン (294)

ランタノイド	57 **La** ランタン 138.90547	58 **Ce** セリウム 140.116	59 **Pr** プラセオジム 140.90766	60 **Nd** ネオジム 144.242	61 **Pm*** プロメチウム (145)	62 **Sm** サマリウム 150.36	63 **Eu** ユウロピウム 151.964	64 **Gd** ガドリニウム 157.25	65 **Tb** テルビウム 158.925354	66 **Dy** ジスプロシウム 162.500	67 **Ho** ホルミウム 164.930329	68 **Er** エルビウム 167.259	69 **Tm** ツリウム 168.934219	70 **Yb** イッテルビウム 173.045	71 **Lu** ルテチウム 174.9668
アクチノイド	89 **Ac*** アクチニウム (227)	90 **Th*** トリウム 232.0377	91 **Pa*** プロトアクチニウム 231.03588	92 **U*** ウラン 238.02891	93 **Np*** ネプツニウム (237)	94 **Pu*** プルトニウム (239)	95 **Am*** アメリシウム (243)	96 **Cm*** キュリウム (247)	97 **Bk*** バークリウム (247)	98 **Cf*** カリホルニウム (252)	99 **Es*** アインスタイニウム (252)	100 **Fm*** フェルミウム (257)	101 **Md*** メンデレビウム (258)	102 **No*** ノーベリウム (259)	103 **Lr*** ローレンシウム (262)

注1：元素記号の右肩の*はその元素には安定同位体が存在しないことを示す。そのような元素については放射性同位体の質量数の一例を（ ）内に示した。ただし，Bi, Th, Pa, Uについては天然で特定の同位体組成を示すので原子量が与えられる。

注2：この周期表には最新の原子量「原子量表（2024）」が示されている。原子量は単一の数値あるいは変動範囲で示されている範囲で示されている14元素には複数の安定同位体が存在し，その組成が天然においても大きく変動するため単一の数値で原子量が与えられない。その他の70元素については，示された数値の最後の桁に不確かさがある。なお，原子量は主要な同位体から計算されるが，これには安定同位体および半減期が5億年以上の放射性同位体が含まれる。ただし，^{230}Thと^{234}Uは^{238}Uの壊変生成物として常に自然界に存在するために主要な同位体として扱っている。^{231}Paは^{235}Uの壊変生成物。

©2024 日本化学会 原子量専門委員会

2. 日本薬局方における主な単位と記号

日本薬局方における主な単位と記号

メートル	m	センチメートル	cm	ミリメートル	mm
マイクロメートル	μm	ナノメートル	nm	キログラム	kg
グラム	g	ミリグラム	mg	マイクログラム	μg
ナノグラム	ng	ピコグラム	pg	セルシウス度	℃
平方センチメートル	cm^2	リットル	L	ミリリットル	mL
マイクロリットル	μL	メガヘルツ	MHz	毎センチメートル	cm^{-1}
ニュートン	N	キロパスカル	kPa	パスカル	Pa
モル毎リットル	mol/L	ミリパスカル秒	mPa・s	平方ミリメートル毎秒	mm^2/s
ルクス	lx	質量百分率	%	質量百万分率	ppm
質量十億分率	ppb	体積百分率	vol%	体積百万分率	vol ppm
質量対容積百分率	w/v%	ピーエイチ	pH	エンドトキシン単位	EU

分析化学で主に用いる数学の公式

・指数の計算

$10^0 = 1 \quad 10^1 = 10 \quad 10^2 = 100 \quad 10^{-1} = \dfrac{1}{10} = 0.1 \quad 10^{-2} = \dfrac{1}{100} = 0.01$

$(a^x)^y = a^{xy} \quad (ab)^x = a^x b^x \quad (a \times 10^x) \times (b \times 10^y) = ab \times 10^{x+y}$

$\dfrac{a \times 10^x}{b \times 10^y} = \dfrac{a}{b} \times 10^{x-y}$

・自然対数と常用対数の底の変換

$\log_{10} y = \log y = \dfrac{\log_e y}{\log_e 10} = \dfrac{\ln y}{2.303} \qquad \log_e 10 = \ln 10 = 2.303 \cdot \log_{10} 10$

$\log_e y = \ln y = \dfrac{\log_{10} y}{\log_{10} e} = 2.303 \cdot \log_{10} y$

・常用対数の計算

$10^x = y$ のとき,$x = \log_{10} y$($y > 0$,10 を底という)と表される.常用対数の計算は次の要領で行う.

$\log_{10} 1 = 0, \quad \log_{10} 10 = 1, \quad \log_{10} m^n = n \log_{10} m,$

$\log_{10}(m \times n) = \log_{10} m + \log_{10} n, \quad \log_{10} \dfrac{m}{n} = \log_{10} m - \log_{10} n$

・汎用される対数値

$\log 2 = 0.301 \quad \log 3 = 0.477 \quad \ln 2 = 0.693 \quad \ln 10 = 2.303$

3. ガラス器具，陶磁器具・金属器具類ほか

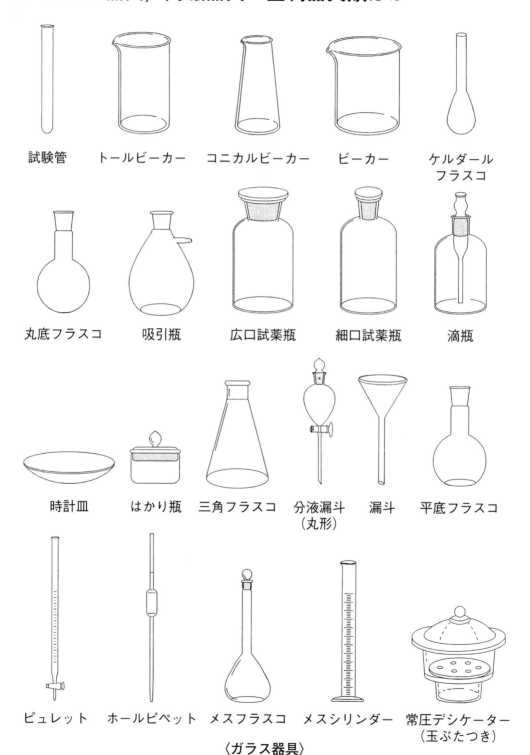

〈ガラス器具〉

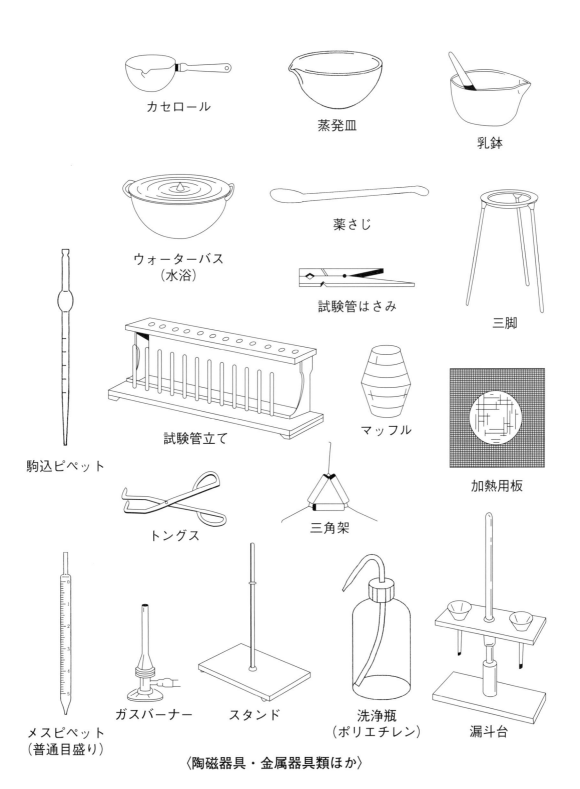

〈陶磁器具・金属器具類ほか〉

4. 化合物の命名法（第2章補足）

　化合物の名称は，国際純正および応用化学連合（略称IUPAC）で定められた規則によって，化学構造を表すような名称（組織名）で表すことになっている．この規則を基にして，日本語による化合物命名法が日本化学会で制定されている．

1　無機化合物の名称
① 化学式
(a) 電気的に陽性な部分（陽イオン）を前に書く．　例　NaCl，KI
(b) 2種類の非金属元素間の化合物では，次の元素列の前から先に書く．
　　前←B, Si, C, As, P, N, H, Se, S, I, Br, Cl, O, F　　例　HCl，NH_3

② 命名の原則
陰性成分を前に書き，成分比はそれぞれ数詞をつけて表す．陽性成分は，元素名をそのまま用いる．陰性成分の名称は，元素が1種類の場合は「～化」，異種多原子の場合は「～酸」（例外もある）とする．

例　N_2O_4 四酸化二窒素，AgCl 塩化銀，$AgNO_3$ 硝酸銀

　また，中心元素の酸化数をローマ数字で示して命名する方法もある．

例　$FeCl_2$ 塩化鉄(II)，$FeCl_3$ 塩化鉄(III)

③ 陽イオン
(a) 単原子陽イオンの名称は，元素名をそのまま用いる．

例　Na^+ ナトリウムイオン，Cu^{2+} 銅(II)イオン

(b) 多原子陽イオンのNH_4^+は，慣用名のアンモニウムイオンを用いる．

④ 陰イオン
(a) 単原子陰イオンは，元素名の語尾を「～化物イオン」と変えて命名する．また，多原子陰イオンにも，「～化物イオン」とよぶものがある．

例　Cl^- 塩化物イオン，O^{2-} 酸化物イオン，I^- ヨウ化物イオン，OH^- 水酸化物イオン，CN^- シアン化物イオン

(b) 多原子陰イオンでは，酸素を含む場合は慣用名を用い，「過～」，「亜～」，「次亜～」などの接頭語を用いる．また，HS^- と HO_2^- は次の名称を用いる．

例　ClO_4^- 過塩素酸イオン，ClO_3^- 塩素酸イオン，ClO_2^- 亜塩素酸イオン，ClO^- 次亜塩素酸イオン，HS^- 硫化水素イオン，HO_2^- 過酸化水素イオン

⑤ 錯イオン

[ ] で表される配位結合をした錯イオンの化学式は，先に中心イオン，次に配位子（中心イオンをとりまくイオンや分子）を書く．命名は，配位子を先によび，配位子の数は後述するギリシア語の数詞で示す．

(a) 陽イオンの場合は，中心イオンの元素名に酸化数をつけて命名する．陰イオンの場合は，元素名の語尾に「〜酸」をつける．

例　$[Ag(NH_3)_2]^+$ ジアンミン銀(I)イオン，

　　$[Cu(NH_3)_4]^{2+}$ テトラアンミン銅(II)イオン，

　　$[Zn(OH)_4]^{2-}$ テトラヒドロキソ亜鉛(II)酸イオン，

　　$[Fe(CN)_6]^{3-}$ ヘキサシアノ鉄(III)酸イオン

(b) 陰イオンの配位子の名称は，語尾が「$-o$（…オ）」になる．また，中性の H_2O，NH_3 は，次の名称を用いる．

例　F^- フルオロ，Cl^- クロロ，Br^- ブロモ，I^- ヨード，OH^- ヒドロキソ，O^{2-} オキソ，S^{2-} スルフィド（チオ），CN^- シアノ，H_2O アクア，NH_3 アンミン

なお，錯イオンを含む金属錯体の一般的な命名法については，3章の補足を参照すること．

2　官能基の名称，倍数接頭語，数詞の名称

① 基の名称とギリシャ語の数詞・倍数接頭語

　置換名などで用いる基の名称とギリシャ語の数詞・倍数接頭語（置換基自体に置換基がある複合基に用いる）を，次表に示す．

表 補足 2-1

基	名称	基	名称
-F	フルオロ	-SO$_2$(OH)	スルホ
-Cl	クロロ	-SO$_2$-	スルホニル
-Br	ブロモ	CH$_3$-	メチル
-I	ヨード	C$_2$H$_5$-	エチル
=O	オキソ	C$_2$H$_5$CH$_2$-	プロピル
-O-	オキシ	(CH$_3$)$_2$CH-	イソプロピル
-OH	ヒドロキシ	CH$_2$=CH-	ビニル
-OCH$_3$	メトキシ	C$_6$H$_5$-	フェニル
-OC$_2$H$_5$	エトキシ	CH$_3$C$_6$H$_4$-	トリル
-OC$_6$H$_5$	フェノキシ	-CH$_2$-	メチレン
-S-	チオ	-C$_2$H$_4$-	エチレン
-S-S-	ジチオ	-CO-	カルボニル
-N=N-	アゾ	-CHO	ホルミル
-NO$_2$	ニトロ	-COCH$_3$	アセチル
-NH$_2$	アミノ	-COOH	カルボキシル
-CN	シアノ	-SH	メルカプト

表 補足 2-2

倍　数	2	3	4
接頭語	bis ビス	tris トリス	tetrakis テトラキス

表 補足2-3

	ギリシャ語の数詞	
1	mono	モノ
2	di	ジ
3	tri	トリ
4	tetra	テトラ
5	penta	ペンタ
6	hexa	ヘキサ
7	hepta	ヘプタ
8	octa	オクタ
9	nona	ノナ
10	deca	デカ
11	undeca	ウンデカ
12	dodeca	ドデカ
13	trideca	トリデカ
14	tetradeca	テトラデカ
15	pentadeca	ペンタデカ
16	hexadeca	ヘキサデカ
17	heptadeca	ヘプタデカ
18	octadeca	オクタデカ
19	nonadeca	ノナデカ
20	icosa	アイコサ（イコサ）
21	heneicosa (henicosa)	ヘンエイコサ（ヘンイコサ）
22	docosa	ドコサ
23	tricosa	トリコサ
24	tetracosa	テトラコサ
25	pentacosa	ペンタコサ

5. 分析化学で用いられる酸・塩基および生体内の酸・塩基 (第2章補足)

　分析化学で用いられる代表的な酸（無機酸，脂肪族の有機酸，芳香族の有機酸）について，解離平衡定数の大きい順番，すなわち酸解離定数 K_a が大きく（pK_a が小さく）H^+ を放出しやすい順番に列記する．同時に，それらの酸の共役塩基についても，塩基解離定数 K_b が小さく（pK_b が大きく）H^+ を受け取りにくい順番に列記する．

　また，酸・塩基に関する応用知識として，医療上で大切な生体内の酸・塩基平衡，緩衝作用について説明する．その中心的役割を果たしている物質のひとつであるタンパク質，α-アミノ酸の酸・塩基平衡について示す．

1 代表的な酸とpK$_a$，およびその共役塩基とpK$_b$

表 補足2-4 分析化学で用いられる代表的な酸およびその共役塩基

pK$_a$	酸	共役塩基	pK$_b$
プロトンを完全に解離する	HClO$_4$	ClO$_4^-$	プロトンをまったく受容しない
	HI	I$^-$	
	HCl	Cl$^-$	
	H$_2$SO$_4$	HSO$_4^-$	
−1.74	H$_3$O$^+$	H$_2$O	15.74
−1.32	HNO$_3$	NO$_3^-$	15.32
1.92	HSO$_4^-$	SO$_4^{2-}$	12.08
2.13	H$_3$PO$_4$	H$_2$PO$_4^-$	11.87
2.22	[Fe(H$_2$O)$_6$]$^{3+}$	[Fe(OH)(H$_2$O)$_5$]$^{2+}$	11.78
3.14	HF	F$^-$	10.86
3.35	HNO$_2$	NO$_2^-$	10.65
3.75	HCOOH	HCOO$^-$	10.25
4.75	CH$_3$COOH	CH$_3$COO$^-$	9.25
4.85	[Al(H$_2$O)$_6$]$^{3+}$	[Al(OH)(H$_2$O)$_5$]$^{2+}$	9.15
6.52	H$_2$CO$_3$	HCO$_3^-$	7.48
6.92	H$_2$S	HS$^-$	7.08
7.00	HSO$_3^-$	SO$_3^{2-}$	7.00
7.20	H$_2$PO$_4^-$	HPO$_4^{2-}$	6.80
9.25	NH$_4^+$	NH$_3$	4.75
9.40	HCN	CN$^-$	4.60
10.40	HCO$_3^-$	CO$_3^{2-}$	3.60
12.36	HPO$_4^{2-}$	PO$_4^{3-}$	1.64
13.00	HS$^-$	S^{2-}	1.00
15.74	H$_2$O	OH$^-$	−1.74
プロトンをまったく解離しない	C$_2$H$_5$OH	C$_2$H$_5$O$^-$	プロトンを完全に受容する
	NH$_3$	NH$_2^-$	
	OH$^-$	O^{2-}	
	H$_2$	H$^-$	

（左軸：酸の強さ　右軸：塩基の強さ）

2 芳香族化合物の代表的な酸と pK_a，およびその共役塩基と pK_b

表 補足 2-5 芳香族化合物の代表的な酸およびその共役塩基

pK_a	酸	共役塩基	pK_b
4.20	C₆H₅-COOH	C₆H₅-COO⁻	9.80
4.61	C₆H₅-NH₃⁺	C₆H₅-NH₂	9.39
5.23	ピリジニウム NH⁺	ピリジン N	8.77
9.86	C₆H₅-OH	C₆H₅-O⁻	4.14

（左側：酸の強さ ↑　右側：塩基の強さ ↓）

3 α-アミノ酸の酸・塩基平衡

α-アミノ酸は，分子内に酸性を示すカルボキシル基 $-COOH$ と，塩基性を示すアミノ基 $-NH_2$ をもつので，酸と塩基の両方の性質を示す．そのため，水溶液中では $-COOH$ が $-NH_2$ に水素イオン H^+ を与え，陽イオン $-NH_3^+$ と陰イオン $-COO^-$ が同一分子中に存在する構造となっている．このように，分子内に正・負の両電荷をもつイオンを両性イオン（双性イオン）という．

α-アミノ酸の水溶液は，酸性にすると両性イオンの $-COO^-$ が $-COOH$ になり，塩基性にすると $-NH_3^+$ が $-NH_2$ になる．両性イオン構造の割合が最大となる pH の水溶液中では，α-アミノ酸は正味の電荷をもたない．このときの pH を等電点（pI）といい，2つの K_a をもつアラニンのようなα-アミノ酸では次式で表される．

$$pI = \frac{1}{2}(pK_{a1} + pK_{a2})$$

K_{a1} および K_{a2} はそれぞれ陽イオン形のカルボキシル基および両性イオン構造の $-NH_3^+$ についての解離定数である．例えば，前述のアラニン（$K_{a1}=2.30$，$K_{a2}=9.69$）の場合，等電点 pI=6.0 となる．

$$H_3N^+-CH(R)-COOH \underset{H^+}{\overset{OH^-}{\rightleftarrows}} H_3N^+-CH(R)-COO^- \underset{H^+}{\overset{OH^-}{\rightleftarrows}} H_2N-CH(R)-COO^-$$

（左の平衡：K_{a1}，右の平衡：K_{a2}）

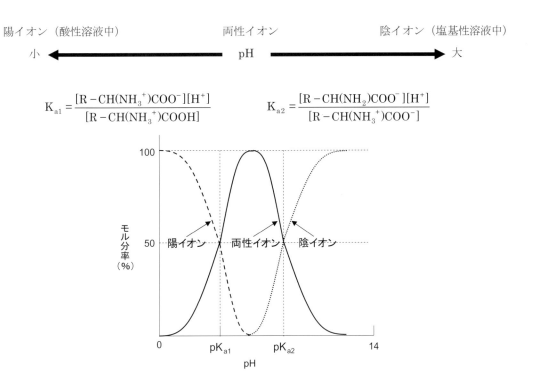

図 補足 2-1　α-アミノ酸の化学種の pH-モル分率曲線

4 側鎖に解離基を有する α-アミノ酸

天然のタンパク質を構成する 20 種類の α-アミノ酸（R−CH(NH$_2$)COOH）の中で，側鎖の−R に解離基を有する α-アミノ酸を表 補足 2-6 に，その解離基の化学種を図 補足 2-2 に示す．

表 補足 2-6 タンパク質中の解離基の pK_a（25℃）

名称	解離基	解離基	pK_a
α-アミノ酸		α-COOH	3.4〜3.8
アスパラギン酸	Asp	β-COOH	3.9〜4.0
グルタミン酸	Glu	γ-COOH	4.4〜4.5
ヒスチジン	His	イミダゾール (HN, NH$^+$)	6.3〜6.6
α-アミノ酸		α-NH$_3^+$	7.4〜7.5
リジン	Lys	ε-NH$_3^+$	10.0〜10.4
システイン	Cys	−SH	7.5〜9.5
チロシン	Tyr	−OH	9.6〜10.0
アルギニン	Arg	−NH−C(=NH)−NH$_3^+$	>12.5

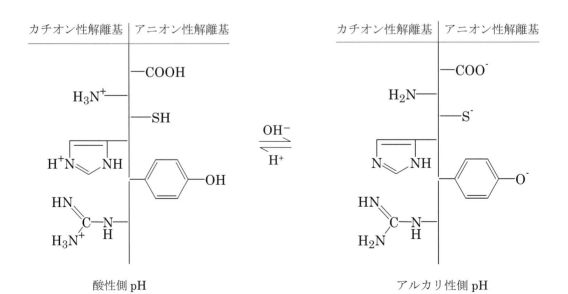

図 補足 2-2 タンパク質の解離

6. 有機物質の確認試験

1 アルコール性ヒドロキシ基
　・硝酸セリウムアンモニウムによる呈色
　・キサントゲン酸アルカリ反応
　・多価アルコールの検出（過ヨウ素酸による分解→フクシン亜硫酸による呈色）
　・ヨードホルム反応
　・エステル化反応（アシルハライド，1-または9-アンスロイルニトリル，酸無水物による誘導化）
　・カルバメート化反応

2 フェノール性ヒドロキシ基
　・塩化鉄（Ⅲ）による呈色
　・亜硝酸と硫酸による呈色〔リーベルマン（Liebermann）反応〕
　・4-アミノアンチピリンと酸化剤による呈色
　・ジアゾベンゼンスルホン酸による呈色〔エールリッヒ（Ehrlich）反応〕
　・2,6-ジブロモ-N-クロロ-1,4-ベンゾキノンモノイミンによる呈色（ギブズの試薬）

3 アルデヒド
　・フクシン亜硫酸による呈色
　・銀鏡反応〔トレンス（Tollens）反応〕
　・4-アミノ-3-ヒドラジノ-5-メルカプト-1,2,4,-トリアゾール（AHMT）による呈色
　・3-メチル-2-ベンゾチアゾロヒドラジン（MBTH）による呈色
　・アセチルアセトンによる呈色〔ハンチ（Hantzsch）反応，脂肪族アルデヒド〕
　・クロモトロープ酸による呈色
　・1,2-ジアミノナフタレンによる蛍光

4 アルデヒド，ケトンおよびメチレン
　・ペンタシアノニトロシル鉄（Ⅲ）酸ナトリウムとアルカリによる呈色〔レーガル（Legal）反応〕
　・1,3-ジニトロベンゼンおよびその誘導体による呈色〔ジンメルマン（Zimmermann）反応〕
　・1,2-ナフトキノン-4-スルホン酸カリウムによる呈色
　・4-ジメチルアミノベンズアルデヒドによる呈色〔エールリッヒ（Ehrlich）反応〕
　・2,4-ジニトロフェニルヒドラジンによる呈色
　・1-アゾベンゼン-4-フェニルヒドラジンスルホン酸による検出
　・脂肪族1,2-ジケトンの検出
　・2,6-ジ-t-ブチルクレゾール

5　カルボン酸
- ヒドロキシルアミン，N,N'-ジシクロヘキシルカルボジイミドと Fe^{3+} による呈色
- 2-ニトロフェニルヒドラジンによる呈色
- グリース反応による検出
- ベンジルハライドによる誘導体化（エステル化）
- フェナシルハライドによる誘導体化（エステル化）
- 9-アンスリルジアゾメタンによる蛍光誘導体化
- 2-(2,3-ナフタルイミノ) エチルトリフルオロメタンスルホナートによる蛍光誘導体化
- レゾルシノールおよび硫酸との溶融による蛍光誘導体化
- 1,2-ジアミノ-4,5-メチレンジオキシベンゼンによる蛍光誘導体化

6　カルボン酸誘導体およびニトリル
- エステル，ラクトン，酸無水物
- 酸アミドおよびニトリル

7　アミン
- 1,4-ベンゾキノンによる呈色
- ペンタシアノニトロシル鉄（Ⅲ）酸ナトリウム（ニトロプルシドナトリウム）およびアセトアルデヒドによる呈色〔脂肪族第二アミン〕
- クエン酸と無水酢酸による呈色〔脂肪族および芳香族第三アミン〕
- ジアゾカップリング反応による呈色〔芳香族第一アミン〕
- ニンヒドリンによる呈色〔α-アミノ酸〕
- 2,4-ジニトロフルオロベンゼンによる呈色〔第一および第二アミン〕
- フェニルイソチオシアナートによる誘導体化〔第一および第二アミン〕
- o-フタルアルデヒドによる蛍光誘導体化〔第一アミン〕
- フルオレスカミン（フルオレサミン）による蛍光誘導体化〔第一アミン〕
- アリールスルホン酸クロリド（ベンゼンスルホン酸クロリド，ダンシルクロリド）による誘導体化〔第一および第二アミン〕
- ベンゾイルクロリドによる誘導体化〔第一および第二アミン〕
- 9-フルオレニルメチルクロロホルメートによる蛍光誘導体化〔第一および第二アミン〕
- ハロゲン化ベンゾフラザンによる蛍光誘導体化〔第一および第二アミン〕
- 2,4,6-トリニトロフェノール（ピクリン酸）による結晶性アミン塩の生成
- 無水トリフルオロ酢酸による誘導体化

8 ニトロソ化合物
・フェノールと硫酸による呈色〔リーベルマン（Libermann）反応〕
・ペンタシアノアミノ鉄（Ⅱ）ナトリウムによるによる呈色

9 ニトロ化合物
・ニトロソ化合物に変換したのち検出
・シアン化カリウムによる呈色（m-ジニトロ化合物）
・アセトンとアルカリによる呈色〔ヤノブスキー（Janovsky）反応〕（m-ジニトロ化合物）

10 グアニジノ基
・ヴォーグス・プロスカウアー（Voges-Proskauer）反応
・坂口反応
・ニンヒドリン蛍光
・9,10-フェナンスラキノンによる蛍光
・ベンゾインによる蛍光

11 チオール
・5,5-ジチオビス（2-ニトロ安息香酸）による呈色〔エルマン（Ellman）反応〕
・フェナジンメトサルフェートによる呈色
・酢酸鉛（Ⅱ）による確認
・モノブロモビマンによるチオールの蛍光誘導体化
・N-置換マレイミド誘導体による蛍光
・ハロゲン化ベンゾフラザン誘導体による蛍光
・o-フタルアルデヒドとアミンによる蛍光

12 糖および炭水化物
・糖共通の反応
・ヘキソース特有の反応
・ケトース特有の呈色
・ペントース特有の呈色
・デオキシアルドース特有の反応
・ウロン酸特有の反応
・アミノ糖特有の反応
・シアル酸特有の反応

7.1 代表的な標準酸化還元電位

電極反応	E^0 (V)
$Au^+ + e^- \rightleftarrows Au$	+1.83
$H_2O_2 + 2H^+ + 2e^- \rightleftarrows 2H_2O$	+1.76
$Ce^{4+} + e^- \rightleftarrows Ce^{3+}$	+1.72
$Cr_2O_7^- + 14H^+ + 6e^- \rightleftarrows 2Cr^{3+} + 7H_2O$	+1.36
$O_2 + 4H^+ + 4e^- \rightleftarrows 2H_2O$	+1.23
$Br_2 + 2e^- \rightleftarrows 2Br^-$	+1.07
$Ag^+ + e^- \rightleftarrows Ag$	+0.80
$Fe^{3+} + e^- \rightleftarrows Fe^{2+}$	+0.77
$O_2 + 2H^+ + 2e^- \rightleftarrows H_2O_2$	+0.70
$I_2 + 2e^- \rightleftarrows 2I^-$	+0.54
$Cu^+ + e^- \rightleftarrows Cu$	+0.52
$[Fe(CN)_6]^{3-} + e^- \rightleftarrows [Fe(CN)_6]^{4-}$	+0.36
$Cu^{2+} + 2e^- \rightleftarrows Cu$	+0.34
シトクロム c (Fe^{3+}) $+ e^- \rightleftarrows$ シトクロム c (Fe^{2+})	+0.25
$Cu^{2+} + e^- \rightleftarrows Cu^+$	+0.15
$Sn^{4+} + 2e^- \rightleftarrows Sn^{2+}$	+0.15
$2H^+ + 2e^- \rightleftarrows H_2$	0.00
$Fe^{3+} + 3e^- \rightleftarrows Fe$	−0.04
$Pb^{2+} + 2e^- \rightleftarrows Pb$	−0.13
$Sn^{2+} + 2e^- \rightleftarrows Sn$	−0.14
$O_2 + 2H_2O + 2e^- \rightleftarrows H_2O_2 + 2OH^-$	−0.15
$Ni^{2+} + 2e^- \rightleftarrows Ni$	−0.26
$Co^{2+} + 2e^- \rightleftarrows Co$	−0.28
フェレドキシン (Fe^{3+}) $+ e^- \rightleftarrows$ フェレドキシン (Fe^{2+})	−0.41
$Fe^{2+} + 2e^- \rightleftarrows Fe$	−0.45
$Zn^{2+} + 2e^- \rightleftarrows Zn$	−0.76
$2H_2O + 2e^- \rightleftarrows H_2 + 2OH^-$	−0.83
$Mg^{2+} + 2e^- \rightleftarrows Mg$	−2.36
$Na^+ + e^- \rightleftarrows Na$	−2.71
$Ca^{2+} + 2e^- \rightleftarrows Ca$	−2.84
$Ba^{2+} + 2e^- \rightleftarrows Ba$	−2.91
$K^+ + e^- \rightleftarrows K$	−2.93

7.2 代表的な生体成分の酸化還元電位 [a]

系 の 反 応	$E^{0\prime}$ (pH7) (V) [b]
$O_2 + 4H^+ + 4e^- \rightleftharpoons 2H_2O$	+0.815
$Fe^{3+} + e^- \rightleftharpoons Fe^{2+}$	0.771
$NO_3^- + 2H^+ + 2e^- \rightleftharpoons NO_2^- + H_2O$	0.421
シトクロム f (Fe^{3+}) + $e^- \rightleftharpoons$ シトクロム f (Fe^{2+})	0.365
$[Fe(CN)_6]^{3-} + e^- \rightleftharpoons [Fe(CN)_6]^{4-}$	0.36
$O_2 + 2H^+ + 2e^- \rightleftharpoons H_2O_2$	0.295
シトクロム a (Fe^{3+}) + $e^- \rightleftharpoons$ シトクロム a (Fe^{2+})	0.29
p-キノン + $2H^+ + 2e^- \rightleftharpoons$ ヒドロキノン	0.285
シトクロム c (Fe^{3+}) + $e^- \rightleftharpoons$ シトクロム c (Fe^{2+})	0.254
シトクロム b_2 (Fe^{3+}) + $e^- \rightleftharpoons$ シトクロム b_2 (Fe^{2+})	0.12
ユビキノン + $2H^+ + 2e^- \rightleftharpoons$ ユビキノン H_2	0.10
シトクロム b (Fe^{3+}) + $e^- \rightleftharpoons$ シトクロム b (Fe^{2+})	0.075
デヒドロアスコルビン酸 + $2H^+ + 2e^- \rightleftharpoons$ アスコルビン酸	0.058
フマル酸 + $2H^+ + 2e^- \rightleftharpoons$ コハク酸	0.031
メチレンブルー + $2H^+ + 2e^- \rightleftharpoons$ ロイメチレンブルー	0.011
クロトニル-CoA + $2H^+ + 2e^- \rightleftharpoons$ ブチリル-CoA	−0.015
グルタチオン + $2H^+ + 2e^- \rightleftharpoons$ 2 還元型グルタチオン	−0.10
オキサロ酢酸 + $2H^+ + 2e^- \rightleftharpoons$ リンゴ酸	−0.166
ピルビン酸 + $2H^+ + 2e^- \rightleftharpoons$ 乳酸	−0.185
アセトアルデヒド + $2H^+ + 2e^- \rightleftharpoons$ エタノール	−0.197
リボフラビン + $2H^+ + 2e^- \rightleftharpoons$ ジヒドロリボフラビン	−0.208
アセトアセチル-CoA + $2H^+ + 2e^- \rightleftharpoons \beta$-ヒドロキシブチリル-CoA	−0.238 (38℃)
$S + 2H^+ + 2e^- \rightleftharpoons H_2S$	−0.274
リポ酸 + $2H^+ + 2e^- \rightleftharpoons$ ジヒドロリポ酸	−0.29
$NAD^+ + H^+ + 2e^- \rightleftharpoons NADH$	−0.32
$NADP^+ + H^+ + 2e^- \rightleftharpoons NADPH$	−0.324
フェレドキシン (Fe^{3+}) + $e^- \rightleftharpoons$ フェレドキシン (Fe^{2+})	−0.413
$2H^+ + 2e^- \rightleftharpoons H_2$	−0.414
$CO_2 + 2H^+ + 2e^- \rightleftharpoons$ ギ酸	−0.42 (30℃)

a) "Handbook of Biochemistry and Molecular Biology: Physical and Chemical Data 3rd Ed.", ed. by G. D. Fasman, CRC Press (1976), p. 122〜130.
b) pH 7 の緩衝溶液中での単極電位であり，プロトンの消失を伴う反応の場合には，標準電極電位 E^0 と次の関係にある．$E^{0\prime} = E^0 - 0.207 \times n$

8. 知っておくべき略語一覧

略　語	英　文	和　文
AAA	Aromatic amino acid	芳香族アミノ酸
AAS	Atomic absorption spectrometry	原子吸光光度法
ACE	Angiotensin converting enzyme	アンギオテンシン変換酵素
ACP	Acid phosphatase	酸性ホスファターゼ
ACTH	Adrenocorticotropic hormone	副腎皮質刺激ホルモン
ADH	Antidiuretic hormone	抗利尿ホルモン，バソプレッシン
AFP	α-Fetoprotein	α-フェトプロテイン
1,5AG	1,5-Anhydro-D-glutitol	1,5-アンヒドログルチトール
AGE	Advanced glycation end product	糖化変性タンパク質
ALP	Alkaline phosphatase	アルカリ性ホスファターゼ
ALT	Alanine aminotransferase	アラニンアミノトランスフェラーゼ
AMP	Adenosine monophosphate	アデノシン一リン酸
AMY	Amylase	アミラーゼ
ASO	Allele specific oligonucleotide hybridization	対立遺伝子特異的オリゴヌクレオチドハイブリダイゼーション法
AST	Aspartate aminotrasferase	アスパラギン酸アミノトランスフェラーゼ
AT III	Antithrombin III	アンチトロンビン III
ATP	Adenosine triphosphate	アデノシン三リン酸
BAO	Basel acid output	基礎酸分泌量
BCAA	Branched chain amino acid	分枝鎖アミノ酸
BCG	Bromcresol green	ブロムクレゾールグリーン
BCP	Bromcresol purple	ブロムクレゾールパープル
BSE	Bovine spongiform encephalopathy	牛海綿状脳症
CCK	Cholecystokinin	コレシストキニン
cDNA	Complementary deoxyribonucleic acid	相補的 DNA
ChE	Cholinesterase	コリンエステラーゼ
CJD	Creutzfeldt-Jacob disease	クロイツフェルト・ヤコブ病
CK(CPK)	Creatine kinase	クレアチンキナーゼ
CLEIA	Chemiluminescent enzyme immunoassay	化学発光酵素免疫測定法
CLIA	Chemiluminescent immunoassay	化学発光免疫測定法
CLIP	Corticotrophin-like intermediatelobe peptide	コルチコトロピン様中葉ペプチドキロミクロン
CM	Chylomicron	キロミクロン

略　語	英　文	和　文
CRH	Corticotropin-releasing hormone	副腎皮質刺激ホルモン放出ホルモン
CRM	Certified reference material	認証標準物質
CRP	C-reactive protein	C反応性タンパク質
CS	Caerulein secretin	セルレイン セクレチン
cSNP	Cording SNP	遺伝子タンパク翻訳部分SNP
CYP	Cytochrome p450	シトクロム p450
ECLIA	Electronchemiluminesent immunoassay	電気化学発光免疫測定法
EIA	Enzyme immunoassay	酵素免疫測定法
ELISA	Enzyme-linked immunosorbent assay	酵素結合抗体免疫測定法
EMIT	Enzyme multiplied immunoassay technique	ホモジニアス酵素免疫測定法
ERM	Enzyme reference material	酵素標準物質
FFA	Free fatty acid	遊離脂肪酸
FISH	Fluorescence *in situ* hybridization	蛍光 *in situ* 分子雑種形成法
FPIA	Fluorescence polarization immunoassay	蛍光偏光免疫測定法
FRET	Fluorescence resonance energy transfer	蛍光エネルギー遷移
FSH	Follicle stimulating hormone	卵胞刺激ホルモン
FTA-ABS	Fluorescent treponemal antibody absorption test	梅毒トレポネーマ蛍光抗体吸収試験
GC	Gas chromatography	ガスクロマトグラフィー
γ-GTP	γ-Glutamyltranspeptidase	γ-グルタミルトランスペプチダーゼ
GFR	Glomerular filtration rate	糸球体濾過値
GH	(human) Growth hormone	（ヒト）成長ホルモン
GHRH	Growth hormone-releasing hormone	成長ホルモン放出ホルモン
GHRIH	Growth hormone releasing-inhibiting hormone	成長ホルモン放出抑制ホルモン
GIP	Gastric inhibitory polypeptide	ガストリン抑制ポリペプチド
Gn	Gonadotropin	ゴナドトロピン
HbA_{1C}	Hemoglobin A_{1C}	ヘモグロビン A_{1C}
HCG	Human chorionic gonadotropin	ヒト絨毛性ゴナドトロピン
HDL	High density lipoprotein	高比重リポタンパク質
HEIA	Homogeneous enzyme immunoassay	均一酵素免疫測定法
5HIAA	5-Hydroxyindoleacetic acid	5-ヒドロオキシインドール酢酸
HIV	Human immunodeficiency virus	ヒト免疫不全ウイルス
HLA	Human leucocyte antigen	ヒト白血病抗原
HPT	Hepaplastin test	ヘパプラスチン試験
HPLC	High performance liquid chromatography	高速液体クロマトグラフィー

略語	英文	和文
HSL	Hormone-sensitivity lipase	ホルモン感性リパーゼ
HTLV-I	Human T cell leukemia virus I	ヒトT細胞白血病ウイルスI型
HUS	Hemolytic uremic syndrome	溶血性尿毒症症候群
HVA	Homovanilic acid	ホモバニリン酸
ICG	Indocyanine green	インドシアニングリーン
IDL	Intermediate density lipoprotein	中間型リポタンパク質
IEMA	Immunoenzymometric assay	非競合的酵素免疫測定法
IGF	Insulin-like growth factor	インスリン様増殖因子
IRMA	Immuno radiometric assay	免疫放射定量法
ISCN	International system for human cytogenetic nomenclature	国際規約
LCAT	Lecithincholesterol acyltransferase	レシチンコレステロールアシルトランスフェラーゼ
LD(LDH)	Lactate dehydrogenase	乳酸デヒドロゲナーゼ
LDL	Low density lipoprotein	低比重リポタンパク質
LH	Luteinizing hormone	黄体形成ホルモン
LHRH	Luteinizing hormone-releasing hormone	黄体形成ホルモン放出ホルモン
LPL	Lipoprotein lipase	リポタンパクリパーゼ
MD	Malate dehydrogenase	リンゴ酸脱水素酵素
MRI	Magnetic resonance imaging	磁気共鳴映像法
mRNA	Messenger ribonucleic acid	メッセンジャーRNA
MSH	Melanocyte-stimulating hormone	メラニン色素細胞刺激ホルモン
NAG	N-Acetyl-β-D-glucosaminidase	N-アセチルβ-D-グルコサミニダーゼ
NAT	Nucleic acid amplification test	核酸増幅検査
NMR	Nucleic magnetic resonance	核磁気共鳴
NPN	Non protein nitrogen	非タンパク質性窒素
OGTT	Oral glucose tolerance test	グルコース経口負荷試験
PA	Prostate antigen	前立腺抗原
PAH	p-Aminohippric acid	パラアミノ馬尿酸
PAP	Prostatic acid phosphatase	前立腺酸性ホスファターゼ
PCR	Polymerase chain reaction	ポリメラーゼ連鎖反応
PET	Positoron emission computed tomography	ポジトロン断層撮影法
PFD	Pancreatic function diagnostant	膵機能診断
PHA	Passive hemagglutination	受身赤血球凝集反応

略語	英文	和文
PIVKA-II	Protein induced by vitamin K absence or antagonist-II	異常ビタミンK依存性タンパク
POCT	Point of care testing	ポイント・オブ・ケア検査
PRL	Prolactin	プロラクチン
PS	Pancreazymin secretin	パンクレオチミンセクレチン
PSP	Phenolsulfonphthalein	フェノールスルホンフタレイン
PT	Protrombin time	プロトロンビン時間
PTH	Parathyroid hormone	副甲状腺ホルモン
RBF	Renal blood flow	腎血流量
RFLP	Restriction fragment length polymorphism	制限酵素断片長多型
RIA	Radio immunoassay	放射免疫測定法
RPF	Renal plasma flow	腎血漿流量
RPHA	Reverse passve hemagglutination	逆受身赤血球凝集反応
RT-PCR	Reverse transcription-polymerase chain reaction	逆転写ポリメラーゼ連鎖反応
SKY	Spectral karyotyping	染色体分染法
rSNP	Regulatory SNP	遺伝子プロモーター領域SNP
SNP	Single nucleotide polymorphism	一塩基型多型
SRIF	Somatotropin-release-inhibiting factor	ソマトスタチン（成長ホルモン放出抑制因子）
SSCP	Single strand conformation polymorphism	一本鎖高次構造多型
STS	Serological tests for syphilis	脂質抗原法
T_3	3,3′,5′-L-Triiodothyronine	3,3′,5′-L-トリヨードチロニン
T_4	Thyroxine	チロキシン
TBPB	Tetrabromphenol blue	テトラブロムフェノールブルー
TDM	Therapeutic drug monitoring	薬物治療モニタリング
TIBC	Total iron-binding capacity	総鉄結合能
TPHA	*Treponema pallidum* hemagglutination test	梅毒トレポネーマ感作赤血球凝集試験
TRH	Thyrotropin-releasing hormone	甲状腺刺激ホルモン放出ホルモン
TSH	Thyroid stimulating hormone	甲状腺刺激ホルモン
UIBC	Unsaturated iron-binding capacity	不飽和鉄結合能
VLDL	Very low density lipoprotein	超低比重リポタンパク質
VMA	Vanillylmanderic acid	バニリルマンデル酸（バニルマンデル酸）
VNTR	Variable number of tandem repeat	ミニサテライトマーカー

9. 臨床検査項目

	項　目		このような異常がみられる状態
肝機能検査	総タンパクアルブミン	高	脱水などで血液が濃縮された時や，慢性炎症などで増加する．また，採血時間によっても変動する．
		低	慢性肝炎・肝硬変などでタンパク質が肝臓で十分につくられないとき，食事での摂取不足，栄養素が吸収されにくいときなどの場合に下がる．
	A／G比	低	肝機能障害・慢性炎症などで，血液中のタンパク質のうち，ガンマグロブリンの割合が増加したときにみられる．
	膠質反応（コロイド反応） 　TTT（チモール混濁試験） 　ZTT（硫酸亜鉛混濁試験）	高	
	AST（GOT） ALT（GPT）	高	急性肝炎・慢性肝炎・脂肪肝・アルコール性肝障害・肝硬変・肝腫瘍などで上昇する．他に，心筋障害・骨格筋の病気でも上昇することがある．
	ALP	高	胆管の炎症・結石・腫瘍などで胆汁の流れが悪くなった時や，肝炎，脂肪肝・アルコール性肝障害・肝腫瘍・その他肝臓以外の病気でも上昇することがある．
	γ-GTP	高	慢性肝炎・アルコール性肝障害，胆道の病気で胆汁の流れが悪くなった場合や，肝硬変，肝腫瘍などで上昇する．また，常習的な飲酒や脂肪肝によっても上昇する．
	LDH	高	急性肝炎・肝臓・その他の臓器の腫瘍などで上昇する．血液・心臓・肺の病気などでも上昇することがある．
	コリンエステラーゼ	高	ネフローゼ症候群で，腎臓から排泄されにくくなるために上昇する．
		低	肝臓障害や，進行性の肝硬変，肝転移性ガンなどで低下する．
	ビリルビン（Bil） 　総ビリルビン（T-Bil） 　直接ビリルビン（D-Bil）	高	黄疸の種類を診断する決め手となる． 直接ビリルビンと間接ビリルビンの合計である． 肝細胞に異常があるとき，胆管・胆道系がつまっているときに上昇する．
	間接ビリルビン（I-Bil）	高	赤血球が破壊される溶血性貧血で上昇する．
脂質検査	総コレステロール	高	動物性脂肪の摂り過ぎや，糖尿病・アルコールの飲みすぎ・家族性要因などで上昇する．コレステロールが高いと，動脈硬化や虚血性心臓病などが起こりやすくなる．
		低	動物性脂肪が不足している時や，病気のときなどに下がる．コレステロールが極端に低い状態が続くと，血管が弱くなり脳出血が起こりやすくなる．
	中性脂肪（トリグリセライド）	高	カロリーの摂り過ぎ［脂肪・炭水化物（穀物・砂糖・菓子・果物）・アルコールなど］，糖尿病・肥満などのときに上昇する．

項　目			このような異常がみられる状態
脂質検査	HDL コレステロール	高	善玉コレステロールとも呼ばれ，動脈硬化を予防するといわれている．しかし，ごく一部の極端に高い人では，脳や心臓などの血管に動脈硬化が起こりやすくなるともいわれている．
		低	低いと，動脈硬化が進みやすくなる．喫煙・糖尿病・肥満・運動不足などで下がる．
	LDL コレステロール	高	悪玉コレステロールとも呼ばれ，高値のまま放置すると動脈硬化が早まり，心筋梗塞や脳卒中，大動脈瘤などを発症するリスクが高くなる．
腎機能検査	尿素窒素（BUN） クレアチニン（CRNN）	高	腎機能障害により上昇する．また，尿素窒素はタンパク質の摂り過ぎによって上昇することもある．
	クレアチニン・クリアランス（CL$_{CR}$）	低	腎障害の診断値である．血圧や腎血流の低下，糸球体腎炎，腎硬化症，尿路閉塞などの腎障害で低値となる．
	電解質 　ナトリウム（Na） 　カリウム（K） 　カルシウム（Ca） 　クロール（Cl）	低 高 低 高低	急性腎不全，慢性腎不全，ネフローゼ症候群 急性腎不全，慢性腎不全 腎不全 腎不全，腎障害
糖尿病検査	血糖 HbA1c （グリコヘモグロビン）	高	血糖は糖尿病・内分泌疾患・その他の一時的な要因によっても上昇する．また，空腹時か食後かによってかなり変動する． HbA1c（グリコヘモグロビン）は赤血球中の糖分を調べるもので，1か月位前からの血糖の平均的な状態がわかる．
	ブドウ糖負荷試験（OGTT） （75 g 経口負荷）	高	糖尿病の決め手となる検査である．
代謝系検査	尿酸	高	痛風・肥満・アルコールの飲みすぎ・プリン体を多く含む食品（イワシ，サバ，魚や獣の内臓など）の摂り過ぎ・腎機能障害などで上昇する．
	CK（CPK） （クレアチンキナーゼ）	高 低	筋肉の障害や，狭心症，心筋梗塞，脳梗塞，外傷などのとき上昇する． 甲状腺機能亢進症，高ビリルビン血症などのときに低下する．
	アルドラーゼ（ALD）	高	筋肉の障害や疾患，肝臓疾患，心臓疾患，脳血管障害でも上昇する．
	甲状腺ホルモン検査 　T$_3$（トリヨードサイロニン） 　T$_4$（サイロキシン） 　TSH（甲状腺刺激ホルモン）	高 高 低	甲状腺機能亢進症のときに上昇する． 甲状腺機能亢進症のときに上昇する． 甲状腺機能亢進症のときに低下する．
膵機能検査	アミラーゼ	高	急性膵炎・慢性膵炎のある時期・唾液腺の炎症・大量飲酒後などの場合に上昇する．

	項　目		このような異常がみられる状態
血液一般検査	赤血球数 血色素量 ヘマトクリット	高	脱水，心臓や肺の病気，血液の病気などで高くなることがあるが，問題のないときもある．
		低	鉄・タンパク質・ビタミンの不足時や，胃腸や婦人科系の出血，胃腸の手術後で栄養素が吸収されにくい場合に低くなる．
	赤血球恒数 　平均赤血球容積（MCV） 　平均赤血球血色素量（MCH） 　平均赤血球血色素濃度 　（MCHC）	高	脱水，心臓や肺の病気，血液の病気などで高くなることがあるが，問題のないときもある．
		低	鉄・タンパク質・ビタミンの不足時や，胃腸や婦人科系の出血，胃腸の手術後で栄養素が吸収されにくい場合に低くなる．
	白血球数	高	感染症・炎症・ストレスなどで増加する．また，採血時間によっても変動がある．
		低	つくられ方が少なかったり，壊されたりする場合や，一部の感染症などで減少する．
免疫・血清反応検査	CRP（C-反応性タンパク）	高	感染症・炎症・腫瘍などで上昇する．
	ASO	高	溶連菌感染症（扁桃炎・腎炎など）で上昇する．
	RA（リウマチ反応）	(＋)	リウマチ性疾患・肝臓病・慢性感染症などで上昇する．高齢になると陽性率が上昇するので，必ずしも慢性関節リウマチ（いわゆるリウマチ）を意味しない．
	HBs抗原（HBs-AG）	(＋)	B型肝炎ウイルスの感染を診断する．
	HCV抗体	(＋)	C型肝炎ウイルスの感染を診断する．
	梅毒血清反応 　STS（緒方法・ガラス板法・ 　　ワッセルマン反応など） 　TPHA 　FTA-ABS	(＋)	血清中の抗体の有無で梅毒の感染を診断する．
	HIV抗体 （エイズウイルス抗体）	(＋)	免疫機構を破壊するエイズウイルスの抗体を検出し，感染を診断する．
腫瘍マーカー	CEA	高	主に消化管の悪性腫瘍，他に肝臓・胆嚢・膵臓・甲状腺・腎臓・乳房・肺などの疾患でも上昇する腫瘍マーカー．高値の場合は，状況にあわせてほかの検査による確認が必要．
	PSA	高	前立腺の疾患（前立腺腫瘍，前立腺肥大など）があると高値になる．
尿検査	尿タンパク		発熱後や激しい運動後に一時的に陽性になることもある．腎炎・ネフローゼ・尿路障害による結石・腫瘍・尿路感染症の可能性がある．
	尿潜血		陽性の場合は，腎・尿管・膀胱・尿道・前立腺などの病気が考えられる．腎炎・腎腫瘍・腎盂炎・腎不全・腎結石・膀胱腫瘍・高血圧などの可能性がある．
	尿糖		尿糖が陽性の場合は，糖尿病の可能性があるので，さらに詳しい検査が必要．

	項　目	このような異常がみられる状態
尿検査	尿ウロビリノーゲン	正常値は（±）．運動・飲酒・肉食後・疲労・便秘などで陽性となることがある．
	尿沈渣	尿中の赤血球・白血球・結晶・細菌などを調べる．増加している場合は，腎炎・腎臓，尿路の感染症・腫瘍・結石などの可能性がある．
	尿量	尿の量か腎機能の障害を診断する．増加している場合は，急性腎不全の回復期や糖尿病が疑われる．減少している場合は，脱水やショック，腎不全が疑われる．
	尿比重（SG）	尿の濃さで腎機能の障害を診断する．高比重ではネフローゼ症候群，糖尿病，心不全が疑われる．低比重では慢性腎炎や尿崩症が疑われる．
便検査	便潜血	鼻や口から始まって，肛門に至るまでの消化管内のいずれかで，僅かでも出血があれば陽性になる．特に大腸がんなどの発見に役立つ．

10. 臨床検査項目の基準値

項目名称	項目	単位		下限	上限
白血球数	WBC	$10^3/\mu L$		3.3	8.6
赤血球数	RBC	$10^6/\mu L$	M	4.35	5.55
			F	3.86	4.92
ヘモグロビン	Hb	g/dL	M	13.7	16.8
			F	11.6	14.8
ヘマトクリット	Ht	%	M	40.7	50.1
			F	35.1	44.4
平均赤血球容積	MCV	fL		83.6	98.2
平均赤血球血色素量	MCH	pg		27.5	33.2
平均赤血球血色素濃度	MCHC	g/dL		31.7	35.3
血小板数	PLT	$10^3/\mu L$		158	348
総蛋白	TP	g/dL		6.6	8.1
アルブミン	Alb	g/dL		4.1	5.1
グロブリン	Glb	g/dL		2.2	3.4
アルブミン，グロブリン比	A/G			1.32	2.23
尿素窒素	UN	mg/dL		8	20
クレアチニン	Cr	mg/dL	M	0.65	1.07
			F	0.46	0.79
尿酸	UA	mg/dL	M	3.7	7.8
			F	2.6	5.5
ナトリウム	Na	mmol/L		138	145
カリウム	K	mmol/L		3.6	4.8
クロール	Cl	mmol/L		101	108
カルシウム	Ca	mg/dL		8.8	10.1
無機リン	IP	mg/dL		2.7	4.6
グルコース	Glu	mg/dL		73	109
中性脂肪	TG	mg/dL	M	40	234
			F	30	117
総コレステロール	TC	mg/dL		142	248
HDL-コレステロール	HDL-C	mg/dL	M	38	90
			F	48	103
LDL-コレステロール	LDL-C	mg/dL		65	163

項目名称	項目	単位		下限	上限
総ビリルビン	TB	mg/dL		0.4	1.5
アスパラギン酸アミノトランスフェラーゼ	AST	U/L		13	30
アラニンアミノトランスフェラーゼ	ALT	U/L	M	10	42
			F	7	23
乳酸脱水素酵素	LD	U/L		124	222
アルカリホスファターゼ	ALP（JSCC）	U/L		106	322
	ALP（IFCC）	U/L		38	113
γ-グルタミールトランスペプチダーゼ	γGT	U/L	M	13	64
			F	9	32
コリンエステラーゼ	ChE	U/L	M	240	486
			F	201	421
アミラーゼ	AMY	U/L		44	132
クレアチン・ホスホキナーゼ	CK	U/L	M	59	248
			F	41	153
C反応性蛋白	CRP	mg/dL		0.00	0.14
鉄	Fe	μg/dL		40	188
免疫グロブリン	IgG	mg/dL		861	1747
免疫グロブリン	IgA	mg/dL		93	393
免疫グロブリン	IgM	mg/dL	M	33	183
			F	50	269
補体蛋白	C3	mg/dL		73	138
補体蛋白	C4	mg/dL		11	31
ヘモグロビンA1c	HbA1c	%（NGSP）		4.9	6.0

＊CBC の単位表記について
白血球数×$10^3/\mu$L
赤血球数×$10^6/\mu$L
血小板数×$10^3/\mu$L
国内の状況はすべての施設で同じ報告単位を使用できているわけではない．国際的にも多くの国で 10 の 3，6，9，12 乗の桁数と /L もしくは /μL との組み合わせで慣用的に使用されているのが現状である．SI の接頭語が 10 の 3 乗を基本にしていることに合わせて，今回，共用基準範囲では上記の標記とした．
＊略号標記について
White blood cell のように独立した単語の略号は大文字で WBC と標記し，Albumin のような単一の単語の略号は Alb と頭文字だけを大文字とした 3 文字標記とした．
＊例外　PLT，TG，電解質
（日本臨床検査標準協議会（2022）日本における主要な臨床検査項目の共用基準範囲，P.4，表 1-1 より）

11. 主な腫瘍マーカーと正常値

腫瘍マーカー名 ○正常値	対象となる 主な病気	特　徴
α-フェトプロテイン（AFP） ○ 10 ng/mL 以下 （ラジオイムノアッセイ法）	肝細胞がん ヨークサック腫瘍・ 肝炎・肝硬変	健康な成人の血液には含まれず，95％の原発性肝がん患者の血液に含まれるため，肝がんのマーカーとして用いられる．肝炎や肝硬変でも測定値が上昇．
$β_2$ マイクログロブリン （$β_2$-m, BMG） ○尿：250 μg/L 以下 ○血清：0.8〜2.5 mg/L	消化器がん 肺がん 腎疾患	がんのほか，腎障害の有無を調べるために行われる．
BJP（Bence Jonse Protein） ○陰性	多発性骨髄腫 慢性リンパ性白血病	多発性骨髄腫や慢性のリンパ性白血病などでは異常高値を示すため，それらの診断に有効とされている．また，腎機能状態の経過観察にも用いられる．
CA125 ○ 35.0 U/mL 以下	卵巣がん	卵巣がんに対して特に敏感に反応するため，そのスクリーニング検査や経過観察，治療効果判定の目安とされている．妊娠時や月経期に一過性に上昇する．
CA15-3 ○ 25 U/mL 以下	乳がん	乳がんなどに特異性があり，乳がんのスクリーニング検査に用いられている．転移性乳がんに陽性率が高く，手術後の経過観察にたいへん有効である．
CA19-9 ○ 37 U/mL 以下 （ラジオイムノアッセイ法）	膵がん・胆のうがん・胆管がん・胃がん・大腸がん	高値を示すと膵がんや胆のうがんなどが疑われる．ただし，がんより良性の病気でも増加するが，その場合はほとんどが 37〜100 U/mL と低い上昇を示す．
CA-50 ○ 40 U/mL 以下	膵がん 胆道がん	膵がんと胆道がんに対して特に陽性率が高く，膵がんと膵炎，胆道がんと胆道系疾患を区別するのに有効．
CEA（がん胎児性抗原） ○ 5.0 ng/mL 以下	結腸がん・胃がん・膵がん・肺がん・甲状腺がん・生殖器がん	大腸がん・胃がん・膵がん患者の血液中に多くみられ，消化器系がんの手術や治療後のがんの再発・転移などの発見に重要な役割を果たしている．
DUPAN-2 ○ 150 U/mL 以下	膵がん・胆道系のがん・肝がん	CA-50 と同じく，膵臓や胆道系，肝臓などのがんで高い陽性率を示す．臨床効果を反映するため，経過観察にも有効．
エラスターゼ1（Elastase1） ○ 300 ng/dL 以下	膵がん	膵がんのほか急性・慢性膵炎でも高率に陽性を示す．膵疾患で，一般に測定されるアミラーゼより特異性が強い．CA19-9 と組み合わせて行う．
フェリチン ○男 16〜194 ng/mL ○女 10〜80 ng/mL （ラジオイムノアッセイ法）	膵がん・肝がん・大腸がん・乳がん・肺がん・白血病・肝炎・膵炎・膠原病・貧血	多くのがんで高値を示す．ゆえに高値の場合，どこかにがんが潜んでいる可能性があるという警告になる．ただし，がん以外の高値を示す病気があることに注意．
γ-セミノプロテイン（γ-Sm） ○ 4.0 ng/mL 以下	前立腺がん	前立腺がんに特異性をもつ抗原．PA，PAP と組み合わせて行う．

腫瘍マーカー名 ○正常値	対象となる 主な病気	特　徴
IAP ○ 500 μg/mL 以下	消化器がん 肺がん 卵巣がん 白血病	がんのスクリーニング検査に用いられる．各種の臓器がんで高い陽性率を示すが，とくに肺や卵巣のがんで比較的早く値が上昇するため，早期がんの診断に用いられる．また，腫瘍の進行度をよく反映することから経過観察や鑑別の指標に用いられる．CEA と併用．
NCC-ST-439 ○ M4.5 U/mL 未満 ○ F49 歳以下 7.0 U/mL 未満 ○ 50 歳以上 4.5 未満	膵がん 乳がん 肺がん	乳がんや肺がん，膵がんなどで陽性となる率が高い反面，良性腫瘍では陽性率が低いのが特徴．がんの鑑別診断や治療効果の判定，経過観察などに使用．
NSE ○ 16.3 ng/mL 以下	肺がん 神経芽細胞腫	小細胞肺がんでは 70〜80％，また神経内分泌系腫瘍で高値を示す．
PIVKA-II ○ 0.1 AU/mL 以下	肝細胞がん	肝臓系腫瘍のスクリーニングに用いられる．原発性肝がんなどで，高値を示すため，それらの診断のほかに化学療法や放射線療法の経過観察に用いられる．
PA（PSA） ○ 3 ng/mL 以下	前立腺がん	前立腺がんに特異性をもつ抗原．γ-セミノプロテインや PAP と併用して行う．
PAP （前立腺酸性ホスファターゼ） ○ 3.0 ng/mL 以下 （ラジオイムノアッセイ法）	前立腺がん 前立腺肥大	値が高値の場合は，まず前立腺の病気が考えられる．腎がん，腎盂がん，膀胱がんなどでも上昇する．さらに値が 10 ng/mL 以上なら，前立腺がんの疑いが非常に強く，100 ng/mL 以上なら，それが転移している可能性がある．
POA （膵がん胎児抗原） ○ 11.5 U/mL 以下	膵がん 肝がん	膵がん胎児抗原は，膵・肝がんの陽性率が高い．乳がん・胆道がん・大腸・胃がんなどの検査にも使われる．慢性膵炎で陽性を示すこともあり，CA19-9 と併用．
ポリアミン ○ 13.2〜46.2 μmol/（g・CRE）	消化器がん 白血病 悪性リンパ腫	尿中のポリアミン濃度が，腫瘍の進展状況を反映するので，がんの経過観察の指標として用いられている．また，抗がん剤や放射線治療の効果を判定する目安とされ，悪性リンパ腫の診断の手がかりにもされている．
SCC（TA-4） ○ 1.5 ng/mL 以下	肺の扁平上皮がん 子宮頚管部の扁平上皮がん	扁平上皮がんに対して陽性を示す率が高く，子宮頚管部や肺の扁平上皮がんを診断する指標として用いられる．また，腫瘍の進行度をよく反映するのでがんの治療効果や経過観察にも用いられる．NSE，CE，SLX と併用．
SLX ○ 38 U/mL 以下	慢性リンパ性白血病・肺や膵臓などの腺がん	肺や膵臓などの腺がんに特異性がある一方，悪性でないものでも陽性率が高いマーカーである．治療効果の判定にも有効．
TPA ○ 110 U/L 以下	胃がん・大腸がん・肝細胞がん・膵がん・乳がん・肺がん・生殖器がん・胃潰瘍・慢性肝炎	がん以外の炎症，感染症や良性腫瘍でも高値を示すが，がん以外の病気なら一時的には高値を示しても，病気の経過とともに値は低下する．がんなどでは徐々に上昇する．

和文索引

ア

アイソクラティック溶出法　288
アインシュタイン　180
青色蛍光タンパク質　206
アガロースゲル　298
アクリジン誘導体　211
アスコルビン酸　122
アスピリン　82
アセトニウムイオン　79
アダマンチルジオキセタン誘導体　212
アッセイ内・アッセイ間変動試験　358
圧迫法　461
アニリン　79
アフィニティークロマトグラフィー　284
アフィニティー電気泳動　297
油拡散ポンプ　307
アポ酵素　382
アミノ安息香酸エチル　124
アミノ酸　409
アミノポリカルボン酸　99
アムホテリシンB　195
アルカリ誤差　164
アルカリ熱イオン化検出器　295
アレニウスの酸・塩基の定義　48
アンチストークス線　222
安定性　41
安定度定数　93
アンペロメトリー　169
アンモニア　389
アンモニア水　74

イ

イオウ　138, 140
イオタラム酸　136
イオン化　63, 308
イオン化干渉　230
イオン化傾向　109
イオン強度　44
イオン交換クロマトグラフィー　283
イオン指数　44
イオン種　43
イオンセンサー　423
イオントラップ型質量分離法　315
イオンペアクロマトグラフィー　282
異種イオン効果　130
異常値　31
位置エネルギー　112
一塩基多型　414, 418
一次電池　110
一定系統誤差　336
遺伝子診断　409
遺伝子マーカー　414
遺伝情報　409
移動界面電気泳動法　296
移動相　269, 292
イムノアッセイ　207, 355
イムノクロマト法　402
イムノメトリックアッセイ　362
医療用センサー　424
陰イオン　84, 150
陰性造影剤　459
インターフェイス　292
インターベンショナルラジオロジー　462

ウ

ウェスタンブロット法　368
ウェルナーの配位説　84
右円偏光　236
受け用容器　23
右旋性　238
ウラ試験　377
ウリカーゼ　390
ウレアーゼ　388
ウレアーゼ-グルタミン酸脱水素酵素法　389

エ

液-液抽出　158
液体アンモニア　78
液体クロマトグラフィー　270
液体クロマトグラフィー/質量分析法　322
液滴向流クロマトグラフィー　282
液膜型電極　424
エチレンジアミン四酢酸　99
エトスクシミド　83
エナンチオマー　89, 235
エネルギー準位　182
エピトープ　355, 356
エリオクロムブラックT　103
エレクトロスプレーイオン化　312
エレクトロスプレーイオン化法　292
塩化物イオン　84
塩化メチルロザニリン　80
塩基　48, 409
塩基性溶媒　78
塩効果　130
炎光光度検出器　295
炎光分析法　234
エンザイムイムノアッセイ　361
炎色反応　234
塩素　137
エントロピー効果　95
円二色性　241, 242
円偏光二色性　241
円偏光二色性(CD)検出法　292
円偏光二色性スペクトル　242
円偏光二色性測定法　235

オ

応用化学連合　85
オキシドール　121
オクタロニー拡散法　375
オクタント則　243
オシロメトリック法　429
オートサンプラ内安定性試験　42
オープンカラムクロマトグラフィー　287
オモテ試験　377
音響インピーダンス　439
温度　96
温度依存性　382

索引　505

カ

加圧注入法　303
灰化法　233
回帰直線　33, 37
回収試験　336
回折格子　189, 202
外部磁場　446
外部精度管理　348
外部精度管理用試料　349
解離　51
解離定数　46
解離平衡　46
開裂　318
ガウス分布　28, 340
化学イオン化　309
化学干渉　230
化学シフト　256, 456
化学的分析法　4
化学電池　110
化学天秤　19
化学発光　207
化学発光分析法　209
化学平衡　191
拡散テンソル　456
拡散反射法　217
核磁気共鳴法　252
核スピン　253
核スピン量子数　253
確定誤差　26
確認試験　142
過酸化水素　121
過酸化水素電極　387
過酸化水素法　392
可視光　188
可視光線　445
加水分解　55
ガスクロマトグラフィー　270, 292
ガスクロマトグラフィー/質量分析法　322
ガスクロマトグラフィー法　373
ガスセンサー　424
画像診断　437
画像モード　440
カタラーゼ　387
活性酸素種　265
活性部位　380
活量　43
活量係数　43
活量効果　130
ガドリニウム製剤　453

加熱気化原子吸光法　229
加熱気化法　227
カプセル内視鏡　442
過マンガン酸カリウム　125
可溶性多層基材　401
ガラクトース・パルミチン酸混合物　441
ガラス体積計　22
ガラス電極　164, 424
カラム　288
カラムクロマトグラフィー　271, 280
カールフィッシャー法　170
還元　106
還元気化原子吸光法　229
還元剤　107
頑健性　38
還元体　386
干渉　230, 248
緩衝液　59, 384
緩衝作用　59
間接的化学発光反応　207
完全デカップリング法　260
乾燥減量試験法　140, 143
乾燥水酸化アルミニウムゲル　104
ガンマカメラ　467
緩和　443, 448
緩和過程　254
緩和時間　254, 443, 448

キ

幾何異性体　89
機器誤差　26
ギ酸　77
基質　380
基質結合ポケット　380
基質特異性　380
基質濃度　383
希釈　42
技術誤差　336
基準値　341
キセノンランプ　188, 201
基底状態　198
起電力　111
キノン色素　387, 390
揮発重量法　140, 143
ギブズエネルギー　46, 93, 111
逆相クロマトグラフィー　281
キャピラリー　302
キャピラリーゲル電気泳動　303, 304

キャピラリーゾーン電気泳動　303
キャピラリー電気泳動法　296, 301
キャリアガス　292, 293
キャリブレーター　375
吸引注入法　303
吸光係数　185, 186
吸光光度法　226
吸光度　182, 185
吸収スペクトル　182, 186
吸着クロマトグラフィー　280
吸着指示薬　135
強塩基　53
競合法　360
強酸　51
鏡像異性体　89
共通イオン効果　128
強熱減量試験法　141, 143
強熱残分試験法　141, 143
共鳴現象　443
共鳴周波数　254, 443
共鳴ラマン分光法　223
共役π電子系　200
供与体　84
巨視的磁化　446
キレート効果　95
キレート剤　87
キレート試薬　100
キレート滴定　84, 99
銀イオン　164
均一系測定法　365
均一免疫測定法　359
金属アンモニア化合物　84
金属イオン　382
金属カチオン　84
金属キレート化合物　87
金属酵素　382
金属錯体　84
金属指示薬　102
銀電極　169

ク

偶然(発)誤差　26, 336
クエン酸　65
屈折角　176, 236
屈折率　176, 235, 236
屈折率測定法　236
クベルカ-ムンクの式　398
クーマジーブリリアントブルー　298
グラジエント溶出法　288, 290

グリシン　83
クリスタルバイオレット　80
グルコース　239, 390
グルコースオキシダーゼ　392
グルコースオキシダーゼ法　391
グルコースバイオセンサー　433
グルタミン酸デヒドロゲナーゼ
　　388
グロトリアン図　225
クロマトグラフ　269
クロマトグラフィー　269
クロマトグラム　269
クーロメトリー　170
クーロメトリー検出器　291
クロラミンT法　363
クロロホルム　78

ケ

蛍光　198
蛍光イメージング　205
蛍光X線　205
蛍光X線スペクトル　205
蛍光X線分析装置　206
蛍光検出法　290
蛍光光度計　202
蛍光消光　201
蛍光スペクトル　199
蛍光標識ジデオキシリボシヌクレオ
　　チド　305
蛍光標識薬物　375
蛍光プローブ　206
蛍光分子　200
蛍光偏光　366
蛍光偏光イムノアッセイ法　366
蛍光偏光免疫測定法　374
蛍光誘導体化　203
蛍光ラベル化試薬　204
蛍光量子収率　200
傾斜磁場　449
系統誤差　26, 336
外科用X線装置　463
血圧計　429
血管造影　462
結合性軌道　183
血漿水平移動基材　401
結晶場分裂エネルギー　90
結晶場理論　90
血中酸素濃度　197
血中尿素窒素　388
ゲル電気泳動法　298
原子化部　228
原子吸光光度法　224

原子吸光分析　226
検出限界　35
検出子　239
検量線法　231

コ

コアシェル型充填剤　288
光学活性物質　238
抗凝固剤　351
光源　188, 228
抗原　355
抗原決定基　355
光子　173
高周波誘導結合プラズマ発光分光
　　分析法　235
高スピン錯体　92
酵素　379
酵素イムノアッセイ　361
酵素基質複合体　380
光速　175
高速液体クロマトグラフィー
　　204, 271, 287
高速液体クロマトグラフィー法
　　373
高速原子衝撃イオン化　310
酵素サイクリング法　389
酵素的分析法　379
酵素電極　170
酵素電極法　391
酵素濃度　384
酵素法　363
酵素量　380
抗体　355
光電効果　178, 179
光電子増倍管　178
向流分配法　273
光量子仮説　180
黒鉛炉加熱原子吸光法　228
国際純正・応用化学連合　307
国際単位系　15
国際標準化　39
誤差　26, 336
誤差許容限界　342
コットン効果　242
固定化抗原　361
固定相　269
固定膜型電極　424
コドン　409
個別化医療　421
固有誤差　336
コリメータ　468

コレステロールエステラーゼ
　　394
コロイド標識抗体　402
コロトコフ法　429
コンダクタンス　165

サ

再現性　337
歳差運動　446
サイズ排除クロマトグラフィー
　　285
採尿　354
左円偏光　236
錯イオン　129
酢酸イオン　79
サザンブロットハイブリダイゼー
　　ション法　415
左旋性　238
サラゾスルファピリジン　137
サリチル酸　65
酸　48
酸塩基滴定　69
酸化　106
酸化亜鉛　105
酸化還元指示薬　120
酸化還元滴定　118
酸化還元反応　106, 115
酸化還元平衡　115
酸化酵素　387
酸化剤　107
酸化数　106
酸化体　386
酸誤差　164
三座配位子　87
参照電極　114, 161
酸性溶媒　77
酸素電極　169
酸素フラスコ燃焼法　137
サンドイッチEIA　364
サンドイッチイムノアッセイ
　　362
散布図　33

シ

ジアゾ滴定　119
紫外可視吸光度検出法　290
紫外可視吸光度法　303
紫外可視吸光分析法　182
紫外可視吸収　242
紫外可視光　182
紫外可視分光光度計　188

紫外線　445
磁気共鳴画像診断　443
磁気共鳴法　252
磁気モーメント　445
シグマ　340
シクロヘキサノン　243
自己指示薬　120
示差屈折率測定法　290
支持体電気泳動　296
指示電極　161
四重極型質量分析計　329
四重極型質量分離法　314
シスプラチン　89
持続血糖モニタリング　433
ジソピラミド　196
実測式　427
質量均衡則　52
質量濃度　17
質量パーセント濃度　17
質量分析計　295
質量分析装置　307
質量分析法　291, 307, 322
質量分離法　313, 316
質量モル濃度　18
至適pH　67, 381
至適温度　67, 382
磁場　173
ジメチルホルムアミド　78
ジメルカプロール　122
ジーメンス　165
弱塩基　53
弱酸　51, 52
充盈法　461
自由エネルギー　46
シュウ酸　390
シュウ酸エステル　211
重水素置換　259
重水素放電管　188
臭素　137
終点分析　385
重量分析　126
重量分析法　138, 142
受容体　84
順相クロマトグラフィー　281
純度試験　142
消化管造影　461
消光剤　202
常磁性化合物　261, 453
衝突活性化解離法　316
衝突誘起解離　317
衝突誘起解離法　316
上腕式自動血圧計　430
初速度分析　385

試料段階希釈試験　358
人工知能　435
シンチグラフィー　467
シンチグラム　468
シンチレーション　468
シンチレーションカメラ　467
シンチレーション・クリスタル法　363
シンチレータ　468
心電計　431
心電図　431
真度　27, 34
シンメトリー係数　275
信頼区間　33

ス

水銀血圧計　430
水銀ランプ　188
水酸化ナトリウム　80
随時尿　353
水素イオン　162
水素イオン濃度　96
水素炎イオン化検出器　294
水素化物発生原子吸光法　229
水分測定法　170
水溶性ホルマザン　389
ステアリン酸マグネシウム　105
ステップワイズ溶出法　288
ストークス線　222
ストークスの法則　199
スピン-スピンカップリング　258
スピン-スピンカップリング定数　259
スピン量子数　445

セ

正確度　336
正規分布　28, 340
正規分布曲線　29
制限酵素断片長多型　414
静磁場　446
正常者平均法　348
正常値　341
生体試料　350
生体微量元素　84
精度　27, 35, 337
精度管理　344
正のコットン効果　240
生物学的偽陽性　376
生物学的分析法　4

生物発光反応　214
精密度　337
赤外吸収スペクトル　219
赤外線　445
赤外線エネルギー　428
赤外分光光度計　215
積分球式反射光度法　399
積分値　257
絶対屈折率　176, 236
ゼーマン分裂　254
セミミクロLC/MS　328
セリウム　118
セル　189
セルロースアセテート膜電気泳動　300
全安定度定数　93
旋光計　239
旋光度　237
旋光度測定法　235, 236
旋光分散　240, 242
旋光分散(ORD)スペクトル　240
センサー　423
染色体　411
染色体異常　412
染色体検査　410
染色体分染法　411
全生成定数　93
全多孔性充填剤　288
全反射　177
全反射蛍光X線分析装置　206
全反射法　217

ソ

造影剤　441
送液ポンプ　288
相関係数　34, 37
総コレステロール　394
操作誤差　26
相対屈折率　176
相対的分散　30
相対標準偏差　29
双値法　347
早朝尿　353
測定値　32
ソフトイオン化　308
素粒子　173
ゾーン電気泳動　296

タ

大気圧化学イオン化　309
大気圧化学イオン化法　292

対数正規分布　341
対立遺伝子特異的オリゴヌクレオ
　　チドハイブリダイゼーション
　　414
多塩基酸　63
楕円偏光　241
楕円率　241
多座配位子　87
多酸塩基　63
出し用容器　24
多段階解離平衡　63
脱水イオンピーク　318
脱水素酵素　386
縦緩和　448
縦磁化　447
ダニエル電池　110
タービディメトリー　367
ダブルビーム式　190
ターボ分子ポンプ　307
タングステンランプ　188
単結晶X線構造解析　250
単光子放射型コンピューター断層
　　撮影　469
単座配位子　86
炭酸　63, 66
炭酸ナトリウム　80
単純X線撮影　457
単色光　184
タンデム型四重極法　317
タンデム型質量分析計　291, 317
タンパク質　194, 379
短波長限界　174
単離法　138

チ

逐次安定度定数　93
逐次生成定数　93
チップ電気泳動法　297
チモールフタレイン　80
中間尿　353
中空陰極ランプ　228
抽出重量法　141, 143
抽出率　158
中和滴定　69
中和滴定指示薬　74
中和反応　69
超音波　438
超音波診断　438
超常磁性化合物　453
超常磁性酸化鉄コロイド粒子製剤
　　454
長波長限界　174

超臨界流体クロマトグラフィー
　　270
直接液体導入法　324
直接シークエンス法　415
直接的化学発光反応　207
直接電子移動法　393
直線性　37
直線偏光　236
沈殿試薬　115
沈殿重量法　139, 143
沈殿滴定　126
沈殿滴定曲線　132

テ

ディクソンのQ検定　31
定時分析　386
低スピン錯体　92
定性分析　4
ティセリウス　296
定量限界　35
定量分析　3
定量法　142
滴下水銀電極　168
滴定用溶液　146
鉄　118
鉄製剤　454
テトラメチルシラン　256
デルタチェック法　348
電位　112
電位差滴定　161
添加回収率　42
電荷均衡則　52
電気泳動　296
電気泳動移動度　297
電気泳動速度　297
電気化学検出法　291
電気化学的検出器　291
電気浸透流　297
電気的注入法　303
電気伝導度検出器　291
電気分解法　141
電極電位　109
電子イオン化　308
電子求引基　201
電子供与基　201
電子スピン共鳴法　252
電子体温計　427
電子対　84
電子天秤　19, 20
電磁波　173, 445
電子捕獲検出器　294
電磁誘導現象　443

電場　173
電離　51

ト

糖　409
銅イオン　95
同位体存在比　319
同位体比率　320
透過光　184
透過度　184
透過率　184
等吸収点　191
等速電気泳動　297
動電クロマトグラフィー　303, 304
等電点電気泳動　297, 300
導電率　166
導電率滴定　166
当量　19
当量点　134
特異性　35
特性X線　246
トータルイオンクロマトグラム
　　326
ドップラーエコー　440
ドップラー法　440
ドデシル硫酸ナトリウム　298
トフマス　315
トムソン散乱　248
ドライケミストリー　395
ドリフト　290
トレーサビリティー　39
トレーサビリティ制度　145

ナ

内標準法　231
内部精度管理　345
ナトリウムメトキシド　78, 80
ナンバープラス法　347

ニ

二光束式　190
二座配位子　86
二次イオン化　310
二次X線　249
二次電極　178
二次電池　110
二重収束磁場型質量分離法　315
二重造影法　461
二重免疫拡散法　375

日間誤差　338
日内誤差　338
二波長分光光度法　190
ニフェジピン　193
日本工業規格　174
日本薬局方　142
乳酸　394
乳酸脱水素酵素　394
乳酸デヒドロゲナーゼ　394
入射角　176, 236
乳房 X 線撮影　464
尿　353
尿酸　390
妊娠検査薬　403

ヌ

ヌクレオチド　409

ネ

熱伝導度検出器　294
熱平衡状態　447
ネフェロメトリー　367
ネルンストの式　109, 112, 161

ハ

配位化合物　84
配位結合　84
配位子　84, 86
配位子場理論　92
バイオアッセイ　4
バイオセンサー　424, 432
ハイブリダイゼーション　415
パウリの排他原理　91, 261
ハウンズフィールド　465
薄層クロマトグラフィー　271, 277, 278
波長　173
白金電極　169
発蛍光試薬　203
発光強度　209
発光分光分析　234
発色団　242
ハプテン　356
ハーモニック法　440
バリデーション　34, 358
パルスオキシメータ　197, 432
ハロゲンセンサー　424
ハロゲンランプ　188
範囲　38
反結合性軌道　183

反応速度　384
半プロトン性溶媒　78

ヒ

非 SI 単位　15
光ファイバースコープ　442
非競合法　362
非共有電子対　84
非均一系測定法　365
ピークバレー比　274
飛行時間型質量分離法　315
比色定量法　391
非水滴定法　77
非正規分布　341
非接触温度計　428
比旋光度　239
非標識法　358
非標識免疫測定法　367
非プロトン性溶媒　77
ピペット　22, 24
ビュレット　22, 25
氷酢酸　77
標識抗原　360
標識法　358
標準液　144, 375
標準規格　38
標準起電力　111
標準曲線　361
標準誤差　339
標準水素電極　112
標準添加法　231
標準電極(酸化還元)電位　112
標準偏差　28, 339, 340
標準溶液安定性試験　42
標定　144
表面多孔性充填剤　288
ピリジン　78
微量分析　5
比例系統誤差　336

フ

ファクター　147
ファヤンス法　135
ファラデー定数　111
ファンデムターの式　289
ファンデムタープロット　288
フィールドイオン化　313
フィールドデソープション　313
フェニトインナトリウム　141
フェノール　80, 123
フェノールフタレイン　70

フォトダイオードアレイ検出器　290
フォトン　173
フォルハルト法　134
不確定誤差　26
不均一免疫測定法　359
複合塩　84
ブチルアミン　80
不対電子　261
フッ化物イオンセンサー　424
フック(プロゾーン)現象　362
物理干渉　230
物理的分析法　4
ブドウ糖　239
負のコットン効果　240
フューズドシリカキャピラリー　296
不溶性多層基材　400
不溶性単層基材　400
ブラウン運動　202
フラグメンテーション　318
ブラッグ反射の条件式　247
フーリエ変換型赤外分光光度計　216, 217
プリカーサーイオン　292
プリズム　177, 189
フリット FAB 方式　325
プリミドン　192
フレーム原子吸光分析法　226
フレーム原子吸光法　228
フレームレス原子吸光分析法　226
ブレンステッド―ローリーの酸・塩基の定義　48
フローサイトメトリー　371
フロースルー方式　402
プロダクトイオン　292
プロテオミクス　301
プロトン　78, 446
プロトン性溶媒　77, 78
プローブ　439
ブロモチモールブルー　192
ブロモバレリル尿素　136
分光化学系列　92
分光干渉　230
分光器　189
分光光度計　188
分散　30, 339
分散型赤外分光光度計　217
分子イオンピーク　318
分子イメージング法　205
分子軌道法　92
分子楕円率　241

分子ふるい電気泳動 297
分析科学 1
フントの規則 91, 92
分配クロマトグラフィー 281
分配係数 156
分杯尿 354
分配平衡 153, 156
粉末X線回折法 248
分離係数 276
分離度 276
分離モード 279

ヘ

平均値 28, 338
平衡状態 45
平衡定数 45, 93
平衡分析 385
平面クロマトグラフィー 276
平面偏光 236
ヘテロ接合体 418
ペーパークロマトグラフィー 271
ヘモグロビン 197, 432
ベラパミル 159
ペリキュラー型充填剤 288
ペルオキシダーゼ 387, 390
ヘルツ 179
ペルフルブタンマイクロバブル 441
偏光 236
偏光子 236, 239
ベンゼン 78
変旋光 239
ヘンダーソン-ハッセルバルヒの式 59, 61
変動係数 29, 339

ホ

ホイヘンス 175
補因子 382
放射性同位元素 361
方法誤差 26
保持係数 276
母集団 338
保持容量 285
補色 181
保存安定性試験 41
補体結合反応 376
母標準偏差 28
母平均 28
ホモジニアスEIA法 365

ホモ接合体 418
ポーラス型充填剤 288
ポーラログラフィー 168
ポリアクリルアミドゲル 298
ポリクローナル抗体 355
ボルタモグラム 168
ボルタンメトリー 167
ボルタンメトリー検出器 291
ホロ酵素 382

マ

マイクロサテライトマーカー 414
マイクロチップ電気泳動 297
マイクロ波 445
マイクロプレートリーダー 188
前処理後安定性試験 42
マスキング剤 104
マススペクトル 318
マススペクトロメトリー 322
マトリックス 41
マトリックス支援レーザー脱離イオン化 312
マンガン製剤 454
マンモグラフィー 464

ミ

ミオグロビン 223
ミカエリス定数 383
ミカエリスメンテン式 383
みかけの分配係数 156
水のイオン積 165
ミセル 305
ミニサテライトマーカー 414
ミネラル 84

ム

無機物質 150
無水カフェイン 82
無担体電気泳動 296

メ

メスシリンダー 22, 23
メスフラスコ 22, 23
メチルオレンジ 75
メディエータ法 392
免疫グロブリン 355
免疫クロマトグラフィー法 402
免疫測定法 355

免疫比濁法 367
免疫比ろう法 367

モ

毛細管 296
網羅的分析手法 301
モノクローナル抗体 355
モル吸光係数 186
モル楕円率 242
モル濃度 17
モール法 134

ヤ

薬物代謝酵素 419
薬物中毒検出用キット 403

ユ

有機金属化合物 85
有機金属錯体 85
有機物質 150
有効数字 26
誘導電流 449

ヨ

陽イオン 84, 152
溶解度 126
溶解度曲線 127
溶解度積 127
溶解平衡 153
溶出曲線 269
陽性造影剤 459
陽電子放射型断層撮影 470
溶媒 77, 190
溶媒抽出 158
容量分析法 143
容量分析用標準液 144
容量分析用標準物質 145
容量容器 22
横緩和 448
横磁化 447
予測式 427
ヨード化合物 459
4軸自動回折装置 251
45度反射光度法 399
四座配位子 87

ラ

ラインウィーバー-バークプロット　383
落差法　303
ラジオイムノアッセイ　361
ラジカル　261
ラチマー図　117
ラテックス凝集抑制イムノアッセイ　367
ラマン光　215
ラマン散乱　222
ラマンシフト　222
ラマンスペクトル　223
ラマン分光法　222
ラーモア周波数　446
ランダム誤差　345
ランベルト-ベールの法則　184, 225, 246

リ

硫化物イオン　84
硫酸バリウム　460
粒子ビーム法　325
緑色蛍光タンパク質　206
理論段数　273, 276
臨界角　177
リン光　198
リン酸　63, 409
リン酸塩緩衝液　65
臨床検査　333

ル

累和法　346
ルシゲニン　211
ルミノール　210
ルミノール反応　214

レ

励起状態　198
励起スペクトル　199
レイリー散乱　222
レーザー蛍光検出器　291
レーザー脱離イオン化　312
レセルピン　203
レーマー　175
連続 X 線　246
レントゲン　246, 456

ロ

六座配位子　87
ろ紙　277
ろ紙クロマトグラフィー　271, 277
ロータリー真空ポンプ　307

ワ

ワッセルマン反応　376
ワルダー法　80

欧文索引

* 語頭に欧字の付いた語は，欧文索引として本欄に入れた．なお，ギリシャ文字は α → alpha, β → beta のようにスペルアウトした配列に入れた．

A

AI　435
APCI　292, 309
ASO 法　414
ATR　217

B

BFP　206, 376
B/F 分離　360
Bolton-Hunter 試薬　363
BUN　388

C

CAD　316
cDNA　409
CD スペクトル　242
CGM　433
CI　309
CID　316, 317
^{13}C NMR　260
complementary DNA　409
CT 値　466
Cusum 法　346
CV　29, 339

D

D_2 ランプ　188
ddNTP　305
DLI　324
DNA シークエンサー　305, 410
DNA 診断　409, 414
DNA チップ　415
DNA マイクロアレイ法　415
DP　307
DR　217
D-マンニトール　122

E

EBT　103
ECD　291

EDTA　99
EI　308
EIA　361, 364
ELISA　361, 364
EMIT　365
Eq　19
ESI　292, 312
ESR　252, 261
extensive metabolizer (EM)　419

F

FAB　310
FD　313
FI　313
FISH 法　413
fMRI　456
FPIA　366, 374
FRET　206
FT-IR　216, 217
functional MRI　456
Fura-2　206

G

γ 線　445
GC　373
GC/MS　295, 322, 323
GDH 法　391
GF-AAS　228
GFP　205, 206

H

HG-AAS　229
HK-G-6-PDH 法　391
^{1}H NMR　260
HPLC　204, 207, 271, 287, 373
HSAB 則　85, 96

I

ICP/MS　328
ICP 発光分光分析　235
IC 法　402
IEC　39

Ig　355
IgG　355
invader 法　420
Irving-Williams の安定度序列　97
IR スペクトル　221
ISO　39
IUPAC　85, 307
IVR　462

J

JCSS　145
JIS　38, 174

K

KCN　104
K_{eq}　45

L

LC/MS　291, 322, 324
LC/MS/MS　292
LDH　394
LDI　312
LOD　35
LOQ　35

M

magnetic resonance spectroscopy　456
MALDI　312
MALDI-TOF 法　316
messenger RNA　409
MRI　443
mRNA　409
MRS　456
MS　322
MS/MS　316

N

$NAD(P)^+$　386
$NAD(P)H$　211, 386
NBD-F　204

NGSP　39
NMR　252, 443
NMRシグナル　257
n-ブチルアミン　78

O

OA-TOF　317
ORDスペクトル　243
OTC検査薬　397

P

PCR法　410, 415
PET　470
pH　44, 96, 129
pH依存性　153, 381
pHジャンプ　70, 77
pH標準液　146
poor metabolizer(PM)　419
ppm濃度　17

Q

Q値　31
Qテスト　31

R

RFLP　414
R_f値　277
RFパルス　447
RIA　361, 363
RP　307
RSD　29

S

SD　28, 339
SDS　298
SDS-PAGE　298, 369
SE　339
SI　310
SI組立単位　15
SI接頭語　16
Σ　340
SNP　407, 414, 418
SNP解析法　419
SPECT　469
SPIO　454

T

T_1緩和　448

T_2緩和　448
TaqMan PCR法　420
TDM　365, 372
TDxFLxシステム　374
TIC　326
TMP　307
TMS　256
tractography　456
Twin plot法　347
Two-site IEMA　364
two-siteイムノメトリックアッセイ　362

V

VNTR　414

X

$\bar{x}$-R管理図法　345
X線　246, 445
X線CT装置　465
X線回折　248
X線回折図　250
X線結晶構造解析　248
X線検査　457
X線造影剤　459

著者プロフィール（50音順）

河嶋　秀和（かわしま ひでかず）
京都大学大学院薬学研究科医療薬科学専攻博士後期課程修了
博士（薬学）
専門：放射化学，放射性医薬品学，分子イメージング学
資格：薬剤師，第1種放射線取扱主任者
京都薬科大学放射性同位元素研究センター准教授
趣味：ポタリング，園芸

木村　寛之（きむら ひろゆき）
京都薬科大学薬学部製薬化学科卒
京都薬科大学大学院薬学研究科薬学専攻修士課程修了
京都大学大学院薬学研究科博士後期課程医療薬科学専攻修了
博士（薬学）
専門：放射性医薬品学，生体分析学，分子イメージング学
資格：薬剤師免許，第1種放射線取扱主任者免状
金沢大学疾患モデル総合研究センター教授
金沢大学アイソトープ総合総合研究施設施設長
趣味：旅行，美術鑑賞

黒田　幸弘（くろだ ゆきひろ）
京都大学薬学部製薬化学科卒
京都大学大学院薬学研究科薬学専攻修士課程修了
博士（薬学）
専門：薬品分析学，生体分析学，分離分析学，物理化学，データサイエンス
資格：薬剤師
武庫川女子大学薬学部医薬品開発プロセス科学研究室教授
趣味：釣り，バイオリン

安井　裕之（やすい ひろゆき）
京都大学薬学部製薬化学科卒
京都大学大学院薬学研究科薬学専攻修士課程修了
京都大学大学院薬学研究科博士後期課程修了
博士（薬学）
専門：医薬品分析学，代謝分析学，生体計測学，生物無機化学，生命金属科学，薬物動態学
資格：薬剤師
京都薬科大学分析薬科学系代謝分析学分野教授
趣味：サッカー観賞（スペインサッカーのファン），ホームパーティー，ガーデニング，献血，ゴルフ

吉川　豊（よしかわ ゆたか）
岡山大学薬学部製薬化学科卒
岡山大学大学院薬学研究科製薬化学専攻前期博士課程修了
大阪市立大学大学院理学研究科物質分子系専攻後期博士課程修了
博士（理学）
専門：生物無機化学，錯体化学，物理化学，代謝分析学
資格：薬剤師
神戸女子大学健康福祉学部健康スポーツ栄養学科教授
趣味：テニス，ドライブ

実証 医薬分析科学
基礎から臨床への展開を視野に入れて…

定価（本体 9,800 円＋税）

2024 年 9 月 6 日　初版発行 ©

編 著 者　安 井 裕 之

発 行 者　廣 川 重 男

印 刷・製 本　日本ハイコム
表紙デザイン　㈲羽鳥事務所

発行所　京 都 廣 川 書 店
東京事務所　東京都千代田区神田小川町 2-6-12 東観小川町ビル
　　　　　　TEL 03-5283-2045　FAX 03-5283-2046
京都事務所　京都市山科区御陵中内町　京都薬科大学内
　　　　　　TEL 075-595-0045　FAX 075-595-0046

URL https://www.kyoto-hirokawa.co.jp/

 ISO14001 取得工場で印刷しました